预防医学国家级教学团队教材

U0276693

职业卫生与职业医学

Occupational Health and Occupational Medicine

主 编 金泰廣 傅 华 周志俊 夏昭林
　　　梁友信 金锡鹏 吴 庆

编写者（以姓氏拼音为序）

常秀丽	复旦大学	唐 镠	四川大学
戴俊明	复旦大学	汤乃军	天津医科大学
丁 辉	首都医科大学	田 琳	首都医科大学
范奇元	遵义医学院	童 建	苏州大学
傅 华	复旦大学	孙东红	上海浦东新区卫生监督所
高宏生	武警医学院	孙 品	复旦大学
韩历丽	首都医科大学	万伟国	复旦大学附属华山医院
何丽华	北京大学	王 林	济宁医学院
洪 峰	贵阳医学院	王绵珍	四川大学
贾晓东	上海市疾病预防控制中心	王 威	郑州大学
金克峙	复旦大学	吴 庆	复旦大学
金如锋	上海中医药大学	夏昭林	复旦大学
金泰廣	复旦大学	杨 磊	华中科技大学
金锡鹏	复旦大学	张爱华	贵阳医学院
兰亚佳	四川大学	张海英	广西医科大学
雷立健	山西医科大学	张增利	苏州大学
李海斌	新乡医学院	张忠彬	中国安全生产科学研究院
李思惠	上海市化工职防院	郑频频	复旦大学
梁友信	复旦大学	周志俊	复旦大学
梅灿华	上海市安全生产监督管理局	朱素蓉	上海市卫生监督所
彭伟霞	复旦大学	邹和建	复旦大学附属华山医院
仇玉兰	山西医科大学		

復旦大學出版社

内 容 提 要

全书共5篇31章。以维护劳动者的健康与尊严为出发点，围绕着保障和增进劳动者健康、实现体面劳动的主题，系统介绍职业卫生和职业医学的基本概念、学科目标、研究范畴、研究方法和发展应用。根据国家的公共卫生发展方向和社会要求，从劳动者健康与尊严、劳动者职业卫生与安全、劳动者健康损伤防治及劳动者健康管理等方面作了详细介绍。

《职业卫生与职业医学》作为高等学校教材，供预防医学类专业使用，也可作为公共卫生相关职业人员的参考书籍。

前　　言

　　职业卫生与职业医学作为应用学科，教科书的编写须保持与时俱进的时代要求。国家提出疾病预防控制由疾病管理向健康管理转化，遵循这个原则，本书以劳动者健康为主导，取代以往以职业病为主线的编写思路。

　　职业卫生与职业医学在我国的产生与发展，是与中国的经济发展和社会进步相伴而行的。学科发展的 60 年历程，倾注了几代职业卫生与职业医学工作者的心血。在新中国成立后 30 年从无到有，逐步建立了职业病预防、治疗和科学研究的学科体系和遍及全国的各级防治网络，适应了当时经济发展要求；改革开放以来，经济体制的改变及医疗体制的变更，《中华人民共和国职业病防治法》的发布，我国职业卫生与职业医学工作者正在积极探索和实践与时代发展相适应的劳动者健康管理的模式。

　　本教材将从维护劳动者的健康与尊严为出发点，围绕着保障和增进劳动者健康，实现体面劳动的主题展开讨论。职业人群占整个人口构成的比例最大，是社会财富的最主要创造者，职业卫生与职业医学的重点应放在造就健康劳动者群体，使劳动者能以健壮的体魄与健康的心态投入劳动过程，采取对劳动者健康的监测和保护，对可能接触到的各种有害因素、造成劳动者身心健康损害的防治，实现劳动者健康管理和服务。本教材力争体现本学科的独立性和完整性，但人们对科学发展观认识的渐进性和具体措施的滞后性，使学科面临更多的挑战。编写过程中，我们力求充分应用本国资料，也注意吸收外国先进经验。

　　感谢复旦大学公共卫生学院将本教材列入"预防医学国家级教学团队教材"系列。这次编写工作中，由金泰廙、傅华、周志俊、夏昭林、梁友信、金锡鹏、吴庆等教授组成的编写组负责编写，并得到了众多国内学者的协作和支持，在此表示衷心的感谢。本教材基本上保持了各自编写风格，充分展现学生应知应会的内容。

　　限于水平，难免存在问题，敬请读者批评指正。

编者

2014 年 7 月

目　录

第一篇　概　论

第一章　职业卫生与职业医学学科目标 ················· 2

第二章　职业性有害因素与职业性病损 ················· 5

第三章　职业卫生与职业医学的任务与准则 ················· 10

第四章　遗传和环境交互作用 ················· 13

第二篇　劳动者健康与尊严

第一章　劳动、健康与尊严 ················· 18
　　第一节　劳动、劳动者与健康 / 18
　　第二节　全面推进劳动者健康 / 22

第二章　工作安排与劳动者健康 ················· 26
　　第一节　工作安排原则 / 26
　　第二节　时间安排与人的健康 / 28

第三章　职业紧张与劳动者健康 ················· 34
　　第一节　职业紧张 / 34
　　第二节　职业紧张源及激化因素 / 41
　　第三节　职业紧张的管理策略 / 44

第四章　工作、家庭与劳动者健康 ················· 46
　　第一节　工作-家庭冲突 / 46
　　第二节　工作-家庭冲突与健康 / 50

第五章　全社会参与保护劳动者健康 ················· 54
　　第一节　劳动者 / 54
　　第二节　用人单位 / 55
　　第三节　职业卫生服务机构 / 56
　　第四节　政府部门 / 57

第五节　社会公众 / 58

第三篇　劳动者职业卫生与安全

第一章　职业有害因素的控制原则 ·· 62
　　第一节　化学性危害因素的预防与控制 / 62
　　第二节　物理因素的控制 / 63
　　第三节　生物因素的预防控制 / 66

第二章　职业性有害因素识别 ·· 68
　　第一节　识别的通则 / 68
　　第二节　化学性危害因素识别 / 69
　　第三节　物理性因素 / 72

第三章　职业环境监测 ·· 74
　　第一节　监测的对象的确定 / 74
　　第二节　车间空气中有害物监测 / 74
　　第三节　车间物理性有害因素的测量 / 77
　　第四节　环境监测数据评价和长期监测计划 / 78

第四章　生物监测 ··· 79
　　第一节　生物标志 / 79
　　第二节　生物监测的特点 / 80
　　第三节　常见生物监测类别 / 81
　　第四节　生物监测策略 / 81
　　第五节　生物接触的卫生标准 / 82

第五章　职业伤害与职业安全 ·· 84
　　第一节　职业伤害分类 / 84
　　第二节　职业伤害发生的危险因素 / 85
　　第三节　我国安全生产管理的方针政策 / 86
　　第四节　企业安全文化与安全理念 / 87
　　第五节　职业安全事故预防策略 / 88
　　第六节　职业伤害的赔偿 / 91

第六章　厂房设计与工业照明 ·· 92
　　第一节　厂房设计 / 92
　　第二节　工业照明 / 95

第七章　工业通风 ·· 100
　　第一节　工业通风方法的分类 / 100
　　第二节　排风系统 / 102
　　第三节　通风设备的安全、维护及管理 / 104
　　第四节　通风的效果评价 / 104

第八章　个人防护用品 ·· 106
　　第一节　个人防护用品分类 / 106
　　第二节　个人防护用品的正确选择 / 111
　　第三节　个人防护用品的管理 / 113

第四篇　劳动者健康损害防治

第一章　生产性毒物与职业中毒 ·································· 116
　　第一节　概述 / 116
　　第二节　金属与类金属中毒 / 123
　　第三节　刺激性气体中毒 / 134
　　第四节　窒息性气体中毒 / 139
　　第五节　有机溶剂 / 147
　　第六节　苯的氨基和硝基化合物 / 154
　　第七节　高分子化合物 / 160
　　第八节　农药 / 167

第二章　生产性粉尘与尘肺 ····································· 174
　　第一节　概述 / 174
　　第二节　游离二氧化硅粉尘和矽肺 / 178
　　第三节　煤尘、煤矽尘与煤工尘肺 / 181
　　第四节　硅酸盐尘与硅酸盐尘肺 / 184
　　第五节　其他粉尘所致尘肺 / 186
　　第六节　有机粉尘及其健康危害 / 189

第三章　物理因素所致职业病 ·································· 192
　　第一节　气象条件 / 192
　　第二节　噪声 / 197
　　第三节　振动与振动病 / 205
　　第四节　非电离辐射和电离辐射 / 210

第四章　职业性有害因素所致其他职业病 ·················· 217
　　第一节　生物性有害因素所致职业性损害 / 217
　　第二节　职业性皮肤病 / 221
　　第三节　职业性五官疾病 / 223
　　第四节　职业性肿瘤 / 228
　　第五节　其他职业病 / 234

第五篇　劳动者健康管理

第一章　职业病防治法律法规 ·································· 236
　　第一节　我国职业病防治法律体系概述 / 236
　　第二节　我国职业病防治法制化进程 / 237
　　第三节　《职业病防治法》介绍 / 238
　　第四节　《职业病防治法》相关配套法规介绍 / 238

第五节　职业卫生标准 / 241

第二章　职业卫生标准 ·· 243
第一节　工作场所有害因素职业接触限值 / 243
第二节　生物接触限值 / 247
第三节　化学致癌物职业接触"限值" / 247
第四节　职业卫生标准的应用 / 248

第三章　劳动者的权利与义务及企业社会责任 ·················· 250
第一节　劳动者的权利与义务 / 250
第二节　企业社会责任 / 252
第三节　企业是贯彻实施职业安全与卫生的责任主体 / 253

第四章　职业病危害的信息沟通 ································ 256

第五章　职业健康监护 ·· 260
第一节　概述 / 260
第二节　职业健康监护的种类与内容 / 261
第三节　职业健康监护方法和检查指标 / 263
第四节　职业健康检查结果的报告与评价 / 264
第五节　职业健康监护档案 / 265

第六章　职业卫生安全管理体系 ································ 266
第一节　概述 / 266
第二节　职业卫生安全管理体系的建立与运行 / 268

第七章　用人单位职业卫生档案的建立 ······················ 272
第一节　概述 / 272
第一节　职业卫生档案的基本内容 / 272

第八章　工作场所健康促进 ······································ 278
第一节　工作场所健康促进的基本概念 / 278
第二节　工作场所健康促进的实施 / 280

第九章　慢性病控制与管理 ······································ 284
第一节　职业人群生活方式干预与主要慢性病预防 / 284
第二节　职业人群的慢性病管理 / 289

第十章　女工卫生与保健 ·· 293
第一节　女性生理特点与社会角色 / 293
第二节　女工特殊时期的职业接触与健康问题 / 294
第三节　女职工健康促进 / 296

主要参考书籍 ·· 300

第一篇　概　论

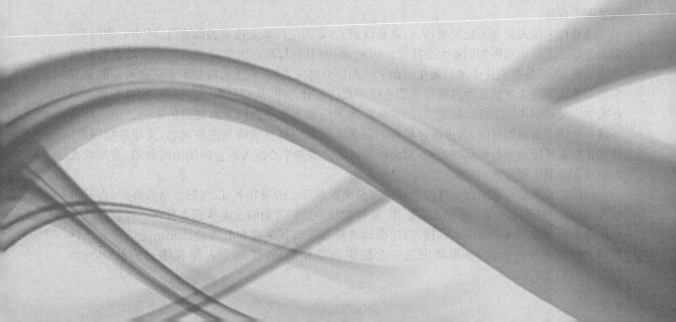

第一章
职业卫生与职业医学学科目标

职业卫生与职业医学(occupational health and occupational medicine)是预防医学分支中的一门应用学科。随着学科服务目标人群的扩大,学科的名称几经变更。在我国,20 世纪四五十年代,服务目标人群定位为工业企业的体力劳动者,学科名称为工业卫生(industrial hygiene);当服务目标面对全体体力劳动者职业危害防护时,学科名称为劳动卫生学(labour hygiene);当服务目标扩大至全体劳动者时,学科命名扩展为职业卫生与职业医学。当然,学科的命名带有我国的国情和历史发展阶段的烙印。国际上,工业卫生(industrial hygiene)、职业卫生(occupational hygiene)和职业健康(occupational health)有一定程度的交叉(overlap)、互换(interchange)或侧重(focus)。例如,英国、英联邦国家和欧盟国家所用职业卫生(occupational hygiene)与美国、拉美等国家所用工业卫生(industrial hygiene)虽有所侧重,但基本上视为同义词;而职业健康(occupational health)则强调"通过构建安全和卫生作业场所、提供职业卫生服务,从而预防职业病和工作有关疾病,减少缺勤、促进和保持职工的身心健康"。

职业卫生主要以从业的群体和作业环境为对象,旨在创造安全、健康、高效和满意的作业环境,从而保护劳动者的健康,提高职业生命质量(quality of working life)。职业医学则以个体为主要对象,旨在对受到职业危害因素损害或潜在威胁的个体,进行早期检测、诊断、治疗和康复等临床医学照护。职业卫生与职业医学涵盖预防医学领域"三级预防"的不同阶段,职业卫生侧重于关注劳动者在劳动过程和作业环境中与职业性有害因素的接触,及其对健康和职业生命质量的影响,采取"第一级预防",从源头上消除或控制接触,构建卫生安全的作业场所(healthy workplace)。职业医学的任务则侧重于"第二级预防"和"第三级预防",对职业性病损的受罹者进行早期检测、及时调离,阻止职业危害因素对劳动者健康损害的继续发展,并给予明确诊断、合理治疗,积极促进康复,所以职业医学亦属临床医学范畴,为塑造"健康劳动者"(healthy worker)提供医学保障。

随着医学模式的多元化发展,人们逐步认识到,除传统的职业性有害因素外,社会心理因素、个人生活方式等也可影响职业生命质量。因此,职业卫生与职业医学应该将整个劳动者的健康作为己任,而不是只关注像冰川露在海面上的那部分高危人群、易感人群与职业病患者。职业卫生与职业医学应考虑职业性因素与非职业性因素的联合作用,从而采取综合措施,加以干预。职业医学应受到临床医学各学科的关注,各科医生都应具有职业性因素对健康的影响意识。特别是建立初级卫生保健网时,各级医疗机构的医务人员都应树立预防为主的观念,关注环境因素,特别是职业环境因素与疾病的关系,努力使社区医疗服务中心成为职业病防治的前哨,为实现人人享有职业卫生服务作出贡献。

我国职业卫生与职业医学这门学科应在预防医学理念的指导下,以维护劳动者尊严、促进劳动者健康,达到促进和保护劳动者在躯体、精神和社会适应方面的完美状态为目标。保护劳动者在就业期间免遭职业危险因素的损害,让劳动者置身于与其生理和心理特征相适应的作业条件和职业环境之中。为此,首先要创造一个健康的工作场所,使每个人都能体面劳动(decent work）。

劳动者（worker，laborer）是指劳动要素的供给者和劳动的承担者，是对从事劳作活动一类人的统称。劳动者是一个含义非常广泛的概念，凡是具有劳动能力，以从事劳动（包括体力劳动和脑力劳动）获取合法收入作为生活资料来源的公民都可称为劳动者。不同的学科对于劳动者这一概念具有不同的界定，而且在不同的社会制度和社会体制下，关于劳动者概念的理解也各不相同。"劳动者"是指一个包括中小雇主、公务员、知识分子、工人、农民、渔民和手工业者等在内的多阶层政治集合。劳动者通过劳动来生产和制造其所需要的生活的物质基础，来满足人类的需要。通过劳动和劳动所创造的文化、技术和社会服务的发展，使人类能够和谐、幸福地存活在自然界。

健康是指一个人在身体、精神和社会等方面都处于良好的状态。传统的健康观是"无病即健康"，现代人的健康观是整体健康。世界卫生组织（WHO）明确提出"健康不仅为疾病或羸弱之消除，而系体格，精神与社会之完全健康状态"。因此，现代人的健康内容包括：躯体健康、心理健康、心灵健康、社会健康、智力健康、道德健康、环境健康的和谐发展与整合。健康是人的基本权利。现代人的健康观突破了"无病即健康"的狭义、消极、低水平的健康观；将健康从"生物人"的健康扩大到"社会人"的健康，不仅把人类的社会活动（社会交往与人际关系）与健康联系起来，同时也强调了社会政治、经济和文化对健康的影响；并从个体健康扩大到群体健康，以及人类生存空间的完美和和谐。劳动者是整体人群中的最重要的部分，是从事职业活动最具活力和创造力的人生阶段，几乎占整个生命历程的 2/3，是为社会创造物质和精神财富的最佳时期，也是实施健康促进的关键时刻。有了健康的劳动者，才能保证与推进社会的发展，因此促进劳动者健康是职业卫生与职业医学义不容辞的任务。

维护劳动者尊严（dignity）是于 1999 年 6 月由国际劳工组织当任秘书长 Juan Somavia 在第 87 届国际劳工大会上首次提出的"体面劳动"新概念，他明确指出：所谓"体面劳动"，意味着生产性的劳动，包括劳动者的权利得到保护、有足够的收入、充分的社会保护和足够的工作岗位。为了保证"体面劳动"这一战略目标的实现，必须从整体上平衡而统一地推动"促进工作权利"、"就业机会"、"社会保护"和"社会对话"4 个目标。这一概念的提出，就是想通过促进就业、加强社会保障、维护劳动者基本权益，以及开展政府、企业和工会组织三方协约原则（Tripartite Declaration Principles），来保证广大劳动者在自由、公正、安全和有尊严的条件下工作，以能尊重劳动、保护劳动和维护劳动者权益。这不仅是一个有希望的国家应奉行的价值理念和制度安排，也是"通过诚实劳动创造美好生活"能够成为一个社会共同追求的先决条件。我国特别强调要完善劳动保护机制，让广大劳动群众实现体面劳动，保证与推进社会的发展。职业卫生与职业医学就是要将维护劳动者尊严作为学科的己任，公民的劳动就业权是公民享有其他各项权利的基础。如果公民的劳动就业权不能实现，其他一切权利也就失去了基础；劳动者拥有自由选择职业的权利，有利于劳动者充分发挥自己的特长，促进社会生产力的发展。劳动者在劳动力市场上作为就业的主体，具有支配自身劳动力的权利，可根据自身的素质、潜力、志趣和喜好，以及市场资讯，选择用人单位和工作岗位。选择职业的权利是劳动者劳动权利的体现，是社会进步的一个标志；获取劳动报酬是劳动者持续地行使劳动权不可少的物质保证；劳动者有权获得劳动安全卫生保护的权利。这是保证劳动者在劳动中生命安全和身体健康，是对享受劳动权利的主体切身利益最直接的保护，包括防止工伤事故和职业病。如果企业单位劳动保护工作缺失或滞后，其后果不仅是漠视劳动者的基本权益，而且将酿成对劳动者健康和生命的直接伤害；如果企业单位注重劳动保护工作，劳动者享有休息的权利，规定职工的工作时间和休假制度；劳动者享有社会保险和福利的权利。疾病和衰老是每一个劳动者都不可避免的生命现象。社会保险是劳动力再生产的一种客观需要；劳动者有接受职业技能培训的权利，劳动者要实现自己的劳动权，必须拥有一定的职业技能,而要获得这些职业技能,越来越依赖于专门的职业培训。因此,劳动者若没有职业培训权利,那么劳动者就业权利也就成为一句空话。只有体面劳动,才能托起劳动光荣、劳动者伟大、劳动创造世界的重任;尊重劳动,才能使劳动者通过劳动换来美好生活,通过劳动拥有尊严,而体面劳动正是尊严的底线。体面劳动是需要政府引领全社会一起努力的,这既是政府的宗旨,也是政府的责任,更应该成为我国社会践行体面劳动的首要目标、基本保证和当务之急。当然,维护劳动者尊严是职业卫生与职业医学学科的社会责任。

目前,全世界正受到全球经济一体化的影响,新物质、新规则、新技术以及便捷的信息工具,都在推动世界经济的快速发展,同时也给劳动者的健康和安全带来严峻挑战,职业卫生与职业医学服务的可及性、公正性和公平性与"人人享有职业卫生"的全球策略相去尚远。新中国成立以来,我国在职业病防治上所取得的成就是肯定的,集中体现在国家制定了《职业病防治法》和一系列配套法规,积累了一套行之有效的实施办法与经验,使职业卫生与职业医学发展走上了法制化轨道。但是,随着生产体制的多元化与医疗保险制度的变革,对职业卫生与职业医学学科提出了更高的要求,现有的法律、法规、技术规范和职业卫生服务体制仍远远滞后于社会经济发展的需求。这需要探索一个整体的公共卫生服务模式,亦即将传统的职业卫生与职业医学和安全、疾病预防、健康促进及构建健康社区整合起来;通过实施 WHO 倡导的"基本职业卫生服务"(basic occupational health services),解决职业卫生服务的可及性、公正性和公平性问题,让所有劳动者"人人享有职业卫生"(occupational health for all)。

(金泰廙)

第二章
职业性有害因素与职业性病损

一、职业性有害因素

人类的生存环境包括自然环境和社会环境,其对人的身心健康有很大的影响。人的疾病多数由环境有害因素所致或受环境因素的影响。环境医学(environmental medicine)是为保护人群的健康,阐明这些因素(空气、土壤、水与食物)影响健康的方式和后果;而职业卫生和职业医学是研究与劳动者有关的环境因素,即职业性有害因素(occupational hazard)及其对劳动者健康的影响,主要任务是预测、识别、评价和控制不良劳动条件对劳动者健康的影响。

劳动条件有3类:①生产工艺过程是指用特定的方法由原材料制成各种成品的全过程,包括原材料运输和保管、生产准备工作、毛坯制造、零件加工和热处理、产品装配、调试、检验以及油漆和包装等。它随生产技术、机器设备、使用材料和工艺流程变化而改变。②劳动过程是人类有目的使环境符合使用价值的生命活动过程,它涉及针对生产工艺流程的劳动组织、生产设备布局、作业者操作体位和劳动方式,以及智力和体力劳动比例等。③生产环境指作业场所环境,包括按工艺过程建立的室内作业环境和周围大气环境,以及户外作业的大自然环境。因此,职业卫生与职业医学的任务应从工艺、劳动和环境入手,评价劳动条件优劣、探讨症结所在、研究干预对策,从而为创造工作与健康和谐统一的劳动条件提供理论依据和具体技术措施。

(一) 生产环境因素

1. **物理因素**　生产环境中的构成要素。生产环境中的不良物理因素,主要包括:异常气象条件,如高温、高湿、低温、高气压、低气压;噪声、振动、非电离辐射,如可见光、紫外线、红外线、射频辐射、激光等;电离辐射,如X射线、γ射线等。不良物理因素可对人体产生危害。例如,潜水员在减压过程中可能造成对身体的机械压迫和血管内空气栓塞,从而引起组织病理变化,导致减压病。

2. **化学因素**　在生产中接触到的原料、中间产品、成品和生产过程中的废气、废水、废渣等。凡少量摄入可对人产生毒性效应的物质,称为毒物。生产环境中的毒物以粉尘、烟尘、雾、蒸气或气体的形态散布于空气中,主要经呼吸道和皮肤进入体内。其危害程度与毒物的挥发性、溶解性和固态物的颗粒大小等有关。毒物污染皮肤后,按其理化特性和毒性的不同,可产生腐蚀或刺激作用,或产生过敏反应。有些脂溶性毒物对局部皮肤虽无明显损害,但可经皮肤吸收,引起全身中毒。生产环境中毒物经消化道进入人体而引起中毒者较为少见,一般由于毒物污染食品或吸烟等所致。从车间排出的废气、废水和废渣中的毒物,虽然一般不会直接导致劳动者罹患职业病,却可能危及周围居民健康,影响生态,造成一定的危害。

3. **生物因素**　生产原料和作业环境中存在的致病微生物或寄生虫,如炭疽杆菌、真菌孢子(吸入霉变草粉尘所致的外源性过敏性肺泡炎)、森林脑炎病毒,这些病原微生物可能造成作业人员,如医务人员的职业性感染。

(二) 社会经济因素

经济全球化、社会经济发展水平,如国民生产总值(gross national product,GNP)、社会财富分配方式、文化教育水平、生态环境、劳动立法、医疗卫生制度等都可能对劳动者的健康产生影响。生产管理水平低、厂房建筑或设备简陋、过重体力负荷、生产布局不合理,可能导致骨骼肌肉的损伤性疾病。

(三) 与职业有关的生活方式

与职业有关的不良生活方式:劳动组织不完善,作业制度不合理;工作节奏的变动,轮班制工作(shift work);工作过度紧张,缺乏体育锻炼;吸烟或过量饮酒;精神(心理)性职业紧张;农民工大量涌入城市务工;个人缺乏健康和预防的观念,违反安全操作规范和忽视自我保健;劳动强度过大或生产定额不当(安排的作业与劳动者生理状况不相适应);个别器官或系统过度紧张,如视力紧张等;长时间处于不良体位或使用不合理的工具等。

(四) 职业卫生服务的质量

医务人员的业务能力和医德是职业卫生服务的重要条件。为此,国际职业卫生协会(ICOH)于 1992 年订立了职业医学伦理学准则,提倡崇尚医德。随后经多次更新,现已有新版本 *ICOH,2002:International Code of Ethics for Occupational Health Professions*。

职业因素中最为重要的是生产环境因素,在实际生产场所中多种有害因素存在联合作用,加剧了对劳动者的健康危害程度。此外,同一种疾病也可由不同性质的有害因素引起,如稻田皮炎可由物理、化学和生物因素引起;吸烟,可加剧环境因素,如粉尘、有害气体或蒸气对呼吸道的损害,以致增加诱发职业性肺癌的风险。

二、职业性病损

职业对健康的影响经常是环境与相关遗传因素交互作用的结果。遗传因素对劳动者影响,必须通过生殖健康和先期预防加以控制,难以后天阻断。环境危害因素对人的危害程度,还受个体特征决定,这些个体特征,包括性别、年龄、健康状态、营养状况等,因此,在同一职业环境中各人所受的影响有所不同。由于劳动者多处青壮年阶段,有些还经过就业体检加以筛选,他们的身体状况较一般人群健康,至少在开始工作时是健康的,总发病率与死亡率低于总体人群,这种现象称为健康劳动者效应(healthy worker effect),在职业医学中应予以考虑。由于预防工作的疏忽及技术局限性,使健康受到的损害称为职业性病损,包括工伤、职业病(含职业中毒)和工作有关疾病。

(一) 工伤

工伤属于工作中的意外事故,常在急诊范围内,较难预测。工伤的预防是职业卫生与劳动保护部门的共同任务,因其发生常与安全意识、劳动组织、机器构造、防护措施、管理体制,个人心理状态、生活方式等因素有关。有关部门应通过安全风险评估,消除潜在危险因素,积极预防工伤的发生。

(二) 职业病

职业病的发生,取决于下列 3 个主要条件。

1. **有害因素的性质**　有害因素的理化性质和作用部位与职业病的发生密切相关。电磁辐射透入组织的深度和危害性,主要取决于其波长;毒物的理化性质及其对组织的亲和性与毒性作用有直接关系,如汽油和二硫化碳具有明显的脂溶性,对神经组织有密切亲和作用,因此首先损害神经系统;一般物理因素常在接触时对机体产生作用,脱离接触后体内不存在残留;化学因素在脱离接触后,作用还会持续一段时间或继续存在;有时心理因素亦可成为病因,在职业医学中不应忽视。

2. **人体的接触剂量**　除了生物因素进入人体的量还无法估计外,物理和化学因素对人的危害都与量有关,故在确诊大多数职业病时,必须要有剂量(作用浓度或强度)的估计。一般作用剂量(dose,D)是接触浓度/强度(concentration,C)与接触时间(time,t)的乘积,可表达为 $D = Ct$。所以,要了解每个接触者的接触浓度、频度和接触时间,首先要知道一个有害因素对人体的有害量与无害量的分界。我国公布的《工作场所有害因素接触限值:化学有害因素(GBZ2.1 - 2007)》,就是指这些化学物质在空气中一般不致引起健康损害的限量。一些有害物质能在体内蓄积,故少量、长期接触,最终也可能引起职业性损害以致发生职业病。有的有害物质虽然不能在体内蓄积,但其所引起的功能性改变可以累积,从而引起机体损害。例如,大多数物理有害因素长期接触都可能对机体产生不良影响。在无法估计接触剂量时,可用接触时间粗略估计受到作用的强度。认真查询对某种有害因素的接触时间及接触方式,对职业病诊断具有重要价值。

3. **人体的健康状况**　人体对有害因素的防御能力是多方面的。某些物理因素停止接触后,被扰乱的生理功能可以逐步恢复。对于进入人体内的毒物,则需通过解毒和排毒过程,以消除其毒作用。有机毒物在体内经过氧化、还原、水解和结合等生物转化的方式,大多数成为低毒或无毒物而排泄。部分毒物经过生物转化(biotransformation)反而使其毒性增加。生物转化主要在肝脏内进行。如果接触毒物的工人先天性缺乏某些代谢酶或者发生代谢酶的多态性变异,就会形成对某些毒物的高易感性。如果肝脏功能受损害,这种解毒过程同样受到阻碍;肾功能不全者,影响毒物排泄,不但使原有疾病加剧,还可能发生职业病。因此,对劳动者进行就业前和定期的体格检查,可以及时发现就业禁忌证,合理安排工作岗位,保护劳动者的健康。

基于对诱发职业病的3个主要条件的共识,职业病具有以下5个特点。

(1)病因有特异性:只有存在生产性有害因素的接触才可能诱发职业病。在诊断职业病时必须获得职业史、生产性有害因素接触的情况,并进行现场考察。在控制接触有害因素后疾病可以控制或消除。

(2)病因大多可以检测:通过接触评估,可以估测有害因素的接触水平,并存在剂量-反应关系。

(3)在不同的接触人群中,常有不同的发病集丛(cluster);由于接触方式不同,不同接触人群的发病特征并不一致。

(4)早期诊断,合理处理,预后较好。但治疗患者,无助于保护仍在接触人群的健康。

(5)大多数职业病,目前尚缺乏特效治疗。应着眼于保护人群健康的预防措施。如矽肺患者的肺组织纤维化是不可逆转的,因此只能用防尘措施、依法实施卫生监督管理、加强个人防护和健康教育,才能消除矽肺。

这职业病的3个发病条件和5个特点进一步说明"三级预防"的重要性,保障劳动者健康是职业病防治和促进生产力的可持续发展目标。从职业病的特点看,可以说职业病是一种人为的疾病,它的发生率与患病率的高低反映着国家生产工艺技术、防护措施、自我防护意识和医疗预防工作的水平。所以,世界各国对职业病,除医学的含义外,还赋予立法意义,即国家颁布"法定职业病"(statutory occupational diseases)名单。

我国卫生部、劳动保障部于2002年4月18日颁布的《职业病名单》(02卫法监发108号)分10类共115种:①尘肺13种;②职业性放射性疾病11种;③职业中毒56种;④物理因素职业病5种;⑤职业性传染病3种;⑥职业性皮肤病8种;⑦职业性眼病3种;⑧职业性耳鼻喉疾病3种;⑨职业性肿瘤8种;⑩其他职业病5种,其中包括化学灼伤等工伤事故。为正确诊断,已对部分职业病制定了国家《职业病诊断标准》并公布实施。我国卫计委在2014年公布了职业病诊断通则。职业病的诊断具有很强的政策性和科学性,直接关系到职工的健康和国家劳动保护政策的贯彻执行。但是,在具体操作过程中,尤其是某些慢性中毒,因缺乏特异的症状、体征及检测指标,确诊不易。所以,职业病的诊断应有充分的资料,包括职业史、现场职业卫生调查、相应的临床表现和必要的实验室检测,并排除非职业因素所致的类似疾病,通过综合分析方可做出准确合理的诊断。职业病诊断有明确规定,如由上级单位认定的诊断小组集体诊断,以减少误诊漏诊。

职业病诊断包括以下4个方面。

(1)职业史:这是职业病诊断的重要前提。应详细询问患者的职业史,包括现职工种、工龄、接触职业性有害因素的种类、生产工艺、操作方法、防护措施;既往工作经历,包括部队服役史、再就业史、务工史及兼职史等,以便判断患者接触职业性有害因素的机会和程度。

(2)职业卫生现场调查:这是诊断职业病的重要参考依据。应深入作业现场,详细了解患者所在岗位的生产工艺过程、劳动过程、职业性有害因素的强度、预防措施;同一接触条件下的其他人员有无类似发病情况等,从而判断患者在该条件下,有无可能引起职业病。

(3)症状与体征:职业病的临床表现复杂多样:同一职业性有害因素在不同致病条件下可导致性质和程度截然不同的临床表现;不同职业性有害因素可引起同一症状或体征;非职业因素也可导致与职业因素危害完全相同或相似的临床症状和体征。因此,在临床资料收集与分析时既要注意不同职业病的共同点,又要考虑到各种特殊的和非典型的临床表现;不仅要排除其他职业性有害因素所致类似疾病,还要考虑职业病与非职业病的鉴别诊断。一般来说,急性职业中毒因果关系较明确,而慢性职业中毒的因果关系有时难以确立。诊断分析应注意其临床表现与所接触职业性有害因素的毒作用性质是否相符,职业病的程度与其接触强度是否相符,尤应注意各种症状体征发生的时间顺序及其与接触职业性有害因素的关系。

(4)实验室检查:对职业病的诊断具有重要意义。目前将在人体上检测到的指标称为生物标志(biological marker,简称 biomarker),主要包括接触生物标志(exposure biomarker)、效应生物标志(effect biomarker)和易感性生物标志(susceptibility biomarker)。

接触生物标志指机体内可测量的外源性物质、其代谢产物、外源性物质或其代谢产物与靶分子或靶细胞相互作用的产物,如尿铅、血铅、尿酚、尿甲基马尿酸等。

效应生物标志指机体内可测量的生化、生理、行为或其他改变,这些改变可引起确定的或潜在的健康损害或疾病:①反映毒作用的指标,如铅中毒者检测尿 δ-氨基-γ-酮戊酸(δ-ALA)、有机磷农药中毒者检测血液胆碱酯酶活性等;②反映职业性有害因素所致组织器官病损的指标,包括血、尿常规检测及肝、肾功能试验等,例如镉致肾小管损伤可测定尿低分子量蛋白质(β_2-微球蛋白)以及其他相关指标。

易感性生物标志指能使个体易于受化学、物理等有害因素影响的一些改变。多数情况下指遗传易感性,基因多态性常作为易感性生物标志物。

上述各项诊断依据,要全面、综合分析,才能做出切合实际的诊断。对有些暂时不能明确诊断的患者,应先作对症处理、动态观察、逐步深化认识,再作出正确的诊断,否则可能引起误诊误治,如将铅中毒所致急性腹绞痛误诊为急性阑尾炎而行阑尾切除术等。导致误诊误治的原因很多,主要是供诊断分析用的资料不全,尤其是忽视职业史及现场调查资料的收集。

为了及时掌握职业病的发病情况,以便采取预防措施,我国在 2002 年 5 月正式实施《职业病防治法》。根据 2011 年全国人大常委会《关于修改〈中华人民共和国职业病防治法〉的决定》修正,《职业病防治法》分总则、前期预防、劳动过程中的防护与管理、职业病诊断与职业病患者保障、监督检查、法律责任、附则 7 章 90 条,自 2012 年起施行。卫生部还修改并重新颁发《职业病诊断与鉴定管理办法》(卫生部令第 24 号,2002 年 3 月 28 日发布)及职业病报告办法(88 卫防字第 70 号),主要要求有:①急性职业中毒和急性职业病应在诊断后 24 小时以内报告,卫生监督部门应会同有关单位下厂进行调查,提出报告,以便督促厂矿企业做好预防职业病工作,防止中毒事故再次发生；②慢性职业中毒和慢性职业病在 15 天内会同有关部门进行调查，提出报告并进行登记，以便及时掌握和研究职业中毒和职业病的动态，制订预防措施。

（三）工作有关疾病

广义地说，职业病也属于工作有关疾病，但一般所称工作有关疾病，与职业病有所区别。职业病是指某一特异职业危害因素所致的疾病，有立法意义；而工作有关疾病则指多因素相关的疾病，与工作有联系，但也见于非职业人群中，因而不是每一病种和每一病例都必须具备该项职业史或接触史。当这一类疾病发生于劳动者时，由于职业接触，会使原有的疾病加剧、加速或复发，或者使劳动能力明显减退。

工作有关疾病的范围比职业病更为广泛。在基层卫生机构中，应将该类疾病列为控制和防范的重要内容，以保护和促进工人健康。常见的工作有关疾病举例如下。

1. 行为（精神）和身心的疾病　如精神焦虑、忧郁、神经衰弱综合征，常由于工作繁重、各种类型的职业紧张、夜班工作，饮食失调、过量饮酒、吸烟等因素引起。有时由于对某一职业危害因素产生恐惧心理，而致心理效应（psychological effects）和器官功能失调。

2. 慢性非特异性呼吸道疾患　慢性支气管炎、肺气肿和支气管哮喘等，是多因素的疾病。吸烟、空气污染、呼吸道反复感染常是主要病因。即使空气中污染物在卫生标准限值以下，患者仍可发生较重的慢性非特异性呼吸道疾患。

3. 其他　如高血压、消化性溃疡、腰背痛等疾患，常与某些工作有关，如接触二硫化碳可加剧动脉硬化的进展。

（金泰廙）

第三章
职业卫生与职业医学的
任务与准则

　　职业卫生与职业医学属于预防医学领域,关注的是劳动者在劳动过程中接触职业性有害因素的情况,及其对健康与职业生命质量的影响。从接触到造成病损的基本过程如图 1-3-1 所示。劳动者在工作场所接触职业性有害因素的量称为接触剂量或外剂量,通过吸收分布代谢和排泄在人体内的量称为内剂量或体内负荷,在体内职业性有害因素达到靶器官的量称为靶剂量或生物有效剂量。对劳动者健康效应可以造成早期生物效应(early biological effect)或疾病,甚至死亡。职业卫生与职业医学作为一门学科,对职业性有害因素的接触和人体健康效应均需进行定性、定量测定,通过发现接触效应的剂量-效应关系,才能确定接触和效应之间的因果关系,进而为减少甚至消除职业有害因素的接触和降低或免除对劳动者健康的影响提供理论依据。

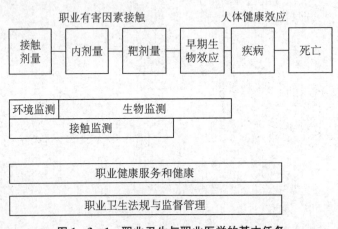

图 1-3-1　职业卫生与职业医学的基本任务

　　职业卫生与职业医学的研究方法包括职业流行病学和职业毒理学。

　　流行病学是预防医学的基础,职业流行病学主要研究生产性有害因素的接触造成接触人群病损(包括外伤)的发生率及分布的影响,主要用于调查不同劳动者病损发病的情况,探讨疾病的因果联系及影响因素,提供未知职业危害的早期预警征象,测试有害因素接触的人体效应和干预措施的评价。Pott 于 1775 年报道的扫烟囱工人易患阴囊癌是职业流行病学研究的典型案例。

　　职业毒理学是研究生产性毒物和某些物理因素对接触者机体的有害作用及机体对其作用所致反应的学科,是应用毒理学的一个重要分支。主要研究内容为:生产性毒物的毒性、毒效应、代谢、作用机制(包括毒物代谢与毒物效应动力学过程)及试验性治疗,为制订职业卫生标准,预防职业中毒,提供科学依据。常对新毒物进行安全性评价或危险性评价,并结合作业场所毒物检测、工人健康监护及流行病学调查,确定无害作用水平、剂量-效应关系等。对接触面广、危害大的有毒物质,常进行作用机制研究,探索早期诊断、生物监测指标,为防治措施提供依据。职业毒理学的资料可作为评价和管理生产性有害因素的依据,特别是作为在没有获得人群效应材料时提供潜在危害的危险度评估依据。

职业病是一类人为的疾病,应按三级预防措施加以控制,以保护劳动者的健康。第一级预防(primary prevention)又称病因预防,是从根本上杜绝或控制危害因素对劳动者的作用,即改进生产工艺和生产设备,合理利用防护设施及个人防护用品,以减少劳动者接触的机会和程度。我国自 20 世纪 50 年代起,就着手制定有关职业危害因素的接触限值,制定了一系列强制性职业卫生标准和监督、评价的技术法规,对职业病预防起到重要作用。对劳动者中处于高危状态的个体,可依据《职业健康监护技术规范》(GBJ188 - 2007)对就业禁忌证进行检查,凡有职业禁忌证者,不应参与相关的工作。WHO 曾提出原始级预防(primordial prevention),拟采用立法手段及经济政策,通过改变生活方式,控制已明确能增加发病危险的社会、经济、文化生活因素,以预防疾病。如吸烟可导致多种慢性病、加剧职业病或诱发肿瘤(如尘肺,特别是石棉肺诱发肺癌),则应有相关配套法规,如接触石棉职工禁止吸烟,并通过健康促进,创建无烟学校、社区、工厂,禁止在公共场所吸烟等。原始级预防的措施针对的是控制整个人群的健康危险因素,因此属于第一级预防的范畴。

第二级预防(secondary prevention)是早期检测人体受到职业危害因素所致的疾病。第一级预防措施虽然是理想的方法,但所需费用较大,有时难以完全达到理想效果,仍然可出现受罹人群,所以第二级预防成为必需的措施。其主要手段是定期进行环境中职业危害因素的监测和对接触者的定期体格检查,以早期发现病损,及时预防、处理。此外,还有长期病假或外伤后复工前的检查及退休前的检查。定期体格检查的间隔期可根据下列原则确定:①疾病的自然演变、发病快慢和严重程度;②接触职业危害的程度;③接触人群的易感性。体格检查项目应鼓励使用特异及敏感的生物检测指标。肺通气功能的检查或 X 线肺部摄片,常用作接触粉尘作业者的功能性和病理性改变的指标;其他如心电图、脑电图和神经传导速度和听力检查等,均可作为早期的特异性检查方法。

第三级预防(tertiary prevention)是在患病以后予以积极治疗和合理的促进康复处理。第三级预防原则包括:①对已受损害的接触者应调离原工作岗位,并予以合理的治疗;②根据接触者受到损害的原因,对生产环境和工艺过程进行改进,既治疗患者,又治理环境;③促进患者康复,预防并发症。除极少数职业中毒有特殊的解毒治疗外,大多数职业病主要依据受损的靶器官或系统,用临床治疗原则,给予对症综合处理。接触粉尘所致肺纤维化的病损,目前尚无特效方法予以逆转。所以,处理原则还在于全面执行三级预防措施,做到源头预防、早期检测、早期处理、促进康复、预防并发症、改善生活质量,对接触粉尘者应大力劝阻吸烟。

第一级预防针对整个群体或选择人群,对维护健康更具重要意义。虽然第一级预防能从源头上防止或控制职业危害对劳动者健康损害和健康状态的影响,但第二级预防和第三级预防是第一级预防的延伸,旨在对受罹人群的诊治,从而构成职业卫生与职业医学的完整体系。所以,三个水平的预防应相辅相成。

职业性病伤与一般病因或发病过程不明的疾病不同,为确保预防效益,按照三级预防原则,要做好以下 3 个方面的工作。

1. 生产性有害因素的识别评价与控制 环境监测(environmental monitoring)是识别环境中潜在的职业危害因素及其强度(接触量)和接触的方式,应向职工公布,并为改进生产环境提供依据;生物监测(biological monitoring)是指定期、系统和连续地检测人体生物材料中毒物和代谢产物含量或由其所致的生物易感性或效应水平,并与参比值进行比较,以评价人体接触毒物的程度及潜在的健康影响。

2. 职业卫生服务与健康促进 职业卫生服务(occupational health service)是通过提供职业卫生咨询、健康监护和防护技术支持,指导综合性干预措施,以期构建和维持安全和健康的工作条件和工作环境,确保劳动者身心健康和提高劳动者的工作效能、提高职业生命质量,推动经济可持续发展。健康监护(health surveillance)着重于早期检测在特定生产环境中劳动者的健康状况。按《职业健康监护技术规范》,通过就业前体检和定期健康检查,筛检职业禁忌证,及早发现职业性病损,并告知劳动者本人,及早处理,及时阻断接触。对劳动能力已受到损害者,应做劳动能力鉴定,并按劳动保险条例的规定处理。健康促进是让人们了解并具有参与控制影响健康危险因素的能力,从而达到增强个体和群体健康的过程。因此,对职工和管理人员的专业知识培训、健康教育和参与健康促进活动至关重要。它可以让直接参与生产的劳动者,了解职业危害因素损害健康的环节和防护知识,自觉地实行自我保健,并参与对企业职业安全与卫生管理的群众性监督。

3. **职业卫生法规与监督管理**　以上两个方面工作除直接服务所必需外,所积累的资料,又可为制订有关法规提供科学依据。职业卫生标准和职业病诊断标准是职业卫生相关法规中最为重要的部分,卫生行政部门应遵循《职业病防治法》要求,实施职业卫生监督管理,帮助和督促用人单位落实、执行相关法律和法规,并与有关政府部门,如劳动经济部门、工业部门以及工会等紧密协作,做好监督管理和服务工作。为了执行卫生政策、规章、法令,卫生部设有卫生法制与监督司,以及地方卫生监督部门。在企业的规划设计、施工及验收等方面,贯彻"三同时",以执行预防性卫生监督;企业投入生产后,要执行经常性卫生监督。

以上3个方面的工作,需要有3个方面的力量:首先是政府的力量,即各级政府领导应本着对人民健康负责的态度,认真规划职业卫生工作;其次是医疗卫生人员的力量,在医疗卫生工作中,应按 WHO 1994 年的"人人享有职业卫生"的《北京宣言》,将职业卫生列入初级卫生保健的范畴;最后是劳动者自我保健的力量。

在卫生管理中,医疗卫生人员(包括疾病预防控制中心、卫生监督所、职业病防治机构、企业职工医院和保健站、乡镇和社区卫生单位以及医院中负责职业卫生的人员等)、工程技术人员、劳动保护科学技术等方面的专业人员应密切协作,努力做好第一级预防,从源头上采取控制措施,使劳动者得以在安全卫生的环境中工作。如果忽视预防,单纯治疗职业病患者,势必使患者越治越多,只有同时兼顾"治理"不卫生的环境,才能打破恶性循环,有效地控制职业因素所致的疾患。

职业卫生与职业医学既有分工,又相辅相成(图 1-3-2)。职业医学常能在得到异常发病集丛的第一时间中起着侦察作用。临床医师首先接触患者个体,从个体现象进行累积和综合;缺乏预防医学观念,就不可能全面理解三级预防的完整含义。因此,职业医学中的"处方",不仅要对患者进行治疗,还要与其他卫生部门密切配合,与劳动保护、工业卫生化学、工程技术等方面的专业人员以及工人密切合作,共同治理不符合卫生标准的"生产环节",才能更有效地保护劳动者健康,有效地防治病伤。

(金泰廙)

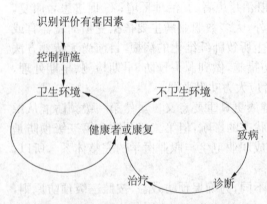

图 1-3-2　职业卫生与职业医学关系

第四章
遗传和环境交互作用

一、概述

职业卫生与职业医学的主要任务是识别、评价、预测和控制有害因素和不良劳动条件对职业人群健康的影响。在过去的研究历史上，由于生命科学的基础研究以及测定技术的限制，在职业环境有害因素的暴露-效应-疾病的分析中不能有效地测定机体遗传背景差异所起的作用，并且在职业安全实施不当的场所，职业环境中有害因素的暴露相对较高，即使忽略遗传背景差异，也能确定有理和有效的有害因素暴露与效应相关关系，因此遗传和环境的交互作用尚没有受到很大重视。然而，近30年来随着生命科学的不断进步，基因分析技术的快速发展和在不同领域的广泛应用，个体的遗传背景和遗传物质已能被解析，已发现在许多职业暴露对健康损伤中，遗传背景的不同及遗传变异有很大的贡献率。进而，随着社会的进步，职业环境中的有害因素的高暴露被不断地有效监控，长期低剂量暴露对健康的损伤中，遗传易感和遗传损伤已成为不容忽视的问题，遗传生物标志可作为职业环境的暴露、效应和易感标志。因此，在职业卫生和职业医学中探讨职业环境和遗传物质交互作用已成为必须，遗传信息的运用在职业卫生和职业医学研究中占有越来越重要的地位。

二、遗传和环境交互作用模式

遗传背景可以修饰暴露-效应相关关系，根据遗传-环境交互作用的结果使职业环境有害因素对机体的效应升高、不变或降低。遗传背景对暴露-效应相关关系的修饰，有统计学和生物学两个方面。在统计学上，根据统计方法和统计模型可计算遗传因子和暴露因子的联合结果（如相加或相乘等）；而在生物学上，不同的遗传背景可解释为何相似的暴露产生不同的结果。在过去的研究中发现，在相同的职业环境暴露水平下，个体对外界环境的反应有着个体差异，所产生的生物效应的质和量也不同，这被称为职业暴露的反应差异（response variability）。然而，由于知识和信息的缺乏，尽管一些研究结果也提示了遗传特征在有害因素暴露-疾病中的重要性，但是确切的机制不清。从20世纪90年代初人类基因组计划的启动，至人类基因组序列图谱的完成，奠定了揭开人体奥秘的基础。进而，单核苷酸多态性（不同个体DNA序列上单个核苷酸碱基差异，SNP）的发现、表观遗传学研究的进展、国际人类基因组单体型图计划（HapMap计划）及比较基因组学等的推进等，为更多地了解机体对环境的易感性和对疾病的抵抗力大小打开了重要的途径。在检测手段上，高灵敏度和高通量的探测方法不断出现，使研究可以从宏观至微观再至宏观，不局限于单个基因，可研究疾病发展过程中特殊基因群的作用。上述这些前沿科学的发展，为在职业环境中探讨遗传背景在暴露-效应中的作用成为可能。

研究发现，遗传背景在职业环境有害因素诱导的毒效应中的作用模式见图1-4-1。

（1）在职业环境中的外来因素引起体内产生毒效应的每个环节中，由于机体遗传背景的不同，其关键基因的表达不同或关键酶的功能不同，从而产生机体对外来因素易感性的差异。机体的遗传背景(遗传标志)可升高或降低环境危险因子在体内的水平(如通过升高或降低吸收率),升高或降低化学物的代谢(如通过代谢使致癌代谢物水平升高或降低)。在这些作用模式中,遗传背景对最终的毒效应/疾病可能没有直接作用,而是通过升高或降低环境因子在作用靶点的最终水平而起作用(图1-4-1A)。以代谢酶 SNPs 研究为例,SNP 在代谢酶关键部位的存在可影响代谢酶的功能。如谷胱甘肽-硫-转移酶(GSTs)是参与生物转化的生物酶。在研究职业哮喘时,发现二异氰酸盐可诱导职业性哮喘。但是暴露人群

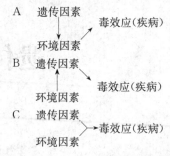

图1-4-1　遗传-环境交互作用模式

仅有 5%～10% 发病,因为 GSTs 可以和二异氰酸盐及其代谢产物结合,作用于二异氰酸盐的转运、代谢和排泄。有研究发现 *GSTM1^{null}* 携带者患二异氰酸盐诱导的职业性哮喘的风险要比对照组大 2 倍。另外一个研究发现,对比无症状职业工人,在患有二异氰酸甲苯酯(TDI)诱导的哮喘的职业人群中鲜少携带 *GSTP1*(Val/Val)基因型。这些研究结果提示,基因型的不同,将影响所暴露化学物的转运和代谢,从而升高或降低职业病的危险。在研究化学物的致癌中,已有许多研究提出了代谢酶的遗传差异是肿瘤易感性差异的原因之一。例如,N-乙酰转移酶是机体内代谢转化芳香胺类化学物的关键酶系,其表型根据其代谢类型可分为快速乙酰化型、中间型和慢型。近些年研究发现,N-乙酰转移酶慢型者接触芳香胺类化学物容易发生膀胱癌。

(2) 职业环境有害因素可对遗传物质产生直接作用,或者直接形成毒效应,或者改变遗传物质的作用,通过升高/降低基因的表达,从而影响机体对环境因子的反应(图1-4-1B)。如果职业环境中的有害因素损伤或影响遗传物质,形成基因突变或染色体结构和数目发生变化,并最终导致癌变,则这些有害因素被称为职业环境致癌物。

有害因素的遗传损伤作用有:直接和 DNA 的靶部位形成加合物从而使 DNA 的断裂、链内或链间交联,或外来物质插入 DNA。这些作用的典型例子如:物理因素的 X 线,可使 DNA 断裂;化学因素的苯并芘,可以在体内代谢成致癌活性代谢产物 7,8-二氢二羟基-9,10-环氧化苯并芘,从而能和 DNA 形成共价结合,损伤 DNA。这些作用使正常的 DNA 序列发生变化,如果 DNA 损伤不能修复,损伤的细胞不能凋亡,则形成永久性突变。外来因素对 DNA 损伤的作用后果取决于作用部位在 DNA 链上的位置和性质。如果损伤的部位对蛋白质翻译,或对蛋白质及细胞的功能无作用,则突变持续处于沉默状态。然而,如果 DNA 损伤部位在功能基因,并且机体的修复和免疫机制有缺陷,则结果形成获得性的遗传差异,并可能是导致肿瘤初始形成的原因之一。

有害因素也可能并非通过直接影响基因的序列变化,而是通过影响基因表达量的变化,最终形成或加剧毒效应。以表观遗传研究为例,表观遗传是指基因表达发生可遗传性变化但 DNA 序列并没有改变。这些表观遗传变化包括 DNA 甲基化变化、组蛋白修饰变化和 miRNA 等。以 DNA 甲基化为例,DNA 甲基化是在胞嘧啶的 5′端加上甲基,并在有丝分裂中持续维持其甲基化模式。已有研究报道,某些化学物能改变 DNA 甲基转移酶的活性,某些能降低体内的甲基供体。同时,一些基因的调节领域存在 DNA 甲基化的调节位点,这些位点的 DNA 甲基化状态和水平的改变,将改变转录因子或增强因子和 DNA 的结合,最终改变基因的表达。而化学物改变甲基转移酶的活性或降低体内的甲基供体,将改变基因 DNA 甲基化的状态和水平,进而影响基因表达。已报道的影响 DNA 甲基化的化学物有 TCDD、镉和砷等。重金属、农药、柴油机尾气、烟草烟雾、多环芳烃类、激素、放射性物质、病毒、细菌和营养物质等类物质中的一些种类,都有表观遗传过程的报道。环境有害因子改变表观遗传,引起主要的功能基因产物的量变,改变细胞的

增殖、分化或凋亡,也是致癌的机制之一。

有害因素也可通过作用于遗传物质,从而损伤机体的修复能力。在生物的进化过程中,机体精密的防御修复机制是物种生存、存继的重要保障。机体对 DNA 的损伤修复也有一系列完整的机制,从而保证遗传的稳定性和正常功能。在实验研究中,已发现在紫外线、γ 射线或遗传致癌物损伤 DNA 时,p53 蛋白能迅速升高,启动 DNA 修复机制。某些化学物并非 DNA 损伤的诱变剂,但可通过损伤 p53 的表达而影响 DNA 的修复和细胞的增殖。在职业癌症研究中,即使职业环境中一些有害因素没有直接作用于 DNA,但能通过增加机体对致癌物的敏感并促进已发生突变基因的细胞增殖、减少基因修复和细胞凋亡而发挥致癌作用,这类物质也归类于职业环境致癌物。

(3) 职业环境有害因子和遗传因子联合形成毒效应,或诱导疾病的形成,或增加疾病风险(图 1 - 4 - 1C)。

这种模式可以由遗传差异引起的对化学物的特异体质反应来说明。以亚硝酸盐为例,亚硝酸盐能氧化血红蛋白中的铁从而生成高铁血红蛋白,使机体不能携带氧到组织。然而,NADH 高铁血红蛋白还原酶具有还原作用。在该酶基因的编码 127 位点,已发现有常染色体隐性遗传的基因多态变异,从而使基因产物中的脯氨酸为丝氨酸替代,还原酶失活。如果暴露在能产生高铁血红蛋白的化学物、并且暴露剂量对正常者不能产生危害的情况下,对该基因缺陷者而言,则能诱导组织氧缺乏。另外,如果遗传背景使机体缺乏修复能力,则该个体将更易感于外界的遗传损伤。又如,着色性干皮病是遗传性疾病,患者缺乏遗传修复能力,因此呈现升高的紫外线诱导的皮肤癌发病率。来自这些患者的细胞在实验中显示更敏感于黄曲霉素、芳香胺及多环芳烃类能产生 DNA 损伤的致癌物。

上述可见,遗传因素可修饰暴露-效应的相关关系。职业环境因素可影响遗传物质,进而修饰暴露-效应的相关关系。不同的遗传背景和环境的相互作用可使效应或疾病在相同的职业暴露水平下升高、不变或降低。因此,在职业健康危险评价中考虑遗传背景和遗传因子变化成为日益重视的问题。

三、遗传-环境相互作用在健康风险评价中的应用和挑战

目前,在健康危险评价中已有许多研究考虑了遗传易感性。例如,在对抽烟和肺癌的研究中,发现 $GSTM1^{null}/GSTp1^{Val}$ 基因型抽烟者患肺癌风险率要高于非此基因型者 4 倍。遗传易感生物标志已经在许多风险评价模型中被应用。如果化学物暴露水平低,遗传易感也低,相应的健康风险可能也低,但如果化学物暴露水平高,遗传易感也高,风险率就可能很高。然而在实际运用时,于预防职业健康危害中,遗传信息的贡献尚须进一步探讨;在评价职业健康危害时,对于病原和机制等的认识和可能的控制等方面如何应用遗传信息尚须做广泛的分析调查。

1. 遗传生物标志的确定和挑战　遗传背景差异或遗传物质改变,可用遗传生物标志来反映和检测。在健康危险评价中考虑遗传因素的作用时,遗传生物标志的选择尤为重要。有效地确认遗传生物标志,恰当地分析遗传标志在遗传-环境相互作用中的效应模式,需要看所选指标和暴露或效应的剂量-效应关系,遗传标志的持续性,遗传标志在个体间和群组间的变异,方法测定的变异,和其他指标的相关,以及和主要反应的相关。在确定遗传生物标志的适用性时,需要较大样本量的流行病学研究数据的支持。

然而,在现实中,遗传因素可能并非单一,环境因素的暴露也并非单一,不同的模式可能同时出现,这些复杂的情况是评估遗传因素的作用时需要考虑的,也是在生物标志选择中必须考虑的。随着生命科学的发展,基因组学、蛋白质组学和代谢组学等的形成,使我们能在一个实验或一个研究中分析大量的基因表达变化,并在基因库中寻找整个的遗传信息。值得注意的是,同样

的毒效应和疾病可能来自于不同的外暴露和许多不同的基因变异(gene variant)。同样,在同一暴露时多个不同的遗传标志可显示同一的效应易感性,这使如何适当地应用遗传标志和解释成为一个挑战。

2. **遗传生物标志在运用时的实验和数据的有效性**　在实际检测遗传生物标志时要注意分析的有效性(validity),临床和实际运用的有效性,应用性以及伦理社会影响。

分析的有效性是指检测时所采用遗传标志的灵敏性、精确性和可信性。分析方法的灵敏性需要评价所做实验对遗传变异的检出线或检出率,分析的特异性需要评价其假阳性率等。目前在 DNA 水平做核苷酸序列差异的检测,方法有经典的限制性片段长度多态性(restriction fragment length polymorphism, RFLP)、单链构象多态性(single-strand conformation polymorphism, SSCP)、Taqman 探针法、焦磷酸测序法等。不同的分析条件和分析方法对实验的结果也将产生影响。因此,实验的质量控制十分重要。

临床和实际运用的有效性主要是指所做的测定是否能确实反映了易感、暴露、效应、健康,或确实反映有害因素在人群中的危险度。以某一等位基因多态位点作为遗传标志,需要注意遗传指标指示易感或效应的灵敏性是多高,即在暴露人群中标志存在的比例是否确实在产生毒效应或疾病的人群中偏高,同时要注意特异性即暴露人群中遗传标志在没有产生毒效应或疾病的人群中有多高和高多少。正的预测值(PPV)是指产生毒效应或疾病的有遗传标志的群体比例,而负预测值是指没有产生毒效应或疾病的人群中没有遗传标志的群体比例。外显率是指基因型和表型间的相关关系。通过测定具有遗传标志人群中产生毒效应或疾病的群体比例可计算该遗传标志人群的患病率。

遗传标志的应用性主要看遗传指标的测定是否能作为早期疾病的筛选、是否能作为降低疾病危害的干预和是否能作为改进生命质量的干预。对应用性的评价需要考虑多种因素,如职业环境的状况和社会的负担。

3. **遗传生物标志在职业卫生与职业医学实际应用中的挑战**　由上所述,遗传损伤和遗传环境交互作用对职业暴露-效应-疾病有极其重要的关联,在识别、评价、预测和控制有害因素对职业人群健康的影响时需考虑由于职业性有害因素对遗传物质的损伤、对基因功能的改变,还需考虑基因间相互作用和环境遗传交互作用对危害的贡献。早在 20 世纪,美国国家环境卫生科学研究院(NIEHS)已启动了环境基因组计划(Environmental Genome Project),目的是提供关于个体遗传不同如何影响由环境因素诱导的疾病的信息,以及根据这些信息提出采取合适的环境健康政策。在 2007 年,NIEHS 又启动了环境暴露与生物学的项目(Exposure Biology Program),主要目的是发展用于测量环境暴露与基因相互作用如何导致人类疾病的技术。然而到目前为止,许多研究所得的结果对整个健康危害的影响尚不肯定,许多研究结果是否有临床意义尚不清楚。另外,遗传筛选实验主要还处于信息提供和探讨阶段,在职业人群中进行普遍的遗传筛选尚未实施。我们现在的预防措施还着重于工作场所的有害因素控制,尚未上升到对个体工人的职业性有害因素的监控。即使遗传生物标志具有分析的有效性,具有临床和实际的运用性,在具体实施时将面临伦理、法律和社会影响的挑战。在许多情况下,作业环境条件、个体防护措施和个体状况的不同使遗传生物标志在职业暴露-疾病中所起的作用发生改变,易感性成为不确定因素。而如果在某些工作场所将某一不确定易感遗传生物标志作为一种"职业禁忌证",携带这一遗传生物标志的被雇佣者可能将面临隐私暴露、工作机会的缺失或尊严感受损等,企业和雇佣者将面临可能的巨大健康监护费用增加,政府和社会将面临增加的疾病负担费用等。因此,如何有效地、完善地解决这些问题是探讨环境和遗传交互作用在实际运用中所面临的挑战。

(吴　庆)

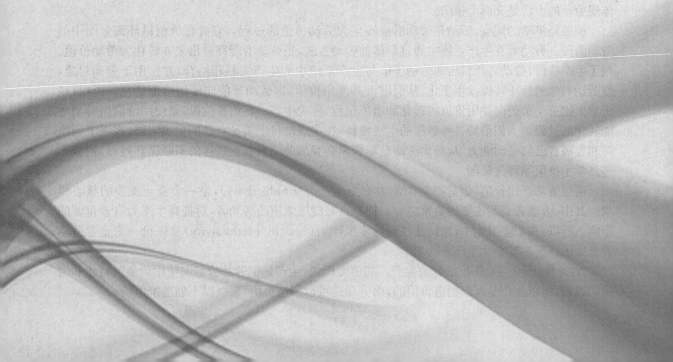

第二篇 劳动者健康与尊严

第一章
劳动、健康与尊严

第一节 劳动、劳动者与健康

一、与劳动相关的一些基本概念

1. **劳动（work）** 劳动是指有劳动能力和劳动经验的人在生产过程中有目的地支出劳动力的活动。劳动是人维持自我生存和自我发展的唯一手段。劳动是人类运动的一种特殊形式。

按照传统的劳动分类理论，劳动可分为脑力劳动和体力劳动两大类。

（1）体力劳动：以人体肌肉与骨骼的劳动为主，以大脑和其他生理系统的劳动为辅的人类劳动。

（2）脑力劳动：以大脑神经系统的劳动为主，以其他生理系统的劳动为辅的人类劳动。

另外，在体力劳动和脑力劳动之外，还有以生理力为主的人类劳动，称为生理力劳动，包括用以恢复和补偿原有的生理性组织、器官和体液等功能特性的恢复性生理力劳动，用以改善和加强原有生理性组织、器官和体液等功能特性的加强性生理力劳动，以及用以生产新生儿的生育性生理力劳动。

劳动是生存和生活的需要，也是生命的需要，更是人类发展、成长和存在的需要。不同的劳动有着不同的收益，不同的人群有着不同的需要，不同的追求有着不同的劳动，不同的职业有着不同的奉献。人的伟大其实就在于会劳动、能劳动和爱劳动。没有劳动的人生是毫无意义的，能体现劳动的生活是充满幸福的。

按照经济学的观点，劳动是劳动潜能转化为劳动价值的过程。它处在价值循环流量图中的劳动阶段。劳动者在生产系统中通过具体的劳动方式，把劳动潜能释放出来并转化为劳动价值。到了生产阶段，劳动者所付出的劳动价值与生产系统中的生产资料相结合，并作用于劳动对象，使劳动对象的品质特性发生变化，从而增大其使用价值，即劳动价值向使用价值转化。所以，经济学上把劳动价值向使用价值的转化和增值过程，称为生产。在消费阶段，是使用价值向劳动潜能转化的过程。人们消费各种各样的生活资料，在主观动机上满足自己的主观需要，客观上则维持和发展自己的劳动能力，从而为劳动过程积累必要的劳动潜能。这样的不断循环过程，构成了经济学上价值循环流量图。

通过劳动产出价值、创造财富的能力称为生产力（productivity），是一个企业发展的核心要素。其中，劳动者是其主要的要素之一。拥有良好健康素质的劳动者，对提高生产力有着重要的影响。所以，在职业卫生中，我们往往用健康生产力（healthy productivity）来评价一个企业劳动者健康的状况对其企业生产力的影响。

2. **工作（job）** 工作是指劳动生产。如前面所说，生产是把劳动价值向使用价值的转化和增值的过程，所以生产是可以创造价值的，而劳动是可以创造价值，也可以不创造价值的。

3. 职业(occupation) 职业是指不同性质、不同内容、不同形式、不同操作的专门工作岗位，是人们在社会中所从事的作为谋生手段的劳动。根据《中华人民共和国职业分类大典》，我国职业归为 8 个大类，66 个中类，413 个小类，共 1 838 个职业。8 个大类分别是：第一大类：国家机关、党群组织、企业、事业单位负责人；第二大类：专业技术人员；第三大类：办事人员和有关人员；第四大类：商业、服务业人员；第五大类：农、林、牧、渔、水利业生产人员；第六大类：生产、运输设备操作人员及有关人员；第七大类：军人；第八大类：不便分类的其他从业人员。

4. 行业(trade) 行业是指从事国民经济中同性质的生产或其他经济社会的经营单位或者个体的组织结构体系，可按生产同类产品或具有相同工艺过程或提供同类劳动服务来划分，如饮食行业、服装行业、机械行业、汽车业、银行业等。

5. 产业(industry) 比行业更高一个层级的是产业。它是生产物质产品的集合体。我国的产业分为以下 3 类。

(1) 第一产业为农业，包括农、林、牧、渔各业。

(2) 第二产业为工业，包括采掘、制造、自来水、电力、蒸汽、热水、煤气和建筑各业。

(3) 第三产业分流通和服务两部分，共 4 个层次：①流通部门，包括交通运输、邮电通讯、商业、饮食、物资供销和仓储等业；②为生产和生活服务的部门，包括金融、保险、地质普查、房地产、公用事业、居民服务、旅游、咨询信息服务和各类技术服务等业；③为提高科学文化水平和居民素质服务的部门，包括教育、文化、广播、电视、科学研究、卫生、体育和社会福利等；④为社会公共需要服务的部门，包括国家机关、党政机关、社会团体以及军队和警察等。

二、劳动者与雇佣关系

(一) 劳动者

劳动者(worker, laborer)是指劳动要素的供给者和劳动的承担者，是对从事劳作活动一类人的统称。劳动者是一个含义非常广泛的概念，凡是具有劳动能力，以从事劳动(包括体力劳动和脑力劳动)获取合法收入作为生活资料来源的公民都可称为劳动者，包括所有的在第一产业、第二产业和第三产业的从业人员。劳动者通过劳动来生产和制造其所需要的生活物质基础，来满足人类的需要。通过劳动和劳动所创造的文化和技术的发展，使人类能够存活在自然界。在法律上，"劳动者"的定义是指达到法定年龄、具有劳动能力、以从事某种社会劳动获得收入为主要生活来源，依据法律或合同的规定，在用人单位的管理下从事劳动并获取劳动报酬的自然人(中外自然人)。但并不是所有自然人都是合法的劳动者，要成为合法的劳动者必须具备一定的条件并取得劳动权利能力和劳动行为能力，区别于"非法劳动者"，如偷渡者打工。根据国际劳工组织(ILO)的分类，劳动者可分为：有薪酬的劳动者 (waged and salaried worker)，雇主(employer)，自雇劳动者(own-account worker)，以及贡献性的家庭成员(contributing family member)。一般来讲，有薪酬的劳动者占整个劳动者队伍的多数。

(二) 雇佣关系

雇佣关系(employment relation)是指雇主和雇员(工)之间的关系。在这两者的关系中，雇主通过聘用劳动者来进行劳动以生产或提供有利润的产品或服务；而雇员(工)通过贡献自己的劳动给企业以获得经济的回报。雇佣关系常受到国家体制(公有制、私有制或公私混合体制等)的影响。但不管什么体制，国家往往都是最大的雇主，有些大企业也往往是国有的；此外，多数的中小型企业往往是私营的，即私人老板为雇主。雇佣关系中的一个重要要素是雇-佣的权利关系以及雇员(工)所期望得到的社会保护水平。

在雇佣关系的下面是就业条件(employment condition)，即用工制度，如固定工、临时工。国际上将就业条件分为：无业(失业)、全职固定工、非牢靠工(precarious employment)、非正式工

(informal employment/job)、童工(child labor)和奴工(slavery/bonded labor)。这些不同的用工制度都会直接或间接与健康有关(后述)。一些就业的条件可使某部分劳动者在健康方面更为脆弱,成为脆弱劳动人群(vulnerable groups of workers)。一般可分为两类:①经济和社会的脆弱性,包括自雇的劳动者、不付工钱的家庭成员、失业人员、流动工、非牢靠工以及非正式工。②健康的脆弱性,包括年轻的工人(15~24 岁)、童工(10~14 岁或小于 17 岁)、女工、年纪大的工人(65 岁以上)、有慢性病的工人、有认知困难的工人,以及一些生理心理缺陷(如过敏体质)或残疾的工人。

(三) 工作场所与工作条件

劳动者从事工作的物理空间称为工作场所(workplace)。在工作场所里,劳动者在某一工作岗位从事具体工作(task)过程中所接触的各种因素称为工作条件(working condition),如企业的文化/氛围、工作的组织方式、物质环境因素(物理/化学/生物因素)、工效学因素、心理社会因素,以及所使用的技术等。工作条件往往是影响健康的直接因素。

三、工作与健康

(一) 工作对健康的积极影响

如上所说,我们往往把职业相关的劳动称为工作,它是人类赖以生存与发展的决定力量。工作除了能挣钱,人们提供劳动本身,也可促进健康。因此,如果控制工作环境的不利健康因素,工作本身是有益于人类健康、自我认知和自我价值实现的。早期的心理学家弗洛伊德(Freud)和阿德勒(Adler)都主张工作是人类生存的不可或缺的基本组成部分。心理学家艾里克森(Erikson)在 1950 年指出工作对个人自我感知的作用。1968 年马斯洛(Maslow)在其著名的需要层次论中指出工作不仅满足人们食物、住所或安全等基本需求,还为人们提供更高层次的需求,如情感需求、尊重需求和自我实现的需求。人们都希望有融洽的同事关系、伙伴关系,能保持友谊和忠诚,这是友爱的需要;人们都希望归属于某一群体,相互关心、照顾,这是归属需要;人们希望自己有稳定的社会地位,希望自己的能力和成就得到社会的承认和尊重,这是尊重需要;人们希望能最大可能发挥个人能力,成为自己所期望的人物,这是自我价值实现的需要,而工作是实现这些需要的重要途径之一。工作除了可以获得薪水养家糊口,还能结识朋友,融入集体。工作的最高价值在于发挥才能,获得成就感,满足自我最高需求。近期多项研究已经证明工作在个人社会身份、自信自尊的认知与发展过程中起着重要的作用,在个人感受幸福和自我认知中扮演重要角色。1995 年 Kielhofner 提到一个人的自我认知是建立在其有效的社会角色功能上的,尤其是建立在其职业角色上。因此,一旦一个人丧失了工作角色、社会角色,将会导致心理困扰和一系列健康问题。

(二) 宏观社会雇佣关系与健康

如果应用健康生态学模型审视工作与健康的关系,我们也可以从宏观层面到微观层面来分析。从宏观的角度讲,很多的社会因素在影响就业,然后进一步影响健康。WHO 在阐述就业条件(employment condition)与健康公平性的文件中,给出了一个雇佣关系与健康的宏观关系框架图和一个微观关系框架图。在宏观关系框架图(图 2-1-1)中,第一层是权利(power),这不仅指政府的权利,还包括来自市场和社会的权利。市场相关的权利如工会、企业和行业协会等。社会的权利可来自非政府组织、民间团体等。这些权利通过用工制度、集体协商和工会的力量来规范市场用工(labor market,主要是依赖市场);通过发挥政府再次分配资源的功能来保障社会福利(welfare state,不依赖市场也可维持基本生活),即第二层次的政策实施(policies)。这些政策决定了第三层所列出的雇-佣关系(employment relation)、社会财富再配置(material redistribution)以及卫生服务(health service)的利用。雇-佣关系除了正式固定工以外,还包括无业(失业)、标

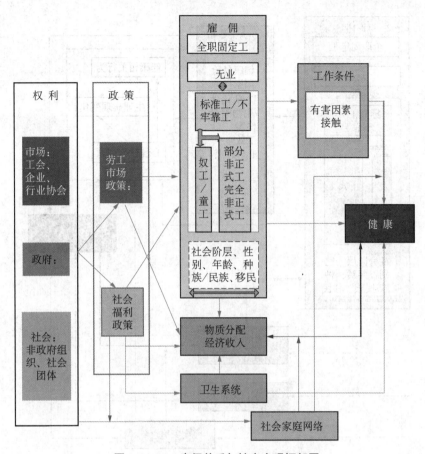

图 2-1-1 雇佣关系与健康宏观框架图

[引自 Benach J, et al. Employment condition and health inequalities. Geneva：WHO, 2007(稍作修改)]

准用工/不牢靠用工、部分非正式工/完全非正式工，以及奴工和童工。后三者对健康影响更大。

对许多人而言，失去工作伴随着很多继发的负面反应，包括收入减少、社会接触减少、社会支持减少、社会地位丧失、心理或生理的不适、严重的可能发展为自杀行为。很多研究揭示了失业和健康状况不良之间的相关关系，失业导致紧张焦虑、孤独感增加、健康状况下降、慢性疾病发病概率增加。一个综合 16 个纵向研究的 meta 分析结果显示，失业对精神健康有负面影响。

此外，在长期失业期间，大多数失业者表达了重返工作的强烈愿望，最常见的原因包括工作能带来心理和社会收益。除了寻求传统的外在收益(如薪酬、晋升、安全和地位等)，人们还希望通过工作获得内在精神回报。在一个人的生命中，工作年限占的比例大，因此工作就成为一个潜在而重要的紧张源。

（三）微观社会雇佣关系与健康

在微观层面(图 2-1-2)，由于不同的雇佣关系，工人(劳动者)所接触的健康危险因素是不同的(即第四层的工作条件，working condition)。这些工作条件包括物质环境因素(物理、化学和生物因素)、工效学因素和心理社会因素。这些因素均可通过多种的通路和机制，包括生活行为方式、心理社会因素以及生理病理的改变(第五层)最终影响健康。WHO 在构建这理论的框架图时，特别强调健康的社会决定因素以及通过社会的轴线来影响健康。比如，通过社会阶层、性别、种族等这样的社会轴线，可导致接触不同的健康有害因素；这样的社会轴线也可导致不同的剥削、支配和歧视；这样的社会轴线还可再根据年龄、移民或地理位置来细分，探讨它们对健康

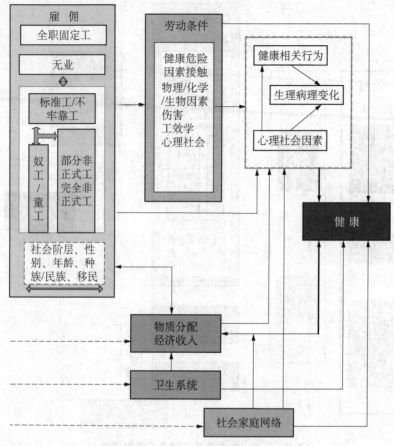

图 2-1-2　雇佣关系与健康微观框架图

[引自 Benach J,et al. Employment condition and health inequalities. Geneva：WHO,
2007(稍作修改)]

的影响机制。这些劳动条件再通过行为因素、心理社会因素和生理病理的改变,最后影响健康的状况。

　　同理,社会财富的再分配也可通过社会的通路、雇佣的条件(营养状况、贫穷、收入等)以及与行为因素、心理社会因素和生理病理的改变的相互作用来影响健康。

第二节　全面推进劳动者健康

一、当今劳动者健康的挑战

　　自国际享誉的职业医学之父意大利人拉马慈尼(Ramazzini,1633—1714)发表《论手工业者的疾病》以来,全球的职业卫生随着社会的发展发生了很大的变化。从历史发展来看,在工业革命时代,机械化和利润至上的生产模式,工人身处工作环境恶劣、工时过长、低薪等生活困境,社会矛盾突出。工业化国家为此制定了一系列保护工人健康和安全的法律和制度,那些在工作场所严重危害工人健康与安全的有毒有害接触大幅度下降,工人的健康权利得到了很好的保障。20 世纪 70 年代,全球市场逐渐一体化。许多工业化国家的劳动密集型制造业为规避其国内劳动和环保的制度,开始大量外移到人力成本低廉和制度不健全的发展中国家。在工业化国家这股"资本外逃"潮流的同时,发展中国家竞相提供优厚的投资条件吸引外资,加入了全球化下的全球生产链。但在引入资本和生产的同时,一些原本在工业化国家已经基本消除的传统职业危害问题也同时引入到发展中国家,使原来还未能有效控制职业卫生和安全问题越发严重。

与此同时,席卷全球的信息技术革命在推动着信息化的进程,使当今社会许多方面的生产力和生产方式也正在发生着根本性的变化。在生产力方面,以脑力劳动为主的人逐渐成为社会的主要劳动者;由电子计算机控制的智能化、网络化的智能机器体系已逐渐成为了人们的主要生产工具。在生产方式方面,使用机械化设备在流水线上进行的大规模集中化生产将逐步转变为使用智能化工具的适度规模的个性化生产;随着计算机和多媒体网络技术在商业领域的应用和推广,网购逐渐成为新型市场交换的方式和手段。但是,信息化进程中生产力和生产方式的变革在给社会带来很多积极因素的同时,给职业卫生带来了前所未有的挑战,尤其是许多社会心理问题,我们还没有很好的经验来应对。

此外,我国至今没有把在第一产业的劳动者——农民纳入职业卫生的范畴。其实,农业劳动者除了存在许多工效学问题和伤害外,由于农药化肥的使用,他们也接触许多化学的有毒有害物质。

二、WHO"劳动者健康"策略

一般来讲,正式职业人群平均占一个国家总人口的50%~60%。如果将非正式就业和家务劳动计算进去,大部分居民都参与了劳动。所以,从公共卫生的角度讲,如果不关注这一人群,公共卫生的意义就大为逊色。劳动创造了全部经济和物质价值,维持了社会活动,保证了国家的社会经济发展,因此,劳动者是社会财富的创造者,他们的健康素质和水平决定了国家的生产力水平和社会发展潜力。

在全球化的今天,我们面临的上述问题其实也是全球面临的问题。为了保障和促进劳动者的健康,2007年,WHO第60届世界卫生大会通过了一项决议(WHA60.26),即"劳动者健康:全球行动计划"。该决议指出了实施"劳动者健康"的4条理由:①基于劳动者的健康不仅受到职业有害因素的影响,同时也受到社会和个人因素以及卫生服务可及性的影响;②已经获得职业有害因素的第一级预防和建设健康工作场所干预措施的科学证据;③不同国家和地区在劳动者接触职业有害因素和接受职业卫生服务存在的巨大差异;④劳动者健康是生产力和经济发展的前提因素。因此,WHO第60届世界卫生大会同意签署《2008—2017全球劳动者健康的全球行动计划》。

《2008—2017全球劳动者健康行动计划》强调所有的劳动者应该享有最高可能达到的身心健康标准和良好的工作环境;工作场所不应该对健康和幸福有损害,应该优先考虑职业健康有害因素的第一级预防。卫生系统的所有内容应该考虑对职业人群的专业健康需求;工作地点同时也应该作为其他必要的公共卫生干预和健康促进措施传播的场所;为了降低在不同国家和国家内部劳动者健康的不平等,应该制订有关劳动者健康的活动计划,并对其实施和评估。同样,员工、雇主以及员工的代表也要参加这些活动。为此,该行动计划制定了5项目标和23项行动。该计划对职业人群的健康问题已经突破了传统职业卫生的范围,要求保障和促进劳动者的全面健康;进一步强调了保障劳动者健康是公共卫生的重要职责,是落实人人享有职业卫生服务策略的重要措施;并提出要特别关注那些非正式经济体的劳动者、中小企业、农业、流动人口的劳动者以及建筑工人的职业卫生服务;要求保证与劳动者健康有关的所有国家卫生项目合作和行动的一致性,如预防职业病和伤害、传染病和慢性病;健康促进、精神卫生、环境卫生和卫生服务体系的建设;以及要求把劳动者健康纳入国家和地区社会发展的策略中。由此可见,"劳动者健康的行动计划"是建立在"健康生态学"这一当代公共卫生理论模型上的,对当前我国加强公共卫生体系建设有着很强的指导意义。作为 WHO 成员国之一的中国,拥有全球最大的劳动人群,履行 WHO 的决议,保障和促进劳动者的健康,不仅是我们的承诺,也是我国经济和社会发展的需要。它在中国的成功实施,将会对全球劳动人群的健康以及全球的公共卫生事业作出巨大的贡献和产生深远的影响。

三、劳动者健康的前提是维护劳动者尊严和体面工作

实现劳动者健康,首先是政治承诺。其中,维护劳动者尊严和体面工作则是核心要素。所谓尊严(dignity),是指人和具有人性特征的事物所拥有应有的权利,并且这些权利被其他人和具有人性特征的事物所尊重。简而言之,尊严就是权利被尊重。劳动者尊严就是劳动者的权利得到尊重。那么,劳动者应有哪些权利呢?公民的劳动就业权是公民享有其他各项权利的基础。如果公民的劳动就业权不能实现,其他一切权利也就失去了基础。劳动者拥有自由选择职业的权利,有利于劳动者充分发挥自己的特长,促进社会生产力的发展。劳动者在劳动力市场上作为就业的主体,具有支配自身劳动力的权利,可根据自身的素质、能力、志趣和爱好,以及市场资讯,选择用人单位和工作岗位。选择职业的权利是劳动者劳动权利的体现,是社会进步的一个标志。获取劳动报酬是劳动者持续的形式劳动权不可少的物质保证。劳动者有权获得劳动安全卫生保护的权利,包括防止工伤事故和职业病,保障身心健康。这是保证劳动者在劳动中生命安全和身体健康,是对享受劳动权利的主体切身利益最直接的保护。如果企业单位劳动保护工作欠缺,其后果不仅是某些权益的丧失,而且使劳动者健康和生命直接受到伤害。劳动者享有休息的权利,规定职工的工作时间和休假制度。劳动者享有社会保险和福利的权利。疾病和年老是每一个劳动者都不可避免的。社会保险是劳动力再生产的一种客观需要。劳动者有接受职业技能培训的权利,劳动者要实现自己的劳动权,必须拥有一定的职业技能,而要获得这些职业技能,越来越依赖于专门的职业培训。因此,劳动者若没有职业培训权利,那么劳动就业权利也就成为一句空话。

为了维护劳动者尊严,1999 年 6 月,时任国际劳工组织秘书长 Juan Somavia 在第 87 届国际劳工大会上首次提出了体面劳动(decent work)新概念,明确指出:所谓体面劳动,是指在生产性的劳动中,劳动者的权利得到保护、有足够的收入、充分的社会保护和足够的工作岗位。为了保证"体面劳动"这一战略目标的实现,必须从整体上平衡而统一地推进"促进工作中的权利"、"就业"、"社会保护"、"社会对话"等 4 个目标。这一概念的提出,就是想通过促进就业、加强社会保障、维护劳动者基本权益,以及开展政府、企业组织和工会三方的协商对话,来保证广大劳动者在自由、公正、安全和有尊严的条件下工作。尊重劳动、保护劳动、维护劳动者权益,这不仅是一个有希望的国家应奉行的价值理念和制度安排,也是"通过诚实劳动创造美好生活"能够成为一个社会共同追求的先决条件。我们国家特别强调要完善劳动保护机制,让广大劳动群众实现体面劳动,保证和推进社会的发展。只有体面劳动才能托起劳动光荣、劳动者伟大、劳动创造世界,只有尊重劳动才能使劳动者通过劳动换来美好生活,并通过劳动拥有尊严,而"体面劳动"正是尊严的底线。体面劳动是需要政府引领全社会一起努力的,这既是政府的目标,也是政府的责任,更应该成为我国社会践行体面劳动的首要目标、基本保证和当务之急。从全球来看,随着经济向现代服务业和信息经济的发展,人力资源尤其是人的素质提高已是一个国家综合竞争力的最重要的部分,人的健康尤其是劳动人群健康的问题无疑是经济和社会发展的关键要素。因此,维护劳动者尊严、体面工作是劳动者健康的前提。

ILO 的《劳动标准》有 4 项原则:①自由结盟和集体谈判权利的认同;②拒绝强制劳动;③消灭童工;④非歧视性就业。这是劳动者尊严和体面工作的基础。在具体的实施中,要做到:①没有胁迫劳动,包括废除奴役、童工,以及导致劳动者不能发挥他(她)权利的工作安排;②有

合同来保障工作和安全的工作条件；③合理的收入，以能有基本的生活保障；④有工作的保护和社会福利，包括工作生活、家庭生活以及退休的收入；⑤在工作中受到尊重，不要由于性别、年龄、种族或社会阶层而受到歧视；⑥通过工人代表（工会），发挥自己的权利来参与到工作的决策；⑦保证工作能使人充实，做到工作-生活的平衡。

因此，要保障和促进所有劳动者的全面健康，需要全社会的参与，多部门的协作，企业、地方、国家乃至国际各个层面的政治承诺，以及工会和劳动者本人健康维权和自我防护和保健。本篇的第二章我们将在企业的管理层面探讨工作组织和工作安排与健康的问题；在第三章，从社会心理的层面深入分析职业紧张与健康；第四章将探讨工作与家庭平衡问题；最后在第五章进一步深入阐述通过全社会参与来保护劳动者健康的问题。

（傅　华）

第二章
工作安排与劳动者健康

所谓工作安排(work organization),是指一个全局性工作系统内部工作任务的相互关联和协调。一个工作系统则是相互作用子系统的一个特定配置,包括工作内容、技术、作业能力、领导方式、管理政策和具体实施。在特定的配置下,进行工作任务和职能的分配,以便有效地完成组织的目标。本章围绕现代生产方式的变化探讨工作安排管理原则的变化趋势,以及这些变化可能带来的健康影响;此外,时间是工作系统中为满足工作目的而进行资源调配的必要手段之一,有必要理解工作时间安排与健康的关系。

第一节　工作安排原则

一、Taylor 科学管理及其他流派的工作安排理论简介

Frederic W. Taylor 在 20 世纪初提出科学管理(scientific management)的工作安排原则。工作的严格功能划分、工作组织的专业化、劳动过程的任务细分是 Taylor 系统提高效率的途径,即基层员工需要面对非常具体的控制和遵循预设的标准和规程。早期工业化生产组织的前提可归结为大规模市场、标准化产品、低技术水平劳动力和基于预测及成品库存的生产。科学管理曾被认为是最能充分提升生产能力的方法。但是,工作任务不断细分、自上而下的管理控制和预制的生产过程压缩了蓝领工人反思和灵活性空间。因此,Taylor 式的工作安排不仅增加工作伤害,还导致工作激励不足以及低质量产品。

然后,20 世纪 20 年代开始在美国出现人际关系(human relation)学说。该理论批判科学管理对基层工人采取的机械观点,提倡工作过程设计中考虑个人的提升和自我实现,并认为工作场所的心理和社会因素同时影响员工的满意度和工作成果。50 年代出现的社会技术流派引入了工作团队(work team)和工作轮换(job rotation),意味着团队成员需要轮换执行团队的各种工作任务,并强调团队的自主性,建议去除传统意义上的主管,类似于人际关系运动,社会技术流派认为员工的满意度与生产能力有积极的联系。由社会技术和人际关系学派衍生出来的富有奖励机制的工作原则并未能在工作场所广泛应用,而且两者也主要针对科学管理本身存在的问题,未能体现资本合理化和按订单生产等理念。此外,社会技术流派尽管提出工作轮换和工作自主性是手工生产的重要组成部分,但是这仅仅强调了工作组织的横向结构,即团队成员应在多个工作任务操作之间轮换,未考虑纵向方面客户满意的问题。在 20 世纪 80 年代之前具有奖励的工作机制、团队合作和自我管理团队等都只是小范围的试验。其后的发展主要得益于出现新的市场环境和新的提高效率的方法。

在过去的 20 年,至少发展出 4 种提高生产效率的策略,均来源于日本的实践:全面质量管理(total quality management,TQM),精益生产(lean production),时基管理(time-based management)和持续改进(continuous improvement,CI)。这些口号表达的期望在合理化工作基础上围绕客

户进行生产,同时注意提高资金的效率(即资金合理化),甚至按客户需求调整产品。简单地说,资金的合理化涉及减少库存量和缩短生产或者组装产品的时间。但是,TQM 和 CI 创建者认为工人对核心生产过程参与和全面质量控制与持续改进工作中保持积极主动非常重要。这些参与促进了工作激励和工作场所的学习。现实中 TQM 和 CI 通常以整合方式出现在生产体系中。

二、整合的生产体系

当今生产管理的前提是为雇员寻求最好的工作和具备实施该工作的基本要求。因此,加速提高生产力和追求更强的竞争力必须在充分考虑市场需求和雇员自身能力后,引入设计更好的工作任务并促进公司不同部门之间的顺畅交流。为了能够完成整合工作系统的任务,要求绝大部分工作场所的工作人员接受相关的培训,包括生产规划、产品和构件的相关知识、质量控制体系和足够实现持续改进的方法。根据瑞典的经验,通常每个团队具备 4~8 个功能。另外,在2~3 个团队成员间轮换工作任务,如质量控制、生产工艺、人员安排、生产经济和设备维护等团队功能。当然在绝大部分的工作时间,团队成员仍以制造任务为主。在最先进的工作场所里,蓝领和白领员工整合为同一个生产团队。这将超越简单的工作任务的横向整合和纵向整合,而成为一个完全团队(complete team)。在一个完全团队里,大部分的工作任务也是整合的,不仅包括如前期生产规划和随访等工作任务,还包括与下级承包商和客户的接触及交流等责任,甚至还可以包括客户订制产品设计等更高要求的工作任务。通过对多家瑞典公司在生产(产品和服务)方面的大量经验性研究,整合型工作安排的 5 个原则见表 2-2-1,同时列出 Taylor 学派的对应原则。

表 2-2-1　整合型工作安排原则

整合型生产系统	Taylor 式生产系统
客户主导的生产	细分化管理
整合	按功能和工作人物划分
灵活性	专业化
网络参与	孤立
提高生产的反思	在 Taylor 组织体系中与绝大部分雇员无关

工作安排的 5 个原则最重要的一个目的是创造一个动态且富于学习的组织环境。这 5 个原则对应的是基于工作团队的生产。目前有很多证据表明整合型生产系统正逐步替代 Taylor 式生产系统。值得一提的是,整合型生产系统不仅适用于发达国家,如瑞典和日本,在规模生产为主的发展中国家也有成功的例子,如印度。

三、工作安排模式的总结

Taylor 式的工作安排曾经被证实能充分促进生产能力提高,但在安全和健康方面,Taylor 式体系对工作场所的员工起负面效应。整合型生产体系的引入使得一箭双雕的可能性大大增加。发展充实的工作是整合型生产体系的固有特性,而这一特性的充分实现可以表现为努力创造更具有生产能力和竞争力生产体系过程的一个方面。

现代以客户为主导的生产体系中最具创新性的是适用于整个组织所有员工的 5 个工作安排原则。Taylor 式的体系重点放在掌握专业技能和高层管理上。让制造工作的员工与客户交流,而且有机会反思、参与网络交流、与下级供应商关联,以及具备一定的灵活性是新的工作体系中更为有效的原则。配合必要的资源,这些原则还可以促进达到更高程度的员工满意度和工作动力。

　　建立一个完整的整合型生产体系会面对诸多困难。可能碰到的障碍包括工作场所员工能力不足、主管与白领拒绝为生产一线工作人员提供工作发展机会等。决策权和责任的重新分配通常矛盾重重。在位的主管更容易感受到新需求带来的威胁。另外的阻碍还来源于蓝领工人自身对新工作任务和能力挑战的负面态度。旧式家长制的高层管理人员不愿意接受基层工人的权利提升和参与重要决策。最大的问题还可能是岗位编制。从精益生产的经验来看,容易出现编制不足的倾向。这一倾向会因为资金所有者要求最高程度的短期回报时而表现出来。岗位编制不足出现并且持续时间较长时,工人反思和接受新工作任务的可能性消失。当然,还有显而易见的来自过劳和职业紧张的危险,结果导致工作动力和竞争长期低水平停滞。由此可见,一个充分培育的整合型生产体系要求长线资金策略。

　　值得强调的是:最近数年时间里 Taylor 式的工作体系的某些方面出现了复兴,尤其在以大规模生产为特征的领域,如在汽车制造业中可以发现一些拥有相对较高的工人控制和相对较长生产周期的离线装配部门被合并到主组线上,结果缩短了主组装线的生产周期,但工作团队仍能保持一定的灵活性和自我控制。

　　为了解决岗位编制不足的问题,资金所有者在资金回报的预期上必须有所改变。在更长期的资金回报预期下,整合型生产体系的建立使工人和资金所有者双赢的可能性极大增加。

四、工作安排与健康

　　工作系统对员工安全和健康的影响方面的研究主要集中在系统内部结构与职业紧张方面,考虑的相关变量有组织规模和参与决策等。Sutton 和 Kahn 认为,工作系统增强成员对事物/事件的理解、预测和控制系统内部事物是对抗职业紧张的 3 种措施。规模较大的工作系统从接触有害因素可能性的资料来看,通常表现更高的安全优势,包括了更少的危害以及更完善地处理潜在危害状况的解决方案。而在职业紧张方面,工作系统规模的影响呈现相互矛盾的局面,一方面规模较大的工作系统的分工、等级、权责划分的规定对所发生事件有一定的预测性和认识的可能,从而降低了工作中紧张的强度;而另一方面规模较大的工作系统人际交流少,相互协调程度低,对工作环境中事物的可控制资源少,降低了对工作环境中事物的了解和预测,增加了紧张的可能性。Dines 认为紧张的来源可能是系统中的信息交流方式,如不必要的文件和含糊不清的规章条款,容易导致在实施行动时产生争执和缺乏相互了解。这些现象与 Taylor 式的工作安排体系有相当程度的契合。有建议通过减少工作系统的级别和信息交流的节点,赋予一线员工更多的决定权,提升与外环境适应的程度,使组织和员工双方的健康和幸福感增强。可见这些建议与目前新兴的整合型的工作安排有相同之处,其对员工健康的影响有待进一步研究。

第二节　时间安排与人的健康

一、昼夜节律

　　昼夜节律(circadian rhythms)是最能体现人与时间紧密关系的生理现象,并决定人的两个重要的活动:睡眠和进食。其他呈现明显昼夜节律的生理现象包括脑电波、激素分泌、细胞分裂等。目前认为昼夜节律存在内源性控制。例如,Aschoff 和 Wever 将受试者与外部时间线索隔离 19 天,以及 Siffre 的 2 个月地窖居住研究,受试者均可表现出规律的觉醒和睡眠模式,只是一个睡眠-觉醒周期时长为 25 小时。其他生理参数的测量,如体温和体液排泄物中的电解质,都显示了与睡眠-觉醒相一致的时间周期。

　　值得注意的是,另外一些类似研究中发现不同生理参数昼夜节律的不同步现象。例如,体温节律较恒定地维持 25 小时周期,而在老年人和神经质得分较高的人群中睡眠觉醒周期明显长于 25 小时或短于 24 小时。该不同步现象提示昼夜节律系统可能存在不同的调控过程,包括强内源性调控过程,即受外界因素影响较弱,如体温、血浆皮质醇和尿钾等;还有弱内源性调控过程,即更容易受外界因素的影响而出现周期波动,最典型的是睡眠-觉醒周期。例如,Roger Ekirch 和 Craig Koslofsky 提出的两阶段睡眠学说,受夜间灯光照明(欧洲公共区域人工照明始于 1667 年巴黎)的影响人的睡眠在 17 世纪以后改变为单一的连续睡眠,而在这之前人的睡眠第一阶段在日落后两小时出现,在第二段睡眠出现之前有 1~2 个小时的醒觉时间。两阶段睡眠模式在 20 世纪初基本消失。

　　两种过程相互影响,一般认为强内源性调控过程产生的影响更大,如存在两个过程不同步的个体中,无论入睡时间和总体睡眠时间如何变化,均表现出在特定体温点觉醒的趋势,即无论睡眠过程处于何状态,只要体温达到特定点觉醒状态就有很大概率发生。

　　正常情况下,两个调控过程在外界授时因子(zeitgeber)的作用下同步到 24 小时周期。常见的授时因子包括光照、温度、社会活动、药物、锻炼、饮食模式等。同步的各种昼夜节律呈现相对固定的相位关系,如体温在晚 8 点达到峰值,尿中肾上腺素在正午达到最大值等,最终体现为相对固定的睡眠-觉醒周期。

　　如果同步无法实现,则昼夜节律系统的稳定性受到影响,进而影响人的健康状态。最常见的例子是乘坐飞机跨时区旅行时,所有授时因子均发生改变,一般跨越 3 个时区以上容易触发飞行时差反应(jet lag),表现为睡眠障碍、注意力集中困难、疲劳、头痛以及消化道症状等。飞行时差反应存在方向性的问题,南北方向的飞行不会产生时差反应,而向东飞行产生的时差反应比跨越同时区间隔的向西方向飞行的旅行产生的时差反应更严重,称为方向性失对称(directional asymmetry)。这个现象发生的机制可能与昼夜节律内源性调控过程周期略长于授时因子同步结果有关,即当缺乏授时因子刺激时,身体的节律倾向于相对延迟。该现象可为设计轮班工作系统提供参考。

二、轮班工作与健康

　　轮班工作(shift work)广义上指利用预设的工作时间段轮流安排工作人员,使生产或者服务能不间断覆盖每周 7 天每天 24 小时。本章里,轮班工作是指常规日间工作时间(周一到周五约早上 7 点到下午 6 点之间)以外的工作时间安排。因此,轮班工作包括了晚班、夜班、轮班、不固定班或者待命制(on call)等。以下对轮班工作对健康的影响进行讨论。

　　1. 轮班工作与睡眠　受轮班工作影响的最基本的生理过程是睡眠。轮班工作引起睡眠-觉醒周期与多个生理节律(体温、血压、心率等)之间的相位失去了与外界授时因子的同步关系,其结果轮班工作者的睡眠质量和睡眠时间长度均受影响,进而呈现疲劳、焦虑和紧张等表现。轮班时间的延长(如超过 12 小时)、多重工作、多重社会角色(如有工作的母亲),均可加剧轮班工作导致的不良健康影响,这些影响从最初的生理功能/过程的扰动(疲劳),进而发展为伤害或疾病,或者与工作环境因素相互作用而其效应被放大为事故和严重的伤害甚至死亡。

　　2. 轮班工作与事故　已经有研究表明,在班次事故发生先验概率相同(即工作环境相同)情况下,夜间事故和伤害的发生频率增加,而且严重程度也比日间班次高(需要就医和仅需现场急救)。一般情况下,日夜班次的工作内容和负荷强度可能有差别,日间班次的工作任务相对较重,夜间班次更多倾向于维护和修理工作,如果未能考虑这些差别,研究结果容易出现偏差。不同轮班体系(班次类型轮换,班次类型固定或者混合型)可能会有工作类型的差异,导致不同性质和范围的事故和伤害发生。除了工作场所以外,夜间班次工作者下班回家途中更容易发生交通事故。

夜间轮班相关的大型事故有三里岛(Three Mile Island)和切尔诺贝利(Chernobyl)核事故，挑战号(Challenger)航天飞机失事以及爱克森瓦拉兹(Exxon Valdez)漏油事故，这些事故被认为轮班安排、疲劳是主要原因。

3. 轮班工作与心理健康　轮班工作在心理方面的影响普遍存在，虽然严重程度不高，但也应该引起注意，据估计 20%～50% 的离职可能与轮班伴随的心理问题有关。目前研究与轮班工作有关联的心理影响有抑郁、悲观、服用精神类药物，对潜在的抑郁或者双极性情感疾患有放大作用。还有研究认为昼夜节律的紊乱是抑郁症的病因之一。

4. 轮班工作与消化系统疾病　胃肠道疾病是轮班工作相关的最常见的疾病。20%～75%的轮班工作者报告胃肠功能紊乱，表现为便秘、泛酸、胀气和食欲不振，而常规日间工作班次的工作者仅有 10%～25% 报告有类似的情况。研究结果表明，这类胃肠功能紊乱呈现的效应强度不高，但是长期的功能紊乱可进一步发展为慢性胃炎或消化道溃疡。夜间工作是胃肠疾病发展的关键因素，其患病是常规日间工作和非夜间轮班工作者的 2～5 倍。其他与消化道功能紊乱相关的因素包括长班次(12 小时与 8 小时比较)和相对较早的班次开始时间(早上 6 点和早上 7 点)。饮食习惯与轮班工作的相互关系也受到关注，虽然有研究显示常规日间工作者与轮班工作者在营养摄入方面没有明显差别。轮班工作对饮食习惯的影响，从理论上推测，可能会涉及食物的种类、供应的品质以及不良饮食习惯(如较多的咖啡或者浓茶等)，但从目前证据上看支持不足，也许根本原因还需要从昼夜节律紊乱导致的各种生理节律的失同步现象上寻找。

5. 轮班工作与心血管疾病　心血管疾病的发病风险在轮班工作者中随工作年限的增加而增加，包括了心血管疾病的危险因素(如吸烟)的增加和发病率的增加。轮班工作者的心血管疾病发病率和死亡率比常规日间工作者高 40%。心血管疾病的危险因素与轮班工作中存在的问题有较大的重合，如睡眠障碍、肠胃功能紊乱、抽烟以及工作环境(工业生产环境中的噪声、有机溶剂等)。此外，轮班工作也可以压力源的方式，通过紧张反应作用于心血管系统，引起血压、心率、血胆固醇增高，以及血糖和脂类代谢的异常等。瑞典的研究证实了轮班工作对心血管疾病风险的直接作用，而付出-回报失衡模式在这一过程中起中介作用。

6. 轮班工作与女性生理健康　轮班工作对生理节律的影响，也包括了对女性生理周期的影响，已经研究的有月经周期和模式的紊乱、自然流产、怀孕和分娩率偏低；此外，还与早产和新生儿体重偏低有关。女性的社会角色需要承担家庭和孩子抚养的额外压力，女性轮班工作者可能更容易受到健康影响，有研究显示女性白天睡眠时间更短更容易被干扰，表现出比其他轮班工作者更容易疲劳。

三、轮班与健康关系的其他因素

(一) 个体因素

1. 轮班耐受(shiftwork tolerance)　是描述适应轮班工作而不出现不良健康结局的能力。从机制上来看，轮班耐受是轮班工作者的个体因素和环境因素(如轮班类型)对轮班工作与健康效应之间关系的效应修饰作用(effect modification)。

随年龄增长，睡眠-觉醒周期出现改变：人的深睡眠减少，浅睡眠增加，睡眠过程醒觉次数和再次入睡所需时间增加。这些改变影响昼夜节律，加剧各节律间的失同步现象。年龄增长逐步趋向早晨型(见下述作息类型内容)，可以观察到老年人昼夜节律的活动期高峰比年轻人提前将近 2 小时。这些改变加上健康状况随年龄增长而下降，轮班工作进一步干扰昼夜节律，进而导致健康风险增高，轮班耐受力下降。因此，根据人在 45～50 岁更容易出现睡眠-觉醒周期紊乱的情况，提示轮班工作尤其是夜间轮班，不适合 50 岁以上的工作者。

在现实情况中，还需注意到另外一个事实，即女性轮班工作者报告其客观健康状况在 50 岁以后有提高,而男性则相反;以及高年资女工警觉性高于年轻同事,并且睡眠困难也减轻。可能的解释是老年妇女照顾孩子和家庭的责任减少。

2. **作息类型(chronotype)** 是指人的生理功能(激素水平、体温、认知能力、饮食和睡眠等)在一个昼夜里活跃、发生改变或者到达某个预订水平的时间段定位的特性。一般情况下,按睡眠习惯,作息类型分为早晨型(morningness,起床早,警觉性在上午保持最高)和夜晚型(eveningness,晚间达到最高警觉性,并较晚入睡)。以下的讨论遵循作息类型的假设:对于作息类型明显的人,如果时间自我控制度高,则行为更多地表现个体的倾向。作息类型与生理节律之间的关系已经有研究,早晨型的人群生理节律的相位提前,而夜晚型的人群则节律相位延迟。相对应地,认为早晨型的人适合上午时间段的轮班,而夜晚型的人适合夜间轮班。作息类型与睡眠习惯稳定性有关,但是与轮班耐受之间的仅轻到中度相关,而且存在不一致的研究报道。

3. **昼夜节律类型(circadian type)** 是指除了相位(作息类型)以外昼夜节律的其他特征,包括两个维度:固定-灵活维度评价昼夜节律的稳定性/灵活性;活跃-疲劳维度评价昼夜节律的幅度。应用这一概念对轮班工作的适应性进行研究,发现具高灵活性和低节律幅度的个体能更好适应轮班工作,即这两个维度与长期轮班耐受有关。前瞻性的研究也显示,活跃程度是轮班工作者进入轮班周期3年以后轮班耐受力的预后指标。灵活性与轮班耐受之间的关联也得到其他研究的支持。

作息类型和昼夜节律类型有助解释人群对轮班安排表现出来的适应性差异,但是证据还不足以支持使用这些类型测量作为雇佣选择依据。

4. **性格因素** 性格与轮班耐受也有关系。性格的内外向表现出昼夜节律相位的差异:内向个体的昼夜节律相位比外向个体提前,表现为早晨型倾向;相对于内向个体,外向个体的昼夜节律对轮班安排的适应性更强。神经质维度与轮班耐受之间倾向于认为是轮班的结局或者是原因,不是效应修饰作用。

(二) 环境因素

1. **轮班制度** 主要类型包括固定班次和轮转班次、班次循环时间间隔、班次轮转方向、休息日数量、夜班数量、班次长度、周工作时间、年工作时间以及加班时间。固定班次适合日间班次(包括下午班次),符合人类日间活动的习惯。长期夜班工作者则需要不断在日间活动(休息日)和夜间活动(工作日)两种昼夜节律之间切换,呈现出周期性的节律扰动,对工作的适应性受到阻碍。

2. **轮班的时间间隔** 轮班的时间间隔的选择,从昼夜节律的角度看,最常见的周期为间隔的轮班制度对节律的扰动最大,因为工作者的身体刚开始适应目前的轮班,新的轮班时间就开始了,而研究表明如果有适应过程发生的话,8小时的节律变化需要10~14天时间的过程达到完全适应。根据该理论,是否可以通过更长间隔的轮班来契合轮班工作者的适应过程呢? 实际上这个适应过程在现实中无法顺利完成,因为休息日的日间活动会干扰整个适应过程。目前在考虑昼夜节律为主的情况下,建议快速轮班制度,通过限制连续夜间班次的数量,尽可能保持日间活动习惯,降低长期睡眠剥夺的发生。

3. **班次轮换的方向** 班次轮换的方向类似于飞行时差效应,通过昼夜节律相位影响生理对班次轮换的适应。班次轮换可分为前进型(forward-rotating system,日班-晚班-夜班)和后退型(backward-rotating system,夜班-晚班-日班)。前进型轮换系统的顺时针方向轮换在昼夜节律上体现为相位延迟,理论上符合人的内源性昼夜节律与外源授时同步后,昼夜节律的相位延迟,现有数据也倾向支持前进型轮换系统在疲劳、警觉性和睡眠障碍等指标上的优越性。但是,有关前进型和后退型之间比较的研究尚不足以给出全局性的优劣判别。

轮班系统设计时,应考虑相邻班次间的休息间隔以及夜班数量。充分的休息有助疲劳的恢复,缓解可能出现的睡眠缺乏,维持良好的健康状态。连续夜间工作 2～3 天,应安排数日休息时间,以恢复状态进入下一个班次的工作。

4. **班次时间** 每个班次的时间长度如何安排对健康影响最小,目前尚无定论。较长时间的班次,如 12 小时的工作班又称为精简工作周(compressed work week),因其通过延长个体班次的时间而减少了一个工作周工作天数,相应地增加了休息时间。长时间工作班次可能增加疲劳感,尤其接近下班的时间段以及夜班班次,通常建议 12 小时的夜班班次不应连续超过两个班次。在接触有毒物质的工作环境中,因大多数的危险度评价均以 8 小时工作制为基础,因此长时间班次的长期毒物接触的危险度管理尚未有系统研究。

长时间班次对健康的影响研究尽管还有争论,大部分的结果倾向于 12 小时班次表现出比 8 小时班次在睡眠、健康状态和幸福感方面指标的一定幅度提高。当然,长时间班次实施过程中年龄较大的工作者,以及接触有毒有害因素的工作者均可能面临比常规 8 小时工作班次更大的健康损害可能。

5. **轮班体系** 轮班体系设计中周工作时、年工作时以及加班也是应予以考虑的关键因素。在考虑工作时间对健康状况影响的研究中发现,身体相关症状、生理和心理指标改变与工作时间存在相关关系,但是相关程度较小。该结果可能受到变量之间的聚集性而导致低估。某些生理指标的单独分析可以显示出与工作时间更强的相关关系。由此也可以推测,随工作时间延长,健康受损的概率也会增加。工作周的精简还可能因工作者兼职出现双重轮班的现象,甚至连续工作 24 小时,这些情况均可加剧睡眠缺乏、过度疲劳和对有毒有害因素的过度暴露等。

自 20 世纪末相继有多个研究报道夜间轮班工作与女性乳腺癌之间的关系,还有数个报道轮班工作与男性前列腺癌之间关系的研究。由于证据不充分,国际肿瘤研究所(IARC)于 2007 年 12 月将轮班工作列入人类可能致癌物(Group 2A)。轮班工作的可能致癌机制是基于夜间光线(light at night,LAN)对主要昼夜节律的干扰,导致以褪黑素 melatonin 为代表的内分泌紊乱而启动了乳腺癌/前列腺癌一类内分泌敏感器官的致癌过程。

四、科学合理安排工作

在回顾了轮班工作的个体因素和环境因素后,以下内容探讨提高轮班工作者健康和工作效率的措施。

1. **睡眠障碍的干预** 睡眠障碍是轮班工作常见的健康效应。由于潜在副作用可抵消其助眠作用,安眠类药物向来不建议作为常规的轮班辅助措施。褪黑素作为一种睡眠辅助用品,因其是人体内本来就存在的物质,其助眠作用不附带安眠类药物常见的副作用,并且有大量临床试验证实褪黑素在提高睡眠质量、增强对新轮班安排和跨时区适应性上安全有效。褪黑素是非处方药,其纯度、服用安全性、与其他药物的相互作用均未有深入的研究,因此仍然建议在医师指导下使用。

与褪黑素相关是高照度光线(2 500 lux)的环境暴露,可以抑制其夜间的正常分泌而影响昼夜节律。该理论在轮班工作现场获得有限的证据支持。该措施的使用需要一个系统化的支持,包括管理政策、高照度硬件的实施、亮度变化的时间安排以及轮班工作者的依从性等,因此操作性上有诸多限制。

2. **培训与辅导计划**(education and counseling program) 由专项计划或者专门机构实施有关轮班工作对健康影响的知识,以及相应问题的应对策略。一般认为教育培训所传达的信息对健康状态的影响不具备直接作用。1997 年的针对急诊室医师轮班相关的培训项目结果表明,尽管 85% 的时间里受培训的医师实施所学的应对策略,最后的效果评价并未显示与对照组医师有显著的提高。培训与辅导计划需要与该改善轮班安排的策略一起实施才有可能对轮班者健康状况产生有意义的影响。

3. **遵守劳动法**　对于轮班工作,国际劳工组织(ILO)制定了的夜间工作公约(第 171 号文件)和夜间工作建议(第 178 号文件),欧盟发布了工作时间的指令(2003/88/EC),涵盖了夜间工作的定义(12 PM 到 5 AM,不少于 7 小时),夜间工作的健康评估和夜间工作的设计原则,以及工作休息间隔的原则,如每周平均工作时间不超过 48 小时,至少每天 11 小时和每周 24 小时不间断的休息时间。欧盟国家也依据此项指令通过了相关法律。我国《劳动法》1995 年版规定每日工作 8 小时,每周工作不超过 44 小时,每周至少休息一日。在随后的《国务院关于职工工作时间的规定》(1995 年 5 月)中修改为每周 40 小时和周六、周日为周休日。对不能按标准工时排班的情况,以《关于企业实行不定时工作制和综合计算工时工作制的审批办法》处理。其他的国际条例涉及女性工作者轮班问题、轮班设计、健康和安全评价以及工作场所改善的建议。

4. **个人控制**　个人控制(personal control)是轮班工作中的重要问题。个人的控制和选择在维持心身健康中起重要作用,因此可以推断个人控制对轮班耐受有相当程度的影响。在轮班体制的设计上应考虑个人控制的自由度,增强其积极作用。制订个体化的轮班体制是今后轮班工作发展的一个方向。轮班工作对工作者的社会行为产生深刻的影响,必将影响其相关家庭与社会因素,如夜间工作者的离婚和长期关系破裂的发生率要高于其他轮班类型的工作者,需要进一步的深入研究。

尽管目前对轮班工作与健康的关系积累了较多的证据,但是必须注意到大部分的研究是横断面研究,不具备因果关系的判断能力。此外,对研究人群的选择也可能对结果产生影响:如果只研究在职人群,研究结果可能会低估轮班工作的不良影响;如果只入选离职人员,则可能过高估计轮班工作的影响。轮班工作中研究变量的标准化测量方法,是不同研究结果可以相互比较和综合的前提,Barton 等在 1995 年提出了一套标准化工具——标准轮班工作指数(Standard Shiftwork Index, SSI),分为 3 个方面:①一般信息,如轮班的时段和长度、工作负荷等;②健康结局或效应标志,如消化道症状、工作满意度;③中间变量和修饰变量,如作息类型、应对策略等。SSI 已经有常模、效度等研究,并已经有不同类型轮班工作研究的应用。

综合以上内容表明,轮班工作对工作者的健康相对常规班次工作者来说带来更大的风险,需要完善和深化相关的研究,以及应用研究结果降低轮班带来的健康不良效应。

(金克峙)

第三章
职业紧张与劳动者健康

第一节 职业紧张

一、职业紧张的定义

(一) 紧张的定义

紧张(stress)也译为应激。我们熟知这一概念,但要定义和解释紧张就常常觉得困难。不同研究领域,如心理学、生理学、社会学、人类学等依据各自领域的特点对紧张有不同的定义。因此,紧张有各种不同的定义,如情感失控、身心折磨、无法应对或缺乏内心宁静等。各研究领域的学者从不同角度对紧张进行了探讨。心理学、社会学领域通常使用"应激"的提法,而生理学、生物学领域常常采用"紧张"的提法。

(二) 职业紧张的定义、相关术语与分类

工作场所是人类生存的重要组成部分。职业紧张(occupational stress/job stress)指由工作及工作有关的因素引起的紧张。1998 年 Humphrey 将职业紧张定义为:个人与其工作环境的不兼容。1999 年美国国家职业安全与健康研究所(NIOSH)对职业紧张的定义为:当工作需求与工人的能力、资源和个人需求不匹配时所产生的有害的生理和情绪反应。

如果职业紧张持续过度存在,会使个体出现疲乏、焦虑、压抑、工作能力下降、甚至身心精疲力竭的现象,即被称之为职业倦怠(job burnout/burnout stress),倦怠包括情感衰竭、去人格化和缺乏个人成就感等 3 个部分。

工作场所中的紧张一直是研究的活跃主题。研究中除区分紧张源(stressor)、紧张反应(stain)、倦怠(burnout)等相关术语外,还需要界定职业紧张的类型。按工人对职业紧张的反应是生理反应,还是心理反应,或者是两者兼有,职业紧张可分为急性、慢性或创伤后性职业紧张。

1. 急性紧张反应 这是指对一个突发的、单一的、容易辨认的外界因素引起的急性反应,通常是对某种刺激的主动反应。比如在工作中遇到辱骂、冲突或者看到意外伤亡等情形,容易产生急性紧张。急性职业紧张反应中,个人的警觉状态骤升,接着就开始下降。这种警觉状态通常引起生理反应,如口干、腹泻、心悸或者认知问题。大多经历急性紧张反应的人会在较短时间回归到正常生活。

2. 慢性职业紧张 这是对长期建立的压力产生的积累效应。这类反应逐渐开始并慢慢发展。Evoy 于 1998 年将其定义为当对外界环境的应对能力受阻时产生的一个持续的内部反应。慢性职业紧张通常包括不同的生理和(或)心理症状,如高血压、睡眠障碍、冠心病、脑卒中、注意力集中障碍、社交障碍和抑郁等,长时间持续,还可能导致免疫系统损害。

3. 创伤后紧张 当工作场所发生危及生命时,就会产生创伤后紧张失调(post traumatic stress disorder, PTSD),又称创伤后应激综合征。创伤后紧张常见于军人、警察、消防战士、紧急

医护人员等易接触大范围灾难和事故的职业。创伤后紧张通常是急性紧张事件的延迟反应,可能是短期也可能长期持续,通常表现为焦虑和抑郁,或者不断出现自杀念头,此外还可能包括惊恐、反社会人格异常、药物滥用或广场恐惧症等。

二、不同作业类型中的职业紧张

不同作业类型可能导致不同的职业紧张问题。

(一) 单调作业

单调作业(monotonous work)是指那种千篇一律、平淡无奇,重复、刻板的劳动(工作)过程,在现代工业生产中极为常见。单调作业可分为两种类型。第一种是在现代集体生产劳动中,将复杂的生产劳动过程分解为若干细小的阶段任务,每位劳动者要完成的工作内容有限,操作活动较为简单、刻板,并需不断地重复。例如,在传送带上采用流水作业方式,可将复杂的机械产品或电子仪器等的整体组装过程,分解为若干细小步骤,每位工人只需完成有限的任务即可,如有的拧紧螺丝钉,有的焊接某个零件或线路等。第二种是在生产过程中被分配在密切注视感觉信息量极其有限的自动化或半自动化生产控制台(室)前,从事观察、监视仪表的工作。任务只是在发现某一或某些数值异常时及时加以调整。通常即使生产一直正常,亦需注意观察,以防万一。例如,半自动化轧钢过程中的操纵工作;在化工厂、电厂自动化控制室中观察仪表等。

各种各样的单调作业都能导致不同程度的单调状态。单调状态的主观感觉为不同程度的倦怠感、瞌睡、情绪不佳、无聊感、中立态度等。从劳动者的心理与生理特点出发,根据其对单调作业的态度,将劳动者分为3种类型:第一类为能顺利适应单调作业,工作积极,完成任务较好者;第二类为不能适应单调作业,工作消积,急欲调离该作业者;第三类为对单调作业淡然处之,能勉强完成任务者。

长期从事单调作业而不适应的劳动者,除产生疲劳症状外,常导致身心健康水平下降、劳动能力与生产能力下降、工伤事故增多、因病缺勤率增高、工人的创造精神受到抑制,下班后不想参加社会活动等。因此,从心理卫生的角度看,应把单调作业作为一种职业性有害因素来认真加以对待,特别是对那些耐受性较差的人,危害更为明显。

(二) 轮班作业与夜班作业

有研究表明,有5%~20%的轮班劳动者对设计不良的轮班劳动制度,尤其是轮班安排不当时常会导致:睡眠质量差、难于入睡、失眠;休息后仍感疲倦;易激动、技能下降、身体不适、过量吸烟等行为改变;消化不良、食欲差、上腹部疼痛等症状的发生,并将这些症状称为轮班劳动不适应综合征(shift-work maladaptation syndrome,SMS)。

夜班作业(night work)是轮班劳动(shift work)中对劳动者身心影响最大的作业,若安排不当,对劳动者的安全和健康影响较大。夜班作业是指在一天中通常用于睡眠的这段时间里进行的职业活动,各国、各地区因所处的地理位置、海拔高度、气象条件、文化水平不同,而使"夜晚"的长短和起止时间各异。一般对安排劳动而言,夜班起于22:00点或23:00点,止于次日凌晨5:00点或6:00点。存在着两种不同的夜班劳动制度,即连续夜班作业和偶尔一次夜班作业。

夜班作业对劳动者的心理功能会产生明显的不良影响。有人进行神经行为测试表明,各项指标的得分,在夜间都下降了。例如,跟踪行为在夜间的质和量都发生了改变;对复合信号刺激的反应时间也明显延长了,警惕性明显降低。这种功能对工业监督检查和自动化生产仪表监视与调整都非常重要。因为警惕性很高的任务需要在相对不变的荧光显示屏或仪表上,寻找偶尔发生的微小的不正常变动,及时加以调整,以使生产得以正常进行。测试表明,在夜间4:00~6:00点之间,劳动者的警惕性较之白天14:00~16:00点之间明显降低。

此外,人们由于多次轮值夜班作业后,因睡眠不足常引起进一步的心理障碍。夜班作业对社会和家庭生活也有明显影响。长期值夜班的劳动者,白天需要休息不宜参加社会活动,断绝了社会信息,使他们常常产生与世隔绝的孤独感。此外,由于与家庭成员有着不同的作息时间表,因此与家人团聚、组织家庭生活的时间较少。例如,在周末和节假日里,劳动者仍需工作或休息、睡眠,而没有时间参加集体闲暇文娱体育活动或家务劳动,对家庭幸福甚至家庭和睦都可能产生影响,尤其是夫妻双方都要轮流参加夜班劳动时,情况就更为不妙,由于彼此难以见面和交谈,家务工作难以安排好,小孩生活学习无人照顾,久之,会引起互相抱怨而造成家庭不和。如何对夜班进行科学安排,既要保障生产又要兼顾劳动者的身心健康,这不仅对生产的组织者是一种考验,对劳动者的心理素质也是一种考验。

(三) 物理因素作业

物理因素作业包括噪声、振动、高低气压、高低气温以及辐射作业等,这些作业对劳动者的心理也有不同程度的影响。

在噪声环境下工作常使人产生烦恼。这是由于噪声能干扰谈话或工作,妨碍注意力集中,破坏休息、睡眠或某些活动所需的宁静环境,而使人产生不快感,即烦恼。其程度与噪声的强度、频谱及其持续时间的变化有一定关系,但有时并不一定与噪声强度大小直接关联。原华西医科大学劳动卫生学教研室的一项对纺织噪声接触人群的调查研究发现:接触噪声的强度越高,对心理状态的负性影响越大,且在强迫、人际关系敏感、抑郁、偏执、恐怖、精神病性等因子的得分上,有随接触噪声工龄的延长而增高的明显趋势;随着噪声强度的增大,其情绪化、对立倾向和人格外向者也明显增多;还发现纺织女工患精神病的发病率为非接触噪声人群的 2.28 倍;特别是具有神经质个性的对噪声高度敏感的人更易患精神病。在新入厂的纺织女工中还曾见到群体精神病(mass psychogenic illness)的发生。这些,虽仍未能证实噪声是引起该病的直接原因,但无疑是促发该病的危险因素。

复杂的脑力劳动需要集中注意力、吸收重要的信息,需要理解力、进行思考和记忆。由于噪声能分散注意力,就可能对需要记忆和解决问题相结合的作业能力产生不良影响,对需要迅速准确作出判断的警觉活动作业,如监视自动化生产的作业,影响很大。由于嘈杂的噪声,尤其是突然发生或停止的高强度噪声,常常导致错误和事故发生率增高。

高温环境的热作用可降低人们中枢神经系统的兴奋性,使机体体温调节功能减弱,热平衡易遭受破坏,而促发中暑。

高温作业所引起的疲劳可使大脑皮质功能降低和适应能力减退。随着高温作业所致的体温逐渐升高,可见到神经反潜伏期逐渐延长,运动神经兴奋性明显降低。中枢神经系统抑制占优势。劳动者出现注意力不集中,动作的准确性与协调性差,反应迟钝,作业能力下降,易发生工伤事故。

高温作业对神经心理和脑力劳动能力均有明显影响。人体受热时,首先会感到不舒适,然后才会发生体温逐渐升高,产生困倦感、厌烦情绪、不想动、无力与嗜睡等症状,进而使作业能力下降、错误率增加。当体温升到 38℃ 以上时,对神经心理活动的影响更加明显。如及时采取降温措施,使体温下降到 37℃、主观感觉舒适时,错误率也会随之减少;反之,后果是严重的。

(四) 生产性毒物作业

生产性毒物种类繁多、接触面广,毒物可通过呼吸道、皮肤和消化道进入人体。很多毒物可引起神经系统的损害,产生一系列的神经和精神症状,其临床表现可因毒物的毒性、接触的浓度、接触时间和个体敏感性的差异而不同,常表现为类神经症、精神障碍、中毒性脑病和周围神经病。接触毒物作业人员一般存在以下心理状态:①对所接触的毒物缺乏认识,没有基本的防护知识,对毒物掉以轻心,不按正常的操作规程作业,以致造成严重后果。②对所接触的毒物有正确的认识,能按操作规程作业,采取正确有效的预防措施,保持积极良好的心理状态。③对所接触的毒物有不正确的认识,过高地估计了毒物的危害,对毒物产生恐惧心理,影响了正常的工作、学习和生活,产生一系列心理问题。

绝大多数毒物在导致急、慢性中毒时,经常出现大脑皮质功能失调的症状,由于毒物的作用,首先引起大脑皮质抑制过程减弱,导致大脑皮质兴奋性相对增高,患者出现睡眠障碍,入睡困难、易醒、早醒、多梦、噩梦等,还可表现为易怒烦躁、情绪不稳,微不足道的事情往往引起剧烈的情绪反应,有时情绪低落、忧伤沮丧;可有紧张性疼痛,如头痛、头部紧压感、肌肉疼痛等。大脑皮质功能进一步受到损害,可出现"脑衰弱"的一系列症状,如精神不振、困倦无力、思睡、注意力不集中、记忆力减退、头昏、易疲劳、工作和学习不能持久,效力明显降低等。有的患者同时具有兴奋增强和减弱的症状,既易兴奋,又易疲劳,可伴有焦虑情绪和疑病观念。

接触神经性毒物可引起精神障碍,主要以类精神分裂症、癔症样发作、类躁狂—忧郁症、痴呆症、忧郁症和焦虑症较为多见,前三种精神障碍以意识、认知功能障碍和情感反应障碍为主。痴呆症常是慢性中毒性脑病的主要临床表现之一,或见于急性中毒性脑病的后遗症,以智能障碍和情感障碍为主要特征。忧郁症、焦虑症以情感障碍为主,发病除接触毒物以外也与社会因素和心理因素有关。

(五)粉尘作业

接触粉尘作业工人的工作环境中常常同时存在着多种职业性有害因素,它们不仅损害了工人的功能能力(如肺功能),还可引起生理和心理紧张反应,使工作能力进一步下降,最终可导致尘肺病的发生和劳动能力丧失。

某些从事粉尘作业,尤其是高浓度粉尘作业的工人,其文化水平不高,对粉尘的危害根本无认识或认识极少。因此,缺乏自我保护意识,认为只要能够找钱而且能找更多的钱,什么工作都可以干。有的工人为了贪图方便、快速完成工作任务,又不按粉尘作业规定要求操作,致使有防尘设施者则设施遭到破坏,如防尘设施中密闭尘源的设备被摘掉,或本应采用湿式操作而改用干式作业;有的工人认为自己身体强壮,不需佩戴防护用品,将厂方发给的防护用品如防护口罩束之高阁;还有的工人把配给的保健食品作为全家人共享。

由于现场作业条件差,尤其是煤矿井下作业,一般稍有知识文化水平者不愿意从事这项工作,认为从事该工作低人一等、参加工作完全是为了养家糊口,因而工作时产生"得过且过"的思想;由于工人长期在阴冷、潮湿的环境中进行近乎个体的劳动,会感到恐惧;由于8小时工作期间无法与人进行交流,致使有的工人表现为封闭、性格内向、孤独、不善交际,缺乏友谊,很少与同事们进行思想交流。

由于上述原因,工人中常出现下列行为改变:工作时不愿佩带防护用品,贪图便利关掉密闭尘源的装置、将湿式操作改为干式作业,导致粉尘浓度大大升高;不良的个人生活习惯如吸烟、饮酒等,有的工人特别是井下作业者,出井后"饭可以不吃、觉可以不睡,但酒不可不喝",饮寡酒且饮酒量相当大;出现心理障碍、产生自卑情绪而致无生产积极性和工作草率马虎。

(六)脑力作业

脑力(智力)劳动(mental work)的概念比较模糊,难以下确切定义,因为人脑是怎样进行工作的至今仍是一个深奥的问题,更何况任何劳动都有脑力与体力的参与。一般认为凡以脑力活动为主的作业,即为脑力劳动,这是与以体力劳动为主的作业相对而言的;但绝不能说凡是非体力劳动就是脑力劳动。脑力劳动者应具备积累丰富的知识经验、良好的记忆力、敏锐的思维能力,以及联想、推想、归纳、想象、创新等的能力。这些能力与后天的学习、训练、所处的家庭与社会环境以及营养和其他个体因素等密切相关。随着现代工农业与国防现代化和科学技术的迅速发展,导致生产结构的转变与信息化产业的突飞猛进,劳动者的作业方式已由过去的单纯体力劳动、脑力劳动和体脑相结合的劳动方式逐渐向以脑力劳动为主的方式过渡。因此,脑力劳动者的人数将会迅速增多。但是,脑力劳动的范围很广、职业种类繁多,不同岗位的脑力作业都有不同的任务与要求,存在着不同的苦与乐和产生不同的心理卫生问题。

三、职业紧张对健康的影响

(一) 各种心身疾病

职业紧张可能增加吸烟、吸毒、酗酒等风险行为,减少体育锻炼、合理膳食等健康行为,职业紧张还对个人免疫系统等带来不利影响,增加疾病风险,特别是一些心身疾病。

心身疾病的范围甚为广泛,可以累及人体的各个器官和系统,一般包括数十种常见的疾病,最常见和典型的心身疾病有:冠心病、原发性高血压、胃与十二指肠溃疡、支气管哮喘、甲状腺功能亢进症、非特异性结肠炎等。此外,糖尿病、肥胖症、神经性厌食等也属心身疾病的范畴。心身医学不是研究某一器官或某个系统的疾病,而是一种关于健康和疾病整体性和综合性的理论。心身疾病目前所包括的范围是很广的,包括了由情绪因素所引起的,以躯体症状为主要表现,受自主神经所支配的系统或器官的多种疾病。由于世界各国对心身疾病分类的方法不同,包括的疾病种类也不一致。根据美国心理生理障碍学会所制定的较为详细的分类,结合其他有关资料对各系统的心身疾病有:①皮肤系统的心身疾病,如神经性皮炎、瘙痒症、斑秃、牛皮癣、多汗症、慢性荨麻疹、湿疹等。②肌肉骨骼系统的心身疾病,如腰背疼、肌肉疼痛、痉挛性斜颈、书写痉挛。③呼吸系统的心身疾病,如支气管哮喘、过度换气综合征、神经性咳嗽。④心血管系统的心身疾病,如冠状动脉粥样硬化性心脏病、阵发性心动过速、心律不齐、高血压、偏头痛、低血压、雷诺病。⑤消化系统的心身疾病,如胃十二指肠溃疡、神经性厌食、神经性呕吐、溃疡性结肠炎、幽门痉挛、过敏性结肠炎。⑥泌尿生殖系统的心身疾病,如月经紊乱、经前期紧张症、功能性子宫出血、性功能障碍、功能性不孕症。⑦内分泌系统的心身疾病,如甲状腺功能亢进、糖尿病、低血糖、艾迪生病。⑧神经系统的心身疾病,如痉挛性疾病、紧张性头痛、睡眠障碍、自主神经功能失调。⑨其他,按学科分属于耳鼻喉科的心身疾病有:美尼尔综合征、咽部异物感等;眼科的心身疾病有:原发性青光眼、眼睑痉挛、弱视;口腔科的心身疾病有:特发性舌炎、口腔溃疡、咀嚼肌痉挛等。其他与心理因素有关的疾病还有癌症和肥胖症等。

以上各类疾病,均可在心理应激(紧张)后起病,因情绪影响而恶化。心理治疗有助于病情的缓解和康复,目前这种对疾病的整体观念有助于正确评价生物、心理和社会因素之间的联系,已成为临床上认识和处理疾病的方向。

常见的心身疾病有支气管哮喘、消化性溃疡、原发性高血压、癌症和甲状腺功能亢进等。

支气管哮喘患者的躯体素质具有敏感、易受暗示的特征,社会心理因素有较大的影响。由于遗传或早年环境因素的影响而形成支气管反应的个体定型,使这类患者容易发生气管痉挛反应——迷走神经兴奋。具有这种哮喘素质的人,可因炎症、过度劳累、吸入致敏原、或在环境刺激引起情绪变化等因素影响下,导致哮喘发作。每次发作后,可能又以条件反射的方式固定下来,在遭遇同样情境时,即再度发作。患者在发作时的情绪反应,可影响病情的变化,主要途径可能有两条:一是通过中枢神经系统兴奋迷走神经直接引起支气管阻塞;二是通过改变免疫或内分泌功能,间接地影响支气管的生理功能,两方面可相互作用而加重发作。在儿童中,若父母对患儿的哮喘行为过分关注,亦可强化已形成的条件反射,使发作容易固定持续。

支气管哮喘患者的典型心理特征:支气管系统的极端不稳定性;矛盾心理冲突;恐惧,可以分为两种,即害怕哮喘的恐惧,因人而异的恐惧。因此,心身医学的文献把支气管哮喘看作是各种躯体和心理因素的"最终躯体反应"。有文献资料统计表明,75%的哮喘发作的诱因是感染,47%是过敏,61%是心理因素。从上面的统计数字可以发现多个诱因在起作用。还有一些学者认为,除了感染和过敏两种因素以外,至少有四分之一的患者的哮喘发作诱因是心理因素。

　　胃肠道被认为是最能表达情绪的器官。实验室研究发现心理因素可影响胃液分泌、胃黏膜血管充盈的程度和胃壁蠕动的变化。当心理因素与各种体质因素联合作用时,就有可能产生溃疡。临床上常见消化性溃疡的发生与恶化常与紧张的生活事件有关。心理应激导致大脑皮质的功能失调,作用于下丘脑下部,促使迷走神经兴奋,引起胃酸分泌持续升高。心理应激还可通过垂体-肾上腺皮质内分泌系统,促使消化性溃疡的发生。

　　有学者把溃疡病看成是与环境压力有一定关联的胃肠溃疡的发展,这些人由于自身的性格特点和生活经历,会以机体胃肠功能紊乱的形式反映出来。

　　胃的运动、血液流通和胃酸分泌与高级神经系统活动有密切的关系,因此与情感状态也有密切的关系。好斗和发怒会影响食物的胃排出量,恐惧或强烈的情绪波动则会由于幽门痉挛减慢食物的排出量。在恐惧、无法满足的逃避愿望、消极悲观或丧失勇气等各种情绪的影响下,胃酸分泌减少,胃运动和血液流通减慢。好斗的环境、长期的恐惧和冲突环境会增多胃酸分泌,并且在以上环境持续出现的情况下造成胃黏膜变化,在这种条件下胃黏膜特别容易损伤,长期和胃液接触导致了胃溃疡的产生。

　　原发性高血压患者常具有 A 型行为特征:性情急躁、完美主义,对外界要求过高,容易受到挫折。A 型行为特征可具有家族遗传特点。由于长期或强烈的心理应激,反复的情绪波动使大脑功能失调,对皮质下中枢不能正常调节,血管舒缩中枢受到刺激,促使外周血管长期过度收缩,从而使血压升高。此外,由于肾小动脉的持续收缩,也促使血压进一步上升。在发病原因中还有内分泌等其他因素的参与,但社会心理因素占有重要地位。因此,在治疗时宜采取躯体活动、生物反馈、松弛训练和各种心理治疗等,降压药因不能治本,故要慎用。

　　大量实验研究表明,心理应激可降低动物的免疫功能,流行病学调查资料也显示癌症患者病前曾受到过较多的精神刺激。此外,性格特点常较内向,情绪不易外露,自我克制,容易产生苦闷、怨恨和绝望感。发现患了癌症以后,又易出现否认、愤怒、委屈和忧郁等情绪。这些心理状态对癌症的治疗和康复不利,可能加重病情的发展。因此,在癌症的治疗过程中必须重视心理因素,在应用药物、放射治疗的同时,应配合心理治疗和社会环境方面的支持和帮助,促使患者更好地康复。

　　近年研究证明甲状腺功能亢进主要因精神刺激而诱发。曾有报道,有人在极度恐怖和精神创伤后的几小时内发病。病前性格为内向、情绪不稳、紧张、焦虑、抑郁、神经质、对外界刺激敏感。在心理应激的条件下,引起皮质激素及免疫抑制剂的释放,干扰了机体正常的免疫监视功能,导致发生甲状腺功能亢进。因此,在治疗上必须注意心理支持和帮助。

(二) 社会经济损失

　　职业紧张可能带来缺工缺勤、生产效率降低、人员流失、职业性伤害增加。为了应对职业紧张,人们可能更多地使用医疗服务,以应对工作压力,医疗服务利用也给个人、家庭和社会带来一系列的经济损失,国家医疗保障体系负担加重。对职业紧张的社会经济损失测算非常繁琐和复杂。

　　英国卫生与安全管理局(HSE)公布的统计数据显示,2009～2010 年,职业紧张导致约 980 万工作日损失。2010 年 4 月至 2011 年 3 月间,估计英国有 1.2 亿人提到工作引起或加重了疾病状况,与 2009～2010 年度的 1.3 亿相比有所下降,但其中有 50 万的新发病例。有 171 人受到致死性伤害,与头一年的 147 人相比有所上升,这一新的数据表明,英国在整个欧洲还是致命性职业伤害率最低和工作相关疾病最低水平的国家。

　　2011 年 10 月,英国英杰华保险集团 Aviva 对工作场所健康的最新报告显示,英国工作人员总共每天额外多工作 2 600 万小时;每 10 名雇员就有 6 名超过合同规定上班时间,平均每天加班时间为 1.5 小时,近 1/4 的人声称他们每天加班 2～3 个小时,其中 79% 的加班时间是无偿的,这意味着工人每天为雇主提供价值 2.25 亿英镑的免费工作时间。

英国人力资源协会 2011 年 10 月的一项调查结果显示,无论是体力劳动还是非体力劳动紧张已成为长期病假的主要原因。公共部门雇员平均每人每年请假 9.6 天,私营部门雇员平均每人每年请假 6.6 天。英国企业估计每年因病假和生产力损失导致的经济损失达 260 亿英镑,如果能对此现象有深刻认识和提供心理健康支持,企业每年可节省这些损失的 1/3,约每年 80 亿英镑。

美国紧张研究所的研究结果提到,由于缺工缺勤、员工流失、生产力下降、医疗支出、法律和保险支出以及工人的赔偿支付,美国企业每年花费超过 3 000 亿美元,这是所有罢工损失的 10 倍。其中由职业紧张引起的医疗利用成本,每年约 680 亿美元,约为利润的 10%。

四、职业紧张的测量

职业紧张的测量方式通常分两类:一种是使用自我报告清单量表或问卷调查,另一种是临床诊断实验或观察。第一种自我报告或问卷调查通常没有实验和观察等客观证据,容易遭到质疑。第二种临床诊断清单等测量方式通常需要大量专业人士来做,同时还可能耗费大量测量经费,大范围的流行病学调查很难采用这种方式。

职业紧张评估问卷依据职业紧张理论模型不同,有多种不同问卷,其中应用较为广泛的有 Mclean's 的工作紧张问卷、Cooper 的职业紧张指数问卷和 Osipow 开发职业紧张清单修订版问卷、Karasek 和 Theorell 的工作内容问卷、Siegrist 的投入-回报失衡问卷、丹麦哥本哈根社会心理问卷和英国职业紧张指标工具等。

Mclean's 的工作紧张问卷(Mclean's work stress questionnaire)基于人-环境适应模型,问卷包括应对能力、工作满意度和职业紧张因素。职业紧张主要从工作任务和职责、工作范围、工作角色以及管理层的支持等方面进行测量。

Cooper 的职业紧张指数问卷(occupational stress indicator, OSI)和 Osipow 开发职业紧张清单修订版问卷(occupational stress inventory-revised edition, OSI-R),该问卷包括 3 个部分 140 个条目。职业紧张量表 OSI-R 由 3 个部分组成:第一部分是职业角色量表(occupational roles questionnaire, ORQ)测量 6 个维度,测量任务过重、任务不适、任务模糊、角色冲突、工作责任、工作环境,共 60 个条目;第二部分是个体紧张反应量表(personal strain questionnaire, PSQ)测量 4 个维度,包括业务技术紧张反应、心理紧张反应、人际关系紧张反应和躯体紧张反应共 40 个条目;第三部分是个人资源量表(personal resources questionnaire, PRQ)测量 4 个维度,包括休闲、自我保健、社会支持和理性,共 40 个条目。

1998 年的修订版使用手册还给出了针对性别和 6 种不同职业人群(如管理者、专业人士、技术人员、行政或后勤、公共与安全服务、农业、工业、服务业等从业者)的常模。

Karasek 和 Theorell 的工作内容问卷(job content questionnaire, JCQ):该问卷基于工作要求-自主模型,包括两个版本,即专利版问卷(完整版 71 个条目)与共享版问卷(节选版,27 个条目)。主要包括工作要求、自主程度和社会支持 3 个核心模块。自主程度又分为技能使用与决定自主权 2 个子项,社会支持又分为上司支持和同事支持 2 个子项。用工作要求与自主程度的比值来反映紧张程度的高低。在北欧,Theorell 修订的简化版 JCQ 问卷条目压缩至 9~11 个,广泛应用于大规模人群调查。

Siegrist 的投入-回报失衡问卷(effort-reward imbalance questionnaire, ERI):该问卷基于投入-回报失衡的紧张模型,包括工作付出、回报(薪水、尊重、职业稳定性与晋升前景)、内在投入三大模块,共 23 个条目。该问卷设计于 1996 年,应用也非常广泛。

丹麦哥本哈根社会心理问卷(Copenhagen psychosocial questionnaire, COPSOQ):该问卷于

2002 年由丹麦国家职业卫生研究中心研发,包括研究版长卷(141 个条目,归纳为 30 个因子)、中长卷(96 个条目,归纳为 21 个因子)和短卷(44 个条目,归纳为 8 个因子)3 个版本。

英国职业紧张指标工具(HSE indictor tool for work related stress):2005 年由英国卫生与安全管理署发布,共 35 个条目,包括工作要求、自主性、同事支持、上司支持、角度定义、人际关系和变化 7 个模块。

对紧张的测量和评估的工具在实际应用选择中通常依据研究的目的、调查规模、预算等而定,很多研究又自行综合上述问卷测量维度或模块进行问卷重新设计,但问卷的信度和效度未经严格检验,影响了研究结果的有效性。

第二节 职业紧张源及激化因素

讨论职业紧张模式通常要厘清职业紧张的成因和促进因素。通常这些因素分为个体易感性、工作特征、组织环境、个人与环境的一致性、工作者的感知与评价、组织文化、人力资源管理实践、紧张的医疗化和法制化、伤害管理和重返工作等九类。

一、个体易感性

个体易感性指对某特殊事件或条件由于某些个人特点,有的人更容易感到紧张,无法应对紧张,需要跟长时间从紧张的效应中恢复,并遭受紧张的副作用。个体易感性包括个性特征、消极情绪、认知扭曲和负面思维方式、坚韧性格、应对方式、个人或环境资源不足、家庭工作冲突等因素。

1. 个体特征 个体特征包括 A 型特征、性别和支配感。A 型特征(或 A 型行为):Friedman 和 Olmer 提出 A 型特征,认为具 A 型行为者有如下特点:①时间紧迫感,这类人欲望很高,常感时间紧迫,做事极不耐心,言谈举止也快速伶俐;②竞争性,个人奋斗的心理表现得十分充分(很容易忽视他人的情感),具有高度的竞争力(职业生活,家庭生活,甚至休闲活动);③敌对性,对人疑虑甚至愤恨,表现出明显的敌对性格。不同性别在现代社会中有很大变化,尤其是女性,妇女的生活形式从家庭责任与工作责任的相继性到家庭与工作责任的同时发生,即参加职业活动的妇女正经历着多重任务的紧张状态。Scoresen 和 Verbrugge 提出妇女参加职业活动后,能增强自尊感,增强应对能力,但增加了职业紧张,如压力增大,冲突明显,每周职业任务超重的平均频率 2～3 倍于丈夫。1987 年日本劳动部报告 52% 的妇女正经历着职业紧张状态,其中 61% 是因人际关系,也有职业性有害因素和不适应女性做的职业等。支配感:支配决策权对职业紧张的发生有重要意义,对于被支配或低支配状况下,或无决策权者,则倾向于发生职业紧张,尤其是支配感较强的个人更容易产生紧张反应。

2. 消极情绪 消极情绪指在受到环境刺激时,一些人会表现出消极反应的总体趋势,包括忧愁、悲伤、愤怒、紧张、焦虑、痛苦、恐惧、憎恨等。消极情绪通常包括:对任何情况都倾向持负面的看法;对某一特定事件倾向选择性地强调其负面影响;不愿意对环境进行积极控制。一个总是处于消极情绪的人容易产生职业紧张反应或职业倦怠,即使不良工作环境得到很大改善,他们也仍然容易持续性地处于职业紧张状态。

3. 认知扭曲和负面思维方式 一些认知行为学家提到认知扭曲和负面思维方式对职业紧张的发生有显著影响。认知扭曲和负面思维方式的人对事件总是持有悲观、极端或二元的看法,他们可能是劫数难逃论者,思维僵化或呆板,这类人也易于出现职业紧张反应。Rotter 和 Seligman 在 20 世纪 90 年代在这一领域研究中还增加了一个重要维度——个体对自身控制环境能力的解释。一些人一直将他们的情况解释为由外界力量控制,这种外控认知就直接导致事件的负面后果、个人表现更差和持续的抑郁。与那些认为自身情况能由自己掌控的人(内控)相比,持外控认识的人更不愿相信自己对事件的发生、发展和后果能产生影响。外控认知者在压力环境下采取被动和防御反应,感觉总是很无助,而内控认知者则将事件的后果归因于自身的行动,也能更好地应对高度紧张。

4. **坚韧性格** 与消极情绪和负向思维相反,这是能很好应对压力的意志坚强的人的特点,他们相信自己能影响和改变环境,他们视挑战为机遇。坚韧性格能缓解紧张反应,对紧张的负面影响有一定抵抗能力。在 Kobasa 的一项对中上阶层商人的调查中发现,在面对高压力事件时,具有坚韧性格的人患病情况更少。与此相似,在 Howard 的一项纵向研究中发现对应角色模糊时,坚韧性格的工人血压和血清甘油三酯增幅更小。

5. **应对方式** 个人应对方式和能力在紧张发生中非常重要。Lazarus 和 Folkman 定义了两种应对策略类型,一种是以问题为中心的应对,一种是以情绪为中心的应对。前者重点在于直面问题,通过改变环境(环境导向)或获得必要信息、技能或援助(自我导向)来应对。以情绪为中心的应对是治标不治本的应对,旨在消除负面情绪,其方式包括压制负面情绪、往好的方面想和转移注意力等。

6. **个人或环境资源不足** 个人或环境资源充足可以更好地调节紧张源和紧张结局间的关系,起到"症状减震器"的作用。

二、工作特征

工作特征包括工作负荷、时间压力、绩效压力、工作角色模糊、工作中的冲突以及工作的情感需求。工作特征常常用于测量工作场所的压力来源。

1. **工作负荷** 是衡量一个人工作需求所承受的超过能力的负荷和个体能完成的劳动负荷的程度。工作负荷通常是一个衡量数量的术语,如果工作量超过工人技能、知识而不能达到工作需求可以被认为工作负荷过多或过重。

2. **时间压力** 通常与工作负荷过重同时出现。很多研究显示职业紧张和时间因素间的相关关系。这些因素包括没有足够的时间计划、无法在指定工作时间内完成要求的任务而不得不把工作带回家、由于其他工作需求不断被打断、不合理的时间期限要求等。

由于全球化的影响,组织需要保证最大的生产效率以加强竞争力而产生工作绩效压力。因此对工人来讲,要求能运行多项任务以跟上技术变化。这些组织上的变化对工人健康带来潜在不利影响。近年来不少研究发现业务上的绩效压力是工作场所中最大压力之一。还有一些研究发现绩效压力与职业伤害和职业疾病有高相关关系。

3. **角色模糊** 当一个人如果对自己的工作角色要求等达不到或评价程序等信息不足则会产生角色模糊,角色模糊者通常会导致自信心下降、感觉没有希望、焦虑和抑郁。角色冲突,通常与角色模糊同时出现,当个人经历不合适的工作期望,或者个人被要求扮演多个不同角色时出现,角色冲突通常导致对工作持负面态度和行为,工作满意度降低,焦虑增加,组织内信任和信心减少,与同事和上级的个人关系紧张等。角色冲突通常在服务行业、军队、警察部门高发,这些工作角色需求可能在任何时候出现,而且通常无法清楚预测。角色模糊和角色冲突都会增加情绪衰竭和去人格化,更易发生职业倦怠。

4. **工作冲突** 表现在两个体需求之间的冲突,或个体同时接受多个任务的冲突。如果个人无法应对工作冲突,将更容易出现心理健康损害。工作冲突导致缺勤、人员流失、暴力,从群体角度看还可能导致罢工和游行示威。传统观点认为工作场所中的冲突总是负面的、坏的,但一些研究也表明工作冲突也能建立积极关系、促成创造性的决策和提高生产效率。

5. **工作中的情感需要** 大多工作场所,个人、家庭生活需求和雇主的需求总是需要平衡,因此家庭和工作中的情绪也会相互影响,从某种角度说,所有工人都必须有效管理自己在工作场所中的情绪,以保持一个公众可接受的形象。Hchschild 在 1983 年提到这一活动为"情绪劳动",即在人际活动中为保持组织需要的情绪而进行的努力、计划和控制。这些劳动主要指服务行业,如空乘服务员、理发师、护士等,这些工作的情绪劳动是必须的,一个快乐的工作人员会带来更多的顾客,不良情绪也会导致顾客的不满意、投诉、业务流失。这些工作要求服务者更多地控制自己的情绪,这也成为职业紧张的来源之一。

三、组织环境

组织环境近年来发生了显著变化,对职业紧张有非常重要的作用。组织环境中最显著的两个因素是经济全球化和信息技术的迅猛发展,为了追求效率,工作需求和工作压力不断增加。

经济全球化使商业交易加速发展,国内和全球的竞争持续增加,资本市场迅速转移,要求组织必须增加生产效率、产品和服务的成本要严格控制,这使工人的职业紧张也迅猛增加。为削减成本,达到成本最小化目标,对工人的工作需求就会增加。为保持和提高生产率,跟上全球市场需求,工人有延长工作时间的压力,工作节奏更快,工作负荷更高,工人必须掌握更多技能。为了保持高竞争力,很多组织采用了集权结构、减少雇员数量,这导致工作责任增加、工作角色模糊。工人们还被要求承担更多量、更多种类的任务,被要求以团队成员的方式进行工作、能自我管理、能以最快速度学会新任务以保持竞争力,同时工作变得更不稳定、更不安全。

信息技术的发展对工作环境也带来很多影响。自动化技术取代手工劳动,使组织规模减小。信息技术还使在工作场所自动监控工人的表现成为可能。工人的各种活动都被监控,电话的使用、计算机使用表现(如每分钟敲多少字),甚至上厕所的时间都会被监控。1991 年 Rosch 提出一个术语 technostress(技术应激),指在高技术工作环境下的挫败、焦虑、去人性化和抑郁。

四、个人与环境的一致性

单一测量个人或环境都是不够的。越来越多的研究者认识到要观察个人和环境之间的交互作用。在前面人与环境交互作用的紧张理论模式、投入-回报模型、投入-抑郁模型、工作需求控制模型中对个人和环境的一致性失衡导致紧张已有很多的讨论。

五、组织文化

除了传统的测量个人和组织因素作为职业紧张的预测变量,研究者开始测量更广范围的职业紧张的影响氛围,如组织文化。与个性特征和工作特征比,组织文化通常与工作场所的道德降低有关,对个人心理健康有更重要的影响。

组织文化包括组织的价值观、特征、态度、语言和信仰等。组织文化影响其成员的行为,影响分辨和分析他人行为标准。大多组织文化包括了一个核心价值观,为组织大多数成员认同。例如,在中国华为公司曾出现的"地毯文化"。组织文化特别明显地表现在对新进员工的影响。员工新进入一个组织,可能持有与组织文化相悖的信仰或观点,但为了真正融入组织成为其中一员,新员工通常会经历一段内在冲突期。因此,要保证新员工融入职场,组织需要充分告知其工作和组织的各种信息,以确保工人对组织的期望过于脱离现实。

六、工作者的感知与评价

职业紧张的控制除了与环境本身的可控程度有关,还与工作者是否相信自己能控制职业紧张有关。Conway 和 Terry 的研究指出,个人对形势可控程度的判断对于紧张的产生与发展非常重要。Taylor 和 Brown 提到个人可以创造机会去控制,即使是在最恶劣的条件下。个人如果感知自己对外环境控制能力很强的话,他们更容易成功应对并解决问题,与那些认为自己没有机会和条件进行控制的人相比,他们更能成功地进行心理调节。

感知还通过建立或瓦解"心理契约"来影响职业紧张的发展过程。"心理契约"(psychological contract)通常指没有写下来,也很少被说出来的雇主和雇员之间的一种共识。这种共识通常围绕提供员工承诺以获得雇主支持。组织承诺包括对个人的识别、接受组织的目标价值观、愿意代表组织而努力,愿意保持组织成员身份。员工对组织的情感表现为不愿意脱离组织。另一方面,"心理契约"也包括了组织能满足员工个人需求、价值观和目标。当不公平的做法出现,契约被破坏时,如不合理的期望、无法满足员工需求等,契约的基础——信任就会遭到破坏,对违约的感知就会导致紧张情绪反应。

紧张感知模型中大多数是以通过对个人感知的评价为中心来进行研究的。

七、人力资源管理实践

在人力资源管理中,对责任的放权、缺乏重新设计工作的技能、缺乏绩效评估和咨询途径、没能贯彻职业卫生与安全的法律法规等都是重要的紧张源。缺乏培训是产生紧张的重要原因。即使是老职工也渴望再学习新技术,以适应激烈的社会竞争机制。所以,业务的提高和发展是职工,尤其是中年职工最为关心的问题,这与职业紧张密切相关。同时,职工福利、待遇、人员安排、调离、解雇、离退休、失业等都是众所周知的与职业紧张发生密切相关的。

八、对紧张的医疗化和立法

其他的一些紧张的成因和促进因素还包括紧张的医疗化和法制化、伤害管理和重返工作等制度管理相关因素。

职业紧张的控制比较理想的是在职业紧张还没有发展到需要医疗和需要提到法律层面来解决之间就能被控制。由职业紧张而提出索赔在我国还没有相应的法制保障,但很多发达国家职业紧张的医疗化和法制化已发展多年。此外,还有伤害管理、如何帮助职业紧张相关疾病者重返工作的各种公共政策和管理制度对职业紧张的流行趋势都具有重大影响。

第三节 职业紧张的管理策略

职业紧张的干预和管理策略可以分为3类:一级、二级和三级预防策略。

一、第一级预防和管理

第一级预防策略包括改变紧张源,这是控制职业紧张最根本的方法。这些预防措施主要包括:①关注员工类,如对员工进行紧张管理培训;②关注工作场所类,如工作流程的优化设计、建立工作场所的职业健康与安全管理策略;③关注工人和工作场所交互作用类,如选择优化的工作流程等。第一级预防的具体活动包括各类健康组织提供各项干预措施,为职业紧张的干预提供法律依据。

二、第二级管理策略

第二级预防策略也被认为是预防性质的,指减少职业紧张的伤害严重程度,这些策略主要集中在员工,如提供员工救助计划、医疗干预和咨询等。二级预防的具体活动包括医疗管理和员工支持计划。

三、第三级管理策略

第三级预防策略包括对个人的伤害和残疾的病例管理和帮助个体恢复健康和重返工作。其具体活动包括案例管理、伤害管理、残疾管理。

四、具体措施

预防职业紧张首先应探寻和确定紧张源，可从个人和组织两个方面采取干预措施。对个体应增强应对能力，对组织则努力消除紧张源。但无论从哪方面干预，都需要采取综合性措施。

1. 增强个体应对能力　个体应对能力（personal coping resource）是指能增强个体应对（coping）能力的因素。研究得较多的应对能力因素是社会支持（social support）。Hersey首次提出社会支持对降低职业紧张的重要性，尤其是得到同事和领导的支持，对个体的生理、心理反应极为有利。社会支持主要表现在：①情感支持，人们遇到困难时可从朋友那里得到安慰；②社会的整体性，使人们感到自己是社会的一员，他们有共同的关心；③社会支持是切实的、明确的，如在经济上、工具或任务互助等；④社会信息，可获得有关任务的信息，从而获得指导和帮助；⑤相互尊重和帮助，体现在技术和能力方面得到承认和尊重；⑥社会支持具有缓冲作用。

2. 增强应对反应　应对反应（coping response）是个体对职业紧张源刺激的反应活动。Penalin和Schode把应对（coping）定义为个体对外部刺激所发生的为预防、避免和控制紧张情绪的反应活动。应对反应可分为3个类型：①改变紧张状态的应对反应，即改变或修改紧张状态的反应；②改变紧张状态的含义的应对反应，如自感工资待遇虽不高，但做该项工作都很有意义，这就可使发生的紧张程度降低，甚至不发生；③改变已发生紧张后果的应对反应，如尽量克制、忍耐、回避或抒发情感等，以将紧张状态的负面影响降至最低程度。

3. 组织措施　组织应在工作方式和组织结构的设计和安排上尽可能符合卫生学要求，以满足作业者心理需求，提高自主性和责任感，促进职业意识，充分发挥职业技能。

4. 培训和教育　为增强个体与职业环境的适应能力，应先充分了解个体特征，针对不同情况进行职业指导或就业技术培训，帮助其克服物质、精神和社会上的困难或障碍，鼓励个体主动适应或调节职业环境，创造条件以改善人与环境的协调性。

5. 国家立法　从立法上明确生产技术、劳动组织、工作时间和福利待遇等制度都应充分有利于促进生产，减少或避免个体产生心理、生理负面影响，从制度上保证个体获得职业安全与卫生的依据、自主决策权利、得到承认和尊重以及主人翁态度参加生产计划、民主管理等。

6. 健康促进　开展健康教育和健康促进活动，增强组织和个体应对职业紧张的能力。

（唐　镠，王绵珍）

第四章
工作、家庭与劳动者健康

　　一个人或一个群体的健康受到个人、家庭、人际网络、物质和社会环境以及宏观政策等多个层面的综合影响。从工作的角度讲,工作既直接影响劳动者本人,也可间接影响劳动者的家庭;而劳动者的家庭也可反过来影响劳动者的健康乃至劳动者的劳动生产率。因此,本章将就工作、家庭和健康的问题展开讨论。

第一节　工作-家庭冲突

　　工作和家庭是人们生活中两个重要的组成部分。然而,随着社会的发展人们的家庭结构和工作环境都发生了巨大的变化。双职工家庭及单亲家庭的增多和传统的一个人挣钱养家情况的减少,意味着工作责任、家务劳动、孩子照看等将不再局限于传统的性别角色。特别是在双职工家庭中,男性和女性在劳动分工上进行了重组,女性对工作相关需要的增加,限制了她们对家庭角色的参与和贡献,男性也比以往更多地卷入了家庭角色。从工作场景来讲,随着中国国有企业制改革和市场化进程的推进,目前我国劳动力市场上是双向选择,没有核心竞争力和技能特长的求职者找工作就会很困难,而对于在岗者,要想保持自己的职位、获得晋升机会,或者是谋求到更好的发展机会,在工作中不得不付出更多的努力,因此工作方面的要求也在不断加大。这些情况将职业人群置于工作需要和家庭需要的冲突之中。在传统观念和社会现实的相互作用下,工作和家庭之间相互冲突越来越大,如何减少工作-家庭冲突已成为维持个人身心健康,增强个人和家庭的生活幸福感,改善个人与组织和家庭之间的关系,以及提高个人胜任力和组织绩效的重要因素。随着全球化、信息化带来的工作节奏的加快,职业人群的工作-家庭冲突问题将会越来越突出。美国前劳工部部长 Herman(1999)指出:"21 世纪制度决策者与研究者所面临的 3 个中心问题是全球化对策、提高劳动者技能和工作-家庭平衡。"可见,关于工作-家庭冲突产生机制,如何干预及如何处理好两者之间的关系等,无论是对提升组织效率、增进职业人群中个人身心健康还是维持社会良性运转都具有十分重要的意义。

一、工作-家庭冲突的定义

　　有关工作-家庭冲突的定义最先由 Kahn(1964)提出,他认为工作-家庭冲突是指来自工作和家庭两方面的压力在某些方面不可调和时产生的一种角色交互冲突。从 20 世纪 70 年代后期始,西方掀起了工作-家庭的研究热潮,取得了较为丰硕的研究成果,但学者们对工作-家庭冲突这个术语的表述却一直没有得以统一。关于工作-家庭冲突的表述,有 job-family role strain (Kelly & Voydanoff, 1985), work-family tension (Herman & Butler, 1980), family-work role incompatibility 以及 inter role conflict (Kopelman, 1983)等。Greenhaus 等(1985)认为工作-家庭冲突是一种角色间的冲突,其产生于工作和家庭领域内的压力之间,在某些方面是不可调和的,也就是说,参与工作(家庭)角色会使得参与家庭(工作)角色变得更加困难。Frone 等(1992)

认为工作-家庭冲突是一种双向的概念,可分为工作干扰家庭与家庭干扰工作两种情况。如果个人工作上的问题和不信任干扰了家庭任务的履行时,这些未完成的家庭任务便会反过来干扰其工作情况;同样,当个人家庭上的问题和不信任干扰到工作任务的完成时,这些未完成的工作任务亦会反过来干扰其家庭生活。也就是说,工作与家庭是互为作用的。

对工作-家庭冲突的最新定义为:工作-家庭冲突是在个人的时间和精力不足以同时满足工作和家庭两方面角色的要求时所出现的一种角色间冲突的特殊形式,在这种冲突中来自工作和家庭生活领域的角色压力是不相容的。

二、工作-家庭冲突形式和结构

(一)工作-家庭冲突形式

目前比较认可的主要有3种工作-家庭冲突形式:①基于时间的冲突(time-based conflict),是由时间分配的矛盾所引发的冲突,如使用在某一领域的时间的增多必然导致减少了在另一领域的时间投入。②基于压力的冲突(strain-based conflict),如工作或家庭领域内部的压力溢出到另一领域并且对该领域产生了负面的影响。③基于行为的冲突(behavior-based conflict),如工作需要其客观公平、情绪化程度低的行为,而家庭则要求情感反应丰富的行为。

(二)工作-家庭冲突维度

工作与家庭冲突是工作和家庭两维度之间压力相互作用的结果,这两类冲突相关但不相同,有着各自不同的前因和结果。工作-家庭冲突是一种双向的概念,发生工作-家庭冲突会在工作与家庭两个领域之间产生相互干扰,且这两种冲突间存在着正的交互关系。因此,工作-家庭冲突可分为工作干扰家庭与家庭干扰工作两种情况:因为工作的需要而对家庭生活的干扰称之为工作-家庭冲突(work to family conflict,WIF),因为家庭生活的需要对工作的干扰称之为家庭-工作冲突(family to work conflict,FIW)。工作-家庭冲突与家庭-工作冲突是两个相关但不同的概念,与工作领域相关的因素更多影响工作-家庭冲突,与非工作领域相关的因素对家庭-工作冲突有更大的影响。在上述工作-家庭冲突3种形式中,每一种都有两个方向,即工作干涉家庭(WIF)和家庭干涉工作(FIW)。因此,结合工作家庭冲突的3种形式和2个方向,就构成了工作家庭冲突的6个维度:基于时间的WIF、基于压力的WIF和基于行为的WIF,以及基于时间的FIW、基于压力的FIW和基于行为的FIW。

三、工作-家庭冲突的前因变量和结果

(一)前因变量

许多研究发现,工作压力源(如工作时数、负荷过重等)、非工作压力源(如子女数目、在婚姻关系上的困难等)和工作家庭间的相互作用(如角色间冲突)等都可能导致工作家庭冲突。

对于工作-家庭冲突的前因变量,Kristin Byron提出了以下模型(图2-4-1)。从图中我们可以看到,家庭冲突的前因变量主要来自3个方面:来自工作领域的变

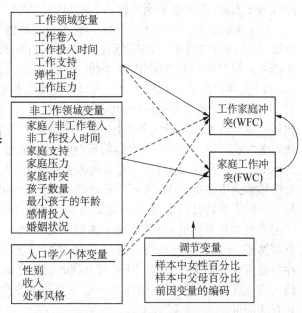

图2-4-1　变量之间可能的关系

注:实线表示人们认为的比虚线所表示的级别更高的直接关系;点线表示未确定级别的关系;曲线表示相关而不是原因

量、来自非工作领域的变量(主要是家庭领域)和人口学变量(以个人因素为主)。

1. **工作领域变量** 工作领域影响工作-家庭冲突的因素包括工作压力、工作安排的灵活程度、组织规范以及组织支持等。产生工作压力的事件包括工作中的冲突,如与上级发生摩擦、与同事关系紧张、在薪酬分配中遭遇不公平等,有关工作压力的变量主要包括工作量、工作责任、角色模糊和工作自主性。显然,工作需求越多,工作压力越大,个体体验到的 WIF 也就越大;工作安排方面包括例行工作中的不确定因素、周末加班或突然的工作转换等应激事件等。组织规范不同对员工要求存在差异,导致工作-家庭冲突的不同。具有高忠诚度、高自主性特征的组织对员工的投入要求较高,该类型组织需要员工投入更多时间、精力于工作,比如经常加班、频繁调动、长期出差,这些均会严重干扰员工对家庭生活时间的投入,从而增加工作-家庭冲突。而组织对员工家庭生活的支持性政策、良好的组织氛围及领导支持可以有效降低工作家庭冲突。早期为了帮助员工减少工作-家庭冲突以平衡工作-家庭关系,越来越多的组织提供如灵活的工作时间、托幼养老服务和信息、容许员工采用弹性工作制,允许员工在工作之余打私人电话等人性化的"家庭友好"福利政策。然而,对"家庭友好"福利政策效果的研究发现,仅仅提供这些福利政策并不能有效降低员工的工作家庭冲突水平。也有研究表明,员工由于担心使用家庭福利政策时,会被组织给予消极的负面评价从而影响其在组织中的职业发展,因此会尽量减少使用这些福利政策。并且,提供这些福利政策并未改变组织的固有规范,如多加班有利于晋升,员工即使想使用这类福利也会尽量避免使用从而更能符合组织规范。

2. **非工作领域(以家庭领域为主)变量** 家庭是工作-家庭冲突的另一个重要影响源。从引起 FIW 的原因来看,主要集中在以下 3 个方面。

(1) 家庭资源。一个家庭内部拥有的劳动力资源分布状况是导致 FIW 的重要因变量。例如:家中孩子能否有人给予很好的照料,家务能否有人和得到处理,家庭里多少成员在外工作赚钱等。孩子的数量越多,年龄越小,母亲体验到的 FIW 也就越强。

(2) 家庭投入。家庭投入包括对家庭成员的关心,对家庭的金钱和物质投入及时间的投入。家庭投入主要预测 FIW。家庭投入越高,个体感觉到的 FIW 就越高,这是因为个体将过多的时间投入了家庭,而无法平衡工作和家庭角色的需求。家庭花费的时间甚至可以预言 FIW。

(3) 家庭压力。家庭压力源是 FIW 的重要前因变量,包括来自父母的压力源和来自婚姻的压力源,后来的研究则进一步拓展到孩子的数量、孩子的年龄、老人的年龄、老人的身体状况等因素。夫妻两人对 FIW 的体验是相互影响的,例如妻子可通过家庭倦怠感来影响到丈夫对 FIW 的体验。

3. **人口学变量与人格变量** 人口学变量主要包括不同性别、年龄、婚姻状况、不同收入人群等,人格特征变量主要包括负面情感、A 型性格、自我效能感以及"大五"人格[即五大人格特质,包括经验开放性、尽责性、外向性、亲和性和情绪不稳定性,构成了现今发现的大多数人格特质,故取名"大五"(big five)]。个体特征(包括性别、性格、人格等)是影响工作-家庭冲突的重要调节性变量。一般来说,男性会更多地体验到 WIF,而女性则会体验到更多 FIW。相对男性来说,女性体验到更多的 FIW 和基于压力的 WIF。个体的人格特征也是预测工作-家庭冲突的重要变量。不同人格特征的个体,对环境的感知、评价、行为反应等也会不同,那么个体对待工作-家庭冲突自然也是不同的,也就是说个体特征会加剧或恶化两种方向的冲突。Carlson(1999)发现,负面情感、A 型性格比环境变量对工作-家庭冲突的影响更有预测力。自我效能感与工作-家庭冲突是负相关的关系,并且 FIW 与自我效能感之间的相关关系显著高于 WIF。所以,当人们遇到工作-家庭冲突时,有时候并不一定需要通过改变环境的方式来解决,而只需要改变人的态度和看法即可。

由于扮演的角色和承担的责任不同,已婚者可能比未婚者经历更多的工作-家庭冲突。另外,不同年龄个体的压力来源不同,而且年龄也可能会影响个体对压力源的知觉和反应。有关

"大五"人格特质的研究表明,WIF 和 FIW 与神经质显著正相关,而与宜人性和严谨性显著负相关。此外,工作-家庭冲突与消极情感和 A 型人格正相关,而与自我效能感和特质情绪智力负相关。还有研究发现,应付风格和技能、心理控制源等非特质人格变量也是工作-家庭冲突的重要影响因素。人格变量中,高自我监控型、A 型人格、"大五"人格中具有外倾性人格特质的员工其工作家庭冲突较低。有较少负面情绪的员工报告较低的工作家庭冲突。工作压力是负面情绪与工作-家庭冲突的中间变量,而家庭压力是负面情绪与家庭-工作冲突的中间变量。价值观对工作-家庭冲突的作用反映在当员工更重视工作或家庭某一领域时,从这一领域对另一领域的干扰就会显著增多。

4. 前因变量的预测作用　来自工作领域的变量对工作-家庭冲突有较强的预测作用;而来自非工作领域的变量对家庭-工作冲突有较强的预测作用;人口学变量的预测作用目前还没有得到证实,在 Kristin Byron 的研究中,人口学变量不具有明显的预测作用。

(二) 结果变量

工作-家庭冲突对员工的影响主要体现在工作、家庭生活、身心健康(身心健康影响请见第二节内容)3 个方面。结果变量具体分为两个方面:一是对工作结果的影响;二是对家庭结果的影响。工作-家庭冲突的两种类型都可能对工作和家庭的结果变量有重要的消极影响,而这又反过来影响个体的生理健康和幸福感。

1. 与工作相关的结果变量

(1) 工作-家庭冲突与工作满意度:迄今为止,对工作-家庭冲突与工作满意度之间关系的研究最为丰富。尽管两者之间影响关系的研究结论不尽一致,但大多数研究表明,工作家庭冲突增高,则工作满意度降低。Kossek 的 meta 分析中,工作-家庭冲突与工作满意度的相关系数为 −0.23。在以警察、护士、教师、海员、服务员等为样本的研究中都显示工作-家庭冲突与工作满意度呈显著负相关,如对以色列狱警、香港社会工作者、新加坡职业女性的研究也得到了较为一致的结果。但也有研究发现这种负相关只对女性有影响,或工作-家庭冲突与工作满意度的关系不显著。对此,Allen 等认为很有可能是因为对工作满意度测量方法的不同导致研究结果不一致。因为有的研究对工作满意度进行整体测量,有的则具体到对工作某方面满意度的测量。工作家庭冲突可能对某个维度,如与上级关系影响较大,而对工作满意度的整体影响不大。

(2) 工作-家庭冲突与组织承诺:组织承诺是指员工对组织的认同、卷入和情感依恋,一般认为包括情感承诺、持续承诺和规范承诺。Allen 等人的 meta 分析表明,工作家庭冲突升高,则组织承诺降低。Casler 研究发现工作-家庭冲突与情感承诺呈负相关,与持续承诺呈正相关,而与规范承诺无关。Casler 以认知失调理论解释工作-家庭冲突与情感承诺、持续承诺之间的关系,认为当员工经历工作-家庭冲突而又因为各种原因不得不留在组织中时,会经历认知失调。为降低这种认识上的不一致,员工会劝慰自己,其留在组织中是一种不得已,从而增加持续承诺,进一步降低对组织的感情投入以降低认知失调,减少情感承诺。

(3) 工作-家庭冲突与离职倾向、缺勤率:当员工经历工作-家庭冲突时,员工试图寻求一个更能平衡工作-家庭关系的组织从而提高离职倾向。Greenhaus 实证研究发现工作满意度、职业满意度是工作-家庭冲突与离职倾向的中间变量。

2. 与家庭生活有关的结果变量

(1) 工作-家庭冲突与生活满意度:Kossek 的 meta 分析表明工作-家庭冲突与生活满意度呈显著负相关。回顾对两者之间关系的研究历史,20 世纪 80 年代的研究显示工作-家庭冲突与生活满意度之间无相关,而近年来的研究则认为:工作-家庭冲突影响员工家庭生活质量,与生活满意度呈负相关。这种现象在一定程度上反映出随着时代变迁、文化观念的转变,员工越来越重视平衡工作家庭关系,当这种愿望十分强烈而又未实现时,生活满意度就会显著降低。

（2）工作-家庭冲突与婚姻满意度：Mauno 等研究表明工作-家庭冲突与婚姻满意度呈负相关，尤其体现在对女性的影响。工作-家庭冲突与婚姻满意度两者之间呈现为恶性循环相互促进的关系，当一个人婚姻出现问题时，为了逃避婚姻问题而投入更多时间、精力于工作。因此，增加工作家庭冲突，反过来又影响了婚姻质量，降低婚姻满意度。

四、工作-家庭冲突的测量

工作-家庭冲突的测量主要分为整体测量和独立测量两种：①整体测量，即将工作-家庭冲突或家庭-工作冲突的两类情况作为一个整体进行测量。②独立测量，即将工作-家庭冲突或家庭-工作冲突分开并分别独立进行测量。

目前，工作-家庭冲突相关测量常用工具有：①UWES (Utreeht Work Engagement Scale) 量表，由 Schaufeli 等编制，该量表用以测量工作投入状况，该量表包括活力、奉献和专注 3 个因素。②自陈式量表，目前工作-家庭冲突的测量多采用自陈式问卷，条目一般在 2～22 条不等。目前见到的最短的问卷只有一个条目，如"你的工作和你的家庭生活互相干扰的程度是多少？"长的有 30 个条目，常见的问题如"您对您自己顺利完成工作职责而不影响家庭职责的信心有多大？"，"您对您自己能履行家庭义务而不影响紧急工作的完成的信心有多大？"等。

相对于其他测量方法而言，自陈式量表法能以更容易的方式获得有效的信息，而且已经有一些工作-家庭冲突自陈式量表的信效度获得了诸多研究的支持，但该法所固有的不能克服反应偏向等内在缺陷是客观存在的。而且从理论上讲，只有当用不同的测量方法都能获得一致的结果时，才可以确认测量结果的可靠性和有效性。

再者是工作-家庭冲突多维量表。Carlson 等人（2000）编写的多维度量表有 6 个分量表，分别测量时间冲突、紧张过劳冲突和行为冲突，分为两个方向，即工作影响家庭和家庭影响工作。每个分量表有 3 个条目，总量表共 18 个条目。每个条目由 1～5 分进行回答，"1"表示"非常不同意"，"5"表示"非常同意"。例如，工作影响家庭的时间冲突条目样例为"因为工作，我不得不减少一些家庭活动"，而家庭影响工作的时间冲突条目样例为"用于完成家庭责任的时间阻碍了我的工作责任的完成"。紧张过劳冲突的工作影响家庭方向的条目样例为"工作上的事情耗尽了我的情绪，每当我下班回家后我一点也不想为家里做事"，而家庭影响工作方向的则是"因为家庭责任很重，我很难集中精力工作"。行为冲突的工作影响家庭方向的条目样例为"有效和必需的工作上的行为对我的家庭生活产生了不良后果"，而家庭影响工作方向的则是"适用于家庭中的行为在工作中并不适用"。其结局变量还可分别采用 3 个满意度（如工作、家庭和生活满意度等）及组织承诺等相应的量表进行测定，从而进行不同人群其工作-家庭冲突情况的判定及比较。

要注意的是，无论何种相关量表，都应对每次具体研究进行内部一致性检验才适用。

在目前的工作-家庭冲突测量中，多数采用国外学者研究的各类量表，但因引用过程中存在量表信度、效度不高，单一维度与多个维度量表测量结果不一致，测量内容不全面等问题。并且存在由于对工作-家庭冲突概念的操作化定义不一致，导致有关工作-家庭冲突与其他组织行为变量如工作满意度、组织承诺等因素间的关系研究结果出现不一致甚至自相矛盾的情况。因此，工作-家庭冲突相关测量方法尚需进一步研究和完善。

第二节　工作-家庭冲突与健康

一、工作家庭冲突对员工健康和幸福感的影响

工作-家庭冲突是导致各种身体和心理问题的压力源。压力不仅是工作-家庭冲突的前因变

量,也是工作-家庭冲突的结果变量。身心健康也是工作-家庭冲突重要的结果变量之一。

（一）工作-家庭冲突对员工幸福感的影响

工作-家庭冲突会对员工的幸福感产生显著的负面影响,员工经历工作冲突而影响家庭生活时会带来家庭压力,而当家庭事务困扰员工投入工作,影响其工作业绩又会提高工作压力,所以工作-家庭冲突与压力呈显著正相关,其中家庭-工作冲突会给女性造成更大压力。并且当经历工作-家庭冲突时,影响员工情绪,增加敌意水平,恶化员工与上级及同事关系,提高工作倦怠和情绪耗竭的风险。工作-家庭冲突不仅与抑郁、焦虑等心理健康指标相关,还与吸烟、酗酒和不健康的饮食习惯等行为相关。

（二）工作-家庭冲突对员工身体健康的影响

因为工作-家庭冲突与压力、工作倦怠显著相关,所以工作-家庭冲突与许多和压力有关的身体不适应症状及疾病相关。Frone 研究表明工作-家庭冲突与免疫力低下、高血压、高度情绪紧张、产后抑郁显著相关,工作-家庭冲突也会增加男性员工酗酒可能性。工作-家庭冲突还会导致较低的自评健康状况、胃口差和疲劳等生理症状以及肥胖和高血压等疾病。

国内有学者曾对一所高校教职工的工作-家庭冲突对健康影响做了相关研究,研究发现其已经对健康产生了显著影响,而且不同性别教职工影响健康的冲突因素不同:心理健康比生理健康、女性比男性更容易受到工作-家庭冲突的影响。心理健康比生理健康更容易受到影响是大部分社会心理危险因素影响健康的特征之一,也是可能的作用机制假说,工作-家庭冲突首先导致这类职业人群心理健康受损,继而影响到生理健康。

二、工作-家庭冲突及其平衡干预策略

工作-家庭冲突的危害性非常高,包括导致离职、离婚、疾病等,后果十分严重。根据"健康生态学"模型,实现工作与家庭的协调,需要个体、家庭、组织和社会的共同支持与努力,采取相应的平衡干预策略,有针对性地应对工作-家庭冲突。"平衡"被定义为对工作和家庭的满意和各自的职能发挥良好,并使角色冲突的最小化。工作-家庭平衡计划或称工作-家庭平衡策略,就是为了确保工作与家庭的平衡而制定的计划和策略,包括个人、家庭、组织及社会各层面的计划及策略。

（一）个人的工作-家庭平衡计划

对个人而言,维持工作-家庭平衡的主要方法有以下 4 种。

1. 确定优先次序　往往"鱼与熊掌不可兼得",因此,需要弄清家庭与工作之间的重点,确定工作与家庭的优先次序。

2. 角色重构(role reconstruction)　个体成员在面对工作-家庭冲突时,应当冷静地思考自己在工作和家庭中的角色,并且适当改变自己的工作和家庭角色认知,从而降低工作-家庭冲突角色重构是个体层面最重要的应对策略之一。常用到的角色重构策略有以下 3 种:①结构性角色重构,即改变外部环境对自身的角色期望;②个人角色重构,指在一定情境下主动改变自身的角色期望和行为;③被动的角色行为,即努力想迎合所有的角色期望,并认为所有的角色要求都是不可改变和必须表达的。角色定位是非常有效的个体应对策略。Kaitz(1985)研究发现,结构上的角色再定义对于解决工作-家庭冲突最有效。

3. 直接行动(direct action)　个体成员采取具体的行动来缓解压力问题,从而有效解决工作-家庭冲突的方法。例如,采取家庭实用对策。一对夫妇至少可以通过 4 种具体的方式来减少家庭对工作的影响:①延期生育孩子,或者雇请保姆等方法来减少家庭对工作的影响;②夫妇之间恰当的分工,轮流将精力投入工作和家庭;③夫妇从事同样的职业或选择同一个单位,相互促进;④夫妇双方从事完全不相干的工作,各自追求自己的事业。无论采取哪种方式,人们都有必要根据情况认真思考工作和家庭之间的关系。而且,要随着工作挑战性的加强以及家庭结构的

变化,不断探索工作和家庭之间新的协调与平衡方式。

4. 寻求帮助(gelp seeking)　这种方法与直接行动类似,不同之处表现在个体成员与其他人一起采取行动和做出改变。这种借助于第三方力量来化解冲突的做法,可以有效避免再次产生正面冲突的可能性。

(二)家庭层面的应对策略

研究发现,当家庭成员之间存在分歧、紧张或压力时,个体报告的工作-家庭冲突更高。针对工作-家庭冲突,一些学者建议采纳家庭适应性策略,把它当成一套"指导家庭成员行为的认知和决策原则",以此为基础处理日常生活中的具体问题。

1. 相互支持,认可夫妻双方的贡献　当今社会仍有一种普遍倾向,认为母亲工作对孩子有不利影响。这种假设源自于传统的性别角色分工观点,认为母亲"对孩子的心理发育具有无比重要意义",而工作不可避免带来的母爱剥夺,会对孩子产生诸多不利影响。然而,大量研究表明,母亲就业本质上与孩子的表现并无明确关联,相反,贫困则是对孩子产生不利影响的重要因素。贫困家庭无法为孩子提供有利于促进认知发展的环境类型,而且,贫困的压力与更易引起孩子行为问题的父母行为高度相关。母亲通过工作可以帮助家庭脱离贫困,为孩子的成长发展做出重大贡献。另有研究表明,女性还会因为参加工作而扩大社会网络、增加成功机会、获得更多经验,其个人及家庭的获益可能远大于损失。另外,研究发现父亲角色在家庭中的参与十分重要。拥有慈爱父亲的孩子能够在多方面表现更好。他们更少表现出行为问题,更少卷入危险性行为(如吸烟、酗酒、过早性行为、吸毒)或者中途辍学,他们在学校有更高的出勤率,有更高的大学深造意愿,也更可能成长为富有同情心的成年人。与母子关系相比,父子间的亲密关系对孩子的发展同等重要(或者更加重要)。父亲参与到孩子的生活中,孩子们在生活满意度和总体幸福等方面会获益匪浅。从这些研究可以看出,夫妻双方拥有工作和家庭双重角色的有利方面和重要作用。夫妻之间应该相互支持,认可双方在工作和家庭方面的贡献。

2. 明确家庭规划,分清任务主次　每个家庭都应该以家庭为单位做出未来规划,而不是让既成事实牵着鼻子走,左右家庭生活的步调。制订家庭计划时,最好的方法是把目光放远,看看未来5年或10年里最要紧的事情是什么。在制订这种家庭规划的过程中,常常需要夫妻之间频繁的、开放的沟通。成功的家庭常常努力维系一个更远的前景,这使得他们的生活具有明确的目标和方向。基于这个方向,他们会在家庭生活周期的不同阶段做出不同的安排。有时他们采取轮流方式实现各自的职业生涯目标;有时他们会做出决策共同调整职业安排以照顾家庭的需求。

3. 设定工作边界,强调家庭快乐　夫妻之间还应对各自工作的边界和对工作的控制做出承诺,不让职业指挥他们的整个生活。有意思的是,不少在工作和家庭平衡方面做得成功的人士认为,他们限定了工作时间的边界,但并不意味着这样做就降低了工作效率。研究还发现,虽然工作在一个人的生活中占有重要地位,但个体还是主要在家庭环境中寻求情绪和精神上的满足。因此,夫妻应该共同强调家庭的价值,重视家庭生活的快乐,把维系家庭放在日常生活决策的优先地位。为了做到这一点,夫妻可以创造一些共享家庭时光的机会,包括特殊的家庭仪式、专门的家庭时光(例如,周五晚上的聚会活动,共同参加孩子的足球比赛)等。成功的夫妻把家庭娱乐看得至关重要,把家庭快乐视为一种放松身心、享受生活、维系情感、创建平衡、消减焦虑的手段。

4. 强调时间管理　在工作与家庭的协调方面有着成功经验的家庭,都十分珍惜时间的价值,把它视为一种可以创造平衡和快乐的机会。他们仔细决策如何来使用这一宝贵的资源。常用的时间管理策略包括:列出每天要完成的事情;根据重要程度和紧急状况对这些事情进行排序;根据优先顺序安排日程;了解自己一天的周期状况,在最清醒和最有效的时间段内完成最重要的工作和任务。

(三) 组织的工作-家庭平衡计划及应对措施

工作-家庭边界理论说明组织可以调节范围和边界以增加工作-家庭平衡,且边界和范围必须紧密配合以达到平衡。许多组织已经对边界进行了相对简单的调整,如增加灵活时间、灵活地点、等级原则等。

组织的工作-家庭平衡计划必须考虑雇员职业生涯周期以及家庭生命周期的变化。一般来说,在职业生涯早期,寻找配偶和决定是否结婚是雇员面临的主要问题;在职业生涯中期,担负起抚养和教育子女的责任成为首要任务;在职业生涯后期,随着子女长大成人各自独立建立自己的家庭,这时要学习适应空巢家庭生活。因此,组织必须制订有针对性的工作-家庭平衡措施。目前,组织开展的工作-家庭平衡计划的主要措施包括以下 4 种。

(1) 家庭照顾措施,如为员工提供托儿服务、在职的儿童教育项目、照顾老弱病残等家庭成员的服务。有了到位的社会支持措施,员工不再担心老人和孩子的照看问题,人们感觉到的工作-家庭冲突自然就会减弱。向员工提供家庭问题和工作压力排解的咨询服务或心理辅导,以帮助雇员缓解精神压力,寻找解决问题的对策和方案。

(2) 将组织的一部分福利扩展到员工家庭范围,以减轻或分担员工家庭压力;并把员工的家庭因素列入考虑晋升或工作转换的制约条件之中,进行合理的职业安排。

(3) 创造家庭成员参观公司或相互联谊等的机会,促进家庭成员和工作范围内成员的相互理解和认识,明确雇员或家庭成员在另一范围内应承担的责任。

(4) 根据雇员的实际情况,设计适应家庭需要的弹性工作制以供选择。弹性工作制是指在保证完成规定的工作任务前提下,员工可以灵活地、自由地选择具体的工作时间。弹性工作制主要包括弹性日程、压缩工作周、兼职和远程办公等。弹性工作制不仅可以缓解员工的工作-家庭冲突,节省公司开支,还明显提高员工的工作积极性和工作满意度。灵活的工作时间无论是对减少工作家庭冲突,还是对减少工作-家庭冲突均有效。目前非全日制工作制或家庭办公是最易行、最普遍的措施。在发达国家,针对才能出众、又要承担养育子女任务的女性员工采用弹性工作制。发展家庭办公,提供家庭办公能力的培训和指导也是组织的一项重要平衡措施。

(四) 社会与政府层面的应对措施

1. 调整社会公共服务的时间安排双职家庭 在全球范围内已成为家庭构成的主流形式,但社会公共服务机构的时间安排却依然遵循传统社会的安排格局,它默认有一名家庭成员专职照料家庭的模式。社会和政府应该共同作用,使得双职家庭在工作之外可以顺利进行各项活动,例如,对于银行、医院等社会机构,如果有下班后和周末的安排则更为有利。

2. 提供幼童和老人的照顾服务 对幼童和老人的照料,可以为员工解决后顾之忧,使员工安心工作,减少家庭事务对员工精力的分散,从而达到工作与家庭之间更好的平衡。

3. 学校安排与父母工作时间相匹配 研究发现,为人父母的员工有着更高的工作-家庭冲突,显然,孩子的照顾占用了人们更多精力。现实当中工作时间与学校安排之间的矛盾更使工作着的父母忧心忡忡。较好的解决方案如,一些社会机构能够提供学习辅导、体育活动和课外活动计划,直到父母下班之后接回孩子。大量研究表明,参与有组织的、优质的课外活动能够给儿童和青少年带来许多积极的效果,他们可以有更少的沮丧、更好的心理健康以及在学校期间的更积极的情绪体验;他们表现出更好的学习成绩和社交能力(包括更积极的同学关系),获得了老师们更积极的评价,更少卷入不良行为。另外,学校的长暑假的设计来自于农耕社会,通常在这个时期孩子们需要帮助父母收割庄稼。但这种功能在现代社会已经逐渐消失,而它的存在明显与双职家庭的状况相冲突,确实也需要社会和政府层面来调整这种现状。

(张海英)

第五章
全社会参与保护劳动者健康

如本篇第一章所述,劳动者是社会财富的创造者,只有保护劳动者的健康,促进劳动力资源的可持续发展,才能保证经济的持续发展,进而促进社会、环境、经济及健康间的协调发展。目前,我国接触职业病危害的人数多,职业病危害分布范围广,受职业危害影响的群体流动性大,职业病种类不断增加,并且由于职业病危害具有隐匿性和迟发性的特点,职业危害往往会被社会公众所忽视,从而对劳动者的健康造成损害。劳动者的健康与劳动者的生物学因素、环境因素、生活方式和行为以及医疗保健四个方面息息相关,因而劳动者健康不仅取决于职业危害,也取决于社会和个人因素以及对卫生服务的获得情况,这需要全社会的共同参与。

在保护劳动者健康的体系中,劳动者是职业危害的经受者,自身防护对保护其健康至关重要;用人单位是职业病防治的责任主体和主要出资人,承担保护劳动者健康的首要责任;职业卫生服务机构是职业卫生服务的提供者,承担着向政府、用人单位和劳动者提供职业卫生服务的任务;政府部门是职业卫生工作的主导方,通过立法,监督和社会保障职能对全国劳动者健康负责;各种国际力量是全球化背景下,职业卫生工作的协调者,通过与各国政府互动和协作,在政策支持、技术支持、信息共享等领域内共同保障劳动者的健康;社区、媒体等社会大众依据其多样化的社会功能,从多个不同的层面参与职业卫生工作,是保护劳动者健康的重要补充力量。劳动者健康防线需要国际组织、各国政府、职业卫生服务机构、用人单位和社会大众以及劳动者自身共同构建,只有全社会共同参与才能更加高效、有效地保护劳动者健康。

第一节 劳 动 者

劳动者是社会财富的创造者,同时也是职业有害因素的经受者和职业卫生服务的对象,是企业的一部分,但又相对独立。在保护劳动者健康中,劳动者自身发挥着极其重要的作用。劳动者的职业健康防护知识、防护意识、防护行为与自身的健康息息相关。劳动者提高行使职业卫生保护权利的能力和维护自身权益的意识能够更有效地保护自身的健康。

随着我国经济的快速发展,第二产业和第三产业的比例逐渐增加,需要大量劳动力。农村剩余劳动力大量涌入乡镇企业、私人企业,到城市务工的人员明显增多,形成"流动工"的主体。在城市的各个行业里,有许多流动工在工作,甚至有些行业和岗位上已由流动工占据了主导地位。流动工在激烈竞争的劳动力市场中有时为获得就业机会而放弃职业卫生防护要求和职业健康监护要求,存在"理性的无知"。同时,由于流动工知识水平较低,接受知识能力差,缺乏职业卫生防护知识,缺乏自我保护意识,在企业为其提供职业防护设备的条件下,却嫌不方便不习惯而不利用,造成职业危害因素的直接接触,从而造成健康损害。再者,流动工由于法律意识薄弱,在受到侵害时多采用躲避的方式,较少拿起法律武器维护自己的权益,他们大多在中小企业务工,特别是中小私营企业,从事较为低级的工作,包括众多有毒有害作业岗位和体力劳动岗位,工作时间长,工资水平低并且常常不能长时间固定在同一地点或同一企业工作,流动性强。中小企业中的流动工,劳动合同签署率低,社会保障程度低。这使得他们常常在职业危害面前知之甚少,成为职业危害的受害者,健康受到损害。这些都是由于劳动者自我保护意识差,不能依法保护自身合法权益造成的。

因此,劳动者应该依法充分行使自己的权利:劳动者依法享有获得职业卫生教育、培训;获得职业卫生健康检查、职业病诊疗、康复等职业病防治服务;了解工作场所产生或可能产生的职业病危害因素、危害后果和应当采取的职业病防护措施;要求用人单位提供符合防治职业病要求的职业病防护设施和个人使用的职业病防护用品,改善工作条件;对违反职业病防治法律、法规以及危及生命健康的行为提出批评、检举和控告;拒绝违章指挥和强令进行没有职业病防护措施的作业;参与用人单位职业卫生工作的民主管理,对职业病防治工作提出意见和建议等职业卫生保护权利。同时,劳动者通过学习和掌握相关的职业卫生知识,遵守职业病防治法律、法规、规章的操作规程,正确使用、维护防护设备和个人使用的职业病防护用品,从自身出发设好健康的第一防线。

第二节 用 人 单 位

用人单位是指具有用人权利和用人行为能力,运用劳动力组织生产劳动,且向劳动者支付工资等劳动报酬的单位。劳动者被用人单位雇用,是用人单位的一部分,用人单位组织和管理劳动,为劳动者提供创造生产价值的条件。劳动者在工作中创造的价值归用人单位所有,用人单位支付劳动者劳动报酬,劳动者在用人单位提供的劳动条件和生产工艺下劳动,受到生产性有害因素的影响,用人单位承担为劳动者提供安全的劳动环境的责任,用人单位为劳动者提供各种职业卫生服务,对劳动者受到的职业危害承担救治补偿责任。用人单位既是职业卫生服务的提供者又是职业卫生服务的需方,是职业病防治工作的主体,承担职业病防治的首要职责。用人单位切实落实职业健康管理主体责任,有利于保护劳动者的健康。

用人单位的8个方面职责包括:①为劳动者创造符合国家职业卫生标准和卫生要求的工作环境和条件,并采取措施保障劳动者获得职业卫生保护。具体做到职业病危害因素的强度或者浓度符合国家职业卫生标准;有与职业病危害防护相适应的设施;生产布局合理,符合有害与无害作业分开的原则;有配套的更衣间、洗浴间、孕妇休息间等卫生设施;设备、工具、用具等设施符合保护劳动者生理、心理健康的要求;为劳动者提供符合防治职业病要求的个人防护用品等。②用人单位应当建立、健全职业病防治责任制,加强对职业病防治的管理,提高职业病防治水平,对本单位产生的职业病危害承担责任。③用人单位设有依法公布的职业病目录所列职业病的危害项目的,应当及时、如实向卫生行政部门申报,接受监督。④用人单位应做到职业危害的警示告知。⑤用人单位应当对劳动者进行上岗前的职业卫生培训和在岗期间的定期职业卫生培训,普及职业卫生知识,督促劳动者遵守职业病防治法律、法规、规章和操作规程,指导劳动者正确使用职业病防护设备和个人使用的职业病防护用品。⑥对从事接触职业病危害作业的劳动者,用人单位应当按照国务院卫生行政部门的规定组织上岗、在岗期间和离岗时的职业健康检查,并将检查结果如实告知劳动者。⑦用人单位应当为劳动者建立职业健康监护档案,并按照规定的期限妥善保存。⑧用人单位必须依法参加工伤社会保险等职责。用人单位保护劳动者健康是至关重要的一个环节,用人单位应依法履行其职责,发挥保护劳动者健康的作用。

在劳动者健康保护中,实现用人单位有效参与的一个重要手段就是建立职业安全健康管理体系(OSHMS),这是随着经济的高速发展和社会的不断进步,在国际上兴起的先进的安全生产管理模式,是基于以人为本的理念和预防为主、持续改进的现代企业管理思想,已经被越来越多的企业所接受。OSHMS的核心内容是通过识别、控制生产系统中导致事故和职业危害的根源,预防为主、立足改进、控制事故和职业病危害,使企业的全面管理职能实现有机结合,建立一个动态控制、自我调整、自我完善的自律性管理系统。职业安全健康管理体系通过改变工作环境及利用科学技术和先进工艺、设备来实现保护劳动者健康的作用。

第三节　职业卫生服务机构

职业卫生服务机构是由取得职业卫生服务资质的各级职业病防治院、疾病预防控制中心为主体,包括社会医疗卫生机构、健康教育所及企业内设的职业病防治机构、基本职业卫生服务试点中的各地乡镇卫生院和城市社区卫生服务中心组成。目前我国正在努力构建国家级—省(市)级—县级—基层乡镇街道级的四级职业卫生服务网络,形成责任相互衔接相互补充的完整的职业卫生服务机构体系。职业卫生服务机构作为职业卫生服务提供者,主要向政府、企业和劳动者提供职业卫生服务。

目前,职业卫生服务机构主要划分为职业病诊断治疗机构、职业健康检查机构和职业卫生技术服务机构三大类。①职业病诊断治疗机构指由省级人民政府卫生行政部门批准的取得职业病诊断资格的医疗卫生机构。其主要职责是:在省级人民政府卫生行政部门批准的区域范围和职业病诊断项目范围内开展职业病诊断;职业病报告;对涉及用人单位的商业秘密、技术秘密和劳动者的个人隐私保密;承担卫生行政部门交付的有关职业病诊断的其他工作。劳动者可以选择用人单位所在地或本人居住地的职业病诊断机构申请诊断。②职业健康检查机构是由省级卫生行政部门或由省级卫生行政部门委托的设区的市级卫生行政部门批准承担职业健康检查工作的医疗卫生机构。其主要职责是:在批准的职业健康检查项目范围内开展职业健康检查工作;根据健康监护资料,对作业环境和职业病危害因素控制效果做出评价,并提出改进意见;当发生急性职业病危害事故时,及时对遭受或者可能遭受急性职业病危害的劳动者进行应急健康检查;根据有关规定,填写《有毒有害作业工人健康监护卡》,并及时进行网络直报;承担卫生行政部门交付的其他职业健康检查工作。③职业卫生技术服务机构是指为建设项目提供职业病危害预评价、职业病危害控制效果评价,或为用人单位提供职业病危害因素检测、职业卫生现状评价、职业病防护设施与职业病防护用品的效果评价等技术服务的机构。国家对职业卫生技术服务机构实行资质许可制度。职业卫生技术服务机构应当依照规定取得相应的职业卫生技术服务机构资质,未取得资质的,不得从事职业卫生技术服务。职业卫生技术服务机构的资质分为甲级、乙级、丙级共三级,分别根据确定的业务范围从事职业卫生技术服务活动。职业卫生服务机构应充分发挥提供职业卫生服务的作用,依法履行职责,保护劳动者的健康。

我国是一个工业发展中国家,从传统工业到新兴产业以及第三产业,都存在一定的职业病危害,接触职业病危害因素人群数以亿计。接触职业危害人数、职业病患者累计数量、死亡数量及新发病人数量,都居世界首位。农民因患职业病而致贫、返贫已经成为当前我国突出的社会问题。面对这些职业病危害有效的解决途径就是将初级卫生保健和职业健康监护结合起来,可以更全面地、更有效地保护职业人群的健康,预防职业病的发生。因此,为了有效地利用卫生服务资源,扩大职业卫生服务的覆盖面,使最需要职业卫生服务的劳动者群体(如中小型企业、民营企业、家庭式生产以及众多流动摊贩等)得到最基本的、企业能负担得起的、社会认可的、可持续发展的职业卫生服务,开展基本职业卫生服务成为保护劳动者健康的有效途径。基本职业卫生服务主要有7项内容:①信息资料收集,包括收集工作环境中典型职业病危害信息;工作环境中职业卫生监测数据;所采取的相应措施;该工作环境中所发生的伤害和疾病记录。②进行工作场所监测,根据以上资料的收集,初步识别工作场所中可能存在的职业病危害因素,用检测来确定危害因素(如空气中挥发的有机溶剂、粉尘、重金属以及其他的物理因素噪音、高温、震动等)的性质和浓度,为制定相应预防控制措施提供依据。③劳动者健康监护。④进行安全健康风险评估。⑤提出预防控制措施。⑥告知和培训教育是基本职业卫生服务的首要任务。⑦保存与评估,在基本职业卫生服务实施过程中,获得的一切数据和资料都应该进行分类存档,妥善保存。根据保存的资料,进行绩效评估,持续改进,以进一步提高职业卫生服务水平。职业卫生服务机构有效开展基本职业卫生服务,把最基本的职业卫生服务工作延伸到基层单位和劳动者,即广大的劳务工群体,是众多小型企业和个体就业人员职业健康监护的有效途径,值得关注、推广和进一步提高。

第四节　政　府　部　门

政府部门是职业卫生工作的主导方,政府对职业卫生事业的态度、关注、保障和监管力度直接决定着本国职业卫生事业的发展水平,对劳动者的健康、劳动力资源的可持续发展以及生产力水平的发展有显著的影响。目前保护劳动者健康已被公认为是各国政府职责。在我国,包括卫生部门,安监和质检部门,财政部门,劳动和社会保障部门,工业信息化部门在内的多个政府部门都积极参加保护劳动者健康的工作,并依据自身的职能,从立法,监督和社会保障等方面保护着全国劳动者的健康。

一、建立和完善职业卫生相关法律,法规及卫生标准

在法制社会中,以建立和完善职业卫生相关法律、法规和国家卫生标准的方式来保护劳动者健康是政府的最有力手段。在我国,职业卫生相关法律的立法工作由全国人大及其常务委员会负责,目前我国现行的职业卫生相关法律主要有《中华人民共和国职业病防治法》、《中华人民共和国安全生产法》和《劳动法》。职业卫生相关的地方性法规主要由省、自治区、直辖市的人大及其常务委员会负责制定,但较大的市人大及其常务委员会也可以制定辖区内的与职业卫生相关的地方性法规,在报省、自治区、直辖市的人大及其常务委员会审批后实施。职业卫生相关的规章由卫生部制定,当涉及其他部门职责时,上报国务院,制定联合规定。职业卫生标准的相关工作由卫计委主管,由卫计委委托办事机构承担国家职业卫生标准的日常管理工作,由卫计委聘请有关技术专家组成全国卫生标准技术委员会,审查国家职业卫生标准。任何单位和个人可向卫计委标准办事机构提出制定国家职业卫生标准立项的建议。制定标准的立项建议经卫计委标准办事机构审核,并拟定年度计划草案上报卫计委,由卫计委批准后下达执行。经过几十年努力,我国职业病防治的法制化建设得到逐步加强,已初步形成了包括职业病防治法律法规、卫生规章、职业卫生标准等在内的较完备的法律体系。

二、落实职业卫生监督

建立和完善卫生法律法规是落实职业卫生监督首要的基础,而扎实有力的卫生监督是保障职业卫生法律法规顺利实施的必要手段。目前,我国的职业卫生监督主要由各级卫生行政部门、各级安全生产监管部门和各级工会负责。

卫生行政部门主要职责为:①拟定职业卫生法律、法规和标准;②负责对用人单位职业健康监护进行监督检查,规范职业病的预防、保健,并查处违法行为;③负责职业卫生技术服务机构资质认定和监督管理,审批职业健康检查和职业病诊断机构,并对其进行监督管理,规范职业病的检查和救治,负责化学品毒物鉴定管理工作;④负责对建设项目职业病危害预评价审核,职业病防护设施设计卫生审查和竣工验收。

安全生产监管部门的职业卫生监督管理职责:①负责制定作业场所职业卫生监督检查、职

业危害事故调查和有关违法、违规行为处罚的法规、标准,并监督实施;②负责作业场所职业卫生的监督检查,发放职业卫生安全许可证;负责职业病危害申报,依法监督用人单位执行有关职业卫生法律、法规、规定和标准的情况;③组织查处职业危害事故和有关违法、违规行为;④组织指导、监督检查用人单位职业安全培训工作。

各级工会依法参与职业危害事故调查处理,反映劳动者职业健康方面的诉求,提出意见和建议,维护劳动者合法权益。

建立协调机制,做好社会保障。职业卫生服务的相关社会保障主要由各级人力资源社会保障部分负责,主要包括3个方面:①制定合理的就业政策,并评估就业计划对健康的影响;②协调劳动关系,监管劳动合同的实施情况,督促用人单位依法签订劳动合同,为保护劳动者健康奠定法律基础;③做好社会保险的各类工作,特别是通过城镇职工医疗保险和工伤赔偿机制,做好确诊职业病人的社会保障工作。

此外,与保护劳动者健康关系较为密切的政府部门还有各级工业和信息化部门,各级环境保护部门以及各级财政部门,对各部门工作的协调和支持亦是各级地方政府的重要职责。

第五节　社会公众

一、家庭

在当今社会中,大部分劳动者都同时身处家庭和社会两种环境中。如本篇第四章所述,家人、亲友这些与劳动者个人关系最为紧密的人常常会对其健康产生明显的影响。首先,家庭通过生活行为方式影响个人健康,家庭的膳食结构、运动习惯和烟草使用情况,可以明显地影响劳动者健康。其次,家庭氛围和情感支持也与劳动者的心理健康密切相关。家庭成员可通过家庭的情感功能满足爱与被爱的需要,缓解个体负性情绪,例如缓解职业紧张及其影响;反之,当家庭关系紧张时,家庭压力也会和职业紧张发生交互作用,显著地影响健康。其三,家人和亲友的职业安全意识的高低会明显影响到劳动者个人的安全意识和行为模式。

因此,在制定职业健康促进计划时,有必要把职工家属作为一个重要的目标对象考虑进来,充分利用其影响力来强化劳动者的信念和行为。在职业健康教育项目的开展中,要注意活动对职工家属的覆盖,告知其家人所接触职业危害因素及其影响,主要的防护手段,并着重说明家庭生活中与劳动保护有关的事宜,积极增加职工家属对职业卫生的认识,丰富其知识,改变其态度,最终通过家人的行为变化使劳动者健康得到更好的保护。另外,在厂矿的职工和家属中,广泛开展以合理膳食、戒烟限酒、合理运动为主题的全民健康促进活动,也是大有裨益的。

二、社区

随着社会产业结构和就业状态的变化,中小企业职工、流动工、个体户等群体的数量逐年增加。相比在传统的大中型企业的职工,这部分人群由于流动性较大,企业职业卫生制度不完善等原因,更难得到合理和连续的职业健康服务。在这种情况下,通过社区参与的方式来改善这部分劳动者的健康成了很多国家和地区的选择,并取得一定的成绩。首先,社区利用自身资源可为保护劳动者健康做最广泛的社会动员,包括动员社区内的中小企业及其行会、社区志愿者、社区卫生服务中心、社区居民和社区相关的公益慈善组织,使最广泛的力量参与到保护社区劳动者的工作中来。ILO在非洲、亚洲发起的社区中小企业健康干预活动就是这方面的成功案例之一,活动通过邀请社区内的中小企业主动参加以"生产效率、质量与职业卫生联合管理技术"为主题的互动式培训班,成功地改变许多中小企业主对职业卫生的态度,并促使其中的一部分人增加了企业这方面的投入。其次,社区居民对社区职业卫生服务的关注程度会明显影响到社区的初级卫生保健单位给居民提供基本职业卫生服务的积极性,良好的社区态度常会营造更好的卫生服务环境。其三,社区的初级卫生保健机构与中小企业及其职工的直接接触的渠道并不顺畅,社区是促使两者接触的良好的渠道。农村社区常通过举办社区农艺培训、农产品交流会等场合,给社区的职业卫生服务机构与农民提供相互认识和了解的机会,城市社区则通过开展社区中小企业健康促进计划或凭借组织社区公益活动和志愿者服务的机会,为双方的直接接触创造机会,帮助职业卫生服务机构顺利进入社区的中小企业开展工作。总之,社区作为一种有独特功能的社会组织在基层职业卫生服务的社会动员、资源开发和顺利运行中起到了重要的促进作用。

三、媒体

新闻媒体作为一个相对比较独特的社会组织,通过自身握有的舆论和传播工具,成为社会中不可忽视的,同时也是不可或缺的力量组织。必须承认,随着社会信息化的进程,媒体(包括传统媒体和新媒体)通过在舆论监督、健康教育和突发职业卫生事件信息发布三方面的社会功能,在保护劳动健康的中逐渐成为一个有分量的参与者。

首先,媒体有舆论监督的作用。作为现代社会的守门人,通过大众媒体对广大劳动者的生存状态、劳动条件和生命质量多层面的报道,能够较为公开透明地展现现有职业卫生工作的现状和不足。并且,媒体利用其自身日益强大的舆论影响力可在一定程度监督着厂房、企业方、医疗保健系统、政府部门等多个利益群体正视问题,各司其职,不断改进。

其次,媒体有教育社会成员、传播文化知识的功能。在职业卫生领域,传媒的这种功能主要体现在参与职业健康教育和健康促进的工作中,成为健康教育机构和劳动者之间的重要较量。大众媒体宣传在职业健康教育主要有以下 3 个方面的独特作用:①在空间上,迅速把分散的卫生科普信息(包括知识)以集束方式传播给公众,在短时间内把小范围的卫生科普讲座成倍的放大;②在时间上,通过反复而持久宣传以影响公众的行为;③在形式上,大众传媒以其强大的示范力量把一些重要职业健康与安全规范传播给最广泛的大众,利用公众的同调行为使个人举动与相关规范协调起来,从而潜移默化地促进健康行为在大众身上最终实现。

此外,突发事件是最能凸显媒体实力和社会责任的时刻,此时媒体肩负有及时合理发布预警信息和事件动态的责任。以利于最大程度消除恐慌、稳定群众,为处理突发事件积极争取资源、交换信息,有助于快速、有效地解决问题,降低损失。

四、国际组织与机构

以 WHO、ILO 为代表的国际组织多年来一直致力于为保护全球劳动者健康寻求政策支持。一方面,WHO、ILO 把职业卫生与安全作为一个重要的元素设置在各类组织活动和健康计划中,并积极地为职业卫生工作的有效实施争取基金、人力和组织资源。另一方面,以 WHO 为首的各类国际组织通过为其成员国提供国际经验和信息的方式,来促进各国在结合本国国情的基础上制定保护工人健康的国家政策框架,包括颁布立法;建立部门间活动协调机制;为保护和促进工人健康供资和筹集资源;加强卫计委的作用和能力;将工人健康的目标和行动融入国家卫生战略等。

此外,WHO、ILO 等组织还通过与世界贸易组织以及各国政府的合作,将劳动者健康融入其他政策中去。在经贸领域,以国际贸易和卫生的 WHA59.26 号决议的形式,明确规定了也应在贸易政策的背景下考虑工人的健康的国际原则。在就业政策方面,WHO 鼓励各国评估就业计划对健康的影响。在环境政策方面,WHO 和 ILO 提倡加强与劳动者健康有关的环境保护,例如敦促各成员国通过国际化学品管理战略措施中所提出的减少风险措施,同时在多边环境协议、减少风险战略以及紧急情况准备和反应的环境管理系统及计划中考虑劳动者健康问题。可以预见在未来几十年间,随着全球化进程的加深,各国职业卫生工作的联系将会更加紧密,而这种涉及多国政府和各类国际组织的国际交流力量势必在保护劳动者健康的领域也将扮演更为重要的角色。

总之,保障劳动者健康既是一个医学问题,更是一个社会问题,要创建良好的职业卫生环境、保护和促进劳动者健康,需要全社会的共同努力。在这个过程中,劳动者、用人单位、职业卫生服务机构和政府监管部门发挥着核心作用,而以家庭、社区和媒体为代表的社会大众和各类国际职业卫生组织也在不同的角度和层面中发挥着保护劳动者健康重要且难以替代的积极作用。图2-5-1总结了各层面组织在保障劳动者健康的作用和切入点。切入点A是国际组织有关的协议、战略以及国家宏观层面的发展战略;切入点B是政府层面各部门协调和合作来保障工作、就业和健康;切入点C通过法律和规章制度的保障适当的服务、基础设施和人力资源,以确保体面的工作;切入点D是在企业和工作场所的层面来确保体面工作;切入点E是确保所有劳动者的基本卫生服务的可及性;切入点F是通过恰当的措施对所有的劳动者尤其是那些脆弱人群提供社会保护。这些措施真正得到实施还有赖于目前国际上所倡导的"健康融入所有政策"的理念变为我们各级政府的实际行动。

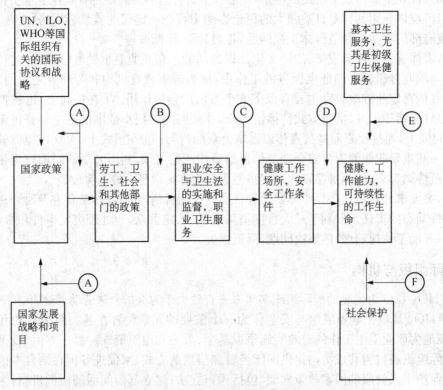

图2-5-1 全社会参与多部门合作保障劳动者健康的切入点

(摘自:Leppo K, et al. Health in All Policies, 2013)

(兰亚佳)

第三篇　劳动者职业卫生与安全

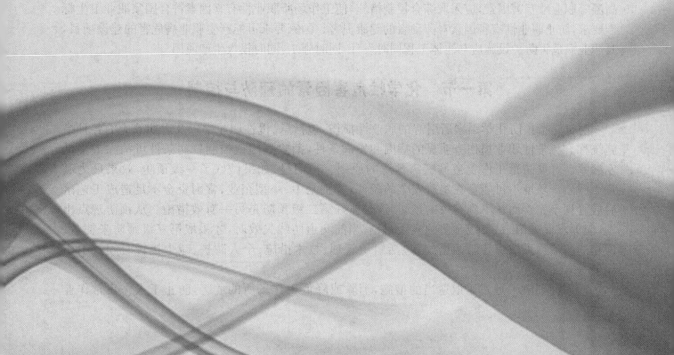

第一章
职业有害因素的控制原则

　　人类劳动是生存和发展的必要条件,本质上劳动应与健康相辅相成、相互促进。但不良的劳动条件,则会影响劳动者的生命质量,以至危及健康、导致职业性病损。劳动条件包括3个方面:①生产工艺过程,产品生产的基本技术流程,它随生产技术、机器设备、使用材料和工艺流程变化而改变;②劳动过程,它涉及针对生产工艺流程的劳动组织、生产设备布局、作业者操作体位和劳动方式,以及智力和体力劳动比例等;③生产环境,指生产场所的环境,包括按工艺过程建立的室内作业环境和周围大气环境,以及户外作业的大自然环境。在生产工艺过程、劳动过程和工作环境中产生和(或)存在的,对职业人群的健康、安全和作业能力、造成不良影响的一切要素或条件,统称为职业危害因素(occupational hazard)。职业危害因素是导致职业性病损的致病原,其对健康的影响主要取决于危害因素的性质和接触强度(剂量)。我国职业病防治法为了明确管理对象,应用了职业病危害因素概念,一般可以理解成法律上认定的职业危害因素。

　　《中华人民共和国职业病防治法》指出,职业病防治工作坚持预防为主、防治结合的方针。应按三级预防措施加以控制,以保护和促进职业人群的健康。三级预防体系相辅相成。第一级预防针对整个人群,是最重要的,第二和第三级是第一级预防的延伸和补充。全面贯彻和落实三级预防措施,做到源头预防、早期检测、早期处理、促进康复、预防并发症、改善生活质量,构成职业卫生与职业医学的完整体系。

　　国家颁布的工业企业设计卫生标准,明确了职业危害的控制原则和措施。企业应优先采用有利于保护劳动者健康的新技术、新工艺、新材料、新设备,限制使用或者淘汰职业病危害严重的工艺、技术、材料;对于生产过程中尚不能完全消除的生产性粉尘、生产性毒物、生产性噪声以及高温等职业性有害因素,应采取综合控制措施,使工作场所职业性有害因素符合国家职业卫生标准要求,防止职业性有害因素对劳动者的健康损害。国家要求可能产生职业病危害的建设项目,其职业病危害防护设施应与主体工程同时设计,同时施工,同时投入生产使用。

第一节　化学性危害因素的预防与控制

　　防毒是指预防化学因素所引起的职业性损伤,包括急、慢性职业中毒及远期效应的各种措施统称。化学性职业损伤有明显的病因和发病条件,消除病因或控制发病条件可消除或降低发病率。开展防毒工作要遵循三级预防的原则。很明显,如果做好了一级预防,效果最为满意。但生产环境不可能存在绝对安全的条件,特别是中、小型企业,常因资金不足造成工艺落后或管理不完善而达不到有效的预防,这时抓好第二级预防是另一有效措施。从预防观点出发,应力求促进第一、二级预防的实现,只有当前两道防线失效时,才采取第三级预防来补救。毒物的防治须采取综合防治措施,包括组织管理、技术措施、个人防护、减少接触时间及卫生保健等方面。

1. **技术措施**　通过采取适当的措施,消除或降低工作场所的危害,防止工人在正常作业时受到有害物质的侵害。采取的主要措施是替代、变更工艺、隔离、通风、个体防护和卫生保健。

工作场所的危害主要取决于化学物质的危害及导致危害的制造过程,有的工作场所可能不止一种危害,所以好的控制方法必须是针对具体的加工过程而设计的。

2. 管理措施　按照国家法律和标准建立起来的管理程序和措施,是预防作业场所中化学物质危害的一个重要方面。管理控制主要包括危害识别、安全标签、安全技术说明书、安全储存、安全传送、安全处理与使用、废物处理、接触监测、医学监督和培训教育。

3. 其他措施　①培训教育。培训教育在控制化学物质危害中起着重要的作用。通过培训使工人能正确使用安全标签和安全技术说明书,了解所使用的化学物质的燃爆危害、健康危害和环境危害,掌握必要的应急处理方法和自救、互救措施,掌握个体防护用品的选择、使用、维护和保养等,掌握特定设备和材料如急救、消防、溅出和泄漏控制设备的使用,从而达到安全使用化学物质的目的。企业有责任对工人进行上岗前培训,考核合格方可上岗。并根据岗位的变动或生产工艺的变化,定期对工人进行在岗培训。②个体防护与个人卫生。当作业场所中有害化学物质的浓度超标时,工人就必须使用合适的个体防护用品。在环境条件无法改变的情况下,个体防护往往比改良工艺容易做到,也能起到十分有效的方法。

第二节　物理因素的控制

物理因素,不同于化学因素,有些是人体健康所必须,关键是控制过量或过长时间接触。除了设备源的防泄漏外,隔离、远距离防护是重点。

一、高温

高温作业按其气象条件的特点可分为高温强热辐射作业、高温高湿作业和夏季露天作业三个基本类型,其特点和行业如下:①高温、强热辐射作业特点:高气温、高辐射强度,低相对湿度。②高温高湿作业特点:高气温、高气湿、低气流、低辐射强度。③夏季露天作业特点:作业时间长,受太阳直接辐射,二次辐射源的附加热,高温和热辐射联合作用。

对高温作业,国家有明确的法律、法规和标准。①《职业病危害因素分类目录》中第四类:物理因素,规定了高温作业可能导致的职业病为中暑,并列举了存在高温作业的 64 种行业。②工业企业设计卫生标准(GBZ1)中具体规定了生产场所气象条件卫生标准,以车间内外温差规定了夏季车间工作地点的容许温度。③高温作业分级标准(GB4200)采用了国际通用的WBGT 指数方法,适用于评价与划分高温作业环境热强度及其等级。④工作场所有害因素职业接触限值(GBZ2.2)规定了综合性的高温作业卫生标准。⑤职业性中暑诊断标准(GBZ41)适用于从事生产劳动(工厂、矿山、农场及其他露天作业等)、体育竞赛时所发生的中暑的诊断和处理。

为了预防高温对作业人员健康产生影响,应按照《工业企业设计卫生标准》(GBZ1)从卫生工程、生产工艺、设备布局、个人防护、卫生保健措施和制订合理的劳动休息制度等方面来采取措施,防止职业性中暑的发生。

二、噪声

生产过程中产生的频率和强度没有规律,长期接触对人体听觉系统可以导致损伤的声音为噪声。噪声的分类多种多样,对于生产性噪声,根据噪声来源可分为:①机械性噪声。由于机械的撞击、摩擦、转动所产生的声音,如冲压、打磨、机加工等。②流体动力性噪声。气体压力或体积的突然变化或流体流动所产生的声音,如空气压缩或施放发出的声音。③电磁性噪声。如变压器发出的声音。根据噪声持续时间分为连续噪声(持续发声时间或两声间隔时间<1 s)和间断噪声(两声间隔时间,1 s,包括脉冲声和冲击声)。根据声压起伏状态分为稳态噪声(声压变化小于 5 dB)和波动噪声(声压变化大于 5 dB)。波动噪声和间断噪声的区别:间断噪声的间断期声压接近或等于背景噪声;波动噪声在声音降落期仍明显高于背景噪声。根据噪声的频谱特性可将噪声分为:高频、中高频、中低频、低频;宽频带、窄频带等类型噪声。

控制生产性噪声的基本方法有以下 3 种。

(1) 厂房设计、设备购买和安装阶段。机器和设备制造要以噪声控制作为机器安全的重要组成部分;购置设备时要严格考察噪声有关的要求,明确可接受的噪声标准。不符合噪声控制有关参数的设备不得购买。厂房内设备安装和布局要遵循的规则:噪声水平大体相等的机器、工序和工作区域靠在一起;用具有中等噪声水平的区域作为缓冲区;将噪声特别大和特别安静的区域分开。

(2) 识别噪声源。工作场所中多台机器同时运作时,首先要找出需要处理的噪声源,弄清楚噪声是哪个设备或部件产生的;识别声源的方法主要有:测量各设备频谱并绘制成曲线,测量声级随时间的变化以确定声源的具体部位,相似的设备或生产线的频率资料相对比,找出问题在哪台设备,用临时性措施分隔各组成部分或通过交替开关各组件以查找噪声源。

(3) 控制噪声。采用吸声材料、隔声材料、阻尼材料及其复合材料等声学材料可有效控制噪声。同时要采取工程技术控制方法,如用噪声低的设备代替高噪声设备,改造噪声源(如给排气嘴安装消声器、减少机器部件之间的摩擦与碰撞等),阻断噪声传播途径(如在设备周围安装隔声围护物,密闭、使用吸声材料等),保护接受者(如采用隔音屏障、建造隔声亭或隔声室、减少暴露、进行个体防护等)。

三、振动

振动是物体在外力作用下以中心位置为基准呈往返运动的现象。振动的基本参数包括频率、速度、加速度、振幅和周期,其中频率、加速度和振幅有重要的卫生学意义。振幅(单位为 m):振动体离开中心位置的最大位移。振动频率(单位为 Hz):单位时间(单位为 s)内的振动次数。振动速度(单位为 m/s):单位时间内位移的变化量。振动加速度(单位为 m/s):单位时间内速度的变化量。

职业接触主要是使用振动工具,接触手传(局部)振动的作业。主要涉及行业有矿山开采、机械制造、冶金行业、林业木器、建筑行业、交通运输等。生产中产生振动的原因主要有不平衡物体的旋转、旋转物体的扭动和弯曲、活塞运动、物体冲击、物体摩擦、空气冲击波。使用风动工具作业有铆接、清砂、锻压、凿岩、造型、捣固、钻探、割锯、打桩机等。使用电动工具作业有链锯、电锯、电钻、振动破碎机等。使用高速旋转机械作业有研磨、抛光、凿岩、钻孔、铣镟等。

控制振动的主要方法有采用低振动产品、减少振动传递、限制振动接触等。此外,在作业环境中对噪声、高温、毒物等因素的控制,对于防止生产振动的危害也有一定作用。缩短和限制接触振动的时间,也是防止、减轻振动危害的重要措施。应根据振动工具的振动强度,以及我国实施的局部振动卫生标准要求,合理安排接触振动的作业时间,增加有效的工间休息。

四、非电离辐射

非电离辐射系指紫外线、红外线、可见光、激光、射频辐射(微波、高频电磁场),它们都属于电磁辐射谱中的特定波段。由于这类辐射不足以导致组织电离故称为非电离辐射。

1. 紫外辐射   波长 100~400 nm 的电磁波称为紫外辐射,亦称紫外线。波长短于 160 nm

的紫外线可被空气完全吸收，只在真空中存在，无实际意义。200～320 nm 波段的紫外线具有卫生学意义，可被眼睛角膜和皮肤的上皮层吸收，能引起皮肤红斑、光敏感作用和眼角膜结膜炎。

生产过程中，凡是物体温度达 1 200℃以上时，辐射光谱中即可出现紫外线。主要职业接触有电气焊接、氧切割、炉窑、玻璃加工、热轧、铸造等。从事碳弧灯和水银灯制版或摄影、高压电灯检修紫外线灯消毒等工作，亦可受到过的紫外线照射。

电焊、氧切割、炉窑、碳弧灯、水银灯制版和炽热物体达到 1 200℃以上发射的紫外线，可以通过防护屏蔽，如滤紫外线罩、挡板等，以及保护眼睛、皮肤的个人防护用品加以防护。眼面部防护，根据工作需要可选择防御有害辐射线伤害的护目镜或电焊面罩、炉窑面罩等个人防护用品。皮肤防护，可采用具有遮断光线作用的防护膏涂抹于皮肤暴露部位。

2. 射频辐射　也称无线电波，是指波长范围为 1 mm～3 km、频率 100 kHz～300 GHz 的电磁波，包括高频电磁场和微波。高频电磁场按波长可分为长波、中波、短波和超短波，频率为 100 kHz～300MHz 的射频辐射范围，其特点是波长大于 1 m。微波分为分米波、厘米波和毫米波，频率在 300 MHz～300 GHz 之间的电磁波，其波长在 1 m～1 mm 之间。以脉冲调制的微波简称为脉冲波，不用脉冲调制的连续振荡的微波简称为连续波。

任何射频辐射发射源周围均可区分为两个作用场，即感应场（近场区）和辐射场（远场区），两者以波长的 1/6 为界。在高频及大部分超高频波段，工人操作岗位主要处在感应场中，应分别以电场强度（Y/m）和磁场强度（A/m）来表示其辐射强度。对波长较短的超高频电磁场和微波，因为波长较短，故作业人员都处在辐射场内，以功率密度（mW/cm）来表示辐射强度。

射频辐射的职业接触并不少。例如，①利用中长波波段的电磁场对导体及半导体进行感应加热，如钢制件的高频淬火、金属的高频熔炼及焊接、半导体材料的外延及区熔等，使用频率一般为 200～800 kHz。②利用短波及接近短波的超短波段对非导体进行介质加热，如塑料制品的热黏合、棉纱及木材等的干燥、橡胶硫化等。使用频率多为 10～40 MHz，功率小于 4 kW。此外，超短波还广泛应用于无线电通讯、电视台和医学理疗等。③微波辐射的脉冲波主要用于无线电通讯和雷达导航、探测等。除设备操作人员可受到微波辐射外，在雷达整机和微波元件的生产与研究中，调试、测试人员接受辐射的机会更多，且大多属脉冲波。微波辐射的连续波主要用途为工业用干燥设备，如对粮食、食品、药物、纸张、胶片等进行干燥，以及理疗设备、微波炉等。常用微波加热设备频率为 915～2 450 MHz。

射频辐射危害的 5 项防护措施：①辐射源的屏蔽，在不妨碍操作和符合工艺要求的前提下，屏蔽材料应用导电金属材料，无导电性能的材料对辐射场源无屏蔽作用。同时，金属反射屏蔽网、罩应有良好的接地装置。②远距离操作，对辐射源屏蔽有困难时，应考虑远距离操作或自动化操作，减少人员的暴露时间、暴露剂量，减轻危害。③遵循限时操作原则，缩短作业时间，对减少接触剂量有重要意义，将容许强度和工作时间结合起来考虑，按照高频、微波卫生标准职业接触限值的要求综合考虑。④工作场所减少存放带电金属外壳的设备和零部件，不要用金属材料制作桌椅等，防止形成二次辐射源。⑤正确使用个人防护用品：微波作业时应佩戴镀有金属薄膜的防护眼镜；必要时穿防御微波辐射的防护服、防护帽。穿戴微波防护服应根据作业场所微波强度和防护区域进行选用，穿用时必须将纽扣完全扣好，戴上屏蔽帽。避免接触酸碱、油脂或其他脏污物质，用后将其挂起，不要折叠，以免损伤屏蔽层影响衰减微波的作用。清洗微波服时，用弱碱性肥皂洗涤，用清水冲洗干净，切忌揉搓绞扭，在通风阴凉处晾干，不能暴晒。活套装扣的镀金属布防护服可以脱卸外层单独洗涤，不洗屏蔽层。

在职业健康监护方面，器质性中枢神经系统疾病、有精神症状、白内障、血液病等疾患属职业禁忌。对作业人员要重点观察晶状体、心血管系统、血象及内分泌功能。

第三节　生物因素的预防控制

生物技术革命和高新技术产业的迅猛发展,使可能产生生物性危害的工业生产的种类和场所越来越多。每一项新的生物技术或医药产品的研发和生产,都有可能造成对人体的生物性危害。因此,及时采取有针对性的预防控制措施是十分重要的。

一、风险评估与管理通则

我们要对可能产生职业性生物性危害的作业开展危险度评估,并对潜在的生物性危害的强度进行评价,提出重点场所、重点人员、主要危险行为等,预测职业暴露可能带来的危害和后果。严格按照国家法律法规,建立健全各项安全生产规章制度,制定和落实生物安全防护守则,以及职业性生物性危害防护措施、应急处置措施及预案等。对职业场所或职业环境进行分析或现场监测,分析发现主要的生物性危害因素及其主要的生存环境、生产环节等,根据各种常见的生物性危害因素对职业人群的健康危害及其强度,为及时采取有效的措施提供科学依据。尽早发现与生物性危害相关的健康损害或不良状况,及时处理,并查明致病源,杀灭或清除致病源,发现敏感者应尽早调离危险的工作岗位,保护职业人员的健康。

在生物因素的控制过程中,要严格传染性有害废弃物的安全处理。在接触和处理以上这些具有潜在致病性或传染性的生物废弃物时,应按照相关规定或程序进行,以杜绝和防止可能的对人体的生物性危害。可能产生传染性生物性危害废弃物的生产和科研机构应建立一套严格的生物性废弃物处理原则和生物安全措施,并指定专职人员登记、管理与处置生物性废弃物,并负责监督各部门对其产生的生物性废弃物进行处理和消毒工作。

对于职业环境中可能接触生物有害因素的工作人员,应该在做好职业场所安全防护措施的同时,要强调职业性生物性危害的个体防护,如穿戴防护工作服、帽子、口罩、手套等防护用品;作业前后都必须对双手和身体外露部位进行彻底清洗和消毒;在做出危险度评估的基础上服用有效的防护药物,或进行免疫接种以提高个体免疫力等。

对企业管理人员、产品研发和生产人员开展生物安全防护培训十分重要,包括:基本的生物安全防护知识;企业内可能存在生物性危害的工作区域以及可能存在的生物性危害的种类;各种法律法规和规章制度,尤其是与防范生物性危害有关的规章制度;重要岗位和人员应开展防范生物性危害的演习或操练。

二、微生物实验室安全管理

2004 年颁布的《病原微生物实验室生物安全管理条例》规范了病原微生物的分类和管理、实验室的设立与管理、实验室感染控制和监督管理等职责。通常,我们将这些实验室称为生物安全防护实验室。

生物安全防护实验室是指实验室的结构和设施、安全操作规程、安全设备能够确保工作人员在处理含有致病微生物及其毒素时,不受实验对象侵染,周围环境不受污染。根据微生物及其毒素的危害程度不同,分为四级。

生物安全防护一级实验室,一般适用于对健康成年人无致病作用的微生物;二级适用于对人和环境有中等潜在危害的微生物;三级适用于主要通过呼吸途径使人传染上严重的甚至是致死疾病的致病微生物或其毒素;四级适用于对人体具有高度的危险性,通过汽溶胶途径传播或传播途径不明、目前尚无有效疫苗或治疗方法的致病微生物或其毒素。

传染病原分为 4 个危害等级。第一级危害群微生物:与人类成人健康和疾病无关;第二级危害群微生物:在人类所引起的疾病很少是严重的,而且通常有预防及治疗的方法;第三级危害群微生物:在人类可以引起严重或致死的疾病,可能有预防和治疗的方法;第四级危害群微生物:在人类可以引起严重或致死的疾病,但通常无预防和治疗的方法,如炭疽杆菌、霍乱弧菌、埃博拉病毒、天花病毒等。每一级对应一种防护(protect,P)实验室。

(周志俊)

第二章
职业性有害因素识别

职业卫生与职业医学的主要任务是识别、评价、预测和控制职业性有害因素对职业人群健康的影响。职业性有害因素是否引发职业危害以及所致职业危害的性质和强度主要取决于职业性有害因素本身的理化特性以及其作用于机体的机会、方式、部位、时间和剂量等。通过职业环境监测、生物监测以及职业流行病学调查、实验研究等手段，对作业场所中职业性有害因素的存在情况、劳动者的接触情况及其接触后的效应进行详细调查，并进行定性及定量分析后，才能科学合理地识别、评价、预测其实际危害性质、程度及其作用条件，为采取有效控制措施，最大限度地降低职业性有害因素的不良作用提供科学依据。职业性有害因素识别包括两方面含义：一方面是对职业活动中的各种因素是否具有危险性的识别，发现、确定未知、新的职业性有害因素；另一方面是对职业活动中是否存在职业性有害因素的识别，辨别、找出已知、确认的职业性有害因素。

第一节　识别的通则

在实际职业活动中，生产工艺过程复杂，多种物理、化学和生物因素并存及其之间相互作用，劳动过程形式多样，如何将生产工艺过程中可能存在的各种职业性有害因素全面、准确地筛选、识别，需要依据客观确切的证据以及进行一个科学的判断过程，这是一个动态且不断完善的过程，贯穿职业卫生工作的始终。

识别的职业性有害因素所产生的实际危害性质、程度及其作用条件则需要通过职业性有害因素评价进行科学合理的阐述、预测。国家《职业病防治法》及相关法规的要求，职业病危害预评价和职业病危害控制效果评价、工作场所职业病危害因素监测及评价、有害作业的分级评价、职业病防护设施与个人防护用品效果评价等工作，需要经国家资质认可的职业卫生服务机构按照相应的规范进行，只是要求提供这些数据时要由有资格的服务机构提供。因此，职业性有害因素的识别仍然是用人单位的首要职责，用人单位应该借助职业卫生服务机构的力量，全面做好识别评价工作，而非简单地付费后所有工作交给职业卫生服务机构。做好这项工作，需要各方面专业人员参与，更需要用人单位的积极主动。

识别和鉴定某一因素是否是职业性有害因素在于判定该因素是否在职业活动中对职业人群健康、安全和作业能力造成不良影响。职业接触该因素引发、加重、加速了职业危害的发展。职业性有害因素是因，健康损害是果，职业性有害因素与职业危害之间存在因果联系，因而判定职业性有害因素的方法原理来自于流行病学研究的因果关系判断。

识别和筛选某一具体的职业环境中是否存在职业性有害因素并搞清其作用特点，其基本原理是利用事物内部或事物之间的规律性、相似性、相关性及系统性等基本特征，以系统观点为指导，认识事物之间联系的必然性，发现事物性质、运动变化规律之间的相似性，明确事物发展过程中各因素之间存在的依存关系和因果关系，利用事物运动和变化中的惯性，采用系统分析方法进行职业性有害因素的识别。事物的规律性是经验筛选职业性有害因素的基本前提，事物的相似性是进行类比推理的依据,事物变化的依存关系是工程分析的理论基础。通常以由生产装置、物料、人员等集合组成的系统为识别对象,找出系统中各要素之间的空间结构、排列顺序、时间顺序、数量关系、环境因素、工艺参数、信息传递、操作工艺及组织形式等相关关系,借鉴历史、同类情况的数据、典型案例等,推测评价职业危害状况,从而科学、准确、全面地将一个具体职业环境的各种职业性有害因素识别和筛选出来。

对已知职业性有害因素传统的识别和筛选方法包括检查表法(经验法)、工程分析法和实际检测检验法。检查表法是一种基础、简单、应用广泛的识别方法,针对工厂、车间、工段或装置、设备以及生产环境和劳动过程中产生的职业危害因素,事先将要检查的内容以提问方式编制成表,随后进行系统检查,识别可能存在职业性有害因素。对于不同行业、不同工艺的项目需要编制不同内容的检查表。检查表的设计主要依赖于先前的经验,因此识别(或制订表格)人员的实际工作经验和掌握的相关专业知识非常重要。该方法主要适用于一些传统行业中采用成熟工艺的工作场所的识别,其优点是简便易行。工程分析法是对生产工艺流程、生产设备布局、化学反应原理、所选原辅材料及其所含有毒杂质的名称、含量等进行分析,推测可能存在的职业危害因素的方法。检测检验法是对工作场所可能存在的职业危害因素进行现场采样,通过仪器设备进行测定分析的方法。这对职业性有害因素的定量识别非常有用,有时还可以识别一些先前不知的危害因素,如化学反应过程中形成的中间体。

对于发生了不明原因的健康损伤,需要探究工作场所可能引起的原因。这需要对未知职业性有害因素的进行识别和鉴定。判定某一因素是否为职业性有害因素的方法和依据,可以从临床病例观察、实验研究和职业流行病学研究三个方面入手。①临床病例观察,从职业人群的特定病例或一系列发病集丛(cluster)中分析找出职业与疾病的联系,作为职业性有害因素识别和判定的起点和线索。最初接触和发现职业病的是临床医生,对职业相关疾病的细致观察和科学分析,是分析和探索职业性有害因素的传统方法。②实验研究,从体内动物实验和体外测试的阳性结果中寻找线索,是识别和判定职业性有害因素的有效手段。动物实验结果外推及人时应持谨慎态度。③职业流行病学研究,以职业人群为研究对象,运用有关流行病学的理论和方法研究职业性有害因素及其对健康影响在人群、时间及空间的分布,分析接触与职业性损害的因果关系,可提供识别和判定职业性有害因素最有力的证据。

第二节 化学性危害因素识别

一、存在形态与接触机会

工业化学毒物可以固态、液态、气态或气溶胶的形式存在于生产环境中。气态毒物指常温、常压下呈气体扩散的物质,如氯气、一氧化碳、二氧化硫等;固体升华、液体蒸发或挥发可形成蒸气,如碘等可经升华、苯可经蒸发而呈气态。凡沸点低、蒸气压大的液体都易形成蒸气,对液体加温、搅拌、通气、超声处理、喷雾或增大其体表面积均可促进蒸发或挥发。雾为悬浮于空气中的液体微滴。蒸气冷凝或液体喷洒可形成雾,如镀铬作业时可产生铬酸雾,喷漆作业时可产生漆雾等。烟为悬浮于空气中直径小于 $0.1\ \mu m$ 的固体微粒。金属熔融时产生的蒸气在空气中迅速冷凝、氧化可形成烟,如熔炼铅、铜和锌时可产生铅烟、铜烟和锌烟;有机物加热或燃烧时,也可形成烟。粉尘是能较长时间悬浮在空气中,其粒子直径为 $0.1\sim10\ \mu m$ 的固体微粒。固体物质的机械加工、粉碎,粉状物质在混合、筛分、包装时均可引起粉尘飞扬。漂浮在空气中的粉尘、烟和雾,统称为气溶胶(aerosol)。工业毒物主要经呼吸道吸收进入人体,亦可经皮肤和消化道进入。在我国职业卫生管理中,常将粉尘单独列为一类因素。由于尘是化学物存在的形态,因此以下的识别原则同样适合于所谓"粉尘"一组的职业性有害因素。

生产性毒物主要来源于原料、辅助料、中间产品（中间体）、成品、副产品、夹杂物或废弃物；有时也可来自热分解产物及反应产物。例如，聚氯乙烯塑料加热至 $160\sim170℃$ 时可分解产生氯化氢；磷化铝遇湿分解生成磷化氢等。同一毒物在不同行业或生产环节中来源的性质可以完全不同，最简单的 个示例就是一家工厂的原料是另外一家的产品。

接触生产性毒物主要有两个环节，即产品的生产和其应用。涉及原料的开采与提炼，材料的加工、搬运、储藏，加料和出料，以及成品的处理、包装等。化学物反应、输送管道的渗漏，化学反应控制不当或加料失误而引起冒锅和冲料，储存气态化学物钢瓶的泄漏，作业人员进入反应釜出料和清釜，物料输送管道或出料口发生堵塞，废料的处理和回收，化学物的采样和分析，设备的保养、检修等也有机会接触。

此外，有些作业虽未应用有毒物质，但在一定条件下亦有机会接触到毒物，甚至引起中毒。例如，在有机物堆积且通风不良的场所（地窖、矿井下废巷、化粪池、腌菜池等）作业时接触硫化氢而致急性中毒的事件常有报告。塑料加热可接触到热裂解产物。

接触生产性粉尘的常见行业有：金属矿山行业，煤矿，石英砂生产行业，冶炼与铸造行业，建筑行业，化工与纺织行业等。生产过程中产生粉尘的工艺过程主要是：①固体物质的机械加工或粉碎，如矿石或岩石的钻孔、爆破、破碎、磨粉，金属的切削、研磨以及粮谷类的加工等；②粉末状物质的混合、过筛、包装、搬运等，如建筑过程中水泥、沙石和石灰等的操作工序。

知晓生产性毒物的来源及其存在形态，对于了解毒物进入人体的途径、毒性作用的评价、空气样品的采集、分析方法选择以及制订相应的防护策略等均具有重要意义。

二、主要的化学性职业危害因素

由于产生职业危害的因素种类很多，导致职业病的范围较广，职业病的类别较多，不可能把所有职业病的防治都纳入法律的调整范围。为明确管理目标，抓住重点问题，切实保障劳动者健康，我国政府采用了职业病危害因素的概念。我国职业病危害因素分类目录，分为粉尘类、化学物质类、物理因素类、生物因素类、导致职业性皮肤病的危害因素、导致职业性眼病的危害因素、导致职业性耳鼻喉口腔疾病的危害因素、职业性肿瘤的职业病危害因素、其他职业病危害因素等。要强调的是，应该对工作场所所有可能存在的物理、化学和生物因素等进行识别，首次要对一些常态下没有健康风险的因素做好记录，如果以后有变化要及时评价，并根据结果进行管理或控制。

三、化学物的危害识别

企业在生产过程中，或多或少会使用毒性大小不同的化学物，工人接触化学物的机会是不可避免的。问题的关键是要让工人清楚地知道，接触的是什么化学物，在何种条件或情况下可能产生怎样的危害。全面地识别生产过程中的工业毒物，并不是一件容易的工作。有的企业用料单一、生产过程简单，通过调查方式就可以识别工人可能接触哪些化学物。有的企业用料繁多、生产工艺复杂，存在多种化学物的反应，则识别需要一定水平的科学判断和一定的过程。从对工人危害角度而言，关键是要了解化学物是否容易释放，是否对工人有多种接触机会。对化学反应过程中中间体的危害，往往容易忽视。因此，最基本的识别内容需包括对化学物的品名、种类、数量、反应中间体、最终产物和残留物质，以及它们的物理化学特性和毒性等一系列参数。只有了解、掌握工业毒物危害的性质和程度，才能针对性地采取有效的控制措施。

（一）化学毒物危害识别的基本方式

对使用化学物品种不多、无复杂的化学反应的企业，一般可以通过查阅生产工艺过程、检查原料使用清单,了解从材料直到成品之间的所有工艺,核实每一处理或加工步骤,就可知道企业内可能存在哪些化学性危害因素。化学物料安全清单(MSDS)上的内容基本能提供上述信息。对某些毒性较大的有机溶剂要特别小心,不少厂家以技术保密为由,不把主要有毒成分告诉用户,只用代号或含糊其词,往往掩盖一些毒性较大的化学物带来的隐患。

对购买进来的化学物品,要关心工艺上如何使用,有多少机会释放出来,并导致工人接触。对有化学反应的工艺,要关注生产过程中是否有中间体形成,并可能释放出来。要关心产品的安全性问题,在产品的包装、运输过程中是否造成过量接触。

在查清接触哪些化学物质、有多少量可以释放出来的基础上,可以估计工人可能接触的数量,结合化学物料安全清单提供的信息,就可大致判断化学物的可能危害程度。此外,还应注意反应性化学危害(reactive chemical hazards)。它是一种无法可控的化学反应的潜能情况,可伴随有温度升高、压力增加、气体逸散或其他形式的能量释放,未达爆炸即可造成严重危害。化学反应中释放的气体可能是可燃的、有毒的、腐蚀性的、高温的,造成容器内容物压力增加而破裂。这种化学反应一部分是有目的性的、是既定的工艺过程,此过程中会存在化学反应发生,生成物与反应物结构不同,产热是目的性化学反应的一个重要指标。还有一部分化学反应是意外造成的,如不同化学物储存在一处,因意外情况造成碰在一起进而形成的一系列反应。要强调的是,具潜在危害的化学反应既可源于一种或几种材料的本身化学性质,也可源于化学物所使用的条件。所有的化学物都可以活化的,甚至包括那些通常条件下不能称为反应性化学物的物质,在特定过程中也可导致能量或毒物释放。因此,要识别可能导致化学性危害发生的操作方式或化学物品种和数量是十分重要的。

(二) 过程危害分析

过程危害分析(process hazard analysis, PHA)在职业安全中已经开始应用,它是过程安全管理的核心。过程安全管理(process safety management, PSM)是由美国化工协会最早提出,印度博帕尔事件发生后企业、政府更加重视,1992年以后已经成为美国安全卫生管理署(OSHA)颁布的职业安全与卫生标准的内容。早期因为主要针对一些高毒性的化学物的管理被称之高毒性的化学物过程安全管理。过程安全管理要求化学品年用量达到吨级水平以上的企业必须执行这管理系统。实质上,过程安全管理就是一个前瞻性的和系统性的识别、评价、减缓或预防化学品释放以及由之引起的各种危害。强调通过融汇技术、程序和管理实践等内容的综合性项目实施危害管理,标准包含16个要素,其中14个要素属于强制性的。PHA是一个关键的要素,即"识别和分析化学品加工、处理过程中潜在危害的有组织、系统性的方法"。过程安全管理通常包括过程安全信息、职工参与、过程危害分析、操作程序、培训、承包责任制、工作前的安全检查、机械设备完整、"热点"作业、变动的管理、事故调查、应急预案、达标检查和信守商业秘密。

企业应用过程危害分析,能够掌握化学物潜在危害的分布情况、确定正确无误的预防或减缓危害的措施、制定意外发生时的应急预案。过程危害分析要求企业应用一个或多个最适合本企业情况的成熟方法开展评价分析,并且这工作必须由不同领域内专家共同参与,这些专家中至少有人懂得生产过程和掌握危害分析方法。通过过程危害分析,企业可清楚地知晓生产过程的危害、先前发生的可能带来灾难性后果的各种事故、适用于危害控制的工程技术措施和管理措施以及两者之间联系、工程技术措施和管理措施失效的可能后果,特别是对工人的影响、设备布局以及人为的因素、解决过程危害分析过程中发现问题的建议。

过程危害分析的常用方法有:"如果类"、清单、"如果类"/清单综合方式、危害和操作性能研究、故障模式和影响分析、事故树分析、其他有效的类似方法。故障模式和影响分析(failure modes, effects analysis, FMEA)和事故树分析(fault tree analysis)主要适合于安全分析。安全和卫生是互有联系,密不可分的。

"如果类"方法。通常由富有经验的专业人员集体讨论提出一系列的"如果……会……"问题。问题主要涵盖设备因素、人为因素和其他外部因素三方面,每一问题代表一种可能存在或发生的情况,由企业操作人员和/或技术人员来回答是否存在或可能是这样的问题。如果存在,就要对现有的安全卫生措施是否完善、适用进行评价,以确定是否对系统进行修改。"如果类"方法通常分成以下几个步骤:将生产系统划分成较小的、合乎逻辑顺序的亚系统单元,对每一个亚系统单元提出问题清单,选择某一问题、识别其危害、后果及严重程度,再选择另一个问题,直至全部完成。

清单方法,又称检查表法。清单方法是最简单的识别危害的方式、易于使用、可以很快提供结果。该方法不能识别新的危害,使用问题清单的人员应当懂得设备系统知识和标准操作程序。检查表由一系列针对设备的安装和运行的问题清单组成,通常只要回答有无即可,因此比较简单。通常清单法能识别常见的化学物危害,并了解其程度。

"如果类"/清单方式方法。这是"如果类"方法与清单方法的结合,将专业人员集体讨论的方式与已有的清单问题目录结合起来。通常从回答先期准备的"如果……会……"问题开始,再由专家讨论形成新的问题。这一结合的方式使得固定结构式的问题有了创造性思考的补充。

危害和操作性能研究(hazard and operability analysis, HAZOP),可用于识别安全、卫生和环境的危害因素,发现引起不能正常运转的各种问题。它是一种结构严谨的分析方法,能系统地调查系统内组成部分,以发现与预先设计相偏离的指标,进而阻止相应问题的发生。通常,专业人员会仔细研究工艺过程和厂房、设备布局(或工厂模型),并对各设备和各操作存在潜在的问题进行分析,以最终发现危害、控制危害。

第三节 物理性因素

作业场所中的物理因素一般有明确的来源,通常与生产设备、辅助装置、公用设施的运行有关,当产生物理因素的设备、装置、设施处于工作状态时,其产生的因素可能造成健康危害,且危害程度取决于每一种物理因素所具有的特定物理参数,其中主要是物理因素的强度。但是,作业场所空间中物理因素的强度多以发生源中心向四周播散,随距离的增加呈指数关系衰减。因而,物理性有害因素的识别关键是物理因素发生源的识别以及物理参数的分析。

一、噪声的识别

噪声的识别主要包括对声源、噪声强度、噪声频率分布、噪声暴露时间特性等的识别。识别噪声特性的方法,主要依赖于对噪声的检测以及对现场其他所有信息的综合分析。

噪声源的识别是识别噪声的最主要工作,不同的噪声源所产生的噪声性质、强度和频谱特性不同,对人体健康的影响不同。首先对现场噪声的行业或者领域的类别进行识别,对人体健康影响较大的工业噪声、交通噪声、建筑施工噪声和社会生活噪声区分开来,并将其中常见的主要声源识别出来。同时,所识别的作业现场噪声动态特性进行分析研究,其中主要有现场噪声的频谱分析、作业人员噪声暴露的时间特性分析和噪声源的声场分布特性等方面,以便掌握其对人们的危害特性和控制、治理的方法。

二、振动的识别

主要是识别生产过程中接触振动的作业和振动源。接触局部振动常见的作业是使用风动工具铆接、清砂、锻压、凿岩等作业;用电动工具钻孔、割锯、捣固等作业;表面加工研磨、抛光等作业。常见的全身振动作业是用汽车、火车、飞机、轮船、摩托车等运输工具从事交通运输工作;农业生产、工程建设使用收割机、脱粒机、拖拉机以及各种工程机械等农业机械和工程机械。

三、高温作业的识别

根据国家职业卫生标准中关于高温作业的定义,分析确定作业条件而识别鉴定是否为高温作业。符合下列条件之一,识别为高温作业。①作业场所有生产性热源,其散热量大于23 W/(m^3·h)或84 KJ/(m^3·h)的车间;②工作地点有生产性热源,以本地区夏季室外平均温度为参照基础,工作地点的气温高于室外2℃或2℃以上的作业。实际工作中还可以根据以下经验预先确定作业场所是否存在高温作业的可能。

高温强辐射作业常发生在冶金工业的炼焦、炼铁、炼钢、轧钢等车间;机械制造工业的铸造、锻造、热处理等车间;建筑材料行业的陶瓷、玻璃、搪瓷、砖瓦等使用工业炉窑的车间和作业场所:火力发电厂和轮船上的锅炉间等场所。高温高湿作业常发生在印染、缫丝、造纸等工业中对液体加热或蒸煮时,车间气温可达35℃以上,相对湿度常高达90%以上。潮湿的深矿井内气温可达30℃以上,相对湿度也可达到95%以上,如通风不良就形成高温、高湿和低气流的不良气象条件,即湿热环境。夏季露天作业也是一类常见高温作业,如农业、建筑、搬运等露天劳动的高温和热辐射主要来源是太阳辐射及地表被加热后形成的二次热辐射源。

四、电离辐射与非电离辐射的识别

非电离辐射中紫外线、可见光、红外线、射频辐射、激光都属于电磁辐射谱中的特定波段。紫外线波长范围是100 nm～400 nm,凡温度达1 200℃以上的物体,都有紫外辐射,随温度的增高紫外线的波长变短,强度增大;红外线波长范围是760 nm～1 mm,凡是温度在-273℃以上的物体,都有红外线辐射,自然界中的所有物体均可看成红外辐射源,只是波长、强度和发射功率等不同;射频辐射是电磁辐射谱中量子能量最小、波长最长的频段,波长范围是1 mm～3 km,因而,非电离辐射的识别关键在于详细了解生产设备运行时的电磁辐射状况,充分考虑作业工人的接触情况,通过对不同频率、不同波长电磁辐射的辐射强度测定进一步识别非电离辐射。

电离辐射的识别除了明确放射源以外,还应进行个人暴露剂量测定、环境电离辐射检测、放射性核素的分析测量等。

(周志俊)

第三章
职业环境监测

职业环境监测(occupational environmental monitoring)是对作业者作业环境进行有计划、系统的检测,分析作业环境中有毒有害因素的性质、强度及其在时间、空间的分布及消长规律。职业环境监测是职业卫生的重要常规工作,按照《职业病防治法》要求,企业应该根据职业卫生工作规范,定时地监测作业环境中有毒有害因素。通过职业环境监测,既可以评价作业环境的卫生质量,判断是否符合职业卫生标准要求,也可以估计在此作业环境下劳动的作业者的接触水平,为研究接触-反应或效应关系提供基础数据。

第一节　监测的对象的确定

职业环境监测工作属职业卫生工作中的评价范畴,要做好这样工作,必须有预测、识别的基础。这可以通过查阅生产工艺过程、检查原料使用清单,参考其他企业类似经验,现场查看及倾听作业者反映,结合化学物的毒性资料,初步确定检测对象。不同的作业环境,有毒有害的因素是完全不同的。对一个企业而言,并不是他们所使用的全部化学品、生产过程中的中间产物、生产的产品或废弃物都要检测。一些化学品属实际无毒,就无须过多探究其在作业环境中的确切浓度。

在《职业病防治法》配套规章中,国家已经明确规定需要监测的各种因素。凡存在国家有关法规列出的必须监测项目的企业,应向政府监督管理机构申报,并建立监测制度。对规章中未列出的项目,特别是一些化学物,如企业用量或产量较大,作业者接触人数又较多,且安全性资料并不完整的,企业应本着负责的态度,建立自检制度以避免发生意外。

第二节　车间空气中有害物监测

作业场所空气中的化学物质,大多来源于工业生产过程中逸出的废气和烟尘,一般以气体、蒸汽和雾、烟、尘等不同形态存在,有时则以多种形态同时存在于空气中。化学物质在空气中以不同形态存在,它们在空气中的飘浮、扩散的规律各不相同,需要选用不同的采样方法和采样仪器。合理的车间空气中有害物监测必须考虑采样策略(点的选择、时间选择、频度等)和采样技术(采样动力、样品收集),根据监测目的、车间空气中污染物分布特点及作业者实际接触情况,作相应调整。

一、采样方式

目前,常用的采样方式有个体采样(personal sampling)和定点区域采样(area sampling)两种(图3-3-1)。个体采样是将样品采集头置于作业者呼吸带内,可以用采样动力或不用采样动力(被动扩散)。通常采样仪直接佩戴在作业者身上。如采样仪器由检测人员携带,与作业者同行,又称呼吸带跟踪采样(breathing zone sampling)。定点区域采样是将采样仪固定在车间某一区域。

1. **个体采样**　采样系统与作业者一起移动，能较好地反映作业者实际接触水平，但对采样动力要求较高，需要能长时间工作、且流量要非常稳定的个体采样仪。因采样泵流量有限或被动扩散能力限制，个体采样不适合于采集空气中浓度非常低的化学物。

同一车间若有许多工种，每一工种的操作工都要监测。作业者即使在一个班组或工种作业，受作业者作业习惯、不同作业点停留时间等影响，不同个体间接触水平差异仍然较大。为了能代表一个班组的作业者的接触水平，同一工种若有许多作业者，应随机地选择部分作业者作为采样对象，最好是全部作业者。若班组人数少于 8

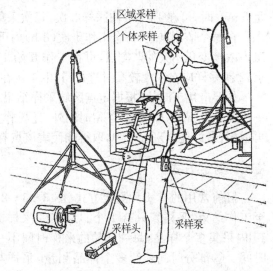

图 3-3-1　个体采样与区域采样示意图

人，应每人都要采样。如果班组人数多于 8 人，则根据表 3-3-1 确定应采样人数。如果遵照执行，从数理统计角度考虑可保证能检测出最高水平接触。表中要求较国家颁布的《工作场所空气中有害物质监测的采样规范》更加严格，依据简单、可行的原则规范中要求的采样人数没有如此多，在监督执法中应遵照执行。

表 3-3-1　同一班组(工种)中不同作业者数应监测的作业者数

班组人数	应采样人数	班组人数	应采样人数
8	7	21~24	14
9	8	25~29	15
10	9	30~37	16
11~12	10	38~49	17
13~14	11	50	18
15~17	12	50~	22
18~20	13		

2. **定点区域采样**　常用于评价作业环境质量。由于采样系统固定，未考虑作业者的流动性，定点区域采样难以反映作业者的真实接触水平。以往经验表明，定点区域采样结果与个体采样结果并不一致，两者之间并无明显的联系。但可以应用工时法，记录作业者在每一采样区域的停留时间，可以根据定点区域采样结果，估算作业者接触水平。

要根据环境监测的不同目的，调整其采样策略。针对评价工人作业环境质量的环境评价，国家已经制定定点区域采样的规范，应遵照执行。

通常监测点应设在有代表性的作业者接触有害物地点，尽可能靠近作业者，又不影响作业者的正常操作，在监测点上设置的采集头应在作业者工作时的呼吸带，一般情况下距地面 1.5 m。

原则上，可根据产品的工艺过程、不同操作岗位和工序，凡有待测物质逸散的作业点，分别设点。一个车间内有 1~3 台同类生产设备设一个监测点，4~10 台设 2 个点，10 台以上至少设 3 个点。仪表控制室和作业者休息室内一般设 1 个点。

定点区域 1 次采样时间一般为 15~60 min。最短采样时间不应小于 5 min；1 次采样时间不足 5 min 时,可在 15 min 内采样 3 次,每次采集所需空气样品体积的 1/3。

在每个监测点上,每个工作班次(8 h)内可采样 2 次,每次同时采集 2 个样品。在整个工作班内浓度变化不大的监测点,可在工作开始 1 h 后的任何时间采样 2 次;在浓度变化大的监测点,2 次采样应在浓度较高时进行,其中 1 次在浓度最大时进行。

如要应用工时法,根据定点区域采样结果,估算作业者接触水平,除了要记录好作业者在每一作业点(应都为监测点)停留时间外,还要作好该监测点的浓度检测工作。此时上述的策略不再适用,最好能全班次监测,取得能代表该点有害物浓度的数值(见下,测定方式)。

二、测定方式

目前常用的有 4 种测定方式(图 3-3-2):①全天连续一个样品测量,即采样从工作开始至工作结束,采样管只有 1 个。最好的采样方式是个体采样。②全天连续多个样品测量,在 1 d 内采集多个样品,每一样品的采样时间不一定相同,但采样时间总和应等于作业者 1 d 工作时间。③部分时间连续多个样品测量,采样与全天连续多个样品测量相同,但采样总时间未达到整个工作日时数。④瞬(短)时多个样品测量,每一样品采样时间都在 0.5 h 以内。此时,在决定采样次数后,应随机选择采样时间。测定方式的选择,应从实际工作条件、样品分析方法等来考虑。

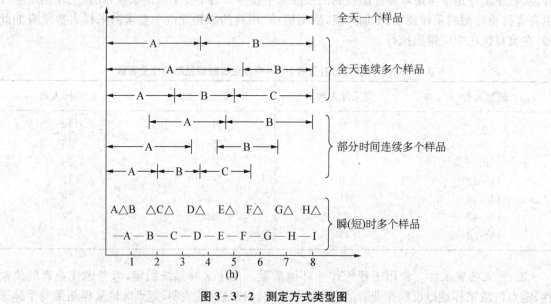

图 3-3-2 测定方式类型图

从理论上讲,样品数量多,对统计学分析有利。全天连续多个样品测量是最佳的测量策略,以此所得的接触水平或浓度变化的估计可信限范围窄。结合实际工作情况,目前最多采用的是全天 2 个样品。部分时间连续多个样品测量,主要问题是对未取样的时间怎样处理,严格讲测得的结果仅代表采样时间的接触水平。尽管可通过统计学方法推断非采样时间的接触水平,但要保证这一推断恰当合理,采样时间应超过工作时间的 70%~80%,每天工作 8 h,采样至少需 6 h。瞬(短)时多个样品测量,在 4 种测量方式中最差,是测量时间加权平均浓度(TWA)的最低要求。若作业者操作点基本固定,1 d 至少要采 8~11 个样品,若作业者有多个操作点,则每一操作点要采 8~11 个样品,并记录在此点工作时间;若作业者在某一操作点时间很短,未采到 8~11 个样品,那最长时间的操作点应多采。采样时间应随机地选择,不能带有主观性。

三、样品的采集

依据车间空气中有害物存在形式,可以分为气体、蒸汽和颗粒物2类采集方式。如车间空气中2种形式的有害物同时存在时,可以用串联方式,或对采集颗粒物的滤膜进行特别处理,增加其吸附、吸收气体或蒸汽中有害物质的功能。在实际工作中,应注意所有采样设备符合国家规范要求。

此外,在一些特定情况下,可以对车间中某一个区域表面的污染程度进行分析,进而评价污染源的污染性质和范围、采取干预措施的效果,估计作业者接触水平。在评价环境质量上,有时这方法非常实用。

1. 采集气体和蒸汽　　气体和蒸汽采集有以下5种方式:①主动采集,通过动力系统,主动收集一定量空气样,富集其中污染物;②被动采集,利用被动式采集仪,通过扩散或渗透,吸附有害物;③用可与待测物起化学反应的液体吸收,用颜色反映检测物的量;④用真空袋或真空容器采集,如惰性塑料袋、玻璃瓶、不锈钢桶等。可以用于无须采集许多空气样品的无机气体、非活性气体等。要注意内壁的吸附或吸收影响;⑤用直读式检测仪,直接检测空气中特定的有害物。

应用动力系统的主动采集,可以从大量空气样品中,将有害物质吸收、吸附或阻留下来,使原来低浓度的物质得到浓缩,适合于检测空气中含量一般较低的有害物质。由于车间空气中有害物浓度通常都较低,这是一种主要采集方式。应用反应性液体或直读式检测仪,可以在工作现场迅速知晓污染程度,不必将采集的样品送实验室分析。

可以用液体的吸收液或固体的吸附剂来吸收气体和蒸汽。最常用的固体吸附剂是活性炭(activated charcoal),可用于吸附低分子量的烃类化合物和一些无机气体和蒸汽。对一些氧化烃类化合物,可以用硅胶吸附。对于大分子量化合物或空气中浓度特别低需要大量采样的化合物,可以用气相色谱柱填充料吸附。对一些与活性炭结合后无法再解离的化合物,还可以用被称为"分子筛"的吸附剂。这些吸附剂既可以用于个体采样,又适合于定点区域采样。液体吸收液可以是水或其他溶剂,因为有从吸收容器中溢出危险,不适于需要移动的个体采样。

目前,直读式检测仪应用日益广泛。实时测量可以迅速知晓作业现场,如狭窄性空间是否存在可疑的有害物,以便立即采取措施。一些直读式检测仪比较小,携带非常方便,但往往只能检测一种有害气体,如一氧化碳或硫化氢。一些直读式检测仪比较复杂,可以同时检测几种有害气体。通常,这些仪器的检测灵敏度低于实验室检测,但已经足够识别引起任何急性危害的水平,在预防急性中毒方面非常有效。

2. 采集空气中颗粒性物质　　通常用滤膜采集空气中颗粒性物质。在选择时,要注意滤膜应该可以阻挡待测物质,但又不能影响其采样流量。可以选择不同孔径的滤膜,分别采集不同粒径的颗粒物。国内常用的有纤维状滤纸(膜)和筛孔状滤膜,前者有定量滤纸、玻璃纤维滤纸、过氯乙烯滤膜等,后者有微孔滤膜和聚氨酯泡沫塑料滤膜。

第三节　车间物理性有害因素的测量

物理性有害因素的特征,不同于化学性有害因素,必须应用特别的仪器,根据其有害因素特点,对车间或工作环境中物理性有害因素进行测量。

除了监测工作环境中物理性有害因素的强度外,目前还可以检测作业者在特定环境中作业接受个别物理性因素的累计强度。例如,作业者佩戴噪声仪可以监测全天的噪声接触情况,如最高分贝、平均分贝及接触时间等。类似的还有辐射计量仪等,为了客观评价作业者接触水平,应当发展、推广使用这类检测设备。

第四节　环境监测数据评价和长期监测计划

生产环境中有毒、有害因素的强度及其在时间、空间的分布,随着生产工艺过程、劳动过程及外界环境条件的变化而变动,在不同时间环境监测的数据可以变化很大。因此,简单地用一个数据说明问题是不够的,应尽量符合统计学上的最低样本要求。

国家已经规定了对作业环境进行监测的频度。经常性卫生监督监测,最少每年监测1次。对不符合卫生标准要求的监测点,每3个月要复查1次,直至车间空气中浓度符合国家标准的要求。对新建、改建和扩建的工矿企业进行验收或对劳动卫生防护的效果进行卫生学评价时,要连续采样测定3次。

对于车间空气中有害物浓度数据,根据个体采样或定点区域采样的不同,可以分别个体计算、比较。个体采样结果可以与国家规定的时间加权平均浓度限值比较,定点区域采样结果可以与国家规定的最高容许浓度或短时间接触容许浓度比较。总的说来,对于一组长期监测数据,可根据它们的分布特点,用适当的模型描述其集中趋势和离散程度。经验表明,这些数据的分布肯定不符合正态分布,因此简单地用算术均数和标准差表示不合适。数据不多,可以用中位数和百分位数表示。

对于区域采样数据,不主张不同监测点合并表示。因为监测点的选择至关重要:如果浓度低的点数据多,会掩盖问题的严重性;如果浓度高的监测数据多,往往会夸大问题的严重性。对每一个监测点可以计算出平均水平,结合工时法进一步估计车间作业者的接触水平,利用相似接触组(similar exposure group)的概念,估算出整个班组每一位作业者接触水平。

最后,应该牢记环境监测的策略随目的不同而不同,须在实际工作中灵活应用。环境监测是接触评定的重要工作,但不是唯一内容,不能将接触评定等同于环境监测。

(周志俊)

第四章
生物监测

　　职业卫生工作领域内的生物监测（biological monitoring）是指定期、系统和连续地检测接触有毒有害因素工人的生物材料中毒物和（或）代谢产物含量或由其所致的生物易感或效应水平，并与参比值进行比较，以评价一组工人或个别工人接触毒物的程度及可能的潜在健康影响。之所以用监测而不用检测，就是强调了检查的系统性和连续性。

第一节　生物标志

　　能够作为生物监测的指标，称为生物标志（biomarker），它是机体与环境因子（物理、化学或生物学的）相互作用所引起的任何可测定的改变，包括环境因子在体内的变化，以及机体在整体、器官、细胞、亚细胞和分子水平上各种生理、生化改变，这些改变必须有明确的生物学意义。选择生物标志必须考虑：该指标与研究的生物学现象之间的联系——关联性；能反映早期和低水平接触所引起的轻微改变，以及多次重复低水平接触累加所引起的远期效应——灵敏度和特异度；受检对象可接受程度——实用性和准确性。

　　生物标志可以分为接触标志、效应标志和易感性标志 3 类，三者关系见图 3-4-1。在职业卫生领域应用最多的是接触标志。内剂量的生物标志可以直接测定细胞、组织或体液中的毒物及其代谢物的浓度。生物有效剂量（靶剂量）的生物标志物可以为 DNA 加合物、蛋白质加合物和 DNA-蛋白质交联物。早期生物学效应的分子生物标志可以为初级 DNA 损伤的生物标志、靶基因和报告基因的遗传学改变、细胞遗传学改变、氧化应激的生物标志、毒物代谢酶的诱导及其酶活性改变特定蛋白质的诱导生成。细胞结构/功能改变的生物标志可以为疾病状态的血清酶标志、增生的生物标志（有丝分裂频率、胸腺嘧啶标记指数、细胞增生核抗原）、分化的生物标志（细胞骨架蛋白）、异常的基因表达、其他细胞/组织毒性改变。易感性标志可以为药物/毒物代谢酶多态、DNA 修复酶缺陷和其他遗传易感性指标。

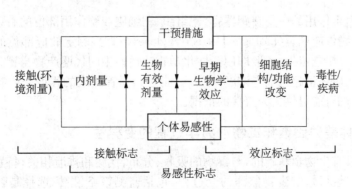

图 3-4-1　生物标志种类及其相互关系

第二节 生物监测的特点

生物监测的目的是为了了解毒物进入机体的相对量及其生物学效应剂量,是职业性有害因素评价的重要组成部分。生物监测与环境监测相辅相成、互为补充,构成全面性的职业性有害因素的评价。与环境监测不同,生物监测是以评价接触者接触水平为中心,应当强调其检测的系统性、连续性,否则只能是一次检测,而非监测。并非全部有害物都可以建立相应的生物监测,如进入体内后沉积在肺中的石英、石棉、炭黑、氧化铁等一类化学物质,与接触面可直接反应的刺激性大、活性强的一类化学物就无法监测。

一、反映机体总的接触量和负荷

生物监测可反映不同途径(呼吸道、消化道和皮肤)和不同来源(职业和非职业接触)总的接触量和总负荷。由于作业环境中有害物浓度常常波动较大;以及作业者接触毒物方式可以是多种途径、接触可以是连续抑或间断、接触时可以使用个人防护用品等,使得环境监测结果有时很难正确反映作业者的接触程度。环境监测仅能代表外接触量(external exposure),特别是经呼吸道接触量。至于对作业者实际吸入量的估计,不仅取决于空气中有害物质的浓度,还与吸入空气的量及有害物质的吸收系数有关。不同化学物质的理化特性及其吸收系数亦有差异,波动范围为 0~1。吸入空气量则受劳动强度、是否使用个人防护用品、气象条件等多种因素影响,波动范围更大。空气监测仅能反映呼吸道吸入的估计量,而劳动者实际接触方式往往是多途径的。对一些经皮吸收的化学物,环境监测则根本不能反映接触水平。在反映接触水平上,生物监测较环境监测优越性显而易见。

二、可直接检测内剂量和机体负荷及生物效应剂量

生物监测可以提供内剂量和机体负荷以及生物效应剂量。内剂量和生物效应剂量与有害生物学效应间往往具有量效关系,因此生物监测与保护工人健康的关系较环境监测更为密切。

内剂量(internal dose)是表示吸收到体内的毒物的量。由于是在不同的情况下进行监测,其含义有所不同。例如,呼吸气中毒物的浓度或工作期间血中的毒物及其代谢产物的含量,仅代表采样前短期的接触剂量;在停止接触后 16 h 采样,则代表是前 1 d 的接触及负荷;对一些半减期长的毒物,如大多数的重金属在血中的浓度,则往往被认为是反映过去一段时间的接触。内剂量也可以指某一毒物的积累剂量或在特殊器官剂量,即在体内一个、几个器官组织或整个机体贮存量,这些毒物往往是具有蓄积毒性的,如血中的多氯联苯的量就是反映脂肪中的蓄积量。

真正对机体发生作用的应是在靶器官、靶组织、靶细胞或靶作用部位的有害物和(或)其代谢产物的浓度,即生物效应剂量(biological effective dose)。直接测定效应部位的剂量往往十分困难,除少数指标可直接测定外,一般即用活性化学物或活性中间代谢产物与靶分子相互作用量来替代。如果生物效应剂量超过临界浓度,即有可能达到损害健康的程度。生物效应剂量在预测毒物对机体危害方面,能提供更为直接的依据。

三、综合了个体差异因素和毒物动力学过程的变异性

生物监测是具有生物学基础的,与毒物的吸收、分布、代谢和排泄相关,特别是毒物的代谢及代谢动力学的变异性可影响生物监测的全过程(包括监测策略、指标选择是否准确及结果评价等)。由于所有的生物监测物均为经机体代谢过程的产物,个体间的差异和动力学的变异均应予

以考虑并得到初步控制。

四、可用于筛检易感者

机体对毒物的易感性是具有个体差异的,常与遗传因素有关,较常见的是机体缺乏某些代谢酶和存在酶的多态现象,致使机体对接触毒物的反应能力有差异。在职业卫生与职业病防治实践中可见易感者的存在,如 N-乙酰转移酶缺乏,对芳香胺化合物及多环芳烃较敏感者。α-1-抗胰蛋白酶缺陷者,对呼吸道刺激剂、粉尘更为易感。通过易感性指标检测,尽早地发现易感个体,及时采取相应的防护措施。

第三节 常见生物监测类别

一、生物材料中化学物及其代谢产物或呼出气中毒物含量的测定

这是目前开展最多的工作。通常采用的生物材料是尿和血,有时也用呼出气,以及粪、脂肪组织、乳汁、汗液、头发、指甲或唾液等生物材料。检测的指标可以是化学物的原型或其代谢物。代谢物指标可以是特异的,与原型一一对应;也可以是非特异的,即许多化学物经过代谢可以产生同样的代谢物,甚至是内源性的代谢产物。例如,重氮盐的测定可作为接触芳香胺的监测指标,尿中的硫醚可作为监测亲电子化合物的活性的指标等。

随着检测方法的进步,越来越多的指标成为生物监测指标,如应用中子活化、X 线荧光分析等新技术,定量测定骨铅、骨镉含量。

二、生物效应指标的测定

生物效应指标的测定大部分是非特异性的。这类指标的建立往往需要对该毒物的毒理学基础知识有所认识,特别是对中毒机制的认识。例如,有机磷接触者其血胆碱酯酶被抑制;铅能抑制 δ-氨基-γ-酮戊二酸脱水酶(δ-ALAD)和血红素合成酶,表现为尿中 δ-氨基-γ-酮戊二酸(δ-ALA)含量和血中锌原卟啉(ZPP)水平增加等。近年来,反映 DNA 损伤指标,如 DNA 链断裂、DNA-DNA 交联和 DNA-蛋白质交联等的测定,已在生物监测实践中应用,收到了良好的效果。

三、活性化学物与靶分子相互作用所得产物量的测定

如检测血碳氧血红蛋白已在职业医学中长期使用,我国已制定了职业接触生物限值。检测活性化学物或活性中间代谢产物与靶分子,如 DNA 和蛋白质,结合产物,以及与之相关、可以替代的与血红蛋白、白蛋白的结合产物。检测尿中巯基尿酸、尿中 DNA 降解产物 8-羟基脱氧鸟苷等。由于测定方法比较复杂,目前还没有作为常规指标。

第四节 生物监测策略

生物监测工作是一项系统性、连续性的工作。要明确检测什么指标,如何收集样本,怎样检测,如何解释评价结果以及如何采取相应的措施。这是一个完整的过程,质量控制贯彻于整个监测过程之中。应再次强调的是,生物监测与环境监测不应互相排斥,也不能简单地相互代替,而应鼓励相辅相成。

生物监测指标的选择是首要的。理想的生物监测指标应既有特异性又有较好的敏感

性。应该与外剂量(不仅仅是空气中水平,应包括其他途径,如皮肤污染量和消化道摄入量),最好能与早期的健康指标有明确的量效关系。选择的原则应根据毒物在体内的过程、毒代动力学规律,毒作用特点,特别是中毒机制,以及监测的目的而定。如对氯乙烯作业进行监测时,根据目前对其代谢途径研究,主要是通过醇脱氢酶连续氧化和直接氧化为氧化氯乙烯,与谷胱甘肽或半胱氨酸形成硫代二乙醇酸结合物,并有少量以原型由呼出气或乳汁排出。由此可选择如下监测项目和指标:①毒物及其代谢产物的测定:尿中硫代二乙醇酸的测定,呼出气、血和乳汁中氯乙烯的测定;②化合物与靶分子相互作用的量:血中烷化血红蛋白测定;③生物学效应指标:目前尚无特异的效应指标,可适当选择血液和肝脏损伤有关的指标。

生物材料的收集时间非常重要,原则上应当根据毒物动力学和毒效动力学的结果决定。通常,推荐一项生物监测指标的同时,会提出相应的采样时间(如班前、班后等)及注意问题,可以参考有关的标准。

对监测结果做出解释评价是生物监测的重要步骤生物,必须结合环境监测结果,或者至少对外源性环境接触的调查结果进行。一般认为,生物监测大部分是用于群体评价。以"职业接触生物限值"为依据,根据观察结果的分布情况做出相应的评价。如果全部观察值均低于限值,可认为工作条件是令人满意的;若全部或是大部分结果高于限值,则提示存在过量接触,须对工作环境采取预防措施;当大部分结果低于限值,仅小部分高于限值时,须考虑两种可能——一是这部分个体因为作业的缘故,的确接触水平或程度高于其他大部分个体,须通过改善环境抑或其他措施,如个人防护用品使用,减少接触;二是这部分个体因自身因素,如特别易感或非职业性的接触,造成指标偏高,须采取岗位调整抑或健康促进等措施。

第五节　生物接触的卫生标准

生物监测卫生标准的确定是建立一项生物监测指标的前提。根据现有的知识水平,生物监测标准一般是建立在内、外剂量的相关关系上。但是,更重要的是应建立在内剂量(生物效应剂量)和生物学效应的相互作用研究的基础上。因为生物监测的任务是提供接触强度资料,并能对潜在的危险度做出判断。

世界卫生组织提出了保护劳动者健康的职业接触生物限值(occupational biological exposure limit);美国政府工业卫生者协会(American Conference of Industrial Hygienists, ACGIH)推荐的为生物接触指数(biological exposure indices, BEI),是工业卫生实践中用于评价潜在健康损害的参考值指南,表示接触化学物的健康劳动者生物材料中受检物测定值与吸入接触阈限值的相当量,并不表示损害与无损害接触量的显著区别;联邦德国工作场所化学物引起健康损害检查委员会制订的为生物耐受值,是指劳动者体内化学物或其代谢产物或其所引起的生物学参数偏离正常值的最高容许量等。美国ACGIH所公布的生物接触指数和德国的DFG所公布的工业物质生物学耐受量(BAT)的项目数要比我国多得多,可资借鉴。

我国已颁布了甲苯、三氯乙烯、铅、一氧化碳、有机磷酸酯类农药、二硫化碳、氟、苯乙烯、三硝基甲苯、正己烷、汞、铬、苯、二甲基甲酰胺和五氯酚17项职业接触生物限值作为推荐性卫生标准。详见表3-4-2。

表 3-4-2　我国已颁布的职业接触生物限值

化学物	生物监测指标	职业接触生物限值	采样时间
甲苯	尿马尿酸	1 mol/mol 肌酐(1.5 g/g 肌酐) 或 11 mmol/L(2.0 g/L) 20 mg/m³	工作班末 工作班末
	终末呼出气甲苯	5 mg/ m³	工作班前
三氯乙烯	尿三氯乙酸	0.3 mmol/L(50 mg/L)	工作周末或班末
铅及其化合物	血铅	2.0 μmol/L(400 μg/L)	接触 3 周后任意时间
镉及其化合物	尿镉	5 μmol/ mol 肌酐(5 μg/g 肌酐)	不作严格规定
	血镉	45 nmol/L(5 μg/L)	不作严格规定
一氧化碳	血中碳氧血红蛋白	5%血红蛋白	工作班末
有机磷酸酯类农药	全血胆碱酯酶活力校正值	原基础值或参考值的 70%	接触起始后 3 个月内任意时间
	全血胆碱酯酶活力校正值	原基础值或参考值的 50%	持续接触 3 个月后任意时间
二硫化碳	尿 2-硫代噻唑烷-4-羧酸	1.5 mmol/肌酐(2.2 mg/g 肌酐)	工作班末或接触末
氟及其无机化合物	尿氟	42 mmol/肌酐(7 mg/g 肌酐) 24 mmol/肌酐(4 mg/g 肌酐)	工作班后 工作班前
苯乙烯	尿中苯乙醇酸加苯乙醛酸	295 mmol/肌酐(400 mg/g 肌酐) 120 mmol/肌酐(160 mg/g 肌酐)	工作班末 下一个工作班前
三硝基甲苯	血中 4-氨基-2,6 二硝基甲苯-血红蛋白加合物	200 ng/g 血红蛋白	持续接触 4 个月后任意时间
正己烷	尿 2,5-己二酮	35.0 μmol/L(4.0 mg/L)	工作班后
汞	尿总汞	20 μmol/mol 肌酐(35 μg/g 肌酐)	接触 6 个月后工作班前
可溶性铬盐	尿铬	65 μmol/mol 肌酐(30 μg/g 肌酐)	接触一个月后工作周末的班末
苯	尿中反-反式粘糠酸	2.4 mmol/mol 肌酐(3.0 mg/g 肌酐)	工作班末
酚	尿总酚	150 mmol/mol 肌酐(125 mg/g 肌酐)	工作周末的班末
五氯酚	尿总五氯酚	0.64 mmol/mol 肌酐(1.5 mg/g 肌酐)	工作周末的班末
二甲基甲酰胺	尿中甲基甲酰胺	35 mmol/mol 肌酐(18 mg/g 肌酐)	工作班末

　　职业接触生物限值主要用于保护绝大多数劳动者健康,不能保证每个劳动者在该限值下,不产生任何有损害健康的作用。职业接触生物限值与非职业接触化学毒物的健康人群中可检测到一定水平的参比值(或参考值,reference value)不同,与职业病诊断值也不同,不能混淆。

　　总之,利用生物学信息来评价环境质量及对人类健康的影响已受到普遍关注。但是,生物监测尚存在若干局限性。目前,监测指标远不能满足需要,特别是有关测定靶剂量方面的工作。生物监测的结果评价受多种因素,特别是个体差异以及联合接触的影响,须加强有关的基础研究,逐步加以解决。

(周志俊)

第五章
职业伤害与职业安全

　　伤害(injury)是重要的全球性公共卫生问题。伤害实际上是各种能量,如机械能、热能、化学能、电能及放射能等传递或干扰超过人体的耐受性,导致人体组织器官发生突发损伤,影响健康功能甚至死亡,也包括窒息引起的缺氧。广义的伤害还包括各种刺激引起的精神创伤。

　　职业伤害(occupational injurie)又称工作伤害,简称工伤,指在生产劳动过程中,由于外部因素直接作用而引起机体组织的突发性意外损伤,如因职业性事故(occupational accident)导致的伤亡及急性化学物中毒等。职业伤害轻者引起缺勤,重者可导致残废和死亡,且涉及的大多是青壮年劳动力。按照我国《工伤保险条例》第十四条的规定,主要有以下类型:①在工作时间和工作场所内,因工作原因受到事故伤害的;②工作时间前后在工作场所内,从事与工作有关的预备性或者收尾性工作受到事故伤害的;③在工作时间和工作场所内,因履行工作职责受到暴力等意外伤害的;④患职业病的;⑤因工外出期间,由于工作原因受到伤害或者发生事故下落不明的;⑥在上下班途中,受到机动车事故伤害的;⑦法律、行政法规规定应当认定为工伤的其他情形。

　　与职业伤害相对应的概念是职业安全。安全是使导致生理的、心理的或物质的危害得到控制,公民财产、生命和健康得到保障的状态;这是人类与其所处的环境相互作用的结果,该环境包括物理的、社会的、文化的、技术的、政治的、经济的和团体等方面,但安全并不意味着完全避免伤害。职业安全是指在生产过程中,为避免人身或设备事故,创建安全、健康的生产和操作环境而采取的各项措施及相应的活动,最终促进经济发展,提高职业生命质量。

　　从维护劳动者的安全、健康和保障生产发展来说,职业安全和职业卫生是同一目标中的两个方面。在美国、澳大利亚、日本等发达国家将"职业安全"与"职业卫生"合二为一,形成"职业安全与卫生"的综合概念。在美国,既有隶属于卫生部门的"国家职业安全与卫生研究所,NIOSH",又有劳工部所属的"职业安全与卫生管理署"(OSHA);其研究和管理内容均涵盖职业卫生和职业安全两部分工作。历史上,我国的职业安全和职业卫生工作,自新中国成立后一直分属国家劳动部和卫生部管辖。在2011年底《职业病防治法》修订后得到调整,职业卫生的监管全部移至国家安全生产监督管理总局,但内部管理目前仍是独立的。

　　职业安全与职业卫生专业的互相融合、渗透和互补,有利于生产环境的改善和劳动者的健康。监督管理部门、职业卫生与职业病防治机构、医疗康复机构、安全部门和工会等各部门的相互沟通与合作,调动各方面的积极性,共同做好职业病和职业伤害的预防和康复工作,保障生产的发展和顺应国际潮流。

第一节　职业伤害分类

　　职业伤害,广义的是指与职业活动有关的各种机体受损。但是,现实中职业伤害都与赔偿性有关,因此每一国家都有特定含义。职业伤害可以按照不同目的需要进行分类,如受伤程度、原因、部位等。

1. 按受伤程度分类　一般分为轻伤和重伤。有的则分为轻伤,中度伤,无生命危险的重伤,有生命危险的重伤,危重、存活和不明五大类。

日常工作中为便于报告、登记和管理,分为工伤死亡(工亡)、重伤和轻伤,而微伤则不予报告。工伤死亡指在劳动过程中发生事故后至少1人死亡或在30 d内死亡的受伤人员(排除医疗事故致死);重伤指造成职工肢体残缺或视觉、听觉器官受到严重损伤,以及能引起长期功能障碍或劳动能力有重大损伤,一般职工负伤后休105个工作日以上者;轻伤指造成工人损失一个工作日的伤害。

2. 按致伤因素分类　①机械性损伤,如锐器造成的切割伤和刺伤、钝器造成的挫伤、建筑物倒坍造成的挤压伤、高处坠落引起的骨折等;②物理性损伤,如烫伤、烧伤、冻伤、电损伤、电离辐射损伤等;③化学性损伤,如强酸、强碱、磷和氢氟酸等造成的灼伤。

3. 按受伤部位　可分为颅脑伤、面部伤、胸部伤、腹部伤和肢体伤等。

4. 按皮肤或黏膜表面有无伤口　分为闭合性和开放性损伤两大类。

5. 按受伤组织或器官多寡　分为单个伤和多发伤。多发伤指两个系统或脏器以上的损伤。

我国职业伤害的管理分类,见表3-5-1。一般说来,工业企业的职业伤害死亡事故以物体打击、高处坠落、车辆伤害、机械伤害、起重伤害、触电、坍塌、爆炸和火灾等类别为主要构成,兼有毒物中毒等。农业劳动过程中伤害以农业机械伤害、触电、车辆(拖拉机)伤害、农药中毒等类别为主要构成。

表 3-5-1　我国的职业伤害事故分类

序号	事故类别	序号	事故类别
01	物体打击	11	冒顶片帮
02	车辆伤害	12	透水
03	机械伤害	13	放炮
04	起重伤害	14	火药爆炸
05	触电	15	瓦斯爆炸
06	淹溺	16	锅炉爆炸
07	灼烫	17	容器爆炸
08	火灾	18	其他爆炸
09	高处坠落	19	中毒和窒息
10	坍塌	20	其他伤害

第二节　职业伤害发生的危险因素

职业伤害的发生是由多因素作用的结果,如工人、工作场所、设备、心理、社会环境等,这些因素相互交织,相互影响,贯穿于整个生产过程中,构成了一个多因素系统。这些原因有直接原因,有间接原因。事故发生时的人(如操作行为、心理状态等)、物(如设备、原料等)和环境(如气象条件、作业空间安排等)的状态常是直接原因;间接原因则与技术、教育和管理状况密切相关。安全科学中也把引起安全事故的直接原因与间接原因按"人、机、环境"来划分,这"人-机-环境"构成了安全管理的3个基本要素。带有"缺陷"的"人-机-环境"系统,是构成事故发生的潜在必然因素,系统开始动作后,当某两种"缺陷"一旦发生意外的耦合,则会带来灾难性的后果。

一、人的因素

人的因素包括工作身份、经验、健康状况、心理因素、知识态度、不安全行为、个人防护用品的使用等。通常研究较多的危险因素有性别、年龄、工种、职业、文化程度、睡眠、疲劳、残疾、体重(肥胖)、饮酒等。近年对职业伤害的人为因素,特别是各种因素导致的人为失误予以重视。探讨各种可减少失误的干预措施。

二、机器设备

设备设计缺陷,如工艺条件确定、设备材质选择、强度的计算、结构设计及安全防护装置的设置等方面的失误或缺陷。生产设备质量差、有缺陷或维护不善、报废的设备继续使用。防护设施缺乏或不全,生产设备上缺乏安全防护装置,如机器的轮轴、齿轮、皮带、切刀等转动部分缺乏安全防护罩。机器设备设计未遵循人-机工效学原则。

三、环境因素

环境因素包括物理环境和社会环境。前者主要有厂房大小、地面状况、采光、气温、通风、噪声等,后者主要有上下级关系、同事关系、社会关系、家庭关系和社会对其职业的认可等。

四、劳动组织不合理与生产管理不善

工作的组织和实施也起重要作用。对作业任务及人员安排不当,工作负荷大、时间紧、轮班和作息时间不合理、交叉作业、调换工种等。领导对安全工作不重视,没有安全机构或机构不健全,安全管理人员缺乏或职责不明或安全素质低,对工人技术指导及安全操作教育培训不够。无章可循,规程、法规不健全。或者有章不循,安全责任制、规章制度仅仅写在纸上或贴在墙上,没有真正落实到位,致使部分工人有法不依、有法不循、违章操作。生产设备及安全防护装置无专人管理和维修制度;操作规程和制度不健全;个人防护用品缺乏或不适用,或使用不当或使用不合格的防护用品等。

第三节　我国安全生产管理的方针政策

安全生产是指在社会生产过程中控制和减少职业危害因素,避免和消除劳动场所的风险,保障从事劳动的人员和相关人员的人身安全健康以及劳动场所的设备、财产安全。安全生产管理是指负有安全生产管理职责的管理者对安全生产工作进行的计划、组织、指挥、协调和控制的一系列管理活动。安全生产管理从管理学角度区分,有两种理解,即宏观安全生产管理和微观安全生产管理。宏观安全生产管理是大安全概念,即凡是为实现安全生产而进行的一切管理措施和活动都属于安全生产管理的范畴,如国家立法、地方立法、企业所采取的安全生产管理措施;微观安全生产管理是小安全的概念,主要指从事生产经营的单位所进行的具体安全管理活动。

《宪法》中"加强劳动保护,改善劳动条件"是有关安全生产方面最高法律效力的规定。我国的安全生产方针是"安全第一,预防为主"。在生产过程中,劳动者安全是第一位的,是最重要的,生产必须安全,安全才能促进生产。《安全生产法》中明确规定:①生产经营单位的主要负责人对本单位的安全生产工作全面负责;②生产经营单位的从业人员有依法获得安全生产保障的权利,并应当依法履行安全生产方面的义务;③工会依法组织职工参加本单位安全生产工作的民主管理和民主监督,维护职工在安全生产方面的合法权益;④国务院和地方各级人民政府应当加强对安全生产工作的领导,支持、督促各有关部门依法履行安全生产监督管理职责。在这一方针指导下,形成了"企业负责,政府监察,行业管理,群众监督"的职业安全工作体制。

职业安全卫生管理体系作为提高职业安全卫生水平的手段。职业安全健康管理体系包括方针、组织、计划与实施、评价和改进措施五大要素。目前,我国正在鼓励企业建立职业安全健康管理体系,健全企业职业健康管理的自我约束机制,做到标本兼治,综合治理,把职业安全生产工作引入法制化、规范化轨道。对职业安全健康方针的原则和目标还作了规定:①遵守相关的职业安全健康法律法规,及其签署的关于职业安全健康内容的自愿计划、集体协议和其他要求;②防止发生与作业相关的工伤、疾病和事故性事件,保护全体员工的安全和健康;③确保与员工及其代表进行协商,并鼓励他们积极参与职业安全健康管理体系所有要素的活动;④持续改进职业安全健康管理体系绩效。

第四节　企业安全文化与安全理念

安全文化(safety culture)是人类文化的一个组成部分,其内涵深刻、外延广泛。我国有人将安全文化广义的定义为:"人类在生产生活实践过程中,为保障身心健康安全而创造的一切安全物质财富和安全精神财富的总和。"国际核安全咨询组(INSAG)的定义为:"安全文化是存在于单位和个人中的种种素质和态度的总和。"英国健康安全委员会核设施安全咨询委员会(HSCASNI)的定义为:"一个单位的安全文化是个人和集体的价值观、态度、能力和行为方式的综合产物,它决定于健康安全管理上的承诺、工作作风和精通程度。"这两种定义把安全文化限定在精神和素质修养等方面,说明安全问题既是态度问题又是组织问题,既与组织有关又与个人有关,安全文化与每个人的工作态度和思维习惯,以及组织内的工作作风紧紧地联系在一起。

安全文化的特征在于它是一种社会性的文化,其出发点与归宿是爱护自己、爱护他人,爱护人类共同的物质财富与精神财富。安全文化不是安全行为本身,而是用于构造安全行为和理解安全行为的知识体系。安全文化的教育往往是从孩子抓起,贯穿孩子的家庭教育和学校教育,安全文化素质被看作是国民素质的一个方面。安全文化对事故预防的作用可以体现在导向作用、凝聚作用以及约束与监督上。

安全文化寓教于一切有益的文化活动中,对员工安全意识的树立、行为规范以及企业生产经营活动具有一定的导向作用。企业通过长期的安全文化活动,能够在企业内部形成有深远影响力的安全文化氛围,从而引导员工增强安全意识,加强自我保护和维护企业整体安全的自觉性。

安全文化具有特殊的安全理念、价值观,它强调的是对员工健康、生产安全和环境的重视与保护,并以人为本,注意发挥人的主体意识,能使企业员工在同一类型和模式的文化氛围中得到教化、培养,从而以相同的安全理念、思维模式、行为方式使员工在不同层次上联系起来、凝聚起来。

安全文化强调纪律的严肃性,对企业员工具有约束作用,主要是通过企业的各种规章制度、职业道德规范来发挥作用。安全文化能唤起员工的监督意识,产生强大的感召力而激起员工去监督安全管理的执行。随着安全文化的传播,员工获得的安全文化知识会越来越丰富,员工的主动监督意识会越来越强烈,反对违章指挥、违章操作的主动性和自觉性越来越高。

构建安全文化,能够增强管理上的道德含量和安全意识,符合企业所有人员的客观实际及生产场地的特征,是解决所有人员对安全的认识问题,形成正确的安全意识的有效形式。引起安全事故的直接原因可分为两类,即物的不安全状态和人的不安全行为。物的不安全状态主要是依靠安全科学技术和工程技术来实现。控制人的不安全行为则需要通过建设安全文化来实现。

安全文化的内涵反映在它的组成、主要内容和表现形式上。企业安全文化是企业在安全生产方面所创造的物质财富和精神财富的总和,它由观念文化、物态文化、管理文化、行为文化所构成。观念文化也称精神文化,包括正确的安全观和意识流,以及科学的态度、理念和认识。物态文化也称物质文化,是指创造有利于调动工作与生活的积极性、有利于提高效率与安全的工作环境。管理文化包括制度文化和目标文化。行为文化包括遵章守纪和规范行为,技能培训和班组建设,文明活动和身心健康。

安全文化表现形式分为两部分:一是机制,由组织(或企业)的政策和安全管理的活动而确定;二是在此机制中工作且受益的个人的响应。企业文化是安全文化的基础,一个企业其他文化的形成有利于安全文化的建立和建设发展;安全文化又是企业文化的核心。安全文化和企业文化相辅相成、不可或缺,从而在理念和实践上把安全生产和企业经营统一起来,重视人力资源,激励员工斗志,促进经济的可持续发展。

第五节　职业安全事故预防策略

一级预防其目的是通过减少能量传递或暴露机制来预防导致工伤发生的事件,即在工伤发生之前采取的措施,使工伤事故不发生或少发生。二级预防其目的是当工伤事故发生时,减少工伤事故的发生及其严重程度,采取自救互救、院前医护、院内抢救和治疗,最大限度地降低工伤事故的死亡率和致残率。三级预防指工伤事故已经发生后,控制工伤事故的结果。其主要任务是使工伤者恢复正常功能、早日康复和残疾人士得到良好的医治和照顾。

一、级预防策略

1. **全人群策略**　通过对全民的安全培训教育,以提高全民的素质,包括意识、知识、技能、态度、观念等综合素质。

2. **高危人群策略**　对职业人群有针对性地开展职业伤害预防教育、培训训练、督导强制等方式达到安全促进的效果。例如,生产经营单位必须对所有从业人员进行必要的安全生产技术培训。其主要负责人及有关经营管理人员、重要工种人员必须按照劳动安全卫生法律法规的规定,接受规范的安全生产培训,持证上岗,有效提高劳动者的业务技术素质和处理事故、故障的应变能力。保证安全生产的必要投入,完善安全生产条件,积极采用安全性能可靠的新技术、新工艺、新设备、新材料,不断改善安全生产条件。改进生产经营单位的安全管理,积极采用职业安全健康管理体系认证、风险评估、安全评价等方法,提高安全生产管理水平。层层落实安全生产责任制,形成对企业负责人有效的安全生产责任追究制度。

3. **健康促进策略**　针对工作场所的工伤事故现象,可以采取工作场所健康促进项目:①把工伤事故预防纳入企业政策;②由雇员和雇主共同讨论建立一个安全的工作环境;③通过岗位培训和职业教育加强工人的工伤事故预防能力;④通过投资改善不合理的生产环境;⑤明确雇主和雇员在职业工伤事故预防中的责任;⑥共同参与工伤事故预防活动等,使工作场所的工伤事故得到了有效控制。

二、一级预防的实施对策

1. **用人单位负责制**　我国工伤事故的预防控制方针是"安全第一、预防为主",工作体制是:"企业负责,政府监察,行业管理,群众监督。"其中,最为重要的是企业负责的机制,内容包括:①行政责任,指企业法人代表为安全生产的第一责任人,生产管理各级领导和职能部门负相应行政责任,倡导"安全生产,人人有责";②技术责任,指安全设施与生产设施同时设计、同时施工、同时投产的实施与监督;③组织支持责任,指在安全人员配备、组织机构设置、经费预算等工作的落实到位。

2. 健康促进对策 采用工作场所健康促进项目。例如,开展健康教育,通过岗位培训和职业教育加强工人的预防工伤事故能力;通过投资改善不合理的生产环境;明确用人单位和职工在工伤事故预防中的责任和由用人单位和职工共同讨论建立一个安全的工作环境等,使工作场所的工伤事故得到有效控制。

3. 安全技术对策 安全技术的对策:消除、降低、引导、隔离危险因素;坚固防护和设置薄弱环节;闭锁;取代操作;距离和时间防护以及信号设置。

消除危险因素指要从系统中彻底排除某种危险因素,保证系统的安全性能,一般可通过改革工艺等手段来实现。减少危险因素指某些危险因素不能从根本上消除,只是通过降低或减少这类因素,从而在一定程度上减轻对作业人员的危害。引导危险因素指把某些危险因素引导到作业环境以外,避免对作业人员和设备等造成危害。隔离危险因素指将作业人员与系统中的某种危险因素隔离开,使作业人员不直接接触危险部分,从而避免或减轻危害。如戴安全帽、穿防护服、穿防护背心、戴防护手套等。

坚固防护指提高设备、建(构)筑物、器具等的结构强度,以保证在规定的使用范围内有足够的安全性能。薄弱环节与坚固防护相反,是利用某些弱元件,在系统中人为地设置薄弱环节。当设备、设施的负荷超过额定限度,或系统中有爆炸、火灾等危险时,使危险因素的发展在薄弱环节被切断,从而保护系统的整体安全。

闭锁即以系统中的某种方式(机械、电气)保证某些元件强制发生相互制约,以达到安全目的。

取代操作指采用自动化手段代替操作人员直接接触危险因素。

距离防护指系统中危险或有害因素的作用往往与距离有关,有的因素随距离的增大而成倍减弱,利用这一性质可进行有效防护。时间防护指缩短作业人员接触有害因素的实际时间,从而达到防护的目的。信号设置指在某些特殊的地点、场合,利用声、光、色、形等信息、信号、标志、仪表刺激人的感官,提醒人们注意,保障安全生产。

三、五E干预措施

五E干预措施分别是教育措施(educational intervention)、经济措施(economic intervention)、强制措施(enforcement intervention)、工程措施(engineering intervention)和应急救护措施(emergency care and first aid)。

1. 教育措施 通过说理教育及普及安全知识来影响人们的行为。提高人的安全意识和控制人的不安全行为是减少伤亡事故的主要途径。人的安全行为主要来源于安全意识,安全意识主要基于个人所具有的安全知识、理念和价值观,即安全文化素质。要提高这种安全文化素质,就必须从操作人员的知识、技能、意识、观念、态度、品行、认知、伦理、修养等方面开展职业安全健康教育的培训和培养,塑造企业安全化氛围。

工伤事故安全教育的主体应是职工,特别是新工人。根据我国有关规定:应当对从业人员进行上岗前的职业卫生培训和在岗期间的定期职业卫生培训,普及职业卫生知识,督促劳动者遵守职业防治法律、法规、规章和操作规程;对特殊工种的工人,如从事电气、起重、锅炉、受压容器、焊接、车辆驾驶、爆破、瓦斯检查等,必须进行专门的安全操作技术训练,经考试合格后,才能上岗;用人单位必须建立安全活动日和班前班后的安全检查制度,对职工进行经常性安全教育;在采用新生产方法、添设新技术设备、制造新产品或调换工种时,必须对工人进行新操作和新岗位的上岗培训和安全教育。

2. 经济措施 目的在于用经济鼓励手段或罚款影响人们的行为。如工伤保险的差别费率制和浮动费率制。差别费率制对工伤风险大,工伤事故容易发生的用人单位多征收保险金;对风险小、工伤事故少的少征收。以保障该用人单位工伤保险基金的收付平衡,在经济上激励企业重视改进劳动安全保护措施,促进对工伤事故的预防,从而降低工伤赔付成本。

3. **强制措施**　这是工伤事故预防控制五 E 干预的基础和依据,用法律、法规和标准来影响人们的行为。安全法规是国家法律规范的重要组成部分,其主要任务是调整社会主义建设过程中人与人之间和人与自然的关系,保障职工在生产过程中的安全和健康,提高企业经济效益,促进生产发展。现代化的大生产条件下,要使成千上万人按照统一意志共同协调工作而又不发生事故,必须制定相应的安全法规,限制人们不正确的行为。

4. **工程措施**　目的在于通过工程干预措施影响媒介及物理环境对发生工伤事故的作用。通过以下一些工程措施可以使职业中潜在的危害降到最低程度。

(1) 改进生产工艺过程,实行机械化、自动化。在机械设备设计时,应对机械设备对人、环境可能产生的影响进行充分的预见和评估,运用人-机工程学原理在人机的结合面上进行最优化设计,以易于人体接受和适应的形式使人-机融为一体,减少人-机失误,使人和机械设备的相互作用达到最佳配合。技术上运用高新电子技术产品,提高机械设备的自动化水平,实施自动化、程序化操作。机械设备的操作自动化、程序化,可减少机械设备工作过程中人的直接介入,消除错误操作而引起的事故。

(2) 设置安全装置。安全装置包括防护装置、保险装置、信号装置及危险牌示和识别标志。防护装置就是用屏护方法使人体与生产中危险部分相隔离的装置。防护装置的种类很多,简单的防护装置有防护罩、防护网、围栏、挡板等;复杂的防护装置是和机器设备之间带有机械的或电的联系,如果没有把它安装在一定位置时,机器就不能转动。保险装置就是能自动消除生产中由于整个设备或个别部件发生事故和损坏,以致引起人身事故危险的装置,如安全阀、自动跳闸、卷扬限制器自断销等。信号装置就是应用信号警告工人预防危险的装置。信号装置一般分为颜色信号、音响信号和指示仪表 3 类。颜色信号,如在厂区铁路道口红、绿信号灯,电气设备上的指示灯等;音响信号,大都利用汽笛、喇叭、电铃等发出;指示仪表,如蒸汽锅炉的压力表、水位表、温度计;危险牌示和识别标志,危险牌示包括禁止标志、警告标志、指令标志、提示标志等,如“危险!”“有人工作,不准合闸!”等。识别标志一般采用清晰醒目的颜色作为标记,使工人一目了然,如火焰标志燃烧、骷髅表示中毒等。充分利用红(禁止、危险)、黄(警告、注意)、蓝(指令、遵守)、绿(通行、安全)4 种传递安全信息的安全色,使人员能够迅速发现或分辨安全标志,及时受到提醒,以防止事故、危害的发生。

(3) 预防性的机械强度试验。为了安全要求,机械设备、装置及其主要部件必须具有必要的机械强度。但是,这种必要的机械强度不能单凭计算保证,因为在制造和使用过程中,机械强度往往受到许多因素的影响,如磨损、锈蚀、温度、反复应力等。如果不能及时发现机械强度的问题,就可能造成设备事故以至人身事故,因此必须进行预防性的机械强度试验。试验的方法为每隔一定时期使所试验的对象承受比工作负荷高的试验负荷,如果所试验的对象在试验时间内没有破损,也没有发生剩余变形或其他不符合安全要求的毛病,就认为合格,可以准许运行。

(4) 电气安全对策。通常包括防触电、防电气火灾爆炸和防静电等,如电气设备必须具有国家指定机构的安全认证标志;停电能造成重大危险后果的场所,必须按规定配备自动切换的双路供电电源或备用发电机组、保安电源。通过采用接零、接地保护系统、绝缘、电气隔离、安全电压等措施防止人体直接、间接和跨步电压触电(电击、电伤)。

(5) 机器设备的维护保养和计划检修。要使机器设备经常保持良好状态以延长使用期限、充分发挥效用、预防设备事故和人身事故的发生,必须对它进行经常的维护保养和计划检修。

5. **应急救护措施**　通过建立应急救援的制度和队伍,在工伤事故发生时,尽早进行就地及院前的紧急救护。如在工伤事故现场维持工伤者的生命体征(如呼吸、心跳、血压等)对减少死亡是不言而喻的。这需要我们平时有风险意识，认真对待日常的技术、人力的贮备以及应急演练，做到战时能用、用时必胜。

第六节　职业伤害的赔偿

为受害者及其家庭提供得以在未来体面地生存下去的保障是工伤保险出发点。工伤保险的任务决不仅仅是经济补偿，还包括预防和康复，但经济补偿是其核心，以确保受伤害者能够及时得到治疗，并确保伤亡者及其家属能够得到必要的补偿。目前许多国家是执行的"职业危险原则"，确立了雇主的"无过失雇主责任"和对工人的"无过失补偿"的法律原则。一旦发生事故，即使雇主和企业无过失，但只要对工人确实造成人身伤害，雇主就要承担赔偿责任。

目前，世界上实行工伤保险的国家大体可分为 3 种类型：使用集中公共基金的社会保险类型、雇主责任保险类型和两者的混合型。雇主责任保险制存在着一定的弊病，当某个企业发生重大、特大事故时，可能会造成破产，从而使伤亡者无法得到必要的补偿。为此，许多国家逐步实行了工伤社会保险。社会保险的主要做法是由国家立法，政府有关部门或监督机构负责工伤保险事务，强制执行，统一筹措（集）资金，共担风险。凡是参加工伤保险的雇主，都必须向社会保险机构（或行业雇主协会）交纳工伤保险基金，而由社会保险机构（或行业雇主协会）支付伤残补助金。这样既可以使受伤害者及其家属得到相应的待遇，又可以避免工伤保险成为一个企业或某个雇主个人承担的保险。实行社会保险制度的国家的工伤医疗费都是免费的，受保人原则上不交纳费用。这一保险制度远比养老、失业、医疗保险普及。

强制性的工伤保险制度是最可靠的保险，但其赔偿水平低。所以一些国家，如日本允许在得到工伤赔偿之后，再通过诉讼追究雇主的侵权责任，以弥补不足部分的补偿。同样我国香港地区的经验也值得借鉴，为防止因雇主破产或经营不良等原因而无法补偿工伤雇员的现象，所有的雇主必须向保险公司为其雇员投保雇主责任保险，否则将受到刑事处分或罚款。当工伤事故属于雇主责任保险范围时，由保险公司给予补偿，当超出这一范围时，仍由雇主自己来承担。

我国实行的是工伤社会保险制度，但现行制度还不能说是严格意义上的社会保险，因为它的覆盖面过窄，部分伤残待遇也还有一部分仍需企业负担。条例要求企业必须参加工伤保险，但目前相当多的企业没有真正执行。多数企业对工伤的处理有着太多的人为因素和随意因素，个别企业为了逃避对员工应负的保障责任，或是为了逃避国家的监督和处罚，经常利用许多劳动者对工伤保险制度的陌生，采用"私了"方式处理工伤事件。

（周志俊）

第六章
厂房设计与工业照明

工业厂房地址选择以及具体设计是职业卫生安全工作的第一步,是控制职业危害因素的根本措施。工业企业选址应依据我国现行的卫生、安全生产和环境保护等法律法规、标准和拟建工业企业建设项目生产过程的卫生特征及其对环境的要求、职业性有害因素的危害状况,结合建设地点现状与当地政府的整体规划,以及水文、地质、气象等因素,进行综合分析而确定。事实上,随着我国工业园区化,有时地址选择已经没有自主性。

第一节　厂　房　设　计

一、平面布置

厂区总平面布置一般可分为生产区、非生产区、辅助生产区,应根据卫生要求,结合工业企业性质、规模、生产流程、交通运输、场地自然条件、技术经济条件等合理布局。工业企业总平面布置,包括建(构)筑物现状、拟建建筑物位置、道路、卫生防护、绿化等应符合 GB50187 等国家相关标准要求,各单体建筑均在其功能区内有序合理,避免分期建设时破坏原功能分区。

生产车间及其与生产有关的辅助用室应布置在生产区内。产生有害物质的建筑(部位)与环境质量较高要求的、有较高洁净要求的建筑(部位)应有适当的间距或分隔。生产区宜选在大气污染物扩散条件好的地段,布置在当地全年最小频率风向的上风侧。产生并散发化学和生物等有害物质的车间,宜位于相邻车间当地全年最小频率风向的上风侧。

非生产区布置在当地全年最小频率风向的下风侧,行政办公用房应设置在非生产区。辅助生产区布置在两者之间。

在满足主体工程需要的前提下,宜将可能产生严重职业性有害因素的设施远离产生一般职业性有害因素的其他设施,应将车间按有无危害、危害的类型及其危害浓度(强度)分开;在产生职业性有害因素的车间与其他车间及生活区之间宜设一定的卫生防护绿化带。可能发生急性职业病危害的有毒、有害的生产车间的布置应设置与相应事故防范和应急救援相配套的设施及设备,并留有应急通道。

高温车间的纵轴宜与当地夏季主导风向相垂直。当受条件限制时,其夹角不得<45°。高温热源应尽可能地布置在车间外当地夏季主导风向的下风侧;不能布置在车间外的高温热源应布置在天窗下方或靠近车间下风侧的外墙侧窗附近。

二、竖向布置

放散大量热量或有害气体的厂房宜采用单层建筑。当厂房是多层建筑物时,放散热和有害气体的生产过程宜布置在建筑物的高层。如果必须布置在下层时,应采取有效措施防止污染上层工作环境。

噪声与振动较大的生产设备宜安装在单层厂房内。当设计需要将这些生产设备安置在多层厂房内时,宜将其安装在底层,并采取有效的隔声和减振措施。

含有挥发性气体、蒸汽的各类管道不宜从仪表控制室和劳动者经常停留或通过的辅助用室的空中和地下通过;若需通过时,应严格密闭,并应具备抗压、耐腐蚀等性能,以防止有害气体或蒸气逸散至室内。

三、厂房布局

厂房建筑方位应能使室内有良好的自然通风和自然采光,相邻两建筑物的间距一般不宜小于两者中较高建筑物的高度。以自然通风为主的厂房,车间天窗设计应阻力系数小、通风量大、便于开启,适应不同季节要求,天窗排气口的面积应略大于进风窗口及进风门的面积之和。

热加工厂房应设置天窗挡风板,厂房侧窗下缘距地面不宜高于 1.2 m。高温、热加工、有特殊要求和人员较多的建筑物应避免西晒。厂房侧窗上方宜设置遮阳、遮雨的固定板(棚),避免阳光直射,方便雨天通风。

车间办公室宜靠近厂房布置,但不宜与处理危险、有毒物质的场所相邻。厂房应满足采光、照明、通风、隔声等要求。空调厂房及洁净厂房的设计按 GB50073 等有关现行国家标准执行。

四、防尘、防毒

产生或可能存在毒物或酸碱等强腐蚀性物质的工作场所应设冲洗设施。高毒物质工作场所墙壁、顶棚和地面等内部结构和表面应采用耐腐蚀、不吸收、不吸附毒物的材料,必要时加设保护层。车间地面应平整防滑,易于冲洗清扫。可能产生积液的地面应做防渗透处理,并采用坡向排水系统,其废水纳入工业废水处理系统。贮存酸、碱及高危液体物质贮罐区周围应设置泄险沟(堰)。

工作场所粉尘、毒物的发生源应布置在工作地点的自然通风或进风口的下风侧。放散不同有毒物质的生产过程所涉及的设施布置在同一建筑物内时,使用或产生高毒物质的工作场所应与其他工作场所隔离。防尘和防毒设施应依据车间自然通风风向、扬尘和逸散毒物的性质、作业点的位置和数量及作业方式等进行设计。经常有人来往的通道(地道、通廊),应有自然通风或机械通风,并不宜敷设有毒液体或有毒气体的管道。

五、防暑、防寒

应根据夏季主导风向设计高温作业厂房的朝向,使厂房能形成穿堂风或能增加自然通风的风压。高温作业厂房平面布置呈“L”型、“Ⅱ”型或“Ⅲ”型的,其开口部分宜位于夏季主导风向的迎风面。

高温作业厂房宜设有避风的天窗,天窗和侧窗宜便于开关和清扫。夏季自然通风用的进气窗的下端距地面不宜>1.2 m,以便空气直接吹向工作地点。冬季需要自然通风时,应根据热平衡的原则合理确定热风补偿系统容量,进气窗下端一般不宜<4 m。若<4 m 时,宜采取防止冷风吹向工作地点的有效措施。

以自然通风为主的高温作业厂房应有足够的进、排风面积。产生大量热、湿气、有害气体的单层厂房的附属建筑物占用该厂房外墙的长度不得超过外墙全长的 30%,且不宜设在厂房的迎风一面。产生大量热或逸出有害物质的车间,在平面布置上应以其最长边作为外墙。若四周均为内墙时,应采取向室内送入清洁空气的措施。

热源布置应便于采用各种有效的隔热及降温措施。应尽量布置在车间外面。当采用热压为主的自然通风时,热源应尽量布置在天窗的下方。当采用穿堂风为主的自然通风时,热源应尽量布置在夏季主导风向的下风侧。

高温、强热辐射作业,应根据工艺、供水和室内微小气候等条件采用有效的隔热措施,如水幕、隔热水箱或隔热屏等。

工作人员经常停留或靠近的高温地面或高温壁板,其表面平均温度不应>40℃,瞬间最高温度也不宜>60℃。高温作业车间应设有工间休息室。休息室应远离热源,采取通风、降温、隔热等措施,使温度≤30℃;设有空气调节的休息室室内气温应保持在 24~28℃。对于可以脱离高温作业点的,可设观察(休息)室。

特殊高温作业,如高温车间桥式起重机驾驶室、车间内的监控室、操作室、炼焦车间拦焦车驾驶室等应有良好的隔热措施,热辐射强度应<700 W/m²,室内气温不应>28℃。当作业地点日最高气温≥35℃时,应采取局部降温和综合防暑措施,并应减少高温作业时间。

工业建筑采暖的设置、采暖方式的选择应按照 GB50019,根据建筑物规模、所在地区气象条件、能源状况、能源及环保政策等要求,采用技术可行、经济合理的原则确定。为防止车间大门长时间或频繁开放而受冷空气的侵袭,应根据具体情况设置门斗、外室或热空气幕。设计热风采暖时,应防止强烈气流直接对人产生不良影响,送风的最高温度不得超过 70℃,送风宜避免直接面向人,室内气流一般应为 0.1~0.3 m/s。产生较多或大量湿气的车间,应设计必要的除湿排水防潮设施。车间围护结构应防止雨水渗透,冬季需要采暖的车间,围护结构内表面(不包括门窗)应防止凝结水气。

工作地点不固定、需要持续低温作业时,应在工作场所附近设置取暖室。

六、物理因素的控制

产生噪声的车间与非噪声作业车间、高噪声车间与低噪声车间应分开布置。产生噪声的车间,应在控制噪声发生源的基础上,对厂房的建筑设计采取减轻噪声影响的措施,注意增加隔声、吸声措施。在满足工艺流程要求的前提下,宜将高噪声设备相对集中。为减少噪声的传播,宜设置隔声室,隔声室的天棚、墙体、门窗均应符合隔声、吸声的要求。

产生振动的车间应在控制振动发生源的基础上,对厂房的建筑设计采取减轻振动影响的措施。对振幅、功率大的设备应设计减振基础。受振动(1~80 Hz)影响的辅助用室(如办公室、会议室、计算机房、电话室、精密仪器室等),其垂直或水平振动强度设计一定要达到要求。

产生工频电磁场的设备安装地址(位置)的选择应与居住区、学校、医院、幼儿园等保持一定的距离,使上述区域电场强度最高容许接触水平控制在 4 kV/m。对有可能危及电力设施安全的建筑物、构筑物进行设计时,应遵循国家有关法律、法规要求。在选择极低频电磁场发射源和电力设备时,应综合考虑安全性、可靠性以及经济社会效益。

对于在生产过程中有可能产生非电离辐射的设备应制定非电离辐射防护规划,采取有效的屏蔽、接地、吸收等工程技术措施及自动化或半自动化远距离操作,如预期不能屏蔽的应设计反射性隔离或吸收性隔离措施,使劳动者非电离辐射作业的接触水平符合 GBZ2.2 的要求。设计劳动定员时应考虑电磁辐射环境对装有心脏起搏器患者等特殊人群的健康影响。电离辐射防护应按 GB18871 及相关国家标准执行。

七、辅助用室设计

辅助用室包括车间卫生用室(浴室、更/存衣室、盥洗室以及在特殊作业、工种或岗位设置的洗衣室)、生活室(休息室、就餐场所、厕所)、妇女卫生室等。辅助用室应避开有害物质、病原体、高温等职业性有害因素的影响。建筑物内部构造应易于清扫,卫生设备便于使用。

浴室、盥洗室、厕所的设计,一般按劳动者最多的班组人数进行设计。更/存衣室设计计算人数应按车间劳动者实际总数计算。

车间卫生用室应根据车间的卫生特征设置浴室、更/存衣室、盥洗室。车间卫生特征 1 级的更/存衣室应分便服室和工作服室。工作服室应有良好的通风。车间卫生特征 2 级的更/存衣室,便服室、工作服室可按照同室分柜存放的原则设计,以避免工作服污染便服。车间卫生特征 3 级的更/存衣室,便服室、工作服室可按照同柜分层存放的原则设计。更衣室与休息室可合并设置。车间卫生特征 4 级的更/存衣柜可设在休息室内或车间内适当地点。

车间内应设盥洗室或盥洗设备。接触油污的车间,应供给热水。盥洗设施宜分区集中设置。厂房内的盥洗室应做好地面排水,厂房外的盥洗设施还宜设置雨篷并应防冻。应根据职业接触特征,对易沾染病原体或易经皮肤吸收的剧毒或高毒物质的特殊工种和污染严重的工作场所设置洗消室、消毒室及专用洗衣房等。低温高湿的重负荷作业如冷库和地下作业等,应设工作服干燥室。

生活用室的配置应与产生有害物质或有特殊要求的车间隔开,应尽量布置在生产劳动者相对集中、自然采光和通风良好的地方。应根据生产特点和实际需要设置休息室或休息区。休息室内应设置清洁饮水设施。女工较多的企业,应在车间附近清洁安静处设置孕妇休息室或休息区。就餐场所的位置不宜距车间过远,但不能与存在职业性有害因素的工作场所相邻设置,并应根据就餐人数设置足够数量的洗手设施。就餐场所及所提供的食品应符合相关的卫生要求。

厕所不宜距工作地点过远,并应有排臭、防蝇措施。车间内的厕所,一般应为水冲式,同时应设洗手池、洗污池。寒冷地区宜设在室内。除有特殊需要,厕所的蹲位数应按使用人数设计。

八、微小气候保证与应急救援设施

工作场所的新风应来自室外,新风口应设置在空气清洁区,新风量应满足下列要求:非空调工作场所人均占用容积 <20 m^3 的车间,应保证人均新风量 $\geqslant 30$ m^3/h;如所占容积 >20 m^3 时,应保证人均新风量 $\geqslant 20$ m^3/h。采用空气调节的车间,应保证人均新风量 $\geqslant 30$ m^3/h。洁净室的人均新风量应 $\geqslant 40$ m^3/h。封闭式车间人均新风量宜设计为 $30\sim50$ m^3/h。

生产或使用剧毒或高毒物质的高风险工业企业应设置紧急救援站或有毒气体防护站。

第二节 工 业 照 明

照明是利用各种光源照亮工作和生活场所或个别物体的措施。其首要目的是创造良好的可见度和舒适愉快的环境,包括自然照明和人工照明。利用太阳和天空的自然光称自然照明亦称天然采光,简称采光;利用人工光源的称人工照明,简称照明。

劳动过程中设置合理的采光和照明,是职业安全和卫生工作的重要内容,也是职业工效学研究的重要方向之一,其不但能够预防和减少视觉疲劳、因照度不足所引起的职业性眼病及工伤事故的发生,而且能够振奋作业者精神,增强作业能力,提高产品的数量、质量和劳动生产率。

一、采光

工业采光(industrial lighting)是以天然光为光源来解决工业建筑的室内光照问题,亦称工业自然照明或工业天然采光。充分利用天然光可节约能源。在同样光照条件下,天然光源较人工光源明亮柔和,光谱中还含有杀菌保健作用的紫外线,有益于人体健康。然而,天然光受季节、时间、气候等限制,在时间和空间上不能保证有足够的均匀性,不能满足每个工作面所需要的照度,有时由于直射阳光的刺激而引起眩目。

1. 采光形式

(1) 顶部采光即在厂房顶部开窗的采光形式,常用矩形天窗、平天窗和锯齿型天窗。顶部采光时,厂房中间部分照度较大,向边缘逐渐降低。

(2) 侧面采光即在厂房一侧或两侧开窗的采光形式,分为单侧采光和双侧采光。侧面采光时,照度随厂房进深很快衰减,只能保证有限的进深照度。侧面采光的工作面多集中在中间部分,自然照度较低,故厂房的进深一般不宜超过窗高(从窗上沿到地面高度)的2倍。

(3) 混合采光指同时利用侧窗和天窗的采光形式。此种采光可增加厂房中间部分和离侧窗较远区域的照度,使光照更为均匀。

2. 采光系数要求　由于室外照度经常变化,可影响室内照度的稳定,故对采光量不能用照度绝对值表示,而用照度相对值即采光系数(C)表示。可用照度计同时测得室内和室外的照度,然后用下式计算采光系数:

$$C = En/E_x \times 100\%$$

式中: E_n:在全阴天天空漫射光照射下,室内给定平面上的某一点由天空漫射光所产生的照度(lx); E_x:在全阴天天空漫射光照射下,与室内某一点照度同一时间、同一地点,在室外无遮挡水平面上由天空漫射光所产生的室外照度。测定采光系数最好选择一天中室外照度相对稳定的时间,以上午10时至下午2时为宜。

在评价厂房设计的自然照明时,必须依据厂房建筑设计图来确定厂房内的采光系数。采光系数的计算方法很多,按计算目标分为综合计算法和逐点计算法,前者计算简便,后者较为精确,但计算工作量繁重,故目前一般可采用《建筑采光设计标准》(GB/T50033)中推荐的采光计算图表法来计算,以评价厂房照度。照度的均匀性可从跨度中最小采光系数与最大采光系数之比值来评价,用天窗采光的多跨度厂房的环比值不宜小于0.3。

采光系数标准值的选取,应符合下列规定:侧面采光应取采光系数的最低值 C_{min};顶部采光应取采光系数的平均值 C_{av};对兼有侧面采光和顶部采光的房间,可将其简化为侧面采光区和顶部采光区,并应分别取采光系数的最低值和采光系数的平均值。

3. 采光质量　顶部采光时,Ⅰ～Ⅳ级采光等级的采光均匀度不宜小于0.7。为保证采光均匀度不小于0.7的规定,相邻两天窗中线间的距离不宜大于工作面至天窗下沿高度的2倍。

采光设计时,应采取下列减小窗眩光的措施:作业区应减少或避免直射阳光;工作人员的视觉背景不宜为窗口;为降低窗亮度或减少天空视域,可采用室内外遮挡设施;窗结构的内表面或窗周围的内墙面,宜采用浅色饰面。应注意光的方向性,避免对工作产生遮挡和不利的阴影,如对书写作业,天然光线应从左侧方向射入。

当白天天然光线不足而需补充人工照明的场所,补充的人工照明光源宜选择接近天然光色温的高色温光源。对于需识别颜色的场所,宜采用不改变天然光光色的采光材料。对具有镜面反射的观看目标,应防止产生反射眩光和映像。

二、照明

照明系指在无天然光(如夜班、矿井、隧道、地下室)或天然光不足以及需要高照度的作业,为从事正常生产活动和保证作业安全面采用人工光源的一种形式。

(一) 照明方式

按照明系统可分一般照明(general lighting)、局部照明(local lighting)、混合照明(mixed lighting)和特殊照明(special lighting)4种。

1. 一般照明　又称全面照明,指不考虑特殊局部需要、在整个作业场所安置若干照明器,使各工作面普遍达到所规定视觉条件的照明方式。使用于对光线投射方向没有特殊要求,工作点不固定且较密集的作业场所,且受作业技术条件限制不适合装设局部照明或不必要采用混合照明时,宜采用一般照明。其优点是作业点的视觉条件较好,视野亮度基本相同。

2. 局部照明　指在某工作面安置照明器,使其达到规定视觉条件的照明方式。优点是耗电量少且可获得高的照度。缺点是直接眩光和使周围视野变暗对作业者造成不利影响。在一个工作场所内不应只装设局部照明。

3. 混合照明　由一般照明和局部照明共同组成的照明方式。适用于照明要求高、有一定的投光方向以及固定工作点分布密度不大的作业场所,且单独装设一般照明不合理的场所,宜采用混合照明。其优点是集一般照明和局部照明的优点为一体,成为一种较为经济的照明方案。一般照明与局部照明的比例以 1∶5 为好,对于较小的作业场所一般照明的比例可以适当提高。

4. 特殊照明　系指应用于特殊用途或需有特殊效果的各种照明方式。如细微对象检查照明、不可见光照明、色彩检查照明、运动对象检查照明和透过照明等。

(二) 照明种类

照明种类按用途可分为正常照明(normal lighting)、应急照明(emergency lighting)、值班照明(on-duty lighting)、警卫照明(security lighting)和障碍照明(obstacle lighting)。其中,应急照明包括备用照明(stand-by lighting)、安全照明(safety lighting)和疏散照明(escape lighting)。

1. 应急照明　在正常照明系统因电源发生故障,不再提供正常照明的情况下,供人员疏散、保障安全或继续工作的照明。应急照明不同于普通照明,它包括备用照明、疏散照明、安全照明3种。应急照明既要满足作为照明的一般要求,又要满足应急作用的特殊要求;既要在紧急状态下照明,又要保证常年安装在建筑物内安全、可靠地处于良好的应急状态。除了选择合适的光源外,选择安全、可靠、经久、耐用的应急照明电源是至关重要的。

2. 备用照明　在正常照明电源发生故障和事故时,为确保活动和工作能继续正常进行而设的应急照明部分。在下列场所通常应设置备用照明:①当正常照明因故障熄灭后,对需要确保正常工作或活动继续进行的场所,如化工、石油、制氢、生产油漆、溶剂、炸药、塑料及其制品的某些操作部位。②断电后若不及时进行处置或操作将可能造成生产流程混乱或加工处理的贵重部件受损的场所,如化工、石油工业的某些流程、航空航天、冶金等工业的金属熔化浇铸、炼钢炉、热处理及精密加工等某些部门。③照明熄灭将会造成较大不良政治影响或严重经济损失的场所,如重要的广播电台、电视台、通信中心、国家和国际会议中心、发电厂与中心变电所、控制中心、重要的动力供应站(供热、供气、供油)及供水设施、重要旅馆、国际候机楼、交通枢纽等。④照明熄灭将会妨碍消防救援工作顺利进行的场所,如消防控制室、应急发电机房、配电室及广播室等。⑤照明熄灭将无法进行正常工作和活动的重要地下建筑,如地铁车站、大中型地下商场、地下的车库、医院、旅馆、餐厅与娱乐场所等。⑥照明熄灭将会造成现金、贵重物品被窃的场所,如大中型商场的贵重物品售货区、收款台及银行出纳台等。

3. 安全照明　当正常照明因故障熄灭后,对需要确保处于危险中人员安全的场所,应装设安全照明。通常在下列场所应设置安全照明:①工业厂房中的正常照明因电源故障而熄灭时,在黑暗中可能造成人员挫伤、灼伤等严重危险的区域,如刀具裸露而无保护措施的圆盘锯等。②正常照明因电源故障熄灭时,使危重患者的抢救工作不能及时进行,延误急救时间而可能危及患者生命的,如医院的手术室、危重患者的抢救室等。③正常照明因电源故障而熄灭后,由于众多人员聚集,且又不熟悉环境条件,容易引起惊恐而可能导致人身伤亡的场所,或人们难以与外界联系的电梯内等。

4. 疏散照明　当正常照明因故障熄灭后,正常电源发生故障时,对需要确保人员安全疏散的出口和通道,应装设疏散照明。在下列场所通常应设疏散照明:①人员众多、密集的公共建筑,如剧院、电影院、文化宫、大型候车厅、候机楼及大型医、体育场馆、大型展览馆、博物馆、美术馆、大礼堂、大会议室、大中型商场院、大中型旅馆、大型餐厅等建筑;②人员众多的地下建筑,如地铁车站、地下的旅馆、商场、娱乐场所等及大面积无天然采光的建筑;③高层及高层建筑;④特别重要的、人员众多的大型工业厂房。

5. 警卫与障碍照明　用于有警戒任务的场所,应根据警戒范围的要求设置警卫照明。在可能危及航行安全的建筑物或构筑物上安装的标志灯。障碍照明的装设,应严格执行所在地区航空或交通部门的有关规定,应根据航行要求设置障碍照明。

三、光源选择与照度要求

选用的照明灯具应符合国家现行相关标准的有关规定,在满足眩光限制和配光要求条件下,应选用效率高的灯具。根据照明场所的环境条件,分别选用下列灯具:①在潮湿的场所,应采用相应防护等级的防水灯具或带防水灯头的敞开式灯具;②在有腐蚀性气体或蒸汽的场所,宜采用防腐蚀密闭式灯具;若采用开敞式灯具,各部分应有防腐蚀或防水措施;③在高温场所,宜采用散热性能好、耐高温的灯具;④在尘埃的场所,应按防尘的相应防护等级选择适宜的灯具;在装有锻锤、大型桥式吊车等振动、摆动较大场所使用的灯具,应有防振和防脱落措施;⑤在易受机械损伤、光源自行脱落可能造成人员伤害或财物损失的场所使用的灯具,应有防护措施;⑥在有爆炸或火灾危险场所使用的灯具,应符合国家现行相关标准和规范的有关规定;⑦在有洁净要求的场所,应采用不易积尘、易于擦拭的洁净灯具;⑧在需防止紫外线照射的场所,应采用隔紫灯具或无紫光源。

工业建筑作业区域内的一般照明照度均匀,不应小于0.7,而作业面邻近周围的照度均匀度不应小于0.5。房间或场所内的通道和其他非作业区域的一般照明的照度值不宜低于作业区域一般照明照度值的1/3。在有彩电转播要求的体育场馆,其主摄像方向上的照明应符合下列要求:场地垂直照度最小值与最大值之比不宜小于0.4;场地平均垂直照度与平均水平照度之比不宜小于0.25;场地水平照度最小值与最大值之比不宜小于0.5;观众席前排的垂直照度不宜小于场地垂直照度的0.25。

为控制工作面上的眩光,保证有良好的照度均匀度,可用下列方法防止或减少光幕反射和反射眩光:①避免将灯具安装在干扰区内;②采用低光泽度的表面装饰材料;③限制灯具亮度;④照亮顶棚和墙表面,但避免出现光斑。

照明器的位置高于工作者眼睛水平视线时,其保护角不应小于30°,若低于工作者眼睛水平视线时,不应低于10°。当工作面或识别物件的表面呈现镜面反射时,应采取防止反射眩光射至工作者眼内的措施,如采用漫射型或装有磨玻璃灯泡的照明器。

保证照度的稳定性,照明器的端电压的电压偏移一般不高于其额定电压的105%;对视觉要求较高的室内照明不低于97.5%;一般劳动场所的室内照明、露天劳动场所不低于95%;事故照明、道路照明、警卫照明以及电压为12~36 V的照明不低于90%。

四、厂房绿色照明设计

绿色照明设计,不是简单的传统意义上的节能、照明标准降低以及单纯地提供高效节能照明器材。绿色照明工程提出的宗旨不只是个经济效益问题,更主要的是着眼于资源的利用和环境保护。由此,应合理选择推广应用高效光源,充分运用现代科技手段提高照明工程设计水平和方法,提高照明器材效率,同时科学地维护管理。

工业厂房的现代照明设计主要要求如下:①应当根据生产场所条件、能源情况等选择照度值,原则是应当保证不降低作业场所的视觉要求,有效地利用能源。②提高整个照明装置的发光效率,保证车间内有足够的照度。③提高照明质量,如亮度的分布、眩光的限制、显色的要求等,创造舒适的工作环境,尽量达到光色与工作环境的融合。④按识别对象采用合理的照明方式。在厂房及车间配置照明灯具时,应首先考虑灯具的视力保护角问题,最大限度地避免光线直入人眼的伤害。⑤考虑确保灯具维护的措施。采用长寿光源,以减小维修工作量。⑥将节能放在重要地位,实现自动控制。既能按需调节照度,节省电能消耗,又能降低维护成本,延长光源寿命。⑦根据厂房车间里存在的实际状况,采用不同的安装灯具和附属装置方法和方式,以保证灯具的使用安全性和最佳的使用效果。在特别潮湿的场所,宜采用防潮灯具或带防水灯头的开启式灯具;在有腐蚀性气体和蒸汽的场所,宜采用耐腐蚀性材料制成的密闭式灯具;安装在易受机械性损伤位置的灯具,应加保护网;安装在可燃材料上温度较高的照明器和附属装置,应采取防火措施;在振动较大的场所,对灯具应采取防振措施;在特别潮湿、有大量灰尘、有腐蚀性气体和蒸汽的室内外场所,其灯具开关、插座、干式变压器和配电箱等附属装置,宜装在邻近正常环境内。如果必须装在上述场所时,应选用防水式、密封式或防腐蚀的电器或采取其他措施。⑧照明供电,照明用电要确保安全,电压应保证照度的稳定性和降低闪烁效应。

(周志俊)

第七章
工 业 通 风

工业工作场所通风包括通风、除尘、排毒、防暑降温等。工业工作场所通风的目的,在于防止粉尘以及一些有毒、刺激性气体对室内(工作场所内)空气以及对室外大气的污染。为此,一方面需要捕集生产设备产生的粉尘、有害气体(连同运载粉尘的气体)及高温和余湿,阻止其散发到室内,污染室内空气;另一方面需要净化含粉尘、有害气体,使其符合排放标准后再排入大气,防止污染厂区及居住区大气环境。

工业通风的任务旨在利用专门的技术手段,合理地组织气流,控制或完全消除作业过程中产生的粉尘、有害气体、高温和余湿,向车间内送入新鲜的或经专门处理的清洁空气,为劳动者创造适宜的作业环境和劳动条件,达到保护劳动者身心健康的目的。工业通风是预防、控制职业中毒的一级预防措施。在通过工程技术无法提供安全的作业环境,而工人又不得不在有害的环境下进行作业时,必须为工人提供适当的个人防护用品,并保证工人的正确使用。

第一节 工业通风方法的分类

一、按通风系统的工作动力分类

1. **自然通风** 自然通风是利用室外风力形成的风压与室内外空气的温差所产生的热压作用使空气流动所形成的一种通风方式。这种通风完全依靠自然形成的动力来实现生产车间内外空气的交换,特别是当生产车间有害气体、粉尘浓度相对较低或者温、湿度较高时,可以得到既经济又有效的通风要求。当生产性毒物危害较大,逸散浓度较高或工艺要求进风需经过滤和处理时或进风能引起雾或凝结水时,不得采用自然通风。

热压在自然通风方式中可为通风的动力源之一。当车间空气温度升高时,体积膨胀,密度减小,由于车间外空气温度低,密度较大,形成车间内外空气重力差,即热压。使得室外空气从车间下部门窗向内流入,使车间内热空气从上部天窗排出,由此形成自然通风。室内外温差愈大,热压愈大,自然通风效果愈好。

风压是自然通风中另一种动力源。原理为当室外气流与建筑物相遇时,由于建筑物的阻挡,建筑物四周室外气流的压力分布发生变化,迎风面气流受阻,动压降低,静压增高,形成正压风;而侧面和背风面由于产生局部涡流,静压下降,形成负压风。

在自然通风中,热压和风压实际上是同时起作用的。一般说,热压作用的变化较小,风压作用的变化较大;为了保证自然通风的效果,在实际设计时,除根据热压外,根据当地不同季节的主导风向,车间朝向布置上必须考虑风压的影响。厂房总平面布置应做到:①厂房的主要进风面与夏季主导风向的角度一般应为 60°~90°;不宜小于 45°。②当风吹过建筑物时,迎风面的正压区和背风面的负压区均会延伸一定距离,距离的大小与建筑物的形状和高度有关。③存在毒性较大化学物车间应布置在有毒性较小化学物车间的下风侧。

为了使工人能直接接受室外新鲜空气,工作地点应尽可能布置在靠外墙一侧。设备布置应将热源或毒物逸散源尽量布置在天窗的下部。利用穿堂风时,应将逸散源布置在夏季主导风向的下风侧,以便热空气顺利排至室外。在排除有毒化学物的措施中,可利用自然通风,在多数情况下以采用机械通风为主。

2. 机械通风 机械通风是利用通风机产生的压力,克服沿程的流体阻力,使气流沿风道的主、支网管流动,从而使新鲜空气进入工作场所,从作业点排出污浊空气。与自然通风比较,机械通风具有下列优点:①进入室内的空气,可预先进行处理过滤(加热、冷却、干燥、加湿),使进入的空气符合卫生要求。②排出车间的空气,可进行粉尘或有害气体的净化,回收贵重原料,且减少污染。③可将新鲜空气按工艺布置特点分送到各个特定地点,并可按需要分配空气量,还可将废气从工作地点直接排出室外。但机械通风所需设备和维修费用较大,在排除有毒化学物的措施中首先应考虑采用局部机械通风。

机械通风系统种类较多,有简单的排风系统和通风除尘系统。常用的机械通风系统均包括通风机、进(或排)通风管、排气罩和净化设备。实际上,为了获得良好的除尘、排毒效果,在使用机械通风系统时,还应控制通(排)风机的风速。控制风速的大小应与生产性毒物毒性大小、浓度高低、粉尘的总悬浮颗粒物和可吸入颗粒物粒径大小有关,一般毒物控制风速应在 1.0 m/s,粉尘控制风速应在 1.5 m/s 左右为宜。

另外,由于机械通风所需设备和维修费用较高,因此在可能的情况下往往在尽量利用自然通风的基础上采用机械通风。

二、按通风作用范围分类

从通风作用范围来说,工业通风可分为全面通风、局部通风和混合通风,其目的是保障工人操作区的洁净、安全。

1. 全面通风 这是在车间内全面地进行通风换气,用新鲜空气稀释车间内污染空气,使工作地点的空气中有害物的含量不超过卫生标准的规定,以维持整个车间工作范围内空气环境的卫生要求。全面通风适用于有害物扩散不能控制在车间内某一定的范围,或污染源不固定的场合。送风口应接近工人操作地点,设在有害气体或蒸汽浓度较低的区域,而排气口应设置在有害气体或蒸汽的发生源或其浓度较高的区域。这样布置有利于充分发挥全面通风的作用,降低工作操作地有害气体或蒸汽的浓度。

全面通风除了用于控制舒适度外,只在符合下列条件下方才使用:①当少量的空气污染物以相对均匀的速率释放到工作环境中时;②当作业者与污染源之间的距离足够远,从而可以产生充分的空气流动,将污染物稀释到安全水平时;③当只使用低毒性的污染物时;④在废气排到社区环境之前,不必收集或过滤污染物时;⑤当工作环境空气中稀释后的污染物,不可能对设备产生腐蚀或其他损害作用时。

2. 局部通风 这是在车间工作带某局部范围建立良好空气环境,或在有害物扩散前将其从产生源抽出、排除。局部通风可以是局部送风或局部排风。局部通风所需的投资比全面通风小,取得的效果也比全面通风好。为控制车间内的有毒、有害气体或蒸汽,常采用局部排风的方式。为改善车间内微小气候可采用局部或全面送风,也可采用局部排风的方式,具体选择需根据毒物逸散源的大小和分布情况、生产特征和室外气象条件等因素而定。

局部送风系统可给工作环境送入新鲜空气,送入的新鲜空气往往低于工作环境温度,可降低工作场所气温,这种系统亦称空气沐浴。常用的局部送风设施包括普通风扇、喷雾风扇等。局部送风常常作为高温工作场所工人操作地点吹风之用,以改善工作地点微小气候,亦可作为作业环境隔离操作室的送风,通常很少使用局部送风控制有害物发生源,也不宜依靠局部送风作为工作场所的排风补偿。

3. 混合通风　局部通风和全面通风结合使用,称为混合通风。

三、按通风方式分类

通风方式可分为排风和送风两类。排风是指用通风的方式将有害物质或湿、热空气排出车间外。送风则是将车间外清洁空气送入到工人操作带或车间内,改善整个车间空气环境质量。

第二节　排风系统

一、局部排风

局部排风亦称局部抽风,被认为是经典的控制方法。局部排风是将职业工作中产生的污染物进入工作区环境之前,将其在发生源处收集、控制起来,不使其扩散到工作地点,并将污染物经净化处理后排出。一个理想的局部排风系统既能满足劳动保护的要求,又能满足环境保护的要求。局部排风系统是排除污染物而非仅仅稀释其浓度,在同一运行条件下,使用的气流要少于稀释系统。要注意的是,由于不可控因素或顶罩处不能收集完全,污染物仍会存留在作业场所,气流的多少将影响效果。

局部排风系统由局部排风罩(排风柜)、通风管道,通风机、过滤或吸附有害物质净化设备等组成。

局部排风罩是局部排风系统中的关键装置。为了获得良好的局部排出有害气体或蒸汽的效果,无论使用何种形式,局部排风罩的设计应遵循型式适宜、风量适中、强度足够、检修方便的原则,均应考虑下列7点要求:①应将有害物质发生源尽可能地密闭,排风罩应尽可能靠近有害物质发生源。②排风罩的吸气方向应尽可能与有害物质逸出的方向一致。③排风罩的布置应使污染空气不致流经工人的呼吸带。④排风装置应设在不受室外进入气流的干扰。⑤排风罩罩口要有一定的控制风速。在距离罩口最远的有害物散发点(即控制点)上造成适当的空气流动,从而把有害物吸入罩内。控制点的空气流动速度称为控制风速(也称吸入速度),即该速度应大于有害物向外逸散的速度和防止横向气流干扰的速度,才能有效地将有害物质抽吸至排风罩内。控制风速的大小应与化学物毒性大小和逸散速率大小等有关,一般气体或蒸汽毒物控制风速不小于 $0.7 \sim 1.0$ m/s,粉尘状化学物控制风速为 $1 \sim 1.5$ m/s。⑥对有腐蚀性的酸碱性气体,排风罩应耐腐蚀。⑦排风罩的设置不应妨碍工人的操作并保证有足够的照度。

排风罩的种类很多,GB/T16758《排风罩的分类及技术条件》按作用原理,将其分为外部吸气罩、接收型排风罩和吹吸式排风罩等;按罩子形式分为密闭罩、伞形罩、柜式排风罩(排风柜)和槽边排风罩等;按结构型式及密闭范围分为局部密闭罩,整体密闭罩和大容积密闭罩等。按原理分类,介绍如下。

1. 外部吸气罩　系利用气流的抽吸作用将罩口外部的污染物抽走,如冷污染源上部的伞形罩和旁侧的侧吸罩等。由于工艺或操作条件的限制,不能将尘源或污染源密闭起来,只能把局部排风罩设置在有害物源的地方附近,依靠罩口的抽吸作用产生的气流运动,将有害物吸入罩内。它的特点是为了得到较大速度的气流,往往具有很大的排风量。按工艺和操作的情况,可以设计成上吸式、下吸式、侧吸式等多种形状。常用的类型有柜式排风罩、捕获型排风罩、环绕型排风罩、沟槽型排风罩和伞形排风罩等。

2. 接收型排风罩　接收型排风罩是将生产过程中产生的具有一定方向和速度的污染气流顺势接收,如砂轮机的吸尘罩和热过程上部的伞形罩等。这种排风罩适用于收集可能被人体吸入的气态、雾状或微小颗粒物。

3. 吹吸式排风罩 由于条件所限，当外部排风罩罩口必须较远地离开污染源，且无生产过程形成的气流可利用时，宜采用设有吹出气流装置的吹吸式排风罩。吹吸式排风罩的气流流速是靠吹出射流和吸入气流二者共同形成的，利用射流能量密集、速度衰减慢，而吸气气流速度衰减快的特点，把两者结合起来，使有害物得到有效控制的一种方法。由于污染源或部分污染源离吸气罩口较远，单靠吸风得不到必要的气流流速，在吹出射流的共同作用下，能得到距罩口较远处必要的气流流速。吹吸式排风罩具有风量小、控制效果好、抗干扰能力强、不影响工艺操作等优点，它的应用有逐步扩大的趋势。

排风柜是常见的一种部分密闭的排风装置。当产生的有害气体、蒸汽或粉尘的工件较大而不能在排风柜内进行加工时，可采用一面敞开，其余面密闭的侧方排风罩，或各方均不能密闭的侧方排风罩，或上部排风的伞形罩，有单侧排风（槽宽≤0.7 m时）、双侧排风（槽宽＞0.7 m时）和吹吸式槽边排风（槽宽≥2.0 m时）各种形式。吸气口的排风量应根据化学物的理化性质、毒性和逸散物的速率等因素决定。

密闭排风罩适用于产生污染源的冷作业设备，属捕获型排风罩。其所需的抽风量是根据缝隙与孔洞的总面积乘以必需的吸气速度而确定。密闭罩的布置需要注意：①尽可能将污染源密闭，以隔断污染气流与室内二次气流的联系，防止污染物随室内气流扩散。罩上的观察孔和检修孔应尽量小，并避开气流正压较高的位置。②密闭罩内应保持一定的均匀负压，避免污染物从罩上缝隙外逸，为此需合理地组织罩内气流和正确地选择吸风点的位置。适当的排风量应保证密闭罩内的负压在5～12 Pa。那种认为排风量愈大愈好的观点是不正确的。密闭罩的排风量主要考虑运动物料带入的诱导空气量和由开口或不严密缝隙吸入的空气量。③吸风点位置不宜设在物料集中地点和飞溅区内，避免把大量物料吸入净化系统。处理热物料时，吸风点宜设在罩子顶部，同时适当加大罩子容积。④应不妨碍工艺生产操作。应便于检修，零部件可做成能拆卸的活动结构形式。

二、全面排风

一般是在外墙上安装一定数量的排风扇，依靠排风使室内形成负压，将室外的新鲜空气通过门窗进入室内，使整个车间得到通风换气并使有害气体浓度稀释到合乎卫生标准要求。

全面通风换气量可按下式计算：$L = M/(S - S_0)$

式中：L为通风量（m³/h）；M为有害气体的散发量（mg/h）；S为有害气体限值浓度（mg/m³）；S_0为进气中有害气体的浓度。

当数种溶剂的蒸气或数种刺激性气体同时散发于车间空气中时，其通风量应按各自分别稀释至限值浓度所需空气量的总和计算。其他有害物质同时散发于空气中时，通风量仅按需要空气量最大的有害物质计算。

三、产生有毒有害气体和蒸汽的车间常用的通风方式

为了降低车间内有毒有害气体和蒸汽的浓度，首先要排除各种生产设备和管道的跑、冒、滴、漏现象，将产生有毒有害物质的生产工序加以密闭或部分密闭，并采用局部排风。

通风柜是一种最常见的局部风罩。通风柜工作孔处吸入风速的大小，对控制有毒有害物是否逸出关系很大。如果工作孔的吸气速度小于有害物向外逸出的速度，有害气体会从下部逸出。为了改善这种状况，应把排风口设在通风柜的下部。如果生产中有热气流产生，柜内的热气流要向上浮升，必须在通风柜的上部增加一个排风口使气流分别进入排出，达到防治有害气体外逸的目的。如果在通风柜内不便操作时，可采用侧吸罩或采用上部排风的伞型罩。这种外部吸气罩

是通过罩口的抽吸作用,在距吸气口最远的有害物散发点造成适当的气流速度,从而把有害物吸入罩内。这种能把最远点的有毒有害物吸入罩内的速度叫控制风速。控制风速的大小可由排风量的大小来控制。电镀槽、酸洗槽等所用的排风罩,称为槽边吸气罩,罩口窄而长,靠近产生有毒有害气体的液面,使有毒有害气体不能上升到工人的呼吸道,且不影响操作。由于槽边吸气罩的气流方向与有害物逸散的方向不一致,所以所需排风量较大。因此槽面较宽时可采用吹吸式的排风罩。

第三节　通风设备的安全、维护及管理

在生产车间中,为了保证生产的安全、卫生,凡生产、使用、贮存闪点在 30℃ 以下的液体;爆炸下限在 10％ 以下的可燃性气体;强氧化剂、极易自燃或遇水燃烧的化学品;有发生爆炸危险的粉尘或纤维等时,应设置单独的通风系统。剧毒车间与一般车间;水蒸气和遇水会发生爆炸的气体或粉尘;油蒸气和高温气体;不同有害气体、蒸气和粉尘相互混合会发生爆炸或燃烧;不同有害物质混合或化合后能生成毒性更大的有害物质等,不能将排风设备合并成一个系统。送风机、排风机、电动机和开关,均需采用防爆型。通风系统上的活动部件(如调节阀)应采用撞击后不起火花的材料制作,金属部件应有防静电的措施(如接地)。应设有事故通风设备,以便能在最短时间内将有害物质排出车间。通风设备应不妨碍工人操作,对通风设备应经常维护与管理,有专人或兼职人员负责管理、维修。使用通风设施应能保证车间有良好的气象条件,使工人得到最适宜的空气环境和足够的换气量;应能消除车间内有害气体、蒸气、雾及粉尘,使其浓度保持在卫生标准规定的浓度以下;从车间排出的污染空气必须经过净化处理,保证不得再次流入车间,更不能影响周围单位或公众的健康。

净化装置常用于有毒化学气体的净化处理,基本方法有两种:吸收法和吸附法。吸收法通常是用液体吸收剂处理有毒气体,使其溶解于液体中,以达到净化的目的。按这种方法制作的净化装置称为气体吸收器。吸收法除了用液体作吸收剂外,也可用固体作吸收剂。吸附法是用多孔的固体吸附剂处理有毒气体,使有毒气体被吸附在固体表面上,以达到净化的目的。能吸附有害气体的固体物质称为吸附剂,被吸附的物质称为吸附质。合乎有害气体净化需要的吸附剂均具有多孔结构,且在每单位重量固体物质上均具有巨大的内表面,而其外表面往往只占总表面积的极小部分。吸附器分为固定床、流动床、沸腾床 3 种。

第四节　通风的效果评价

通风的效果评价包括:使用通风设备前后车间气象条件,工作地点空气中有害物质浓度的变化,通风设备的设计、安装和使用是否合理;通风能否达到预期的防毒、防尘、降温等效果,是否达到有关卫生安全标准,有无不良影响(如强烈噪声)等。在进行车间气象条件和空气中有害物质测定时,应同时测定该通风系统的风量和排风罩口或送风口的风速,以及捕集有害物质的控制风速或作用于人体的送风速度。

对通风除尘排毒系统的评价,应包括以下 4 个方面。

1. 排风罩的评价　根据排气罩的设计原则,合理确定排风方式、排风量和压力损失是有效控制生产岗位有害物质的关键,是排气罩评价的重要内容。

排气罩评价看其排风方式是否做到密、近、通、顺、便 5 个字。"密"要求尽可能密封有害物质发生源;"近"是要求尽量靠近有害气体及粉尘的发生源,使有害物质的扩散限制在最小的范围内,以防止横向气流的干扰,减少排风量,节约能源;"通"是在能控制有害物质的前提下,尽量减

少排气罩的开口面积,保证合理的排风量;"顺"是排气罩与尘毒散发相适应,不允许有害物质再经过作业者的呼吸区;"便"指排气罩的结构方便作业者的操作和设备维修。

(1)排风量的检测:经实测判断排风量是否达到了应有的设计要求。还应根据生产工艺过程、排风方式和排出的有害气体及粉尘的种类不同,确定合理的排风量要求,以便有效地控制粉尘及有害气体。排风量可按前述的方法测定。

(2)确定控制风速和控制点的位置是否合理:依据控制点(粉尘的控制点为粉尘飞扬的最远点;有害气体的控制点即工作面边缘点)及控制风速确定的通风量是否能满足控制点控制风速的要求,能否达到控制作业过程中产生的有害气体及粉尘最佳效果。

(3)压力损失的测定:排风罩的压力损失表示为压损系数与直管中的动压之乘积。检测压力损失是否符合设计要求,尽量减少压力损失,以提高效能。

对排气罩的评价还应与作业环境有害物的浓度相结合,并以作业环境有害物质浓度是否符合国家卫生标准作为评价排气罩效果的重要指标。

2. 通风管道的评价 通风管道的设计是否符合设计要求,并具有针对性。布置、走向等是否合理。对于除尘管道,要侧重考虑防止粉尘的堵塞及管道的磨损,因此除尘管道要有足够的携带风速及强度,尽可能避免水平管道,尽可能缩短通风管道减少的局部阻力;排毒管道的设计应侧重考虑材料的防腐及耐高温等性能,并要求管道接头处具有良好的密封性能。

测定管道的风速、风量,看是否达到设计要求,能否满足排风量及携带有害气体及粉尘在管道中运行、排出的需要。多个排风点的通风系统是否达到阻力的平衡,各支管通风量是否达到设计要求。阻力的不平衡将导致设计通风量的不平衡,直接影响各排风点的控制效果。

3. 通风机的评价 是否依据通风系统设计的风速、风量、系统阻力而选择适配的风机及配套电机。一般应当通过计算求得的通风系统的设计风速、风量及系统阻力,选择具有适当风量、风压的通风机,并根据风机的功率、传动方式来确定相配套的电机。

通风机的评价主要是实测通风机运行的风量、风压是否达到了设计要求。如果没有达到设计要求,应考虑风机的选型、安装、供电等是否存在问题。同时,还应考虑通风机正常运行时,噪声和振动是否采取了切实有效的防护措施,并使其达到国家卫生标准的要求。

4. 净化装置的评价 随着可持续性战略及生态环境建设的实施,人类赖以生存的生态环境的保护受到人们的高度重视,已成为当今全球性战略之一。我国政府历来重视生态环境的保护。

使用净化装置的目的是使有害物质的排放量(排放浓度)符合国家排放标准,保护环境。

对通风除尘排毒系统的净化装置的评价主要看其选择是否考虑了有害物质的理化特性、处理风量、排放及回收要求。检测净化效率、排放量或排放浓度是否达到了设计要求,是否符合国家排放标准。应权衡各方面的因素,做到综合考虑,合理选型,提高净化效率。

总之,通风系统各组成部分是互为联系、互相影响的,风机的风量、风压是否足够决定了管道内风量的大小,直接决定了排风罩排风量的大小。所以,对通风系统的评价也应是全面、系统、综合的。最终评价重点是评价作业环境有害气体及粉尘的浓度是否达到了国家卫生标准及排放标准的要求。

(周志俊)

第八章
个人防护用品

在当前某些还不可能完全从工艺设备、原材料应用等方面解决化学物防毒技术设施时，个人防护用品已成为防止职业伤害和职业中毒的重要措施。《中华人民共和国职业病防治法》规定："用人单位必须采用有效的职业病防护设施，并为劳动者提供个人使用的职业病防护用品。"个人防护用品（personal protective equipment，PPE）就是在劳动过程中为防御物理、化学、生物等有害因素伤害人体而穿戴和配备的各种防护物品的总称。个人防护用品的作用，是使用一定的屏蔽体、过滤体，采取阻隔、封闭、吸收等手段，保护人员机体的局部或全部免受外来因素的侵害。

个人防护用品在预防职业危害的综合措施中，属于第一级预防，是职业卫生安全工作中的一个重要组成部分。当技术措施尚不能消除或控制生产过程中的危险和有害因素时，佩戴个人防护用品就成为既能完成生产任务又能保证劳动者的安全和健康的唯一手段。个人防护用品的设计和制作应严格遵守4项原则：①便于操作、穿戴舒适，不影响工作效率；②符合国家或地方规定的技术（产品）标准，选用优质的原材料制作，保证质量，经济耐用；③不应对佩戴者产生任何损害作用，包括远期损害效应；④在满足防护功能的前提下，尽量美观大方。

第一节　个人防护用品分类

个人防护用品的种类很多，有人将其分为安全防护用品和职业卫生专用防护用品两大类。安全防护用品是为了防止工伤事故的，有防坠落用品（安全带、安全网等），防冲击用品（安全帽、安全防砸马甲、防冲击护目镜等），防电用品、防机械外伤用品（防刺、绞、割、碾、磨损及脏污等的服装、手套、鞋等），防酸、防碱和防油用品、防水用品、涉水作业用品、高空作业用品等。职业卫生专用防护用品是用来预防职业病的，有防尘用品（防尘、防微粒口罩等）、防毒用品（防毒面具、防毒衣等）、防高温用品、防寒用品、防噪声用品、防放射用品、防辐射用品等。但是，这种分类是相对的，多种防护用品同时具备防止工伤和预防职业病的用途。

一般根据个人防护用品所防护人体器官或部位，分为7大类：①头部防护类：如安全帽、防护头盔、防寒帽等；②呼吸器官防护类：如防毒口罩、防尘口罩、滤毒护具等；③防护服类：如防机械外伤服、防静电服、防酸碱服、阻燃服、防尘服、防寒服等；④听觉器官防护类：如耳塞、耳罩、头盔等；⑤眼、面防护类：如防冲击护眼具（防护眼镜）、焊接护目镜及面罩、炉窑护目镜及面罩等；⑥手足防护类：如绝缘手套、防酸碱手套、防寒手套、绝缘鞋、防酸碱鞋、防寒鞋、防油鞋、皮安全鞋（防砸鞋）等；⑦防坠落类：如安全带、安全绳；还有皮肤防护用品等。表3-8-1示依个人各部位及其可预防的潜在危害分类个人防护用品目录。近年来，随着科学技术的发展，一些具有高科技含量的多功能防护用品业已问世。

表 3-8-1　人体各部位的个人防护用品

人体部位	可预防的主要潜在危害	个人防护用品
头	振荡、撞击	安全帽
面	飞屑、灼伤、辐射	面罩
眼	飞屑物、灼伤、辐射	眼罩
手	刺伤、灼伤、腐蚀、触电	防护手套
脚	刺伤、压伤、灼伤、腐蚀、触电	安全鞋
身体躯干	寒冷、化学毒物、腐蚀、染污	防护衣
口鼻	危险化学物:气溶胶(例如刺激性、有害及有毒等)	呼吸防护用品
耳朵	噪声	听觉保护用品
整个身体	人体下坠	安全带及其他配件

一、防护服

防护服(protective clothing)是防御有害因素损伤人体健康所穿戴的躯体防护用品,一般由帽、衣、裤、围裙、套袖、手套、套裤、鞋(靴)、罩等组成。其防护功能主要取决于所选用的衣服材料抗御危害的作用、持久性和实用性。根据防护功能防护服分为普通防护服、防水服、防寒服、防砸背服、防毒服、阻燃服、防静电服、防高温服、防电磁辐射服、耐酸碱服、防油服、水上救生衣、防昆虫、防风沙等 14 类产品,主要是防止热辐射、放射线、微波和化学污染物损伤皮肤或经皮肤侵入人体。防护服的卫生和防护要求可归纳成 3 点:①对身体表层的小气候有良好的调节作用;②维护健康和安全;③能适应身体不同的活动姿势。

防止化学物经皮进入机体的防护服,常用各种对所防化学物不渗透或渗透率小的聚合物,涂布于化纤或天然纤维织物上而制成。防酸、碱对皮肤的损伤,常以丙纶、涤纶或氯纶等衣料制作。这类防护服有透气型和不透气型两类。前者适用于中、轻度污染场所的防护,透气性织物具有吸湿透气、保暖、抗熔融性、柔软和不变形等性能;后者适用于严重污染的场所,不透气衣料(橡胶、塑料及其涂层布如人造革)具有防渗透、柔软、抗熔融、抗老化性能等,有连身式、分身式(上下身分开)、围裙、套袖和帽等。

1.　防热服　防热服应具有隔热、阻燃、牢固的性能,但又应透气,穿着舒适,便于穿脱;可分为非调节和空气调节式两种。

(1)非调节防热服:①阻燃防热服(flame-retardant protective clothing),用经阻燃剂处理的棉布制成,不仅保持了天然棉布的舒适、耐用和耐洗性,而且不会聚集静电,在直接接触火焰或炽热物体后,能延缓火焰蔓延,使衣物炭化形成隔离层,不仅有隔热作用,而且不致由于衣料燃烧或暗燃而产生继发性灾害,适用于有明火、散发火花或在熔融金属附近操作以及在易燃物质并有发火危险的场所工作时穿着。②铝箔防热服,能反射绝大部分热辐射而起到隔热作用,缺点是透气性差。可在防热服内穿一件由细小竹段或芦苇编制的帘子背心,以利通风透气和增强汗液蒸发。③白帆布防热服,经济耐用,但防热辐射作用远比不上前两种。④新型热防护服,由新型高技术耐热纤维如 Nomex、PBI、Kermel、P84、预氧化 Pan 纤维以及经防火后整理的棉和混纺纤维制成。如新型的消防防护服外层通常是 Nomex、Kevlar 或 Kevlar/PBI 材料混纺机织成面密度 $254.6 \, g/m^2$ 的斜纹布,具防火保护和耐磨性能,外层下面有聚四氟乙烯涂层的防水层,防止水进入和在服装内部产生水蒸气,以免产生热压;防水层下面是一层衬里,以增加静止空气含量,提高热绝缘性,通常采用的材料是 Nomex 针刺毡或高蓬松材料。曾经广泛使用的石棉防热服由于有石棉纤维污染的可能性,正被逐步淘汰。

（2）空气调节防热服：可分为通风服和制冷服两种。①通风服：将冷却空气用空气压缩机压入防热服内，吸收热量后从排气阀排出。通风服需很长的风管，只适于固定的作业。还有一种装有微型风扇的通风服，直接向服装间层送风，增加其透气性而起到隔热作用。②制冷服：又可分为液体制冷服、干冰降温服和冷冻服，基本原理一致，不同处是防热服内分别装有低温无毒盐溶液、干冰、冰块的袋子或容器。最实用者为装有冰袋的冷冻服，在一般情况下，这种冷冻服装有5 kg左右的冰块可连续工作3小时左右，用后冷冻服可在制冷环境中重新结冰备用。

2. 化学防护服　一般有两类：一类是用涂有对所防化学物不渗透或渗透率小的聚合物化纤和天然织物做成，并经某种助剂浸轧或防水涂层处理，以提高其抗透过能力，如喷洒农药人员防护服；另一类是以丙纶、涤纶或氯纶等织物制作，用以防酸碱。对这些防护服，国家有一定的透气、透湿、防油拒水、防酸碱及防特定毒物透过的标准。根据防护程度的不同分成A到D级，A级提供最高的防护，整体密封，内含呼吸装备以防化学气体和蒸气；B级类似于A级，用于防有毒的化学品的喷溅，但不是全密封的；C级提供化学品喷溅防护，可能不用呼吸器；D级只提供较少的防护。

3. 辐射防护服

（1）微波屏蔽服：①金属丝布微波屏蔽服，用柞蚕丝铜丝（直径0.05 mm）拼捻而制成，具有反射屏蔽作用。②镀金属布微波屏蔽服，以化学镀铜（镍）导电布为屏蔽层，衣服外层为有一定介电绝缘性能的涤棉布，内层为真丝薄绸衬里。这种屏蔽服具有镀层不易脱落、比较柔软舒适、重量轻等特点，是目前较新、效果较好的一种防微波屏蔽服。

（2）射线防护服：射线的防护需要特殊的共聚物涂层，如用在核工厂、高压电线或电子设备以及X线的环境中常用的聚乙烯涂层高密度聚乙烯合成纸（tyvek）。防氚防护服是在涤纶材料的两面涂以CEP/EVA/PVDC/EVA共聚物。日本采用聚乙烯涂层硼纤维来生产射线防护服，也可以在纤维中加入铅芯提高防护水平，用于X线防护。

4. 防尘服　一般用较致密的棉布、麻布或帆布制作。需具有良好的透气性和防尘性，式样有连身式和分身式两种，袖口、裤口均须扎紧，用双层扣，即扣外再缝上盖布加扣，以防粉尘进入。

5. 医用防护服　主要用于防止细菌/病毒向医务人员传播。复合共聚物涂层的机织物和非织造织物防护材料可用作医务人员、急救人员和警务人员等防护服面料。还有材料可用于血液病菌的防护，也可在织物上喷涂杀菌剂，杀菌剂主要是硅酸盐，当外界潮湿时就会发挥作用。

二、呼吸防护用品

呼吸防护用品（respiratory protection equipment）是为了防御有害气体、蒸汽、粉尘、烟、雾经呼吸道吸入，或直接向使用者供氧或清净空气，保证尘、毒污染或缺氧环境中作业人员正常呼吸的防护工具，包括防尘、防毒、供氧口罩和（或）面具三大类。导致职业病的最常原因主要集中在经呼吸道吸入有害物引起的健康危害。因此，个体呼吸防护用品是预防职业病危害的重要防护装备。

1. 呼吸防护器

（1）根据结构和防护原理可分为自吸过滤式和送风隔离式两类。

1）自吸过滤式，也称净化式防护器。以佩戴者自身的呼吸为动力，将空气中有害物质通过过滤介质达到净化目的的防护器。使用在空气中有害物浓度不很高，且空气中的含氧量不低于18%的场所。它分为机械过滤和化学过滤两种。

机械过滤器主要是用于防止有毒有害固体物质粒径小于5 μm的呼吸性粉尘的吸入，通常称防尘口罩和防尘面具。其过滤净化全靠多孔性滤料的机械式阻挡作用。又可分为简式和复式两种：简式直接将滤料做成口鼻罩，结构简单，但效果较差，如一般纱布口罩；复式将吸气与呼气分为两个通路，分别由两个阀门控制。性能好的滤料能滤掉细尘，通气性好，阻力小。呼气阀门气密性好，防止含尘空气进入。在使用一段时间后，因粉尘阻塞滤料孔隙，吸气阻力增大，应更换滤料或将滤料处理后再用。

化学过滤器主要用于防止有毒气体、蒸汽、烟雾等的吸入,通常称为防毒面具。防毒面具属特种防护用品类,有滤毒盒或滤毒罐,又有全面罩与半面罩之分,全面罩有头罩式和头戴式两种,应能遮住眼、鼻和口;半面罩应能遮住鼻和口。无论面罩或口罩,其吸入和呼出通路是分开的。面罩或口罩与面部之间的空隙不应太大,以免其中 CO_2 太多,影响吸气成分。防毒口罩(面具)主要卫生要求为:①滤毒性能要可靠,根据毒物的性质、浓度和防护时间,采用不同的净化滤料。现我国产的滤毒罐,不同型号涂有不同颜色,使用前要检查适用范围和滤料的有效期,如黑色针对有机化合物、白色针对酸类化合物、黄色针对有机和酸类化合物、绿色针对氨和甲胺类化合物。实际选用时千万不可差错。②面罩和呼气阀的气密性要好。③呼吸阻力应小。④实际有害空间应小、尽量不妨碍视野、重量要轻。⑤滤料和面罩材料不应对人体有害,不会对皮肤产生刺激和过敏影响。⑥佩戴方便,无异常压迫感和不舒适感,死腔大小适合,与脸面吻合适宜。

2) 送风隔离式呼吸器。原理是将戴用者的呼吸器官与污染环境隔离,经此类呼吸防护器吸入的空气并非经净化的现场空气,而是另行供给。通过输入空气或氧气来维持人体正常的呼吸。用在缺氧、尘毒污染严重、情况不明或有生命危险的工作场合。

隔离式呼吸器按供气形式可分为自给式(又称自带式)和长管式(又称外界输入式)两种类型。①自给式呼吸器自备气源,属携带型,由面罩、短导气管、供气调节阀和供气罐组成。供气罐应耐压,固定于工人背部或前胸,其呼吸通路与外界隔绝。根据气源的不同又分为氧气呼吸器、空气呼吸器和化学氧呼吸器。有两种供气形式:罐内盛压缩氧气(空气)供吸入,呼出的二氧化碳由呼吸通路中的滤料(钠石灰等)除去,再循环吸入,例如常用的 2 h 氧气呼吸器(AHG-2型);罐中盛过氧化物(如过氧化钠、过氧化钾)及小量铜盐作触媒,借呼出的水蒸气及二氧化碳发生化学反应,产生氧气供吸入。此类防护器可维持 30 min～2 h,主要用于意外事故时或密不通风且有害物质浓度极高而又缺氧的工作环境。但使用过氧化物作为供气源时,要注意防止供气罐泄漏而引起事故。现国产氧供气呼吸防护器装有应急补给装置,当发现氧供应量不足时,用手指猛按应急装置按钮,可放出氧气供 2～3 min 内应急使用,便于佩戴者立即脱离现场。②长管式呼吸器需借助机械动力经气管引入空气。常用的有两种:第一种,蛇管面具:由面罩和面罩相接的长蛇管组成,蛇管固置于皮腰带上的供气调节阀上。蛇管末端接一油水尘屑分离器,其后再接输气的压缩空气机或鼓风机,冬季还需在分离器前加空气预热器。用鼓风机蛇管长度不宜超过 50 m,用压缩空气时蛇管可长达 100～200 m。还有一种将蛇管末端置于空气清洁处,靠使用者自身吸气时输入空气,长度不宜超过 8 m。第二种,送气口罩和头盔:送气口罩为一吸入与呼出通道分开的口罩,连一段短蛇管,管尾接于皮带上的供气阀。送气头盔为能罩住头部并伸延至肩部的特殊头罩,以小橡皮管一端伸入盔内供气,另一端也固定于皮腰带上的供气阀,送气口罩和头盔所需供呼吸的空气,可经由安装在附近墙上的空气管路,通过小橡皮管输入。

(2) 按供气原理和供气方式分为自吸式、自给式和动力送风式 3 类。①自吸式呼吸防护用品是指靠佩戴者自主呼吸克服部件阻力的呼吸防护用品,如普通的防尘口罩、防毒口罩和过滤式防毒面具。特点是结构简单、重量轻,不需要动力消耗;缺点是由于吸气时防护用品与呼吸器管之间空间形成负压,气密和安全性相对较差。②自给式呼吸防护用品是指以压缩气体钢瓶为气源供气,使用时不受外界环境中毒物种类、浓度的限制;但重量较重,结构复杂,使用、维护不便,费用也较高,如贮气式防毒面具、贮氧式防毒面具。③动力送风式呼吸防护用品是指依靠动力克服部件阻力、提供气源,其特点是以动力克服吸气阻力,人员在使用中的体力负荷小,适合作业强度较大、环境气压较低(如高原)及情况危急、人员心理紧张等环境和场合使用,如军用过滤送风面具、送风式长管呼吸器等。

(3) 按防护部位及气源与呼吸器官的连接方式区分为口罩式、口具式、面具式 3 类:①口式呼吸防护用品主要是指通过保护呼吸器官口、鼻来避免有毒、有害物质吸入对人体造成伤害的呼吸防护用品,包括平面式、半立体式和立体式多种,如普通医用口罩、防尘口罩、防毒口罩。②面具式呼吸防护用品在保护呼吸器官的同时,也保护眼睛和面部,如各种过滤式和隔绝式防毒面具。③口具式呼吸防护用品通常也称口部呼吸器,与前两者不同之处在于,佩戴这类呼吸防护用品时,鼻子要用鼻夹夹住,必须用口呼吸,外界受污染空气经过滤后直接进入口部。其特点是结构简单、体积小、重量轻、佩戴气密性好,但使用时无法发声、通话。在矿山自救、紧急逃生等情况和场合下使用。

2. **呼吸防护用品的选用原则和注意事项**　呼吸防护用品种类繁多,涉及面广,正确选用是保证劳动者健康的前提。选择和使用呼吸防护用品前,一定要严格遵照相应的产品说明书使用。根据有害环境的性质和危害程度,如是否缺氧、毒物存在形式(如蒸汽、气体和溶胶)等,判定是否需要使用呼吸防护用品和选用类型。

当缺氧(氧含量<18%)、毒物种类未知、毒物浓度未知或过高(含量>1%)或毒物不能为过滤式呼吸防护用品所净化,只能考虑使用隔绝式呼吸防护用品。

在可以使用过滤式呼吸防护用品的情况下,当有害环境中污染物仅为非挥发性颗粒物质,且对眼睛、皮肤无刺激时,可考虑使用防尘口罩;如果颗粒物质为油性颗粒物质,则有害环境中污染物为蒸汽和气体,同时含有颗粒物质(包括气溶胶)时,可选择防毒口罩或过滤式防毒面具;如果污染物浓度较高,则应选择过滤式防毒面具。

选配呼吸防护用品时大小要与使用者脸形相匹配和贴合,使用中佩戴要正确,以使其确保气密,保障防护的安全性。佩戴口罩时,口罩要罩住鼻子、口和下巴,并注意将鼻梁上的金属条固定好,以防止空气未经过滤而直接从鼻梁两侧漏入口罩内。对一次性口罩一般仅可以连续使用几个小时到一天,当口罩潮湿、损坏或沾染上污物时需要及时更换。

选用过滤式防毒面具和防毒口罩时要特别注意,配备某种毒物的相应滤盒。如防汞蒸气滤盒及防氨气滤盒等,分别有不同的颜色标识。佩戴呼吸防护用品后应进行相应的气密检查,确定气密良好后再进入含有毒害物质的工作、作业场所。在选用动力送风面具、氧气呼吸器、空气呼吸器、生氧呼吸器等结构较为复杂的面具时,为保证安全使用,佩戴前需要进行一定的专业训练。并应有正确保管和效果检查制度。

三、皮肤防护用品

1. **防护手套**　根据材料不同分为棉手套,新型橡胶体或聚氨酯塑料浸塑制成的手套。不同材质的手套可用于不同的工作场所,如防溶剂、耐油、耐漆、防污染、耐热、耐寒冷等。聚氨酯甲酸塑料制作的,不仅能防苯类溶剂,且耐多种油类、漆类和其他溶剂,并具有良好的耐热、防寒性能。

(1)耐酸碱手套:一般应具有耐酸碱腐蚀、防酸碱渗透、耐老化作用并具有一定强力性能。用于手接触酸碱液的防护。常用的有:①橡胶耐酸碱手套,用耐酸碱橡胶模压硫化成型,分透明和不透明两种,应符合HG4-397-66《橡胶耐酸碱手套》中规定指标;②乳胶耐酸碱手套,用天然胶乳添加酸稳定剂浸模固化成型;③塑料耐酸碱手套,用聚乙烯浸模成型,分纯塑料和针织布胎浸塑两种。

(2)电焊工手套:多采用猪(牛)绒面革制成,配以防火布长袖,用以防止弧光贴身和飞溅金属熔渣对手的伤害。

(3)防寒手套:有棉、皮毛、电热等几类。外形分为连指、分指、长筒、短筒等。

2. **防护膏膜**　在戴手套感到妨碍操作的情况下,常用膏膜防护皮肤污染。防护膏膜不适于有较强摩擦力的操作。有皮肤防护剂涂抹在皮肤的表面,特别是暴露的颈部、面部、手臂等,防止皮肤污染。软膏主要用于预防水溶性刺激物的作用,基本成分为凡士林、羊毛脂或硬脂酸、植物油等,加入硼酸或碳酸可中和碱、酸性刺激物。糊剂基本成分是氧化锌、淀粉及甘油或化石粉,加入二氧比钛或奎宁有避光的作用,主要用于预防脂溶性刺激物和焦油、沥青等引起的光感作用。成膜剂利用涂在皮肤表面形成的薄膜,隔离刺激物和皮肤的接触,主要用于防止非水溶性刺激物如矿物油类、树脂和漆的危害,其基本成分是乙醇及甘油等。乳膏因乳化剂不同有油性和水性之分。油性称为脂,有疏水性,用于预防水溶性刺激物、酸碱及无机盐类的作用;水性称为霜,有亲水性,用于预防油性刺激,如焦油、油脂和涂料等对皮肤的损害。干酪素防护膏可对有机溶剂、油漆和染料等有良好的防护作用。对酸碱等水溶液可用由聚甲基丙烯酸丁酯制成的胶状膜液,涂布后即形成防护膜,洗脱时需用乙酸乙酯等溶剂。

四、眼面部防护用品

预防烟雾、尘粒、金属火花和飞屑、高温、电磁辐射、激光、化学物飞溅等伤害眼睛或面部的个人防护用品称为眼面部防护用品,包括防护眼镜和防护面罩。

1. **防护眼镜** 多用于各种焊接、切割、炉前工、微波、激光工作人员防御有害辐射线的危害。可根据作用原理将防护镜片分为反射性、吸收性以及复合型 3 类。还有一种防冲击镜片(防冲击眼护具),主要用以防止异物对眼部的冲击伤害。镜片用高强度的 CR‐39 光学塑料或强化玻璃片制作。

(1) 反射性防护镜片:根据反射的方式,可分为干涉型和衍射型。在玻璃镜片上涂布光亮的金属薄膜,如铬、镍、银等。在一般情况下,可反射的辐射线范围较宽(包括红外线、紫外线、微波等),反射率可达 95%,适用于多种非电离辐射作业。另外,有涂布二氧化亚锡薄膜的防微波镜片,能反射微波辐射。

(2) 吸收性防护镜片:根据选择吸收不同波长光线的原理,用带有色泽的玻璃制成,如接触红外辐射应佩戴绿色镜片,接触紫外辐射佩戴深绿色镜片,还有一种加入氧化亚铁的镜片能较全面地吸收辐射线。此外,防激光镜片有其特殊性,多用高分子合成材料制成,针对不同波长的激光,采用不同的镜片,镜片具有不同的颜色,并注明所防激光的光密度值和波长,不得错用。使用一定时间后,须交有关检测机构校验,不能长期一直戴用。

(3) 复合性防护镜片:将一种或多种染料加到基体中,再在其上蒸镀多层介质反射膜层。由于这种防护镜将吸收性防护镜和反射性防护镜的优点结合在一起,在一定程度上改善了防护效果。

2. **防护面罩**

(1) 防固体屑末和化学溶液面罩:用轻质透明塑料或聚碳酸酯塑料制作,面罩两侧和下端分别向两耳和下颌下端及颈部延伸,使面罩能全面地覆盖面部,增强防护效果。医护人员也可用于接触有呛咳性呼吸系统严重感染的患者时。

(2) 防热面罩:除与铝箔防热服相配套的铝箔面罩外,还有用镀铬或镍的双层金属网制成,反射热和隔热作用良好,并能防微波辐射。

(3) 焊工用面罩:用制作电焊工防护眼镜的深绿色玻璃,周边配以厚硬纸纤维制成的面罩,防热效果较好,并具有一定电绝缘性。

第二节 个人防护用品的正确选择

对个人防护用品的使用,要有一个正确的认识。首先,它不能替代必需的工程技术措施,它是已经采取了其他控制方法后仍须在有害环境下工作时的最后的措施。第二,安全使用须经过充分的危险评估。

针对不同的防护要求,正确选择性能符合要求的用品,绝不能错用或勉强将就使用。在作出使用个人防护用品装置时必须充分理解所选用的个体防护装置的性能和局限性。个人防护用品选用的正确与否,关系到防护性能的发挥和生产作业的效率两个方面。个人防护用品的选用首先应明确对确定的职业有害因素有效的防护效果,同时考虑生产作业环境、劳动强度以及有害因素的存在形式、性质、浓度或强度,劳动者自身的健康状况等因素。其次必须严格保证质量,务必安全可靠,使其各项技术指标符合国家标准、行标或企业标准等质量要求,而且穿戴要舒适方便,不影响工作。正确的选择可参考以下3个方面。

1. 根据国家有关法规配备个人防护用品　根据我国《职业病防治法》等有关规定,配备个人防护用品应执行《个体防护装备选用规范》(GB/T11651)。

为了规范管理,目前我国对特种个人防护用品实行"生产许可证"制度,实施安全标准管理。生产特种个人防护用品的企业除了应获取安全标志外,还要按照产品所依据的标准对产品进行自检,并出具产品合格证。特种个人防护用品在出厂前应接受地方个人防护用品质量监督检验机构的抽检。选购特种个人防护用品时应查问是否有出厂合格证以及安全标志证,如没有则是非法产品,可能是质量不符合标准要求的伪劣产品(图3-8-1)。

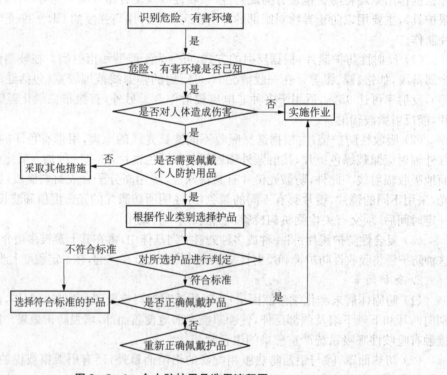

图 3-8-1　个人防护用品选用流程图

2. 根据工作场所存在的有害因素进行选择

(1) 粉尘:采用防颗粒物的呼吸器,其中自吸过滤式产品应符合 GB2626 标准要求。

(2) 化学性有害因素:防毒呼吸用品应符合 GB2890《自吸过滤式防毒面具》、GB8159《矿用一氧化碳过滤式自救器》、MT709《煤矿用一氧化碳过滤式自救器》等的要求,供气式防毒用品应符合自给式压缩空气呼吸器标准要求。

(3) 物理因素:针对不同的有害因素,可选用相应的防护用品,如防紫外、红外辐射伤害的护目镜和面具、焊接护目镜产品应符合 GB/T3609.1《职业眼面部防护焊接防护》的要求,高温辐射场所选用阻燃防护服应符合 GB8965.1《防护服装阻燃防护》的要求。

有静电和电危害的作业场所应选用防静电工作服和防静电鞋,产品应符合 GB12014 的要求和 GB4385 的要求,防止电危害应选用带电作业屏蔽服或高压静电防护服以及电绝缘鞋(靴)电绝缘手套等防护用品,其产品应符合 GB6268.1、GB18146、GB12011 和 GB17622 等标准要求。

有机械、打击、切割伤害的作业场所,应选用安全帽、安全鞋、防护手套、护目镜等防护用品,并符合国家标准要求。

(4) 生物性有害因素:如接触皮毛、动物引起的炭疽杆菌感染、布氏杆菌感染、森林采伐引起的脑炎病菌感染,医护人员接触患者引起细菌、病毒感染。在这些场所选用呼吸防护品时,产品应符合 GB19083 医用防护口罩技术要求;选用防护服产品应符合 GB19082 医用一次性防护服技术要求。

企业可以根据工作场所存在的有害因素类型,并根据工作场所有害因素的测定值选用防护品。如果工作场所的有害物质是缺氧(空气中氧含量低于 8%)或剧毒品,当浓度很高危及生命时,则应选用隔离式空气呼吸器或氧气呼吸器等防护品。

3. 根据有害物对人体的作业部位和人体尺寸选用　明确了生产劳动中存在的有害因素与危险因素后,应根据这些因素所伤害的部位(头部、眼面部、呼吸、躯体、足部、坠落)进行相应个人防护用品的选用,为充分发挥个人防护用品的性能,必须使护具与使用者的身体尺寸相匹配,以免产生不舒服感或其他限制现象。因此,在选用个人防护用品时,应有不同型号供使用者选用。

第三节　个人防护用品的管理

用人单位在向劳动者发放个人防护用品时必须注意以下 4 点:①到定点经营单位或专营企业购买个人防护用品,买回后应有专人负责验收,且在使用前应进行必要的检查,看其是否符合防护要求,确保个人防护用品真正起到减少工人接触、预防职业病的作用;②建立和健全防护用品的购买、验收、保管、发放、使用、更换、报废等管理制度,有专门机构、专人负责;③免费提供必要的防护用品,不以货币或其他物品代替应当配备的防护用品;④教育劳动者按照使用规则和防护要求,正确使用个人防护用品。

一、个人防护用品的采购与发放

应在具有营业资格、管理规范的个人防护用品经营企业或具有必备的生产条件和质量体系的个人防护用品生产企业采购个人防护用品,不得采购无安全标志和无生产许可证企业生产的特种劳动防护用品。

在采购时,应对供货方详细说明所要采购的个人防护用品的名称、型号/安全性能分类等级、样式、数量、检验要求等必需信息,确保正确采购。

采购到货的特种劳动防护用品须经用人单位的安全技术部门验收。验收应对照采购资料进行,查验货品与其的符合性;必要时,可从到货的批量中抽取样品送有资质的特种劳动防护用品检测检验机构检验,以验证货品是否真正符合质量要求,同时还应查验以下货品必须标注的标识和附带的技术资料。

特种劳动防护用品名称;型号/安全性能分类等级;规格;生产企业名称;生产企业地址(进口产品标注销售商在中国依法登记注册的地址);生产日期;生产企业所执行的产品标准的编号;安全标志;生产许可证编号和 QS 标志(仅适用于国内生产的特种劳动防护用品);产品标准要求的其他标志,如电绝缘的闪电标记、防静电鞋的"防静电"标记、导电鞋的"导电"标记等;合格证;使用说明书;本批货品的质量检验报告(由有资质的特种劳动防护用品质量监督检验机构出具)。

用人单位必须根据国家《个体防护用品配备标准(试行)》结合本单位的劳动条件、工作环境以及不同工种等,为从业人员免费提供符合国家规定和相关技术标准的个人防护用品,不得以货币或其他物品替代应当配备的个人防护用品。

凡是从事多种作业或在多种环境中作业的从业人员,应按其主要作业的工种和环境配备个人防护用品,若配备的个人防护用品在从事其他工种作业时或在其他作业环境中确实不适用的,应另配或借用所需的其他个人防护用品。

二、个人防护用品的使用

1. 正确选择　个人防护用品的使用必须在其性能范围内,要针对劳动条件上、工作环境中存在的危险和有害因素,结合不同工种的特点选用具有相应防护性能的个人防护用品。不得超限使用;不得使用未经国家指定、监测部门认可和检测还未达标准的产品;不能随便代替,更不能以次充好。

2. 使用人员的教育和训练　对使用个人防护用品者应加强宣传教育,使之能充分了解使用的目的和意义,以及正确使用的方式,并懂得检查效果的简易方法。对于结构和使用方法较为复杂的用品,如呼吸防护器,宜进行反复训练,使之能正确掌握用法,并逐渐习惯呼吸防护器的阻力。要养成佩戴前认真检查所用个人防护用品习惯,如外观有无缺陷或损坏、各部件组装是否严密、启动是否灵活等。

3. 佩戴和使用规范化和制度化　在劳动保护工作一系列政策、法规、条例的指导下,建立健全个人防护用品的发放、更新、使用等管理制度和使用档案。经常对工人进行安全生产教育,严格遵守操作规程和使用特种个人防护用品的制度;了解使用性能和佩戴的方法,而且要达到正确和熟练。

车间应建立发放站或设专人管理,其职责为发放清洁有效的防护用品,收集用过的防护用品加以维护保养。

4. 维护保养　口罩、面具等用后应洗净,并消毒、晾干。呼吸防护器的滤料要定期更换,药罐在不用时应将通路封塞,以防失效。用于紧急救灾时的呼吸防护器,要定期严格检查,并妥善地存放在可能发生事故的邻近地点或固定地点,便于及时取用。防止皮肤污染的工作服,用后应集中洗涤。

三、严格的监督机制

1. 采购环节　检查是否在具有营业资格、管理规范的个人防护用品经营企业或具有必备的生产条件和质量体系的个人防护用品生产企业采购个人防护用品,采购的特种劳动防护用品是否具有安全标志证书和生产许可证的企业的产品。

检查是否制定有个人防护用品的采购技术文件,是否对采购到货的个人防护用品进行验收并保存验收记录。检查采购到货的特种劳动防护用品是否具有必须标注的标识和附带的技术资料,是否具有相应、有效的安全标志证书和生产许可证复印件。

2. 发放环节　检查是否按《个体防护用品配备标准》为各工种从业人员配备了相应的个人防护用品。检查是否为从业人员免费提供符合要求的个人防护用品,有否以货币或其他物品替代应当配备的个人防护用品的现象。检查个人防护用品的发放周期是否超过规定期限,是否及时更换、报废失效的个人防护用品。

3. 使用过程　检查是否针对劳动条件上、工作环境中存在的危险和有害因素,结合不同工种的特点正确选用了个人防护用品的不同类别、类型和等级。检查是否对工人进行了个人防护用品正确使用知识的培训。检查工人是否在工作中严格按个人防护用品使用说明书、相关的技术标准和有关的管理要求,正确使用个人防护用品,包括对其的保管和维护。

(周志俊)

第四篇　劳动者健康损害防治

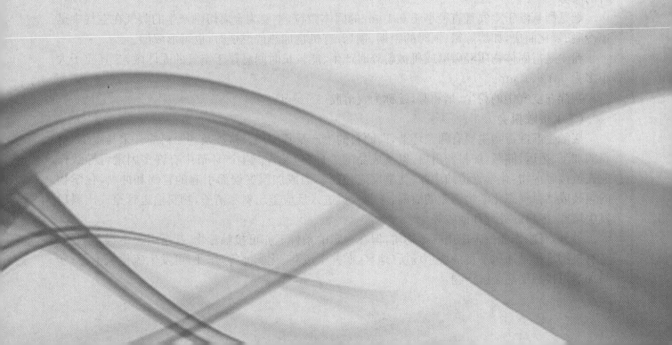

第一章
生产性毒物与职业中毒

第一节 概 述

外来化学物在一定条件下进入机体,若较小剂量就能引起机体的功能或器质性损害,甚至危及生命,这种化学物称为毒物(toxicant)。机体受毒物的作用而致一定程度的健康损害,出现相应的疾病状态称中毒(poisoning)。

在生产过程中形成或存在的毒物称生产性毒物,劳动者因接触生产性毒物而发生的中毒称职业中毒(occupational poisoning)。

一、生产性毒物的存在状态和接触机会

(一) 生产性毒物的来源、存在状态

生产性毒物的来源有多种形式,既有来自原料、中间产品(中间体)、辅助原料、成品、夹杂物、副产品或废弃物,也有来自热分解产物或反应产物,如聚氯乙烯塑料加热至 160～170℃时可分解产生氯化氢、磷化铝遇湿分解生成磷化氢。

在生产环境中,毒物可以气体、液体、固体的形式存在。

气体是指在常温、常压下呈气态的物质,如氯气、一氧化碳、二氧化硫等;固体升华、液体蒸发或挥发可形成蒸气,前者如碘,后者如苯、甲苯等。凡沸点低、蒸气压大的液体都易产生蒸气。

雾为悬浮于空气的液体微粒,常为蒸气冷凝或液体喷洒而成,如电镀铬时的酸雾,喷漆作业时的漆雾。

烟是指悬浮于空气且直径小于 $0.1~\mu m$ 的固体微粒,主要为金属熔融产生的蒸气在空气中迅速冷凝、氧化而成,如熔炼铅、铜时的铅烟、铜烟;有机物加热或燃烧时,也可形成烟。

粉尘是指固体物质经碾磨或机械粉碎时产生、能较长时间悬浮于空气的固体微粒,其粒子大小多为 $0.1～10~\mu m$。

飘浮在空气中的粉尘、烟和雾,统称为气溶胶(aerosol)。

(二) 接触机会

接触生产性毒物主要有两个环节,即原料的生产及其应用。这涉及到原料的开采与提炼,材料的加工、搬运、储藏,加料和出料,以及成品的处理、包装等。生产环节中有许多因素可导致作业人员接触毒物:化学管道的渗漏,化学反应控制不当或加料失误而引起的冒锅和冲料,化学物的包装或储存气态化学物钢瓶的泄漏,作业人员进入反应釜出料和清釜,物料输送管道或出料口发生堵塞,废料的处理和回收等。

另外,有些作业虽未应用有毒物质,但在一定的条件下亦可接触毒物,甚至引起中毒。例如,在有机物堆积且通风不良的狭小场所(地窖、矿井下废巷、化粪池等)作业,可发生硫化氢中毒;塑料加热可接触到热裂解产物。

二、生产性毒物进入人体的途径

生产过程中毒物主要经呼吸道吸收进入人体;其次为经皮侵入;由消化道摄入在职业卫生中意义不大。

(一) 呼吸道

气体、蒸汽及气溶胶形式的毒物均可经呼吸道进入。由于肺泡呼吸膜极薄,呼吸膜的扩散面积又很大,正常成人达 $70\sim100$ m²,故毒物可迅速通过并直接进入大循环。因此,毒作用发生较快。大部分生产性毒物中毒均由此途径吸收。

气态毒物经呼吸道吸收受许多因素的影响。首先与毒物在空气中的浓度或分压有关。浓度高,则毒物在呼吸膜内外的分压差大,吸收速度就较快。其次与毒物的分子量及其血/气分配系数(blood/air partition coefficient)有关。质量轻的气体,扩散较快;分配系数大的毒物,易吸收。如二硫化碳为5、乙醇为1 300,表明后者易被吸收入血液。气态毒物进入呼吸道的深度还取决于其水溶性。水溶性较大的毒物如氨气,易为上呼吸道吸收,除非浓度较高,一般不易到达肺泡。水溶性较差的毒物如光气,因其对上呼吸道的刺激较小,易进入呼吸道深部。此外,劳动强度、呼吸深度和频率、肺通气量与肺血流量,以及生产环境中的气象条件等因素也可影响毒物的吸收。

气溶胶状态的毒物在呼吸道吸收的情况较复杂,它们在呼吸道的滞留量与呼吸方式和其粒子直径大小、溶解度及呼吸系统的清除功能有关。

(二) 皮肤

毒物经皮肤吸收可以通过表皮屏障到达真皮进入血液;也可以通过皮肤的附属器如毛囊、皮脂腺或汗腺进入真皮。有些毒物如芳香族的氨基、硝基化合物,有机磷酸酯化合物,氨基甲酸酯化合物,金属有机化合物(四乙铅)等可通过完整的皮肤进入体内而引起中毒。经皮吸收的毒物往往是脂、水两溶的物质;所以,了解其脂水分配系数(lipid/water partition coefficient)有助于估测经皮吸收的可能性。皮肤有病损时或表皮屏障遭腐蚀性毒物破坏,原本难于经完整皮肤吸收的毒物也能进入。经皮吸收的毒物也直接进入大循环。

毒物的浓度和黏稠度,接触皮肤的部位和面积,生产环境中的温度和湿度,溶剂的种类等,均可影响毒物经皮吸收。

(三) 消化道

生产过程中经消化道摄入毒物而致的职业中毒极为少见,常见于误服或事故。因个人不良卫生习惯或毒物污染食物时,毒物也可经消化道进入体内,尤其是固体和粉末状毒物。有些毒物如氰化物,沾染口腔即可被吸收。

三、毒物在体内的过程

(一) 分布

毒物被吸收后随血液循环分布到全身。毒物在体内分布的情况主要取决于其进入细胞的能力及其与组织的亲和力。多数毒物在体内呈不均匀分布,相对集中于某些组织器官,如铅、氟集中于骨骼,一氧化碳集中于红细胞。在组织器官相对集中的毒物呈动态变化,即随时间的推移而有所变动。最初分布于血液循环充沛且易透过细胞膜的组织器官,后渐移向血液循环较差的组织。

(二) 生物转化

进入机体的毒物可直接作用于靶部位产生毒效应,并可以原形排出。但是,多数毒物吸收后在体内酶作用下经过各种生化过程,其化学结构发生一定的改变,称为毒物的生物转化(biotransformation)。

毒物在体内的生物转化可概括为氧化、还原、水解和结合(或合成)4类反应。生物转化将亲脂物质最终变为更具极性和水溶性的物质，使之更快地经尿或胆汁排出体外；同时，也使其透过生物膜进入细胞的能力以及与组织的亲和力减弱，从而消除或降低其生物效应。但是，也有不少毒物在生物转化过程中反而毒性增强，或者由原来无毒成为有毒。许多致癌物如芳香胺、苯并[a]芘等，均是经代谢转化而被活化增毒。

（三）排出

体内毒物可以原形或代谢物的形式被排出。排出速率对其毒效应有较大影响，排出缓慢者潜在毒效应相对较大。

1. 肾脏　这是排泄毒物及其代谢物的重要而有效的器官，许多毒物均经肾随尿排出。尿中排出的毒物或代谢物的浓度常与其在血液中的浓度密切相关，所以测定尿中毒物或其代谢物水平，可间接衡量体内负荷情况；结合临床表现和相关检查有助于诊断。

2. 呼吸道　气态毒物可经呼吸道以原形呼出，如乙醚、苯等。排出的方式为被动扩散，排出的速率主要取决于肺泡呼吸膜两侧气体的分压差；通气量也影响排出速度。

3. 消化道　肝脏也是排泄外源物质的重要器官，许多金属毒物如铅、锰，可由肝细胞分泌经胆汁随粪便排出。从粪便排出的毒物常包含经口摄入而未被消化道吸收的部分。

4. 其他排出途径　有些毒物如汞也可经唾液腺排出；铅、锰等可经乳腺排入乳汁；铅等还可通过胎盘进入胎儿体内。头发和指甲虽非排出器官，有些毒物如铅、砷可富集于此。

排出是机体的一种解毒方式；在排出过程中，毒物也可损害排出器官和组织，如镉可引致肾近曲小管损害，汞可引致口腔炎。

（四）蓄积

毒物或其代谢产物在接触期间，如不能迅速完全排出则可在体内逐渐积累，称为毒物的蓄积（accumulation）。毒物的蓄积作用是引起慢性中毒的物质基础。若蓄积部位并非其毒作用部位时，称该毒物的"储存库"（storage depot），如铅蓄积于骨骼内。在储存库内的毒物处于相对无活性状态而起缓冲作用，故此种蓄积在一定程度上属保护机制。在某些生理条件下如感染、服用酸性药物等，体内平衡状态被打破，储存库内的毒物再释放至血液成为潜在的危害。

有些毒物停止接触后代谢迅速，在体内很快就检测不到；反复接触仍可引起慢性中毒。例如，接触低浓度有机磷农药，仅致胆碱酯酶活力轻微抑制，但反复接触具有叠加作用，最终引起酶活性明显抑制，呈所谓功能蓄积。所以，可将蓄积作用分为物质蓄积和功能蓄积。

四、影响毒物对机体毒作用的因素

生产性毒物作用于机体并非一定会引起职业中毒，毒物对机体的毒作用受很多因素的影响。

（一）毒物的特性

1. 化学结构　毒物分子的化学结构决定其在体内的生物转化过程，和其毒性关系密切。毒性大对机体危害作用重。现已知一些毒物的化学结构与其毒性的关系，如脂肪族直链饱和烃类化合物的麻醉作用，在3～8个碳原子范围内，随碳原子数增加而增强。据此可推测某些新化学物的大致毒性和毒作用特点。

2. 理化性质　毒物的理化性质对其进入机体的机会及其在体内的过程有重要影响。分散度高的毒物，从呼吸道进入机体的机会多，化学活性也大。挥发性高的毒物，吸入中毒的危险性大；一些毒物绝对毒性虽大，若其挥发性很小则吸入中毒的危险性不高。毒物的溶解度也和其毒作用特点密切有关，氧化铅较硫化铅易溶解于血清，故其毒性比后者大；各种刺激性气体因其水溶性差异，其在呼吸道的作用部位和速度也不尽相同。

（二）剂量、浓度和接触时间

不论毒物的毒性大小如何，均须在体内达到一定量才会引起中毒。空气中毒物浓度高，接触时间长,如防护措施差则进入体内的量大,易发生中毒。因作业时间一般相对固定,降低空气中毒物的浓度、减少毒物进入体内的量是预防职业中毒的重要环节。

(三)联合作用

1. **毒物的联合作用** 生产环境中常有几种毒物同时并存作用于人体。此种作用可表现为独立作用、相加作用、增强作用和拮抗作用。毒物的拮抗作用在职业卫生实践中并无多大意义。进行卫生学评价时应注意毒物的相加和协同作用,还应注意生产性毒物与生活性毒物的联合作用。

2. **生产环境和劳动强度** 作业场所的温、湿度可影响毒物对机体的毒作用。高温时毒作用一般较常温高。高温可使机体呼吸、循环加快、出汗增多等,均有利于毒物的吸收;体力劳动强度大时,毒物吸收多,机体耗氧量也增多,对毒物的毒作用更为敏感。

(四)个体感受性

毒物对人体的毒作用有明显个体差异,接触同一剂量的毒物,不同个体所出现的反应相差很大。造成这种差异的个体因素有年龄、性别、健康状况、生理变动期、营养、内分泌功能、免疫状态及个体遗传缺陷等。例如,葡萄糖-6-磷酸脱氢酶(G-6-PD)缺陷患者对血液毒物较敏感,易发生溶血性贫血。

五、职业中毒的临床

(一)临床类型

由于毒物的毒性、接触程度和时间、个体差异等因素,职业中毒可有多种表现形式。

1. **急性中毒(acute poisoning)** 毒物一次或短时间(几分钟至数小时)大量进入人体而引起的中毒,如急性苯中毒、氯气中毒。

2. **慢性中毒(chronic poisoning)** 毒物少量长期进入人体而引起的中毒,如慢性铅、锰中毒。

3. **亚急性中毒(subacute poisoning)** 发病情况介于急、慢性之间,接触毒物浓度较高,接触时间一般在3个月内发病者称亚急性中毒,如亚急性铅中毒。

另外,毒物或其代谢产物在体内负荷量超过正常值范围,但无该毒物所致的临床表现,称毒物的吸收(poisons' absorption),如铅吸收。

(二)主要临床表现

由于毒物本身的毒性及毒作用特点,有些毒物在生产条件下常表现为慢性中毒如铅、锰等;而有些毒物因其毒性大,蓄积作用又不明显,常因生产事故引起急性中毒,如光气等。同一毒物、不同中毒类型对人体的损害可累及不同的靶器官,如急性苯中毒主要影响中枢神经系统,而慢性苯中毒则主要引起造血系统损害。职业中毒可累及全身各个系统。

1. **神经系统** 引起职业性神经系统损害的常见毒物有金属、类金属及其化合物、窒息性气体、有机溶剂和农药等。慢性轻度中毒早期多表现为类神经症或精神障碍,脱离接触后逐渐恢复。有些毒物如铅、正己烷等还可引起神经髓鞘、轴索变性,损害运动神经的神经肌肉接点,从而产生感觉和运动神经损害的周围神经病变。一氧化碳、锰等中毒可损伤锥体外系,出现肌张力增高、震颤麻痹等症状。严重中毒时可引起中毒性脑病和脑水肿。

2. **呼吸系统** 呼吸系统是毒物经常接触的部位,引起呼吸系统损害的生产性毒物主要为刺激性气体和致敏物,如氯气、氮氧化物、二氧化硫、硫酸二甲酯等。刺激性气体可引起咽炎、气管炎、支气管炎等呼吸道病变;严重时可产生化学性肺炎、化学性肺水肿及成人呼吸窘迫综合征(ARDS)。吸入液态有机溶剂如汽油尚可引起吸入性肺炎。有些毒物如二异氰酸甲苯酯(TDI)可引发过敏性哮喘;有的一次大量吸入可致窒息。一些毒物如砷、铬还可引起肺部肿瘤及肺部纤维化、肺气肿。

3. 血液系统　许多毒物对血液系统有毒作用。铅可引起低色素性贫血;砷化氢可致急性溶血;苯的氨基、硝基化合物及亚硝酸盐可致高铁血红蛋白血症;苯和三硝基甲苯可抑制骨髓造血功能,引起白细胞、血小板减少,甚至再生障碍性贫血。苯还可引致白血病;一氧化碳经与血红蛋白结合形成碳氧血红蛋白血症,而引起组织缺氧等。

4. 消化系统　消化系统参与毒物吸收、生物转化、排出和肠肝循环再吸收,因此在职业中毒时常受侵犯。毒物可引起消化系统损害,有口腔炎(汞、酸雾)、急性胃肠炎(汞盐、三氧化二砷)、急性或慢性中毒性肝病(四氯化碳、氯仿、砷化氢、三硝基甲苯中毒)等。急性中毒性肝病,由于发病前有明显的毒物接触史、发病潜伏期短、肝病症状和体征较显著、常规肝功能测试等较敏感,诊断并不困难。但是,慢性中毒性肝病因起病隐匿、进展缓慢、症状缺乏特异性、目前尚无特异敏感的指标,故确诊有一定难度;应结合职业接触史、作业环境监测、健康监护等资料,综合分析,才能正确判断。有些毒物可引致腹绞痛,如慢性铅中毒急性发作时,也可见于慢性铊中毒。有的还可引起氟斑牙、牙齿酸蚀症、齿龈色素沉着等。

5. 泌尿系统　职业性泌尿系统损害大致可分为 4 种临床类型,即急性中毒性肾病、慢性中毒性肾病、中毒性泌尿道损害和泌尿道肿瘤,以前两种类型较多见。引起泌尿道损害的毒物如四氯化碳、砷化氢、铅、汞、镉等,有些毒物如 β -萘胺、联苯胺还可致泌尿系统肿瘤。近年尿酶(如碱性磷酸酶、r -谷氨酰转移酶、N -乙酰- β - D -氨基葡萄糖苷酶)和尿蛋白(如金属硫蛋白、β_2 -微球蛋白)等指标,已用作检测肾脏损害的重要手段。

6. 循环系统　许多金属毒物和有机溶剂可直接损害心肌;某些氟烷烃如氟里昂可使心肌应激性增强,诱发心律紊乱,使室性心动过速或引起心室颤动;亚硝酸盐引致血管扩张,血压下降;一氧化碳、二硫化碳与冠状动脉粥样硬化有关,使冠心病发病增加等。

7. 生殖系统　毒物对生殖系统的毒作用涉及对接触者本人及其对子代发育过程的不良影响,即所谓“生殖毒性和发育毒性”(reproductive toxicity and developmental toxicity)。生殖毒性包括对接触者的生殖器官、性周期和性行为、生育力、妊娠结局、分娩过程、有关的内分泌系统等方面的影响。发育毒性则包括胎儿结构异常、发育迟缓、功能缺陷、甚至死亡等。很多生产性毒物对生殖系统有不良影响,如铅对男性可引起睾丸精子数量减少,畸形率增加和活动能力减弱;对女性可致月经先兆症状发生率增高、月经周期和经期异常、痛经及月经血量改变等。

8. 皮肤　职业性皮肤病占职业病总数的 $40\% \sim 50\%$。其致病因素涉及很多,其中化学因素占 90% 以上。化学因素对皮肤的损害,可引起接触性皮炎,如酸、碱、有机溶剂等;光敏性皮炎,如沥青、煤焦油等;职业性痤疮,如矿物油类、卤代芳烃化合物等;皮肤黑变病,如煤焦油、石油等;职业性皮肤溃疡,如铬的化合物、铍盐等;职业性疣赘,如沥青、焦油等;职业性角化过度和皲裂,如脂肪溶剂、碱性物质等;职业性毛发改变,如氯丁二烯可引起暂时脱发。有的可引发皮肤肿瘤,如砷、煤焦油等。

9. 眼耳鼻喉口腔　职业性眼病包括化学性眼部灼伤、电光性眼炎和职业性白内障(含放射性白内障、三硝基甲苯白内障),刺激性化学物可引起角膜、结膜刺激性炎症;腐蚀性化合物可使接触处角膜、结膜坏死、糜烂;甲醇可引起视神经炎、视网膜水肿、视神经萎缩,甚至失明等。职业性耳鼻喉口腔疾病包括噪声聋和爆震聋、铬鼻病、喉炎、牙酸蚀病。

此外,有的毒物还可引起骨骼改变,如氟可引起氟骨症;氧化锌可引起金属烟尘热等。

(三) 职业中毒的诊断

职业中毒的诊断具有很强的政策性和科学性,正确诊断涉及职工健康和国家劳动保护政策的贯彻执行。在具体操作过程中,尤其是某些慢性中毒,因缺乏特异的临床表现和检测指标,确诊不易。职业中毒的诊断应有充分的资料,包括职业史、现场劳动卫生调查、相应的临床表现和必要的实验室检查,并排除非职业性疾病的可能性,综合分析后做出合理判断。

1. **职业史**　应详细询问患者的职业史,包括所在车间、工种、工龄、毒物种类、操作方法、防护措施及既往工作经历,以判断患者接触毒物的可能性、接触程度,此为职业中毒诊断的前提。

2. **劳动卫生现场调查**　深入工作场所,进一步了解患者所在岗位的实际职业接触、空气毒物浓度、防护措施等,从而判断患者在该条件下有否可能引起职业中毒。

3. **症状与体征**　按临床表现来判断是否与所接触毒物的毒作用相符合。在询问和检查中,尤应注意各种症状发生的时间和顺序及其与接触毒物的关系。

4. **实验室检查**　对职业中毒的诊断具有重要意义。检查内容主要有两个方面:①接触指标:测定生物材料中毒物或其代谢物,如尿铅、血铅、尿酚、尿甲基马尿酸等。②效应指标:涉及测定的内容很广,有反映毒作用的指标,如铅对卟啉代谢影响中抑制 δ-氨基酮戊酸脱水酶;有机磷农药抑制的血液胆碱酯酶等。毒物进入人体,如果量大、时间长,可产生组织器官的损伤,可检查反映毒物所致组织器官病损的指标,如检查血、尿常规,肝、肾功能,镉致肾小管损伤的尿低分子量蛋白质(β_2-微球蛋白),及某些其他相关指标等。

上述各项的诊断依据,要全面、综合分析,才能作出切合实际的诊断。有时因分析不当、资料不全,可能引起误诊。究其原因是忽视职业史、现场调查或未按国家标准进行诊断,如将急性砷化氢所致的溶血而产生的黄疸误诊为急性甲型肝炎。对有些暂时尚不能明确诊断的患者,应先作对症处理、动态观察、逐步深化认识,再做出正确的判断。

(四) 职业中毒的急救和治疗原则

职业中毒的治疗可分为病因治疗、对症治疗和支持治疗 3 类。病因治疗的目的是尽可能消除或减少致病因素,并针对毒物致病的发病机制进行处理。对症处理是缓解毒物引起的主要症状,促使人体功能恢复。支持疗法可改善患者的全身状况,使患者早日恢复健康。

1. **急性职业中毒**

(1) 现场急救:立即将患者搬离中毒环境,尽快将其移至上风向或空气新鲜的场所,保持呼吸道通畅。若患者衣服、皮肤已被毒物污染,须脱去污染的衣物,用清水彻底冲洗污染处皮肤(冬天用温水)。如遇水能发生化学反应的物质,应先用干布抹去污染物后,再用水冲洗。在救治中应做好对中毒者保护心、肺、脑、眼等的现场急救。若发现呼吸、循环有障碍时,应及时进行复苏急救,具体措施与内科急救原则相同。

(2) 阻止毒物继续吸收:患者到达医院后,如发现现场清洗不够彻底,应进一步清洗。对气体或蒸汽吸入中毒者,可给予吸氧。经口中毒者,应立即采用引吐、洗胃、导泄等措施。

(3) 解毒和排毒:对中毒患者应尽早使用有关的解毒、排毒药物,若一旦毒物造成组织严重的器质性损害时,其疗效有时会明显降低。常用的特效络合剂和解毒剂有:①金属络合剂,主要有依地酸二钠钙($CaNa_2EDTA$)、二巯基丙醇(BAL)、二巯基丁二酸钠(NaDMS)等,用于治疗金属类毒物铅、汞、砷、锰中毒等。②高铁血红蛋白还原剂,常用的有美蓝(亚甲蓝),用于治疗急性苯胺、硝基苯类中毒。③氰化物中毒解毒剂,如亚硝酸钠-硫代硫酸钠,用于救治氰化物、丙烯腈等急性中毒。④有机磷农药中毒解毒剂,主要有氯磷定、解磷定、阿托品等。⑤氟乙酰胺中毒解毒剂,常用的有乙酰胺等。

(4) 对症治疗:由于针对病因的特效解毒、排毒剂的种类有限,对症疗法在职业中毒的治疗中极为重要,其目的在于保护体内重要器官的功能,解除病痛,促使患者早日康复;有时还可挽救患者的生命。急性职业中毒治疗原则与内科处理类同。

在急性职业中毒事件中,医院前救护极为重要。有时因现场处理不及时、基层医护人员对毒物的作用认识不充分或缺乏救援药品等原因,常导致延误救治的时间和机会。

2. **慢性职业中毒**　早期常为轻度可逆性功能性改变,继续接触则可演变成严重的器质性病变,故应及早诊断和处理。

中毒患者应脱离毒物接触。运用有关的特效解毒剂,常用金属络合剂如 NaDMS、CaNa$_2$EDTA 等,但目前此类药物为数不多。应针对慢性中毒的常见症状如类神经症、精神症状、周围神经病变、白细胞降低、接触性皮炎、慢性肝、肾病变等进行相应的对症治疗。此外,适当的营养和休息也有助于患者的康复。

慢性中毒经治疗后,需对患者进行劳动能力和伤残程度鉴定,并作合理的工作安排。

(五) 职业中毒的预防

职业中毒的预防应遵循"三级预防"原则,采取综合防控措施。由于其病因是职业环境中的生产性毒物,故必须从根本上消除、控制或尽可能减少毒物对职工的侵害。具体防控措施按其作用可分为以下 6 个方面。

1. **根除毒物** 从生产工艺流程中消除有毒物质,可用无毒或低毒物质代替有毒或高毒物质,如用无汞仪表代替汞仪表、改用二甲苯代替苯作为溶剂或稀释剂的油漆等。但是,此种替代物须不影响产品质量,目前尚难完全做到。

2. **降低作业场所空气中毒物的浓度** 减少人体接触毒物水平,以保证接触者无明显健康损害是预防职业中毒的关键。其重点是使空气毒物浓度降至职业卫生标准。

(1) 技术革新:对生产有毒物质的作业,原则上应尽可能采取密闭生产,消除毒物逸散的条件。生产中采用先进技术和工艺,应用遥控或程序控制,最大限度地减少操作者接触毒物的机会,如自动电焊代替手工电焊、蓄电池生产中铅膏灌注代替干式铅粉灌注等。

(2) 通风排毒:在有毒物质生产过程中如密闭不严或条件不许可密闭,毒物逸入作业场所空气,应采用局部通风排毒系统将毒物排出,此为预防职业中毒的一项重要辅助措施,其中最常用的为局部抽出式通风。局部通风排毒装置的结构和式样常用的有排毒柜、排毒罩及槽边吸风等。毒物须经净化处理后方可排出,最好能回收综合利用。

3. **个体防护** 个体防护在预防职业中毒中虽不是根本性的措施,但在狭小船舱、锅炉内电焊和维修、清洗化学反应釜等情况下是重要辅助措施。个体防护用品包括防护帽、防护眼镜、防护面罩、呼吸防护器、防护服、防护鞋、皮肤防护用品等。选择个人防护用品应注意其防护特性和效能,并经常保持良好维护,才能发挥效用。

在有毒物质作业场所,还应设置必要的卫生设施如盥洗设备、淋浴室及存衣室和个人专用衣箱。对能经皮吸收或局部作用危害大的毒物还应配备清洗皮肤和冲洗眼的设施。

4. **工艺、建筑布局卫生** 生产工序的布局不仅要满足生产需要,而且应符合卫生要求。有毒物逸散的作业,区域之间应区分隔离,以免产生叠加影响;在符合工艺设计的前提下,从毒性、浓度和接触人群等几方面考虑,应呈梯度分布。有害物质发生源应布置在下风侧。对容易积存或被吸附的毒物(如汞),或能发生有毒粉尘飞扬的厂房,建筑物结构表面应符合卫生要求,防止沾积尘毒及二次飞扬。

5. **安全卫生管理** 管理制度不全、规章制度执行不严、设备维修不及时和违章操作等常是职业中毒发生的原因。应采取管理措施来消除可能引发职业中毒的危险因素。

6. **职业卫生服务** 健全的职业卫生服务对防控职业中毒极为重要,应定期监测作业场所空气中毒物浓度;对毒物接触工人实施上岗前和定期体格检查,排除职业禁忌证,及时发现、处理早期健康损害。

此外,对毒物接触工人合理实施保健待遇制度,开展体育锻炼以增强体质和提高机体抵抗力。

(夏昭林)

第二节 金属与类金属中毒

一、铅

【理化特性】 铅(lead，Pb)，为灰白色质软的重金属。不溶于水，溶于硝酸和热的浓硫酸。加热至 $400\sim500℃$ 时即有相当多的铅烟逸出。常见的铅化合物中以砷酸铅和醋酸铅的毒性较大。

【接触机会】 铅由于其熔点低，易塑性强，所以是人类最早使用的金属之一，主要接触机会如下：①铅矿的开采和冶炼，自然界存在的主要是硫化铅矿，经焙烧还原成铅。此外，熔锡、熔锑，熔锌等过程也可造成生产工人的铅接触和环境污染。②熔铅作业，制造含铅耐腐蚀的化工设备、管道、构件等，电力电子行业制造电线的外皮保险丝、电缆、焊接作业的焊锡，军火工业的子弹制造，射击试验等，放射线防护材料，电镀用的电极，机械零件的金属衬垫。③蓄电池制造与修理，铅大量用于汽车蓄电池、不间断电源、工业电池的制造。④其他接触机会，如颜料行业，塑料工业，橡胶工业，制药工业，农药工业，景泰蓝、玻璃、陶瓷工业，军火工业，汽油防爆剂，自来水与暖气管道的连接等行业均会接触铅。

【毒性机制】 铅及其化合物可经呼吸道和消化道吸收，完整的皮肤不能吸收。铅通常以蒸汽、烟尘及粉尘形态进入呼吸道。消化道吸收主来自铅作业场所进食、饮水，特别是工作后手身体清洗不彻底。日常生活中可通过饮料、吸烟等摄入铅。铅经呼吸道吸入时，肺内沉淀吸收率为 $30\%\sim50\%$。铅在胃肠道的吸收率为 $7\%\sim10\%$，空腹时吸收率明显增加，可达 45%。

铅吸收入血后，95% 位于红细胞内，多与血红蛋白结合，处于较稳定状态。其中，约 20% 与红细胞膜结合，易于扩散；约 5% 存在于血浆内，且多与血浆白蛋白结合；红细胞内的铅与血浆内的铅保持平衡。

通过血浆，铅最初可进入全身软组织并与组织铅交换；几周后，95% 以上成为稳定而不溶的磷酸铅 $[Pb_3(PO_4)_2]$ 沉积于骨骼内，骨骼通常被称为铅的蓄积库。骨骼中的铅在一定的条件下可再次进入血液，使血铅浓度增加。血铅和一些迅速交换的软组织内的铅半衰期是 35 天左右；一般软组织包括骨骼肌中铅的半衰期为 40 天；骨骼铅的半衰期为 20 年。当机体处于缺钙、酸碱平衡紊乱(酸中毒)、感染、饮酒、创伤、饥饿、发热等状态时，可使骨铅向血液转移。食入的铅大部分由粪便排出。由呼吸道吸入的铅，一部分在上呼吸道由纤毛作用排出，摄入消化道可由粪便排出。铅可以通过肾小球滤过和肾小管排泌最后由肾小管排出；铅也可由乳汁、汗腺、唾液和月经排出。

铅中毒的发病机制，目前比较清楚的有以下 3 种。

(1) 铅引起血红蛋白合成的障碍 血红蛋白的合成过程受一系列酶的作用，当机体受到铅毒作用后，这一合成过程中的一些含巯基酶受到抑制(图 4-1-1)，发生以下变化：①铅抑制 σ-氨基-γ-酮戊酸脱水酶(ALAD)，使 σ-氨基-γ-酮戊酸(ALA)合成卟胆原(BPG)受阻，致使红细胞中 ALAD 活性降低，血、尿中 ALA 含量增多。②铅抑制血红素合成酶(亚铁螯合酶)，阻碍了原卟啉与二价铁结合成血红素，使血清铁增加、原卟啉在红细胞中积聚，血液内红细胞中原卟啉(EPP)量增加或游离红细胞卟啉(FEP)增加，后者与锌离子结合成锌卟啉(ZPP)亦增加。③铅还可能抑制粪卟啉原脱羧酶，致使尿粪卟啉Ⅲ(CP)含量增多。④由于骨髓内铁的利用受到障碍，红细胞铁结合量减少，幼红细胞及红细胞内游离铁增加。因此，可见到铁粒幼红细胞和铁粒红细胞，即含铁蛋白胶粒。⑤铅还影响红细胞中的核糖核酸酶，使核糖核酸相对过多，并聚集成点彩颗粒。由于上述过程，最后导致贫血。

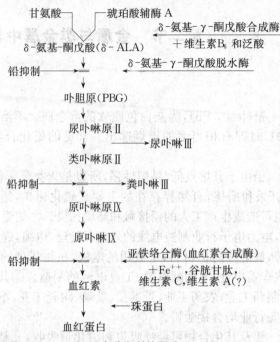

图 4-1-1　铅对卟啉代谢的影响

　　铅还直接作用于红细胞,抑制红细胞膜 Na^+/K^+-ATP 酶活性,影响水钠调节,同时还可以抑制红细胞嘧啶-5′-核苷酸酶,致使大量嘧啶核苷酸在细胞质内蓄积,以及铅与红细胞膜结合造成机械脆性增加,影响红细胞膜稳定性,最后导致溶血。

　　(2) 铅对神经系统的作用:铅使 ALA 增多,ALA 与 γ-氨基丁酸(GABA)化学结构相似,产生竞争性抑制作用,GABA 位于中枢神经系统的突触前及突触后的线粒体中,因 GABA 的抑制而干扰神经系统的功能,如意识、行为及神经效应等改变。铅还能对脑内儿茶酚胺代谢发生影响,使脑内和尿中高香草酸(HVA)和香草扁桃酸(VMA)显著增高,最终导致铅毒性脑病和周围神经病。铅毒性周围神经病,最早表现为神经传导速度(NCV)减慢,是由于铅损害了神经细胞内线粒体和微粒体而造成。

　　(3) 铅对肾脏的作用:铅因损害线粒体,影响 ATP 酶而干扰主动运转机制,损害近曲小管内皮细胞及其功能,造成肾小管重吸收功能降低,同时还影响肾小球过滤降低,导致尿肌酐排出减少,血肌酐、血尿素氮含量增加,尿糖排泄增加,尿 γ-谷胺酰转肽酶(γ-GT)活性降低,尿 N-乙酰-β-D 氨基葡萄糖苷酶(NAG)活性增高。铅还影响肾小球旁器功能,引起肾素合成和释放增加,导致血管痉挛和高血压。铅能在肾小管上皮细胞内形成核内包涵体,它是一种铅-蛋白复合体,是机体一种适应或解毒机制。

　　【临床表现】　急性中毒少见,但可见亚急性铅中毒。亚急性铅中毒常见症状为腹绞痛、恶心、呕吐、便秘或腹泻等,肝脏肿大,可伴黄疸、肝功能异常。

　　工业生产和铅接触工人主要是慢性中毒,尤其是铅中毒亚临床表现多见,接触工人无明显临床症状,而血铅、尿 δ-ALA、尿粪卟啉(CP-U)增高,感觉和运动神经传导速度减慢;轻度中毒时出现神经衰弱症候群和消化系统症状;中毒较重时出现贫血、腹绞痛;严重时出现铅性麻痹或中毒性脑病,但这种重度中毒已极为罕见。

　　慢性中毒多由长期接触较高浓度的铅引起,临床上有神经、消化、血液等系统的综合症状。

　　1. **神经系统**　主要表现为神经衰弱、多发性神经病和脑病。

　　神经衰弱是铅中毒早期和较常见的症状之一,表现为头昏、头痛、全身无力、记忆力减退、睡眠障碍、多梦等,其中以头昏、全身无力最为明显,但一般都较轻,属功能性症状。多发性神经病可分为感觉型、运动型和混合型。感觉型的表现为肢端麻木和四肢末端呈手套袜子型感觉障碍。

脑病为最严重铅中毒。表现为头痛、恶心、呕吐、高热、烦躁、抽搐、嗜睡、精神障碍、昏迷等症状,类似癫痫发作、脑膜炎、脑水肿、精神病或局部脑损害等综合征。

2. 消化系统　轻者表现为一般消化道症状,重者出现腹绞痛。

消化道症状包括口内金属味、食欲减退、上腹部胀闷、不适,腹隐痛和便秘,大便干结呈算盘珠状,铅绞痛发作前常有顽固性便秘作为先兆。腹绞痛为突然发作,多在脐周,呈持续性痛阵发性加重,每次发作数分钟至几小时。检查时,腹部平坦柔软,可有轻度压痛,无固定压痛点,肠鸣音减少,常伴有暂时性血压升高和眼底动脉痉挛。

3. 血液系统　主要是铅干扰血红蛋白合成过程而引起其代谢产物变化,最后导致贫血,多为低色素正常红细胞型贫血。

此外,肾脏损害较重者,可出现蛋白尿及肾功能减退;妇女月经失调和流产。

【诊断】　根据《职业性慢性铅中毒诊断标准(GBZ37-2002)》,职业性慢性铅中毒是由于接触铅烟或铅尘所致的以神经、消化、造血系统障碍为主的全身性疾病。根据确切的职业史及以神经、消化、造血系统为主的临床表现与实验室检查,参考作业环境调查,进行综合分析,排除其他原因引起的类似疾病,方可诊断。

1. 观察对象　有密切铅接触史,无铅中毒的临床表现,具有下列表现之一者:①尿铅≥0.34 μmol/L(0.07 mg/L)或 0.48 μmol/24 h(0.1 mg/24 h);②血铅≥1.9 μmol/L(0.4 mg/L);③诊断性驱铅试验后尿铅≥1.45 μmol/L(0.3 mg/L)而<3.86 μmol/L(0.8 mg/L)。

2. 轻度中毒　血铅≥2.9 μmol/L(0.6 mg/L)或尿铅≥0.58 μmol/L;且具有下列一项表现者,可诊断为轻度中毒:①尿 δ-氨基-γ-酮戊酸≥61.0 μmol/L(8 mg/L)者;②血红细胞游离原卟啉(EP)≥3.56 μmol/L(2 mg/L);③红细胞锌原卟啉(ZPP)≥2.91 μmol/L(13.0 μg/g Hb);④有腹部隐痛、腹胀、便秘等症状。或诊断性驱铅试验,尿铅≥3.86 μmol/L(0.8 mg/L)或 4.82 μmol/24 h(1 mg/24 h)者,可诊断为轻度铅中毒。

3. 中度中毒　在轻度中毒的基础上,具有下列一项表现者:①腹绞痛;②贫血;③轻度中毒性周围神经病。

4. 重度中毒　具有下列一项表现者:①铅麻痹;②中毒性脑病。

【治疗】

1. 急救处理　口服者,立即清水洗胃或用1%硫酸镁或硫酸钠洗胃,以形成难溶性铅而防止大量吸收。洗胃后给50%硫酸镁溶液 40 ml 导泻。也可给牛奶或蛋清以保护胃黏膜。

2. 解毒剂　对慢性铅中毒主要采用驱铅治疗。常用依地酸二钠钙、二巯丁二酸钠注射及二巯丁二酸胶囊(DMSA)口服。一般 3~4 天为一疗程,两个疗程间隔停药 3~4 天。剂量及疗程应根据患者具体情况结合药物的品种、剂量而定。轻度铅中毒治疗建议一般不超过 3~5 个疗程。

3. 对症及支持治疗　铅绞痛发作时,10%葡萄糖酸钙 10 ml,静脉注射阿托品 0.5~1.0 mg或肌内注射 654~210 mg;腹部热敷;针灸足三里、中脘、内关、三阴交等。至铅绞痛控制,以后按慢性铅中毒治疗方案进行。

4. 铅脑病治疗　先用二巯基丙醇(british anti-lewisite, BAL)2.5 mg/kg 肌内注射,第1~2 天,每4~6 小时 1 次;以后每日 1~2 次,共5~7 天。接着用依地酸二钠钙治疗。

【预防】　应提倡采用无毒或低毒的物质代替铅,采用机械化、自动化的生产方式,加强作业岗位的局部通风排毒,加强个人防护,定期监测作业场所铅浓度。应坚持上岗前的职业健康检查,及时发现就业禁忌证。铅作业工人每年应坚持健康检查(包括血铅和尿铅);铅中毒患者应调离铅作业并进行治疗。

二、汞

【理化特性】 汞(mercury，Hg)俗称水银，原子序数 80，原子量 200.6，相对密度13.6 g/m³，熔点−38.9℃(是熔点最低的金属)，沸点 356.6℃，是唯一在常温下呈液态的银白色金属，具有强烈的亲硫性和亲铜性。在自然界，汞主要以单质汞、无机汞(Hg^+、Hg^{2+})和有机汞形式存在。汞在常温下即可蒸发，且随温度增高蒸发量增大。汞表面张力大，洒落后即形成许多小汞珠，增加蒸发表面积，易被泥土、地面缝隙和衣物等吸附，也易沉积于毛发和皮肤。汞不溶于水和有机溶剂，可溶于稀硝酸和类脂质。汞可溶解金、银、钾、钠、锌等多种金属形成汞合金(汞齐)。

【接触机会】 目前世界上约有 80 多种工业生产需要汞作为原料或辅助材料。主要职业接触机会如下：①汞矿开采、冶炼及冶金工业，在开采和冶炼过程中均可密切接触汞，尤其存在大量土法炼汞，其生产工艺落后、汞的回收率低，工作场所污染大，职业危害严重。此外，大量含汞废水、废气、废渣直接排入环境中，会严重污染水源、空气和土壤。在冶金工业用汞齐法提取金银等贵重金属，用金汞齐镀金及镏金，也易引起汞过量接触。②仪表、仪器制造与维修，如温度计、血压计、流量计、压力计、整流器、荧光灯、电子管、紫外线灯等。③化工和军工生产中应用，如化学工业用汞作阴极电解食盐生产氯气，染料和塑料生产中用汞作催化剂，军工生产中用雷汞制造雷管作起爆剂，原子能工业中用汞作钚反应堆冷却剂等。④医药和农药的生产与使用，如制药工业用汞制造升汞、甘汞及炼制中药"轻粉"，口腔科用银汞齐补牙，农业生产中生产含汞的防腐剂、杀菌剂、灭藻剂、除草剂等。

【毒性机制】 在生产条件下，汞主要以蒸气形式，汞化合物主要以粉尘或气溶胶形式经呼吸道进入人体。一旦吸入，可迅速通过肺泡膜弥散，人吸入浓度 1∼3 mg/m³ 的汞蒸气数小时即可致急性中毒。汞也可经皮肤进入人体，尤其以皮肤破损或溃烂时吸收量较多。金属汞经消化道吸收甚微，但汞盐及有机汞易被消化道吸收。

汞及其化合物进入机体后，最初分布于红细胞和血浆中，逐渐到达全身各组织。汞在肾内的蓄积量比其他器官高 150 倍，以近曲小管上皮组织内含量最多。汞主要损害肾近曲小管。汞易通过血-脑屏障进入脑组织也易通过胎盘进入胎儿体内，影响胎儿发育。

汞主要经尿液排出，在未产生肾损害时，尿汞的排出量约占总排出量的 70%；但尿汞排出不规则且较缓慢，停止接触后十余年，尿汞仍可超过正常值。少量的汞也可随粪便、呼出气、乳汁、唾液、毛发等排出。一次摄入汞后，其在人体内的生物半减期约为 60 天。

汞中毒机制至今尚未完全明了，目前认为汞及其化合物引起以神经系统和肾脏为主的多系统、多器官损害，最主要的原因是汞具有很强的亲巯基性：一方面巯基是细胞代谢过程中许多重要酶的活性成分，当汞与这些酶的巯基结合后，可干扰酶活性，影响机体多种代谢；另一方面，汞能够与体内众多富含巯基的膜蛋白结合，导致膜的流动性降低、通透性增强，细胞膜功能障碍。汞可损害谷胱甘肽(GSH)、谷胱甘肽过氧化物酶(GPX)、超氧化物歧化酶(SOD)等物质的抗氧化功能，并诱发产生自由基，引起脂质过氧化；汞可破坏细胞内 Ca^{2+} 动态平衡，细胞内 Ca^{2+} 浓度升高，激活磷酸化酶、蛋白酶等的降解过程，且快速上升的 Ca^{2+} 浓度，可造成细胞膜损伤，最终导致细胞死亡；汞还可引起 DNA 损伤及修复障碍，导致基因突变及染色体异常。

【临床表现】 职业性汞中毒以中枢神经系统、口腔病变为主，并累及呼吸道、胃肠道、肾脏等的全身性疾病，包括急性中毒和慢性中毒。

1. 急性中毒　急性汞中毒为短时间内吸入大量、高浓度的汞蒸气或摄入可溶性汞盐所致，较少见。其临床特点为：起病急骤，有发热和全身症状，口腔-牙龈炎多见且较严重，多数有胃肠道症状；呼吸系统早期表现为咳嗽、胸痛，继而可发生化学性肺炎，引起发绀、气促、肺水肿等；胸部 X 线检查示有弥漫性浸润阴影。肾脏损害表现为早期多尿,逐渐出现蛋白质尿、少尿甚至急性肾功能衰竭。部分患者可出现皮疹。神经-精神症状和震颤在中毒早期多不明显,急性恢复后可出现类似慢性中毒的神经系统症状。

2. 慢性中毒　较常见,其典型临床表现为易兴奋症、震颤和口腔炎。

(1) 神经系统:早期为神经衰弱综合征,表现为头晕、乏力、失眠、多梦、健忘、注意力不集中、工作效率降低等。病情进一步发展可发生性格情绪改变,易兴奋症状突出,如烦躁、易怒,并可出现焦虑、抑郁等情绪障碍或多疑表现。震颤是神经毒性的早期症状,开始为手指、舌尖、眼睑的微细震颤,多在休息时发生,可逐渐发展成为意向性粗大震颤,也可伴有头部震颤和运动失调。震颤特点为意向性,即越想控制越明显。部分患者出现周围神经病,表现为双下肢沉重、四肢麻木、烧灼感,四肢呈手套、袜套样感觉减退。重度汞中毒可发生汞中毒性脑病。

(2) 口腔-牙龈炎:早期多有流涎、糜烂、溃疡、牙龈肿胀、酸痛、易出血;继而可发展为牙龈萎缩、牙齿松动,甚至脱落;口腔卫生不良者,可在龈缘出现蓝黑色汞线。

(3) 肾脏损害:早期因肾小管重吸收功能障碍可表现为 NAG、β_2-微球蛋白(β_2 - MG)和视黄醇结合蛋白(RBP)含量增高;随着病情加重,肾小球的通透性改变,尿中出现高分子蛋白质、管型尿甚至血尿,可见水肿。

(4) 其他:胃肠功能紊乱、脱发、皮炎、免疫功能障碍,生殖功能异常如月经紊乱、不育、异常生育、性欲减退、精子畸形等。

【诊断】　根据明确的汞接触史、尿汞水平和相应的临床表现,结合职业卫生学调查资料进行综合分析,排除其他病因后,方可诊断。尿汞增高有助于确定诊断,驱汞试验尿汞明显增高也有一定诊断参考价值,但常与汞中毒的临床症状和严重程度无平行关系。我国现行职业性汞中毒诊断标准(GBZ89 - 2007)主要内容如下。

1. 观察对象　尿汞增高,无汞中毒临床表现者。

2. 急性中毒

(1) 轻度中毒:短期内接触大量汞蒸气,尿汞增高。出现发热,头晕,头痛,震颤等全身症状。并具有下列一项者:①口腔-牙龈炎和(或)胃肠炎;②急性支气管炎。

(2) 中度中毒:在轻度中毒基础上,具有下列一项者:①间质性肺炎;②明显蛋白质尿。

(3) 重度中毒:在中度中毒基础上,具有下列一项者:①急性肾功能衰竭;②急性中度或重度中毒性脑病。

3. 慢性中毒

(1) 轻度中毒:长期密切接触汞后,具有下列任何 3 项者:①神经衰弱综合征;②口腔-牙龈炎;③手指震颤,可伴有舌、眼睑震颤;④近端肾小管功能障碍,如尿低分子蛋白质含量增高;⑤尿汞增高。

(2) 中度中毒:在轻度中毒基础上,具有下列一项者:①性格情绪改变;②上肢粗大震颤;③明显肾脏损害。

(3) 重度中毒:慢性中毒性脑病。

【治疗】　急性中毒应迅速脱离现场,脱去污染衣物,静卧保暖;同时给予驱汞治疗和对症支持治疗,急救原则与内科相同。但须注意口服汞盐患者不应洗胃,应尽快口服蛋清、牛奶或豆浆等,以使汞与蛋白质结合,保护被腐蚀的胃壁。也可用 0.2%～0.5% 的活性炭洗胃,同时用 50% 硫酸镁导泻。慢性中毒应调离汞作业及其他有害作业,以驱汞治疗和对症处理为主,对症处理与内科相同。

驱汞治疗应尽早尽快,主要应用巯基络合剂,其中二巯基丙磺钠、二巯基丁二钠和二巯基丁二酸是首选药物,治疗过程中需进行尿汞监测。当汞中毒引起明显肾损害时,尤其是尿量在≤

400 ml/d 以下者,不宜使用巯基络合剂。

观察对象应密切观察,定期复查,可根据具体情况进行药物驱汞。急性和慢性轻度汞中毒患者治愈后仍可从事正常工作,急性和慢性中度及重度汞中毒患者治疗后不宜再从事接触汞及其他有害物质的作业。

【预防】 ①改革工艺流程,控制工作场所汞浓度。以无毒或低毒原料代替汞。生产过程实现自动化、密闭化;加强通风排毒。被汞污染的车间,可采用碘熏蒸(1 g/m³),使空气中的汞生成不易挥发的碘化汞。定期监测并控制工作场所汞浓度。②建立卫生操作制度,加强个人防护。③定期健康体检及就业前体检。汞作业工人应每年健康体检,查出汞中毒的患者应调离汞作业并进行驱汞治疗。坚持就业前体检,患有明显肝、肾和胃肠道器质性疾患、口腔疾病、精神神经性疾病等应列为职业禁忌证,均不宜从事汞作业。妊娠期和哺乳期女工应暂时脱离汞作业。

三、镉

【理化特性】 镉(cadmium, Cd),原子序数 48,原子量 112.4,相对密度 8.64 g/cm³,熔点 320.9℃,沸点 765℃,为银白色富有延展性金属。镉性质较活泼,可与氧、硫、卤素等化合;易被水蒸气、CO_2、SO_2、H_2S 等氧化;易与各种金属形成合金。

【接触机会】 除生产和应用镉过程有接触机会外,人类开始冶炼金属时,镉就对环境造成污染,随着应用增加而日趋严重,已成为威胁健康的重要公共卫生问题。主要接触机会如下:①生产熔炼。镉常与锌共生,两者的比例为 1/100～1/1 000。目前镉主要是有色金属(锌、铜、铅)冶炼厂的副产物。②电镀工业。镉可保护金属免受锈蚀,因此大量应用于电镀工业,约占总用量的 8%。③塑料,颜料制作。镉的化合物如硫化镉、磺硒化镉等常用于制作塑料、油漆颜料;硬脂酸镉常用作塑料稳定剂,用量约占 11%。④电池制造。镉还用以制备光电池及镍—镉或银—镉电池,因此类电池体积小、电能容量大,故用量日益增加,是目前镉最主要的用途之一,约占总用量的 77%。⑤制造合金。铜镉合金,用于汽车冷却器材料;银铟镉合金用做原子反应堆控制棒;其他如各种钎焊合金、易熔合金等。⑥制造焊条或焊接电极、电池电极等。⑦含镉废渣对土壤和水源的污染。可通过食物链为人体摄入,在非污染区,人体摄入量为每日 10～60 μg,污染地区的摄入量每日可达 200～400 μg。

【毒性机制】 镉及其化合物可经呼吸道及消化道吸收,摄取率与镉尘的粒子大小,水溶性有密切关系。消化道吸收除与镉化合物的溶解度有关外,还与摄入量及食物中 Ca^{2+}、Zn^{2+}、蛋白质含量等有关,后者摄取不足时可使镉的摄取增加;反之,则可抑制镉的吸收。

由肺和肠道吸收的镉在血中与血浆蛋白和红细胞内的类似于金属硫蛋白样的低分子蛋白质结合,也可与低分子量富含硫的化合物(谷胱甘肽和胱氨酸)相结合,两者呈动态平衡,分布到全身组织器官。肾和肝是体内镉的主要蓄积器官,占体内总镉量的 75%。正常成人肾皮质镉浓度为 15～50 μg/g;镉作业工人可高达 300 μg/g,而其肝镉浓度为 150 μg/g。但在摄入镉浓度过高,引起肾脏损伤时,肾皮质镉浓度反而下降,这是因为此时肾内镉经尿排出增加,同时肾小管对原尿中滤出镉的重吸收能力下降之故。肺、胰、甲状腺、睾丸、唾液腺、毛发中也有镉蓄积;但镉不易透过血脑屏障及胎盘屏障。肝、肾及其他组织中的镉主要与金属硫蛋白(metallothionein, MT)结合,形成低毒复合物转运或蓄积。此种蛋白质分子量较低,为 6 000～8 000 道尔顿,含有大量巯基,对镉、汞、锌等金属均有很强的结合能力,是重金属在体内的重要解毒机制之一;镉经过胃肠道或肺部摄入后,在血液中镉主要与白蛋白或其他血浆大分子蛋白相结合。与白蛋白结合的镉大部分为肝脏摄取,能对肝细胞产生毒性。在肝脏中镉也能诱导金属硫蛋白的合成,逐渐增加肝内镉与金属硫蛋白结合体——镉金属硫蛋白(cadmium-metallothionein, CdMT)的量,镉金属硫蛋白的低分子量特性,使它很易经肾小球滤膜滤过,与其他低分子蛋白质一样由肾小管上皮细胞经胞饮作用重吸收。在肾细胞的溶酶体中,镉金属硫蛋白降解出游离的镉离子。因此,金属硫蛋白在镉的体内转运与分布中起到重要作用。当肾脏内有过量的镉,又没能有足够的金属硫蛋白合成与镉相结合时,游离镉离子就会造成对肾细胞的损伤,这也是镉的肾损伤是其慢性毒作用的原因。体内蓄积的镉主要经尿排出,正常人尿镉多低于 $2 \mu g/g$ 肌酐;尿镉增加提示有镉的过量接触;尿镉明显增加($>10 \mu g/g$ 肌酐),多表示肾脏功能已有异常,可作为慢性镉中毒的重要提示性指标。

急性镉中毒如由口服引起,主要造成急性腐蚀性胃肠炎;吸入时主要造成化学性肺炎、肺水肿。慢性中毒主要引起近端肾小管功能障碍、肺气肿、骨质脱钙软化、肝脏损伤、贫血、高血压,并可使前列腺癌及肺癌发病率升高。镉的具体毒性机制尚不完全清楚,可能与其干扰体内各种必需元素的代谢及生理功能,与酶的活性基团尤其是巯基、羧基、羟基、氨基等结合使酶失活等原因有关。

【临床表现】

1. **急性中毒** 食入镉盐或用镀镉器皿贮放的酸性食物或饮料,可致急性中毒,潜伏期甚短,食后 $10 \sim 20$ min 即可出现恶心、呕吐、腹痛、腹泻,重者可有大汗、虚脱、眩晕甚至抽搐、休克;由于剧烈的呕吐,胃内容物吐出,使镉吸收少,经治疗可较快康复。$10 \sim 20$ mg 可溶性镉盐即可引起中毒,0.5 g 以上可致死。

吸入镉的烟雾或蒸气(多氧化为氧化镉)后,经 $2 \sim 10$ h 潜伏期,常引起呼吸道刺激症状,如鼻部和咽部干燥、流涕、咳嗽、胸闷、胸痛,并有头痛、头晕、乏力、倦怠、四肢酸痛、寒战、发热、口中有金属甜味,极似金属烟雾热(metal fume fever)或流感;少数患者可出现急性胃肠炎症状。严重者在 $24 \sim 36$ h 后可发生化学性肺炎或肺水肿,患者咳嗽加重,胸痛,咳泡沫痰,发绀,呼吸困难;听诊可有干湿啰音;X线胸片示两肺有广泛分布的斑片状阴影;病程可持续 $3 \sim 5$ 天,数月方能完全康复。个别患者尚可发生急性肝、肾损伤而有黄疸、肝功能异常及急性肾功能衰竭表现。尿镉有明显增高,重者可达 $50 \mu g/L$。

2. **慢性中毒** 多由长期接触较高浓度的镉引起。早期主要表现为神经衰弱综合征及上呼吸道慢性炎症,可有嗅觉减退或丧失,并可在门齿及犬齿颈部出现黄色"镉环"。

慢性镉中毒的靶器官是肾脏,典型表现为近端肾小管功能障碍,表现为低分子蛋白质尿[如 β_2 - 微球蛋白(β_2 - MG)、视黄醇结合蛋白、N - 乙酰- β - D - 葡萄糖苷酶(NAG)及其同工酶等在尿中排出增加、氨基酸尿、糖尿,也可伴有肾小球损伤,造成高蛋白质尿;晚期由于肾发生结构损伤,而导致慢性间质性肾炎。接触浓度稍高,还可引起肺气肿,患者往往有干咳、气短、心悸、活动后呼吸困难;肺功能检查可有残气量增加、最大通气量降低等表现。慢性镉中毒还可出现骨软化病,表现为背和四肢疼痛、行走困难、自发性骨折;X线检查示肩胛骨、盆骨、股骨、胫骨等有明显骨质疏松。严重病例尚可见肝功能异常、黄疸、缺铁性贫血、高血压。长期接触镉者,前列腺癌及肺癌的发病率亦见增高。

【诊断及鉴别诊断】 根据《职业性镉中毒的国家诊断标准》(GBZ17 - 2002),依据短时间高浓度或长期密切的职业接触史,分别以呼吸系统或肾脏损害为主的临床表现和尿镉测定,参考现场卫生学调查资料,经鉴别诊断排除其他类似疾病后,可做出急性或慢性镉中毒的诊断。

1. **急性中毒**

(1) 轻度中毒:短时间内吸入高浓度氧化镉烟尘,在数小时或 1 天后出现咳嗽、咳痰、胸闷等,两肺呼吸音粗糙,或可有散在的干、湿啰音,胸部 X 线表现为肺纹理增多、增粗、延伸,符合急性气管—支气管炎或急性支气管周围炎。

(2) 中度中毒:具有下列表现之一者:①急性肺炎;②急性间质性肺水肿。

(3) 重度中毒:具有下列表现之一者:①急性肺泡性肺水肿;②急性呼吸窘迫综合征。

2. 慢性中毒

(1) 观察对象:尿镉测定连续 2 次在 5 μmol/mol 肌酐(5 μg/g 肌酐)以上,尚无慢性镉中毒的临床表现。

(2) 慢性轻度中毒:除尿镉增高外,可有头晕、乏力、嗅觉障碍、腰背及肢体痛等症状,实验室检查发现有以下任何一项改变时,可诊断为慢性轻度镉中毒:①尿 β_2 - MG 含量在 9.6 μmol/mol 肌酐(1 000 μg/g 肌酐)以上;②尿视黄醇结合蛋白含量在 5.1 μmol/mol 肌酐(1 000 μg/g 肌酐)以上。

(3) 慢性重度中毒:除慢性轻度中毒的表现外,出现慢性肾功能不全,可伴有骨质疏松症、骨质软化症。

【治疗】 ①治疗原则:急性中毒应迅速脱离现场,保持安静及卧床休息。急救原则与内科相同,视病情需要早期给予短程大剂量糖皮质激素。慢性中毒以对症支持治疗为主。②观察对象应予密切观察,每年复查一次。慢性镉中毒应调离接触镉及其他有害作业。轻度中毒患者可从事其他工作;重度中毒患者应根据病情适当安排休息或全休。急性镉中毒轻度中毒患者病情恢复后,一般休息 1~2 周即可工作。重度中毒患者休息时间可适当延长。③慢性镉中毒一般不主张用金属络合剂,因为金属络合剂在体内使镉重新分布,加重肾小管的损害,因而目前多不主张用依地酸钙钠等药物进行驱镉。

【预防】 工作场所应该具有良好的通风和密闭装置,镉作业工人要注意个人防护,每年应坚持健康检查(包括尿镉和尿中低分子蛋白质分析);查出的镉中毒患者应调离镉作业并进行治疗。应坚持就业前体检,各种肾脏疾病、慢性呼吸系统疾病、肝脏疾病、贫血、高血压、软骨病等应列为职业禁忌证。

四、砷

【理化特性】 砷(arsenic, As),俗称砒,有 4 种原子价态,即-3、0、+3 和+5。砷在自然界大多以硫化物形式夹杂在铅、铜、锑、锡、镍、钴、锌、金矿石中,含量一般为 1.2%~9.8%。砷具有两性元素的性质,非金属性质更强些,有灰色、黄色、黑色 3 种同素异形体,其中灰砷表现金属性质,能导电、传热,故灰砷又称金属砷。

砷化合物分为 3 种,即无机砷化合物、有机砷化合物(胂)和砷化氢气体,无机砷化合物主要包括三氧化二砷、五氧化二砷、亚砷酸盐和砷酸盐,有机砷化合物主要包括单甲基胂酸、二甲基胂酸、三甲基胂等。

【接触机会】 砷化合物用途广泛,人类接触机会多。由于地球环境化学原因导致的饮水型和燃煤污染型地方性砷中毒也已成为威胁人类健康的全球公共卫生问题。①含砷砂石的开采和冶炼,多存在一定的三氧化二砷粉尘。②冶金工业的合金制作,在制作合金的生产中亦可接触到三氧化二砷等砷化合物。③含砷农药的制造、贮存和使用,在其制造、贮存和使用中皆可接触砷化合物。④医药工业的生产制造,如抗梅毒药、抗癌药、枯痔散、砷的氯化物以及民间流传的偏方、秘方等均含有砷化合物。⑤其他,如玻璃工业、皮毛制造工业、纺织、生产中均接触到各种砷化合物。砷化氢虽是无机砷化合物,但不是工业产品,也不是工业原料,而是生产中的副产品及产生的废气。因此,职业接触主要在其他生产过程中接触砷化氢。

【毒性机制】 砷的重要毒性机制之一是对酶活性的影响。砷是一种原浆毒,对蛋白质的巯基具有巨大的亲和力,巯基是酶催化过程中的重要功能团,进入体内的砷可与酶蛋白分子上的巯基结合形成稳定的络合物或环状化合物,从而抑制组织中大量巯基依赖酶系,使许多酶参与的正常生物化学反应受到抑制,直接损害细胞的正常代谢、呼吸氧化过程、染色体的结构和性能、细胞分裂过程等,以致造成各种病变,这也是砷引起全身性危害的重要原因所在。

对于砷与基因突变的关系,目前尚存有争议。有学者认为砷虽为人类致癌物,但它仅仅是引起染色体的损伤,在细菌和哺乳动物细胞中缺乏致突变活性。更多的研究者认为砷可致基因突变,包括基因断裂、移码突变和点突变等。研究表明,砷的致癌作用,无论是引起基因突变还是影响基因的调控系统,最终都会引起基因的表达改变,包括从蛋白质水平和 mRNA(cDNA)水平表达。

无机砷还可诱发异常炎性反应样免疫毒性。

【临床表现】

1. 急性砷中毒

(1) 呼吸道吸入中毒:较为少见,但亚急性砷中毒偶有报道,一般以呼吸道刺激症状为主,如咳嗽、咳痰、喷嚏、咽喉痛、咽干、胸痛、呼吸困难等;X 线检查可见肺纹理增粗、紊乱、肺间质改变等。眼结膜充血、流泪,伴有头痛、头昏、四肢无力、失眠、记忆力减退、疲劳。吸入中毒往往同时有皮肤接触,引起接触性皮炎,于暴露部位出现密集成片的深红色米粒大小的丘疹,常见于头颈部、面部、眼睑、鼻和口唇周围,部分病例有颜面水肿等。

(2) 消化道摄入中毒:急性砷化物经口中毒常由于摄入砷污染的水源或食物引起,如三氧化二砷。临床上以消化道症状为主,主要表现有 5 种。①急性胃肠炎,为砷中毒最为突出的早期表现。食后数分钟至数小时即有恶心、呕吐、腹痛、腹泻症状。严重时吐泻剧烈,大便呈米汤样,可带血,持续数日至 2 周。由于剧烈呕吐,常导致脱水、少尿、无尿,最后出现休克和急性肾功能不全。②休克,由于砷对心肌和毛细血管的损害,加之由于急性胃肠炎引起脱水和电解质紊乱,急性中毒后 24 h 可发生休克。如休克短期不缓解,则进入昏迷期,患者出现谵妄、兴奋、躁动、抽搐,呈急性中毒性脑病的表现。③中毒性肝病,多数病例可有血清 ALT 和 AST 活性增高,少数病例可有肝脾肿大、黄疸,伴有严重的肝功能异常。④贫血和白细胞减少,急性中毒后 2~3 周可出现贫血和白细胞减少,有的患者可有血小板减少,但可恢复,预后较好。⑤皮肤及附件改变,急性中毒一周后,皮肤可出现糠秕样脱屑,继之有色素沉着。手足掌皮肤常有过度角化及脱屑,肢端皮肤出现皮炎、出血及紫癜。中毒后从 5~6 周开始,患者的手指、趾甲上出现 1~2 mm 宽的白色横纹(Mees 线),并随指甲的甲根移向甲尖,在 4~5 个月后消失。Mees 线被认为是急性砷中毒的特异体征,对急性中毒的诊断和估计中毒的时间均有意义。

(3) 中毒性周围神经病:急性砷中毒 2~3 周后上述临床表现大多已缓解或恢复时,患者出现不同程度的"感觉型"或"感觉运动型"多发性周围神经病的症状。症状为肢体远端对称性感觉障碍,肢体麻木、针刺般感觉异常,多数患者足底部出现烧灼样疼痛,因足部疼痛过敏,患者接触床单或抚摸足底部可引起足底部剧烈疼痛,数周或数月后进展为四肢末端感觉减退或消失,呈手套或袜套样分布,肌力亦迅速减退,跟腱反射早期即消失。下肢有牵引痛及肌肉压痛,当病变影响到神经根时,出现自发的放射样疼痛,牵引神经根后加重,Lasegue 征阳性。肌电图显示受累肌群出现失神经电位,感觉和运动神经传导速度减慢。轻者经数月治疗可逐渐恢复,重者可遗留肢体麻痹挛缩,影响运动功能和劳动能力。

2. 慢性砷中毒　职业性慢性砷中毒是指在职业活动中较长时期接触砷化物而引起的以皮肤、肝脏及神经系统损害为主要表现的全身性疾病,其临床表现亦多种多样。

(1) 皮肤损害表现:砷中毒皮肤损害包括皮炎、皮肤过度角化和皮肤色素沉着。大多数砷化合物对皮肤黏膜具有一定的刺激性,因此慢性砷中毒可引起皮肤损害。主要表现为皮肤潮红、丘疹、瘙痒或刺痛,严重者可产生水疱、脓疱和溃疡。好发部位一般为暴露处及潮湿、多皱褶的部位,与天气炎热和潮湿有一定关系。

长期从事砷化工作业的工人或慢性砷中毒患者,可产生皮肤过度角化和角化疣状物增生,停止接触后也不消失。症状为皮肤干燥、脱屑、角化过度(尤以掌跖部最为显著)、因角化过度而形成凸起的疣状增生物(俗称"砷疔"),通常直径为 0.4～1 cm,也可连成较大的疣状物,或有的中央溃烂,形成经久不愈的溃疡,有的转变为皮肤癌,在组织学上主要为基底细胞癌、Bowen 病或鳞状细胞癌。

皮肤色素沉着可发生在身体任何部位,呈雨点状或广泛的花斑状,尤以身体非暴露部位的躯干、臀部、上肢及大腿上部多见,皮肤角化与皮肤色素沉着同时存在,其症状为躯干和四肢的弥漫性色素沉着,中央夹杂散在的黑色或棕褐色的色素沉着斑(俗称"砷斑"),或色素沉着与色素脱失相间存在,形成在色素沉着的基底上,夹杂着多数散在的雨点状的黑白色圆形斑点,这些改变在慢性砷中毒中具有特征性的表现。

(2) 肝脏损害:可引起急性和慢性肝损害,多以轻度损伤为主,病程隐匿,迁延不愈。临床上表现肝脏肿大、肝区疼痛、肝功能异常等,有时呈间断性加剧,个别病例可发展成肝硬化。

(3) 神经系统损害:常有头痛、头昏、失眠、乏力、记忆力减退等神经衰弱综合征。长期低剂量接触砷的作业工人或慢性砷中毒患者,其周围神经损害往往相对较轻,且症状不典型,一般以感觉障碍为主,运动障碍少见。

(4) 血液及心血管系统:慢性砷中毒患者可发生贫血,白细胞、血小板或血红蛋白减少,骨髓细胞生成受抑制等。慢性砷中毒患者循环系统的损害作用主要为心电图异常,一般为 ST 段下降,T 波倒置或双相,QT 时间延长,也可出现心律失常和心脏扩大。

(5) 呼吸系统:砷对呼吸系统的慢性影响有鼻炎、鼻黏膜溃疡、鼻中隔穿孔、咽炎、喉炎、慢性支气管炎和肺气肿引起的肺功能不全等。

(6) 其他系统:慢性砷及其化合物接触可直接刺激外眼,引起炎症或灼伤。重者可发生剥脱性结膜炎,穿孔坏死,以致脓性全眼球炎。中毒时可发生结膜炎、角膜炎、角膜溃疡和角膜混浊,也可发生视网膜出血、神经萎缩和虹膜睫状体炎。

此外,职业砷接触可引起职业性肿瘤。国际癌症研究机构(IARC)1980 年正式将无机砷及其化合物列为人类 A 组致癌物。砷与皮肤癌和肺癌发病具有剂量-反应关系。

【诊断与鉴别诊断】 急性砷中毒者如有明确的接触史,典型的临床表现、尿砷或发砷明显增高,诊断并不困难。接触史不详时,应与其他原因引起的食物中毒、急性胃肠炎等疾病相鉴别。我国公布了《职业性慢性砷中毒诊断标准 GBZ83 - 2013》。根据接触砷及其化合物的职业史,出现砷中毒的临床表现,参考发砷和尿砷等实验室检查结果,综合分析,排除其他原因引起的类似疾病方可诊断。

1. 急性中毒　接触反应的症状加重,并具备以下一项者:①急性气管-支气管炎、支气管肺炎;②恶心、呕吐、腹痛、腹泻等急性胃肠炎表现;③头晕、头痛、乏力、失眠、烦躁不安等症状。

2. 慢性中毒

(1) 轻度中毒:长期密切接触砷及其化合物后出现头痛、头晕、失眠、乏力、消化不良、消瘦、肝区不适等症状,尿砷或发砷超过当地正常参考值,并具有下列情况之一者:①手、脚掌跖部皮肤角化过度,疣状增生,或躯干部及四肢皮肤出现弥漫的黑色或棕褐色的色素沉着,可同时伴有色素脱失斑;②慢性轻度中毒性肝病;③慢性轻度中毒性周围神经病。

(2) 中度中毒:轻度中毒的症状加重,并具有下列情况之一者:①全身泛发型皮肤过度角化,疣状增生,或皮肤角化物脱落形成溃疡,长期不愈合;②慢性中度中毒性肝病;③慢性中度中毒性周围神经病。

(3) 重度中毒:中度中毒的症状加重,并具有下列表现之一者:①肝硬化;②慢性重度中毒性周围神经病;③皮肤癌。

【治疗】 急性中毒患者应迅速脱离接触,皮肤或眼受污染者应用清水彻底冲洗。及早用二巯基丙磺酸钠或二巯基丁二酸钠等治疗,前者每次 0.25 g 肌注,后者每次 1 g 静脉滴注,前 2 天每天用药 2~3 次,此后每天 1~2 次,至尿砷恢复正常。急性砷中毒常致多器官损害,应采用对症支持治疗,纠正脱水、休克及电解质紊乱,保护各脏器功能。慢性中毒一经确诊,应立即停止接触。给予二巯基丙磺酸钠等驱砷治疗。皮肤过度角化可外用 5‰二巯基丙醇油膏和可的松软膏。此外,可以辅以护肝、营养神经、抗氧化等对症支持治疗。

【预防】 应不断进行工艺改革与技术改造,采用新的生产工艺,杜绝土法冶炼及手工操作。应加强通风防尘防毒,提高生产的自动化、密闭化、机械化程度。定期进行环境监测。生产条件不能完全改善时,应加强个人防护。切实注意个人卫生,严禁在车间进食、饮水和吸烟。砷作业工人必须进行就业前、在岗期间定期及离岗后健康体检,同时定期测定尿砷或发砷。有严重神经系统、呼吸系统、造血系统、肝脏和皮肤病患者,不宜从事砷作业。

五、锰

【理化特性】 锰(manganese,Mn)为灰白色金属,硬度大于铁,脆性强。有 11 种氧化价态,其氧化物中以二氧化锰(MnO_2)最为稳定,可与其他金属形成合金。

【接触机会】 锰主要用于冶金过程,约 90%的锰在炼钢过程中作为脱氧剂、脱硫剂和合金的组成部分。因此,在锰矿石的开采、运输和加工过程中有锰尘产生;在锰的冶炼、电焊条制造、干电池制造,工人可接触锰烟和锰尘;锰的化合物还广泛用于染料、陶瓷、橡胶、化肥等工业。

【毒性机制】 锰主要通过呼吸道和胃肠道吸收,皮肤吸收甚微。锰在血液中,以二价的形式与血液中 β_1 球蛋白结合成不牢固的结合物,分布到全身,特别在富有线粒体的肝、肾、胰、心、肺、脑的细胞中为多。随着时间的延长,体内蓄积的锰可以重新分布,在脑、毛发、骨骼中锰逐步相应增加;后期脑中含锰量甚至可超过肝的存积量,多在豆状核和小脑。锰大多经胆囊分泌,随粪便缓慢排出,尿中排出少量,唾液、乳汁、汗腺排出微量。

锰选择性地作用于丘脑、纹状体、苍白球、黑质、大脑皮质及其他脑区。病理改变可见神经细胞变性和神经纤维脱髓鞘改变,局部血管有充血、管壁增厚、血栓形成及周围组织水肿和淋巴细胞浸润等。由于血管病变进一步加重神经细胞和神经纤维的损伤。严重锰中毒可引起肾小管上皮细胞退行性变,肝脂肪变性,心肌和肌肉纤维可有水肿和退行性变,肾上腺缺血和部分坏死。

慢性锰中毒主要表现为锥体外系神经障碍,但发病机制至今尚未完全阐明,可能机制如下:①锰对线粒体有特殊亲和力,在富有线粒体的神经细胞和神经突触中,抑制线粒体三磷酸腺苷酶和溶酶体中的酸性磷酸酶活力,从而影响神经突触的传导能力。②锰引起多巴胺和 5-羟色胺含量减少。此两者均具有抑制突触递质,对抗乙酰胆碱的作用,因此锰中毒时脑基底节内多巴胺和 5-羟色胺及其降解产物减少,可部分地解释锰的神经毒作用。③锰又是一种拟胆碱样物质,可影响胆碱酯酶合成,使乙酰胆碱蓄积,此与锰中毒时出现震颤麻痹有关。

【临床表现】

1. **急性中毒** 锰是一种相对低毒的金属,人类很少有急性锰中毒的案例报道。吸入焊接或切割含锰物而产生的氧化锰的粉尘即有可能产生所谓金属熏烟热或化学性肺炎,主要表现为发冷、发热、恶心、咳嗽。

2. **慢性中毒** 多由长期接触较高浓度的锰引起。患者呼吸系统疾病发病率比一般人群高,其病理改变为上皮细胞凋亡和随后出现的单核细胞增殖。

长期吸入锰烟(一般 2 年以上)可产生慢性锰中毒效应。早期表现为神经衰弱症状,可以表现为失眠、紧张等。继而可出现异常精神症状:如易激怒、步态不稳、行走困难、肢体僵直、语言不清和强迫行为。持续接触可出现面具脸、前冲或后退步伐、细小震颤等帕金森病类症状。锰性脑病主要表现为严重的选择性下丘脑内核及大脑皮质损伤。

【诊断】 我国颁布了《职业性慢性锰中毒诊断标准 GBZ3-2002》。以锥体外系损害为主的临床表现,参考作业环境调查、现场空气中锰浓度测定等资料,进行综合分析,排除其他疾病如震颤麻痹、肝豆状核变性等,方可诊断。

观察对象为具有头晕、头痛、容易疲乏、睡眠障碍、健忘等神经衰弱综合征的表现,以及肢体疼痛、下肢无力和沉重感等症状。若再有下列情况之一者,可列为观察对象:①有多汗、心悸等自主神经功能紊乱的表现;②尿锰或发锰超过本地区正常值上限。

诊断及分级标准:轻度中毒为除上述症状外,具有下列情况之一者:①肯定的肌张力增高;②肌张力增高虽不肯定,但手指有明显震颤,腱反射亢进;并有容易兴奋、情绪不稳定、对周围事物缺乏兴趣等精神情绪改变。重度中毒为具有以下情况之一者:①明显的锥体外系损害:表现为帕金森综合征,四肢肌张力增高,伴有静止性震颤,可引发出齿轮样强直;并可出现对指或轮替试验不灵活、不准确,闭目难立征阳性,言语障碍,或步态异常,后退困难等运动障碍;②中毒性精神病:有显著的精神情绪改变,如感情淡漠、反应迟钝、不自主哭笑、强迫观念、冲动行为等。

【治疗】 慢性锰中毒患者即使停止锰接触后仍然恢复缓慢,然而脱离接触是非常必要的。由于神经细胞的损害,可能会出现不可逆的效应。金属络合剂没有显著的疗效,可对症治疗。

观察对象:6个月至1年复查一次,进行动态观察,并根据病情发展趋势,适当处理。

中毒患者早期可用金属络合剂如依地酸二钠钙等治疗。针对类似帕金森症状,可给予左旋多巴治疗及适当对症治疗。出现中毒性精神病时,治疗原则与神经-精神科相同。中毒患者及已治愈者,不得继续从事锰作业。轻度中毒者治愈后可安排其他工作;重度中毒者需长期休息。

【预防】 从事接触锰作业的工作者应在通风条件良好的条件下作业,改革生产工艺,加强卫生防护。锰作业工人每年应坚持健康检查;如多项指标反复超过正常值,可结合接触者的体征考虑调离锰作业;如发现有异常精神症状,如易激怒、行走困难、语言不清和强迫行为,以及更为严重的神经精神症状应及时调离锰作业。

(孙东红,张爱华,金泰廙,洪 峰,范奇元,李海斌,雷立健)

第三节 刺激性气体中毒

一、概述

刺激性气体(irritant gases)是指对眼、皮肤、呼吸道黏膜及肺泡上皮有刺激作用的一类有害的气态物质。这类物质包括在常态下的气体以及在常态下虽非气体,但可以通过蒸发、升华或挥发后形成蒸汽或气体的液体或固体。刺激性气体大多是化学工业的重要原料和副产品,医药、冶金等行业常可接触;此类气态物质多具有腐蚀性,故常因不遵守操作规程或容器、管道等设备被腐蚀而发生跑、冒、滴、漏,或管道、容器因内部压力增高而发生爆裂,造成严重中毒事故;其危害不仅限于车间、工厂,也常可导致周围环境污染,引起突发性中毒事故。

刺激性气体种类繁多,按理化特性可分为以下13类:①酸类,无机酸如硫酸、盐酸、硝酸、铬酸、氯磺酸,有机酸如甲酸、乙酸、丙酸、丁酸。②氮的氧化物,如一氧化氮、二氧化氮、五氧化二氮等。③氯及其他化合物,如氯、氯化氢、二氧化氯、光气、双光气、氯化苦、二氯化砜、四氯化硅、四氯化钛、三氯化锑、三氯化砷、三氯化磷、三氯氧磷、五氯化磷、三氯化硼等。④硫的化合物,如二氧化硫、三氧化硫、硫化氢等。⑤成碱氢化物,如氨。⑥强氧化剂,如臭氧、漂白剂。⑦酯类,如硫酸二甲酯、二异氰酸甲苯酯、甲酸甲酯、氯甲酸甲酯等。⑧金属化合物,如铍、镉、汞、锰、氧化银、硒化氢、五氧化二钒等。⑨醛类,如甲醛、乙醛、丙烯醛、三氯乙醛等。⑩氟代烃类,如八氟异丁烯、氟光气、六氟丙烯、氟聚合物的裂解残液气和热解气等。⑪混合烃类,如汽油、煤油、润滑剂、柴油等。⑫军用毒气,如氮芥气、亚当氏气、路易氏气等。⑬其他,如磷化氢、氟化氢、一甲胺、二

甲胺、二硼氢、四氯化碳、环氧氯丙烷、五氧化二磷、三氯氢硅等。

【毒理】　常以局部损害为主,仅在刺激作用过强时引起全身反应。决定病变部位和程度的因素是毒物的溶解度和浓度。前者与毒物作用部位有关,后者则与病变程度有关。高溶解度的氨、盐酸,接触到湿润的球结膜及上呼吸道黏膜时,可引起局部发生刺激作用;中等溶解度的氯、二氧化硫,低浓度时只侵犯眼和上呼吸道,而高浓度则侵犯全呼吸道;低溶解度的二氧化氮、光气,对上呼吸道刺激性小,易进入呼吸道深部并逐渐与水分作用而对肺产生刺激和腐蚀,常引起肺水肿。刺激性气体也可引起变态反应,如二异氰酸甲苯酯引起的变态反应性哮喘。

【毒作用表现】

1. 急性刺激作用　眼和上呼吸道刺激性症状,如眼结膜充血、流泪、畏光、流涕、喷嚏、咽疼、咽部充血、呛咳、声音嘶哑、胸闷等。吸入较高浓度的刺激性气体可引起中毒性咽喉炎、气管炎、支气管炎和肺炎,表现为剧烈咳嗽、胸闷、胸痛、气促,肺部可闻及湿啰音,体温、白细胞可升高。吸入高浓度的刺激性气体可引起喉头痉挛或水肿,严重者可窒息死亡;喉水肿发生较缓慢,持续时间较长。

2. 化学性肺水肿(toxic pulmonary edema)　吸入高浓度刺激性气体后所引起的肺泡内及肺间质过量的体液潴留为特征的病理过程,最终可导致急性呼吸功能衰竭,是刺激性气体所致的最严重的危害和职业病常见的急症之一。

发病机制:刺激性气体化学性肺水肿是刺激性气体引起肺泡和肺毛细血管通透性增加所致肺泡内及肺间质过量的体液潴留。深达肺泡的刺激性气体,直接损害肺泡Ⅰ、Ⅱ型上皮细胞和肺毛细血管内皮细胞,使肺泡和毛细血管通透性增加,毛细血管内的液体渗向间质,进而流向肺泡。同时,刺激性气体可使体内血管活性物质,如5-羟色胺、组织胺等大量释放,并兴奋交感神经,引起淋巴回流受阻,进一步加重了毛细血管的液体渗出。肺泡与肺毛细血管的损伤;肺泡表面活性物质的减少及表面张力增高致使肺泡缩小;肺泡与肺间质液体淤滞等改变,导致肺泡的气-血、气-液屏障破坏,顺应性降低,肺弥散功能和通气功能发生障碍,通气/血流比例下降,肺泡血流不能充分氧合,动静脉分流增加,发生动脉血氧分压降低。缺氧又可进一步引起毛细血管痉挛,如果活动增加,耗氧量增大,增加静脉回流,毛细血管压力的进一步升高,致肺水肿加速发展;持续氧分压降低可导致进行性低氧血症和多脏器损伤。

化学性肺水肿,临床过程可分为4期:①刺激期,刺激性气体均可有程度和持续时间不等的呼吸道刺激症状和全身反应,如咳嗽、胸闷、气急、头晕、恶心、呕吐等。水溶性小的刺激性气体,有时症状可不明显。②潜伏期,刺激期过后,患者自觉症状减轻或消失,但潜在的病理变化仍在发展,属"假愈期",特别是水溶性小的刺激性气体,容易出现刺激症状减轻的假象。潜伏期的长短取决于刺激性气体的溶解度和浓度,一般为2～8 h,水溶性小的可达36～48 h,甚至72 h。③水肿期:症状剧烈,出现剧咳、呼吸困难、烦躁不安、咯出大量粉红色泡沫性痰。患者面色苍白,指端和口唇可呈明显紫绀,脉搏加快,呼吸频数,血压下降,两肺满布湿罗音,体温升高。实验室检查白细胞总数增高,动脉血气分析氧分压降低。X线胸片示肺野透亮度减低、肺纹增多、增粗、紊乱;两肺呈散在的或局限性边缘模糊的点片状阴影,或相互融合成斑片状阴影,或呈大小不等的云絮状阴影,有的可融合成状如蝴蝶的大片状阴影。④恢复期:一般3～4天症状减轻,7～11天可基本恢复。较重的刺激性气体中毒性肺水肿可后遗肺纹阴影增深和肺功能障碍。

3. 急性呼吸窘迫综合征(acute respiratory distress syndrome, ARDS)　刺激性气体中毒、创伤、休克、烧伤、感染等心源性以外的各种肺内外致病因素所导致的急性、进行性呼吸窘迫、缺氧性呼吸衰竭。主要病理特征为肺毛细血管通透性增高而导致的肺泡渗出液中富含蛋白质的肺水肿及透明膜形成,并伴有肺间质纤维化。本病死亡率约40%。刺激性气体所致的ARDS可能是有毒物质的直接损伤或机体炎症反应过度表达的结果。ARDS的病程与化学性肺水肿大体相似,仅在疾病程度上更为严重。

4. 慢性影响 长期接触低浓度刺激性气体,可能成为引起慢性结膜炎、鼻炎、咽炎、慢性支气管炎、支气管哮喘甚至导致慢性阻塞性肺病(COPD),有时可伴有神经衰弱综合征。急性氯气中毒后可遗留慢性喘息性支气管炎。有的刺激性气体还具有致敏作用,如氯、甲苯二异氰酸酯等。

【诊断】 参考 GBZ71 - 2002 和 GBZ73 - 2009。根据短时间高浓度刺激性气体的接触史,急性呼吸系统损伤的临床表现,结合血气分析和其他检查所见,参考现场劳动卫生学调查资料,综合分析,排除其他病因所致类似疾病后,方可诊断。

【防治原则】

1. 预防与控制措施 刺激性气体中毒大部分因意外事故所致。因此建立经常性的设备检查、维修制度和严格执行安全操作规程,防止工艺流程的跑、冒、滴、漏,杜绝意外事故发生应是预防工作的重点。一般预防与控制原则包括两方面:操作控制和管理控制。

(1) 操作预防与控制:①卫生技术措施。采用耐腐蚀材料制造的生产设备并经常维修,防止工艺流程的跑、冒、滴、漏;生产和使用刺激性气体的工艺流程应进行密闭抽风;物料输送、搅拌应自动化。②个人防护措施。应选用有针对性的耐腐蚀防护用品(工作服、手套、眼镜、胶鞋、口罩等)。穿聚氯乙烯、橡胶等制品的工作服;佩戴橡胶手套和防护眼镜;接触二氧化硫、氯化氢、酸雾等应佩戴碳酸钠饱和溶液及 10% 甘油浸渍的纱布夹层口罩;接触氯气、光气时用碱石灰、活性炭作吸附剂的防毒口罩;接触氨时可佩戴硫酸铜或硫酸锌防毒口罩。接触氟化氢时使用碳酸钙或乳酸钙溶液浸过的纱布夹层口罩;防毒口罩应定期进行性能检查,以防失效。选用适宜的防护油膏防护皮肤和鼻黏膜污染,3% 氧化锌油膏防酸性物质污染,5% 硼酸油膏防碱性物质污染;防止牙齿酸蚀症可用 1% 小苏打或白陶土溶液漱口。

(2) 管理预防和控制

1) 职业安全管理预防和控制。加强刺激性气体在生产、贮存、运输、使用中的严格安全管理,严格按照有关规章制度执行。安全贮存,所有盛装刺激性物质的容器应防腐蚀、防渗漏、密封同时加贴安全标签;贮运过程应符合防爆、防火、防漏气的要求;作好废气的回收利用等。

2) 职业卫生管理预防和控制。①健康监护措施:执行工人就业前和定期体格检查制度,发现明显的呼吸系统疾病、明显的肝、肾疾病、明显的心血管疾病,应禁止从事刺激性气体作业以及早期不良影响,从而采取相应措施。②应急救援措施:设置报警装置,易发生事故的场所,应配备必要的现场急救设备,如防毒面具、冲洗器及冲洗液、应急撤离通道和必要的泄险区等。③环境监测措施:对作业场所进行定期空气中刺激性气体浓度监测,及时发现问题,采取相应维修或改革措施,确保工人的作业场所安全。

3) 职业安全与卫生培训教育。培训教育工人正确使用安全标签和安全技术说明书,了解所使用化学品的易爆危害、健康危害和环境危害;掌握相应个体防护用品的选择、使用、维护和保养等;掌握特定设备和材料,如急救、消防、溅出和泄漏控制设备的使用;掌握必要的自救、互救措施和应急处理方法。应根据岗位的变动或生产工艺的变化,及时对工人进行重新培训。

2. 处理原则 积极防治肺水肿和 ARDS 是抢救刺激性气体中毒的关键。

(1) 现场处理:①现场急救,急性化学物中毒常为突发的意外事故,现场救治必须快速、及时、准确,先重后轻。检伤分类分级采用当前普遍采用的 4 级分类法:绿标——轻微、黄标——顺延救治、红标——立即救治、黑标——死亡。救助采取自救、互救、特效抗毒疗法与综合治疗相结合、局部处理与全身治疗相结合的原则。②保护和控制现场、消除中毒因素。③按规定进行事故报告,组织事故调查。④对健康工人进行预防健康筛检。

(2) 治疗与预防并发症:①通气吸氧纠正缺氧:视缺氧程度,吸氧、面罩给氧或气管插管加压给氧,注意防止正压呼吸发生气胸和纵隔气肿;二甲基硅酮消泡气雾剂消泡净雾化吸入,一日多次;支气管痉挛和喉头痉挛者,使用支气管解痉剂;大量泡沫性痰或膜坏死组织堵塞气道时,即行吸出或气管切开吸出。②早期、短程、足量使用激素。③限制静脉补液,保持出入量负平衡。④合理应用利尿剂、脱水剂,减少肺循环血容量,同时注意防止低血容量休克和电解质紊乱。⑤合理应用抗生素。采用上述综合治疗,合理处理治疗矛盾,控制肺水肿的发展,预防 ARDS、脑水肿及多脏器损害。⑥其他处理(GBZ73 - 2009):一般轻、中度中毒治愈后,可恢复原工作。重度中毒治愈后,原则上应调离刺激性气体作业。急性中毒后如有后遗症,可参照 GB/T16180 - 2006,结合实际情况,妥善处理。

二、氯气

【理化特性】 氯(chlorine, Cl_2)是常温常压下呈黄绿色、具有异臭和强烈刺激性的气体。比重 2.488。易溶于水和碱性溶液,也溶于二硫化碳和四氯化碳等有机溶液。遇水可生成次氯酸和盐酸,次氯酸再分解为氯化氢和新生态氧。在高热条件下与一氧化碳作用,生产毒性更大的光气。在日光下与易燃气体混合时会发生燃烧爆炸。

【接触机会】 氯主要由电解食盐制取;氯是重要的工业原料,主要用于制造各种含氯化合物,如四氯化碳、漂白粉、二二三、聚氯乙烯、环氧树脂等;应用氯气作为强氧化剂和漂白剂,如制药业、皮革业、造纸业、印染业、油脂及兽骨加工过程中的漂白,医院、游泳池、自来水的消毒等。

【毒理】 氯气吸入后与呼吸道黏膜的水作用生成次氯酸和盐酸,主要作用于气管、支气管、细支气管,也可作用于肺泡,从而产生损害作用。氯化氢可使上呼吸道黏膜水肿、充血和坏死;次氯酸可透过细胞膜,破坏膜的完整性、通透性以及肺泡壁的气-血、气-液屏障,引起眼、呼吸道黏膜充血、炎性水肿、坏死,高浓度接触时可致呼吸道深部病变形成肺水肿。次氯酸还可与半胱氨酸的巯基起反应,抑制多种酶活性。

【临床表现】

1. 急性中毒

(1)接触反应:出现一过性眼和上呼吸道黏膜刺激症状,表现为畏光、流泪、咽痛、呛咳,肺部无阳性体征或偶有散在性干啰音,胸部 X 线无异常表现。

(2)轻度中毒:表现为急性气管-支气管炎或支气管周围炎。此时呛咳加重、出现呛咳,可有少量痰、胸闷,两肺有散在性干、湿啰音或哮鸣音,胸部 X 线表现可无异常或可见下肺野有肺纹理增多、增粗、延伸、边缘模糊。

(3)中度中毒:表现为支气管肺炎、间质性肺水肿或局限性肺泡性水肿或哮喘样发作。咳嗽加剧、气急、胸闷明显、胸骨后疼痛,有时咯粉红色泡沫痰或痰中带血,伴有头痛、头昏、烦躁、恶心、呕吐、上腹痛等神经系统症状和胃肠道反应。两肺可有干、湿性啰音或弥漫性哮鸣音。急性化学性支气管肺炎胸部 X 线可见两肺下部内带沿肺纹理分布呈不规则点状或小斑片状边界模糊、部分密集或相互融合的致密阴影。间质性肺水肿胸部 X 线表现为肺纹理增多模糊,肺门阴影增宽境界不清,两肺散在点状阴影和网状阴影,肺野透亮度减低,常可见水平裂增厚,有时可见支气管袖口征及克氏 B 线。局限性肺泡性肺水肿胸部 X 线可见单个或多个局限性密度增高的阴影,哮喘样发作者胸部 X 线可无异常发现。

(4)重度中毒:出现弥漫性肺泡性肺水肿或中央性肺水肿;严重者出现急性呼吸窘迫综合征(ARDS);吸入极高浓度氯气还可引起喉痉挛或水肿、支气管或反射性呼吸中枢抑制而致迅速窒息死亡或心搏骤停所致猝死;严重者可合并气胸或纵隔气肿等。皮肤以及眼睛接触液氯或高浓度氯气可发生急性皮炎或皮肤及眼的灼伤。并发症主要有肺部感染、心肌损伤、上消化道出血以及气胸、纵隔气肿等。

2. 慢性作用 长期接触低浓度氯气可引起上呼吸道、眼结膜及皮肤刺激症状,慢性支气管炎、支气管哮喘、肺气肿等慢性非特异性呼吸系统疾病的发病率增高,对深部小气道功能可有一定影响。患者可有乏力、头晕等神经衰弱症状和胃肠功能紊乱,皮肤可发生痤疮样皮疹和疱疹,还可引起牙齿酸蚀症。

【诊断】 诊断及分级标准依据 GBZ65-2002。根据短期内吸入较大量氯气后迅速发病,结合临床症状、体征、胸部 X 线表现,参考现场劳动卫生学调查结果,综合分析,排除其他原因引起的呼吸系统疾病,方可诊断。

【处理原则】

1. 治疗原则

(1) 现场处理:立即脱离接触,置空气新鲜处,脱去被污染的衣服和鞋袜,静卧休息,保持安静及保暖。出现刺激症状者,严密观察至少 12 h,并予以对症处理。

(2) 合理氧疗:应卧床休息,以免活动后病情加重。可选择适当方法给氧,使动脉血氧分压维持在 8~10 kPa,吸入氧浓度不应超过 60%。如发生严重肺水肿或急性呼吸窘迫综合征,给予鼻面罩持续正压通气(CPAP)或气管切开呼气末正压通气(PEEP)疗法,呼气末压力宜在 0.5 kPa(5 cm H_2O)左右。也可用高频喷射通气疗法。

(3) 应用糖皮质激素:应早期、足量、短程使用,以防治肺水肿。

(4) 维持呼吸道通畅:可给予雾化吸入疗法、支气管解痉剂,去泡沫剂可用二甲基硅油(消泡净);如有指征应及时施行气管切开术。

(5) 控制液体入量:合理掌握输液量,避免输液量过多过快等诱发肺水肿的因素。慎用利尿剂,一般不用脱水剂。

(6) 预防发生继发性感染:中、重度者应积极防治肺部感染,合理使用抗生素。

此外,支持和对症治疗也相当重要,如维持血压稳定,纠正酸碱和电解质紊乱;给予高热量、高蛋白质、多维生素、易消化的饮食,提高中毒者的抵抗力等。

(7) 眼和皮肤损伤:眼有刺激症状时应彻底冲洗、可用弱碱性溶液如 2‰碳酸氢钠结膜下注射;皮肤灼伤,按酸灼伤常规处理。氯痤疮可用 4‰碳酸氢钠软膏或地塞米松软膏涂患处。

2. 其他处理(GBZ65-2002) ①治愈标准:由于急性中毒所引起的症状、体征、胸部 X 线异常等基本恢复,患者健康状况达到中毒前水平。②中毒患者治愈后,可恢复原工作。③中毒后如常有哮喘样发作,应调离刺激性气体作业工作。

【预防】 严格遵守安全操作规程,防止设备跑、冒、滴、漏,保持管道负压;加强局部通风和密闭操作;易跑、冒氯气的岗位可设氨水储槽和喷雾器用于中和氯气;含氯废气需经石灰净化处理再排放,检修时或现场抢救时必须戴滤毒罐式或供气式防毒面具。其余预防和控制原则同概述。空气中氯最高容许浓度为 1 mg/m^3。

三、氮氧化物

【理化特性】 氮氧化物是氮和氧化合物的总称,主要有氧化亚氮(N_2O,俗称笑气)、氧化氮(NO)、二氧化氮(NO_2)、三氧化二氮(N_2O_3)、四氧化二氮(N_2O_4)及五氧化二氮(N_2O_5)等。除 NO_2 外,其他氮氧化物均不稳定,遇光、湿、热变成 NO_2 和 NO,而 NO 又变为 NO_2。因此,生产中所接触的氮氧化物主要是 NO_2,系红棕色气体,在 21.2℃以下为黄色液体。较难溶于水,具有刺激性气味。

【接触机会】 制造硝酸或用硝酸浸洗金属及硝化有机物时;制造硝基炸药、硝化纤维、苦味酸等硝基化合物时;苯胺染料的重氮化过程;电焊、气焊、亚弧焊、气割及电弧发光等作业时均有机会接触。

【毒理】 ①因溶解度低,主要进入呼吸道深部的细支气管及肺泡,形成硝酸和亚硝酸刺激,引起肺水肿。②进入血液系统后，硝酸形成硝酸盐，引起血管扩张，血压下降；亚硝酸形成亚硝酸盐，形成高铁血红蛋白，引起组织缺氧，中枢神经损害。③含 NO_2 为主时，主要引起肺损害；含 NO 为主时，高铁血红蛋白血症和中枢神经损害明显。

【毒作用表现】 氮氧化物溶解度低，主要进入呼吸道深部，形成硝酸和亚硝酸，使肺毛细血管通透性增加，导致肺水肿。肺水肿的发生常有一定的潜伏期（一般 4～12 h），接触初期由于症状轻易被忽视，因此应做密切观察，防止肺水肿的发生。慢性影响可致神经衰弱综合征和慢性上呼吸道和支气管炎症。

【诊断】 根据吸入氮氧化物气体的职业史，临床症状、体征、胸部 X 线检查，进行综合分析，参考现场劳动卫生学调查结果，排除其他原因所致的呼吸系统疾病，方可诊断。有密切接触史者应列为观察对象。

【处理原则】 ①迅速将中毒病人救离现场，静卧保暖，立即给予氧气吸入及对症处理等。②对密切接触者应观察 24～72 h，注意病情变化并给予适当治疗。③积极防治肺水肿，应早期、足量给予糖皮质激素，给予二甲基硅油消泡气雾剂，保持呼吸道通畅，必要时行气管切开术，正压给氧。为防治迟发性阻塞性毛细支气管炎和成人呼吸窘迫综合征，据病情可延长糖皮质激素用药时间。

【预防】 ①定期维修设备，防止跑、冒、滴、漏。②酸洗设备或进行硝化反应时，应密闭并加强通风排毒。③加强安全教育，普及现场抢救知识。④患有慢性支气管炎、哮喘、肺气肿等疾患者不宜从事接触氮氧化物的作业。

四、其他刺激性气体

1. 氨（NH_3） 有恶臭。极易溶于水而形成氨水，呈强碱性，能碱化脂肪。常温下，可压缩为液氨。与空气混合时能形成爆炸性气体。用于制造冷冻剂，石油精炼，氮肥工业，合成纤维，鞣革，人造冰，塑料，树脂染料，医药及制造氢氟酸，氰化物和有机腈均使用及接触氨。其毒作用机制为：①减少三磷酸腺苷阻碍三羧酸循环，降低细胞色素氧化酶的作用；②脑氨增加，可产生神经的毒作用；③高浓度氨可引起组织溶解坏死作用。皮肤、黏膜的刺激症状，可致角膜及皮肤灼伤；严重时，可产生肺水肿。中毒性肝损害，如肝大、黄疸、转氨酶增高。防治要点：①防治肺水肿发生；②皮肤污染和灼伤，用大量清水及时冲洗，再用硼酸溶液洗涤；③眼灼伤早期彻底清水冲洗，然后作用油膏，防止粘连。

2. 光气（$COCl_2$） 常温下为无色气体，有霉草气味。微溶于水，可水解成二氧化碳和氯化氢。光气制造，制药，合成橡胶，泡沫塑料生产中的原料，四氯化碳、三氯乙烯氧化，战争毒气等均能接触光气。毒性似氯气，但比氯气大 10 倍，且作用持久。光气分子中的羰基同肺组织内蛋白质或酶结合（酰化反应），从而干扰了细胞的正常代谢，损害细胞膜，肺泡上皮和肺毛细血管受损。临床表现有上呼吸道轻度刺激症状。吸入后水解产生盐酸，刺激呼吸道深部引起肺水肿等。

防治要点：防治肺水肿；早期静脉注射 20% 乌洛托品 20 ml 以阻断光气的羰基对肺组织的作用；皮肤污染立即用 75% 乙醇涂擦。使光气成为无毒的氯化碳酸乙酯。

（常秀丽）

第四节 窒息性气体中毒

一、概述

窒息性气体（asphyxiating gases）是指可使机体氧的供给、摄取、运输和利用发生障碍，而导致机体缺氧的一类有害气体的总称。窒息性气体中毒的发病特点呈突发性、快速性和高度致命性。中毒后可表现为多个系统受损,神经系统最为突出。

常见的窒息性气体有:一氧化碳(CO)、硫化氢(H_2S)、氰化氢(HCN)和甲烷(CH_4)。

根据窒息性气体造成机体缺氧环节和机制的不同分为以下两大类。

1. **单纯窒息性气体**　本身毒性很低或为惰性气体,当它们高浓度存在于空气中对氧产生取代、排挤作用,致使空气氧含量减少,肺泡内氧分压降低,动脉血氧分压下降,导致机体组织缺氧窒息的气体,如氮(N_2)、甲烷(CH_4)、乙烷(C_2H_6)、二氧化碳(CO_2)、水蒸气和氩(Ar)等惰性气体。单纯性窒息气体所致危害与氧分压降低程度成正比,仅在高浓度时,尤其在局限空间内,才有危险性。

2. **化学窒息性气体**　不能妨碍氧进入肺部,经吸入后可对血液或组织产生特殊化学作用,使血液对氧的运送或组织利用氧的能力发生障碍,引起组织细胞缺氧窒息的气体,如一氧化碳、硫化氢、氰化氢等。按中毒机制不同又分为两小类:①血液窒息性气体:阻碍血红蛋白与氧结合或妨碍血红蛋白向组织释放氧,影响血液对氧的运输功能,导致组织供氧障碍而窒息,如一氧化碳、一氧化氮,以及苯的氨基、硝基化合物蒸气等。②细胞窒息性气体:主要通过抑制细胞内呼吸酶,使细胞对氧的摄取和利用障碍,生物氧化不能进行,发生细胞"内窒息"。如硫化氢、氰化氢等。

【毒理】　窒息性气体主要致病环节是引起机体缺氧,尽管不同种类的窒息性气体致病机制不同。

机体对氧的利用过程为:大气中的氧经呼吸道到达肺泡,然后扩散入血后与红细胞中的血红蛋白结合为氧合血红蛋白(HbO_2),再经血液循环输送至全身各组织器官,与组织中的气体交换进入细胞。在细胞内氧气借助于呼吸酶(respiratory enzyme)的作用,参与糖、蛋白质、脂肪等营养物质的代谢转化,产生能量并生成二氧化碳和水,以维持机体的生理活动。窒息性气体可破坏上述过程中的某一环节,从而引起机体缺氧乃至窒息。

【毒作用表现】

1. **缺氧症状**　缺氧是窒息性气体的共同致病环节,是窒息性气体中毒的共有表现。但不同种类的窒息性气体,缺氧的临床表现并非完全相同。

2. **脑水肿**　脑重量仅占全身的 2%,而脑的血流量却为全身总血流量的 16%,心输出量的 1/6,每分钟脑血流量可达 0.7 L,较平均体重的血流量大 10～20 倍;氧的消耗更是惊人,成年人在静息状态下,脑每分钟耗氧 250 ml,约占全身氧消耗的 1/5。因此,脑组织对缺血较之其他组织器官远为敏感,对氧的依赖性也最大,再加上人体内没有氧的贮存库。轻度缺氧即可引起智力下降、注意力不集中、定向能力障碍等;较重时出现头痛、耳鸣、恶心、呕吐、乏力、嗜睡,甚至昏迷;在严重缺氧或发生窒息 3～5 分钟,脑组织就可产生严重的缺氧性损害,导致脑水肿,表现为头痛、呕吐、血压升高、心率减慢、呼吸浅慢、抽搐、昏迷。眼底检查可见视网膜及乳头水肿。值得注意的是缺氧所致的脑水肿以细胞内水肿为主,因此早期颅压往往增高不明显,相应的临床症状及眼底改变可不显著。

缺氧脑水肿的发病机制如下。

(1) 细胞内钠离子及水分的增加:缺氧时可导致氧化磷酸化过程破坏,生成的 ATP 减少与缺乏,引起依赖 ATP 的钠钾离子泵的功能衰竭,钠离子由细胞外流入细胞内,使细胞内渗透压增高,使脑内的神经细胞及星形胶质细胞因细胞内钠离子及水分增加而发生肿胀。

(2) 血-脑屏障功能的破坏:在缺氧的情况下,脑内循环发生障碍,包括微血管和血液两方面的改变。缺氧使星形胶质细胞肿胀,压迫微血管,同时血管内皮细胞产生疱疹,使管腔变窄,再加上血液黏稠度增加、血小板凝集,发生管腔堵塞。与此同时,缺氧及 CO_2 蓄积,脑及血液中 pH 降低产生酸中毒而使微血管壁的通透性增加,导致血-脑屏障功能破坏,液体由血管内渗出至细胞间质,细胞外间隙因液体的积聚而逐渐扩大,与此相应的颅内压也随之升高;膜离子运转酶因酸中毒而抑制,结果使细胞内钠离子增多,水肿加剧。

(3) 细胞质内钙离子积聚:脑缺氧缺血可使神经细胞线粒体内的钙泵因缺 ATP 而停止运转,导致 Ca^{2+} 离子积聚。另外,脑血管平滑肌细胞中 Ca^{2+} 的流入和 K^+ 的流出增加,从而引起前列腺素的增高,内过氧化物(endoperex ices)增多,使微血管收缩,产生血栓,由于脑血液灌流量的减低,使脑水肿更加剧。

(4) 游离脂肪酸及自由基所致损害:缺氧引起 ATP 缺乏,细胞内钙离子增多,可激活磷酸酶,使细胞的磷脂分解,产生游离脂肪酸。其中,花生四烯酸(arachidonic acid)、内过氧化物以及自由基(free radical)增加。上述物质可分别引起血管内血小板的聚集和脑微血管痉挛而加重脑缺血和缺氧。

3. 其他　急性一氧化碳中毒时面颊部呈樱桃红色,色泽鲜艳而无明显青紫。急性氰化物中毒表现为皮肤、黏膜可呈鲜红色或樱桃红色,缺氧严重时转为发绀,呼出气有苦杏仁味。

4. 实验室检查　急性一氧化碳中毒,可定性、定量测定血中 HbCO;急性氰化物中毒,可测定尿中硫氰酸盐含量(正常参考值上限:不吸烟者 5 mg/L,吸烟者 10 mg/L);急性硫化氢中毒,测定尿硫酸盐含量或进行分光光度计检查,可发现硫化血红蛋白。

5. 慢性中毒　尚无定论。长期反复接触低浓度 CO,可有明显的神经功能和循环系统影响,但缺乏客观体征,且可对 CO 产生耐受性;氰化氢长期接触,可出现慢性刺激症状、类神经症、自主神经功能紊乱、肌肉酸痛及甲状腺肥大等,但无特异指标,诊断尚有困难;硫化氢的慢性影响也类似。有认为所谓慢性中毒只是反复急性轻度中毒的结果。

【诊断】　现场诊断根据短期内吸入较大量窒息性气体的接触史,以中枢神经系统和呼吸系统损害的临床表现为主,部分病例结合了现场卫生学调查和实验室检查,综合分析,并排除其他病因所致类似疾病后,明确诊断为急性窒息性气体中毒。

【治疗】

1. 治疗原则　窒息性气体最主要的毒性是引起机体严重缺氧,起病迅速而重笃,因此,对其抢救治疗务必在发现后(包括在中毒现场)立即展开,同时及时纠正脑缺氧和积极防治脑水肿,是治疗窒息性气体中毒的关键。

2. 现场急救　窒息性气体中毒的抢救,关键在及时,重在现场。尽快脱离中毒现场,立即吸入新鲜空气。入院患者虽已脱离现场,仍应彻底清洗被污染的皮肤。严密观察生命体征。危重者易发生中枢性呼吸循环衰竭,一旦发生,应立即进行心肺复苏。呼吸停止者,立即人工呼吸,给予呼吸兴奋剂。并发肺水肿者,给予足量、短程糖皮质激素。

3. 尽快给予解毒剂　急性氰化物中毒可采用亚硝酸钠-硫代硫酸钠联合解毒疗法、高铁血红蛋白形成剂 10%4-二甲基氨基苯酚(4-DMAP)进行驱排。或采用亚甲蓝代替亚硝酸钠,即亚甲蓝-硫代硫酸钠疗法,但剂量应大。或用对氨基苯丙酮(PAPP)治疗。硫化氢和苯的氨基或硝基化合物中毒可应用小剂量亚甲蓝。一氧化碳中毒无特殊解毒药物,但高浓度氧吸入,可加速 HbCO 解离,可视为"解毒"措施。单纯窒息性气体中毒也无特殊解毒剂。

4. 切断引起脑水肿的恶性环节　适度低温冬眠、大剂量糖皮质激素,以及用 ATP、能量合剂等。依据体液出入量合理脱水,且边脱水边缓慢输液,维持出入量大致平衡。

5. 合理氧疗法　合理、适度的氧疗是急性窒息性气体中毒急救的主要常规措施之一。采用各种方法给予较高浓度(40%~60%)的氧,持续时间不应超过 24 h。

6. 克服脑内循环障碍,改善脑灌注　脑水肿是缺氧引起的最严重后果,也是窒息性气体中毒死亡的最重要原因,是急性窒息性中毒抢救成败的关键。

7. 对症支持疗法   谷胱甘肽、二联抗生素、抗氧化剂、纳洛酮、苏醒药、钙通道阻滞剂等的使用。缺氧性损伤的细胞干预措施,控制并发症,对角膜溃疡等进行对症处理等。

【预防措施】   窒息性气体事故的主要原因是:设备缺陷与发生跑、冒、滴、漏;缺乏安全作业规程或违章操作;家庭室内用煤炉取暖。

中毒死亡多发生在现场或送院途中。现场死亡除窒息性气体浓度高外,主要由于不明发生窒息事故的原因,不作通风,缺乏急救的安全措施而致救者也窒息死亡;缺乏有效的防护面具;劳动组合不善,在窒息性气体环境单独操作而得不到及时发现与抢救,或窒息昏倒于水中溺死。

据此,预防窒息性气体中毒的重点在于:①严格规章制度,制订并严格执行安全操作规程,强化监督管理。②从根本上不直接接触这类毒物,如生产过程接触,要密闭化、自动化、严防跑、冒、滴、漏。③窒息性气体环境设置警示标志,安装毒物超标自动报警系统,严格控制空气中毒物浓度在安全标准内。④加强卫生宣教,做好上岗前安全与健康教育,普及急救互救知识和技能训练。⑤进入有毒场所应有切实可行的防护装备,如戴防毒面具、送风面罩等,并定期维修与效果检测。⑥高浓度或通风不良的窒息性气体环境作业或抢救,应先进行有效的通风换气,通风量不少于环境容量的 3 倍,佩戴防护面具,并有人保护。高浓度硫化氢、氰化氢环境短期作业,可口服 4 - DMAP 180 mg 和对氨基苯丙酮(PAPP)90 mg,进行预防,20 min 即显效。4 - DMAP 作用快、药效短;PAPP 作用慢,药效持久。

二、一氧化碳

【理化性质】   一氧化碳(carbon monoxide,CO),为无色、无气味、无臭、无刺激性的气体。相对分子质量 28.01。微溶于水,易溶于氨水。易燃、易爆,在空气中燃烧呈蓝色火焰,自燃点 608.89℃,与空气混合的爆炸极限为 12.5%~74.2%。

【接触机会】   急性一氧化碳中毒(ACMP),亦称煤气中毒,是我国最常见、发病和死亡人数最多的急性职业中毒,也是常见的生活性中毒之一。含碳物质的不完全燃烧均可产生 CO,接触 CO 的作业有 70 余种:冶金工业,如炼焦、炼钢、炼铁、羰基镍和羰基铁的制取等;机械制造业的铸造、锻造、热处理;化工工业,如合成氨、丙酮、光气、甲醇、甲酸、草酸、丙烯酸等的生产等;用煤、重油或天然气制取氮肥等;燃气制取,如煤气、水煤气等;采矿爆破作业;耐火材料、玻璃、陶瓷、建筑材料等工业;如使用的窑炉、煤气发生炉等;内燃机尾气;火灾现场;家禽孵育;家庭煤炉燃烧不完全,煤气灶、燃气热水器泄漏等。

【毒理】

1. 吸收与排泄   CO 主要经呼吸道吸入,透过肺泡迅速弥散入血液。绝大部分以原形随呼气排出,不在体内蓄积,正常气压下的 CO 半排期平均为 320(128~409)min,但高浓度吸入需 7~10 d 方可完全排出。

2. 毒性   人吸入最低中毒浓度(TCLo)为 600 mg/m³/10 M, 5 000 ppm/5 M。男性吸入最低致死浓度(LCLo)为 4 000 ppm/30 M; 650 ppm/45 M。大鼠吸入半数致死浓度(LC$_{50}$)为 1 807 ppm/4 H。小鼠吸入半数致死浓度(LC$_{50}$)为 2 444 ppm/4 H。CO 可透过胎盘屏障对胎儿产生毒性。

3. 毒作用机制   CO 经呼吸道吸收迅速。进入血液系统后 80%~90% 与血红蛋白(Hb)分子中原卟啉 IX 的亚铁复合物发生紧密而可逆性结合,形成碳氧血红蛋白(HbCO),失去携氧功能,导致组织缺氧。

CO 与 Hb 的亲和力比 O$_2$ 大 300 倍;HbCO 的解离速度为氧合 Hb(HbO$_2$)的 1/3 600;HbCO 无携氧功能,还影响 HbO$_2$ 的解离,阻碍氧的释放,致使组织缺氧。及时测定 HbCO 可作为反映 CO 中毒严重程度的参考指标。在未予吸氧的情况下,中毒后 4 h 内取血的检测结果最具可信性,吸氧时应在 10 min 内取血方具临床价值,否则易出现假阴性结果。

10%～15%与血管外血红素蛋白结合。与肌红蛋白结合,影响氧从毛细血管向细胞线粒体弥散,损害线粒体功能;与线粒体细胞色素氧化酶 a_3 等结合,阻断电子传递链,抑制组织呼吸,导致细胞内窒息。

CO 与 Hb 的结合具有可逆性,即 $HbO_2 + CO \rightleftharpoons HbCO + O_2$。停止接触后,$O_2$ 可缓慢地取代 CO,重新形成 HbO_2。高压氧疗可加速 HbCO 解离。

4. 毒作用影响因素

(1) 空气 CO 浓度与接触时间:空气中 CO 浓度越高,肺泡气 CO 分压越大,接触时间越长,血中 HbCO 饱和度就越高。可用下式表示:$K = CT$。式中,K 为 HbCO 饱和度;C 为浓度(mg/m^3);T 为时间(h)。

(2) 空气中 CO 分压和氧分压:肺泡膜内外 CO 分压差越大,达到平衡和饱和的时间越短,则 HbCO 形成的越多。HbCO 为可逆复合物,吸入空气中 CO 分压降低,HbCO 逐渐解离,并排出 CO。CO 半排期与空气中 O_2 分压呈反比,吸入高氧分压空气,可加速 HbCO 解离和 CO 排出。如吸入氧分压为 0.21 个大气压时,CO 半排期平均为 320 min,吸入纯氧可缩短至 80 min,而吸入三个大气压纯氧则缩短至 23.5 min。

(3) 每分钟肺通气量:劳动量增大,空气和血液中 CO 达到平衡的时间缩短。

血液 HbCO 含量与空气 CO 浓度、接触时间和人体活动状态有关,CO 的分压越高,血液 HbCO 饱和度越大,达到饱和的时间也越短。

【病理改变】 CNS 对缺氧最敏感。CO 的毒作用影响了 O_2 和能量供应,引起脑水肿,脑血液循环障碍,使大脑和基底神经节,尤其是苍白球和黑质,因血管吻合支较少和血管水肿、结构不健全,而发生变性、软化、坏死,或白质广泛性脱髓鞘病变,由此出现以中枢神经系统损害为主、伴不同并发症的症状与体征,如颅压增高、帕金森综合征和一系列神经精神症状等,以及因 HbCO 为鲜红色而引起的皮肤黏膜呈樱桃红色。还可引起心肌损害等。

【临床表现】 因 CNS 对缺氧最为敏感,故首先受累。吸入 CO 气体可引起急性中毒、急性一氧化碳中毒迟发脑病(神经精神后发症)和慢性损害。

1. 急性中毒 起病急骤、潜伏期短,主要表现为急性脑缺氧所致的中枢神经损伤。中毒程度与血中 HbCO 浓度有关。

(1) 轻度中毒:以脑缺氧反应为主要表现。表现为头痛、头昏、失眠、耳鸣、眼花、视物模糊、颞部压迫和搏动感,并可有恶心、呕吐、心悸、胸闷和四肢无力、步态不稳等症状,可有意识模糊、嗜睡、朦胧、短暂昏厥,甚至谵妄状态等轻度至中度意识障碍,但无昏迷。血液 HbCO 浓度可高于 10%。经治疗,症状可迅速消失。

(2) 中度中毒:在轻度中毒的基础上出现面色潮红、口唇、指甲、皮肤黏膜呈樱桃红色(面颊、前胸、大腿内侧尤为明显),多汗、烦躁,心率加速、心律失常、血压先升后降,一时性感觉-运动分离,出现嗜睡、短暂昏厥或不同程度的意识障碍、大小便失禁、抽搐或强直、瞳孔对光反应、角膜反射及腱反射减弱或消失等程度不同的昏迷,但昏迷持续时间短,经脱离现场和抢救,可较快苏醒。部分患者脑电图异常。血液 HbCO 浓度可高于 30%。经抢救可较快清醒,恢复后一般无并发症和后遗症。

因 HbCO 为鲜红色,故患者皮肤黏膜在中毒之初呈樱红色,与其他缺氧不同,是其临床特点之一;再是全身乏力显著,即使患者虽尚清醒,却已难以行动,不能自救。

(3) 重度中毒:中度中毒症状进一步加重,因脑水肿而迅速进入深度昏迷或去大脑皮质状态,昏迷可持续十几个小时,甚至几天;肤色因末梢循环不良而灰白或青紫;呼吸、脉搏由弱、快变为慢而不规则,甚至停止,心音弱而低钝,血压下降;瞳孔缩小、瞳孔对光反射等各种反射迟钝或消失,可出现病理反射;初期四肢肌张力增高、牙关紧闭、阵发性强直性全身痉挛,晚期肌张力显著降低,瞳孔散大,大小便失禁。可因呼吸麻痹而死亡。经抢救存活者可有严重合并症及后遗症,如脑水肿、脑出血、脑梗死、癫痫、休克,严重的心肌损害、横纹肌溶解、筋膜间隙综合征;水电解质紊乱;肺炎、肺水肿、呼吸衰竭,肺内可出现湿啰音;消化道出血;皮肤水疱、红斑或类似烫伤的片状红肿、肌肉肿胀坏死;锥体系或锥体外系损害等脑局灶损害症状,以精神意识障碍为主要表现的一氧化碳神经精神后发症或迟发脑病等严重并发症,多数有脑电图异常,肝、肾损害等,出现肝大、黄疸、氨基转移酶及血尿素氮升高、蛋白质尿等;血液 HbCO 浓度可高于 50%。

如果继发脑水肿(意识障碍加重,出现抽搐或去大脑强直,病理反射阳性,脑电图慢波增多或视神经乳头水肿)、肺水肿、呼吸衰竭、休克、严重心肌损害或上消化道出血,皆提示病情严重。

(4) 其他系统损害:出现脑外其他器官异常,如皮肤红斑水泡、肌肉肿痛、心电图或肝、肾功能异常、单神经病或听觉前庭器官损害等。较中枢神经症状出现晚,仅见于部分患者,病变一般较轻,多为一过性、暂时性。

2. 急性一氧化碳中毒迟发脑病　少数急性一氧化碳中毒意识障碍恢复后,经 2～60 d 的"假愈期",又出现严重的神经精神和意识障碍症状。例如,痴呆、谵妄或去大脑皮质状态;锥体外系障碍,出现帕金森综合征表现;锥体系损害,出现偏瘫、病理反射阳性或大小便失禁等;大脑皮质局灶性功能障碍如失语、失明等,或出现继发性癫痫。重者生活不能自理、甚至死亡。头颅 CT 检查脑部可见病理性密度减低区;脑电图可见中、高度异常。因表现出"双相"的临床过程,有人也称为"急性一氧化碳中毒神经精神后发症"。

该病的发病率有逐年升高的趋势,三四十年前多在 10% 以下,近十年已逐渐增加至 20%～50%,发病率增高可能与过度氧疗有关,部分患者经治疗后可恢复,有些则留下严重后遗症。

发生迟发脑病的危险因素:急性期病情重、昏迷时间长、苏醒后头晕和乏力持续时间长、休息不够充分、治疗处理不当、高龄、有高血压病史、脑力劳动者、精神刺激。

3. 后遗症　直接由急性期延续而来,有神经衰弱、震颤麻痹、偏瘫、偏盲、失语、吞咽困难、智力障碍、中毒性精神病或去大脑强直。部分患者可发生继发性脑病。

4. 慢性影响　CO 是否可引起慢性中毒尚有争论。有人认为可出现神经和心血管系统损害,如神经衰弱综合征,表现为头痛、头晕、耳鸣、无力、记忆力减退及睡眠障碍等,以及心律失常、心肌损害和动脉粥样硬化等。

【实验室检查】　①血中 HbCO 测定:血中 HbCO 含量与接触 CO 浓度和时间有密切的关系,因此,选用血中 HbCO 作为接触一氧化碳的生物监测指标,是诊断一氧化碳中毒的重要依据和特异性诊断指标之一。血中 HbCO 生物半减期平均为 5 h 左右,脱离接触环境后可较快降低,并与临床表现程度有时可不平行,故超过 8 h 测定结果无临床意义。为使监测结果有可比性,职业接触一氧化碳的生物限值 WS/T114-1999 规定采样时间为工作班末,即下班前 1 h 以内。血中 HbCO>10% 即提示有较高浓度 CO 接触史,对本病诊断及鉴别诊断有参考意义。吸烟能使 HbCO 的本低值升高,因此,采样前 8 h 不宜吸烟,以尽可能排除吸烟对监测结果的影响。②脑电图及诱发电位检查:多数 ACMP 患者可出现异常脑电图;迟发脑病患者脑电图及诱发电位改变较临床表现出现更早。③脑 CT 与核磁共振(MRI)检查:有助于早期发现脑水肿;急性中毒症状消失后 CT 或 MRI 出现新的异常则提示有迟发脑病的可能。④心肌酶学检查。⑤心电图检查。

【诊断】　参照职业性急性一氧化碳中毒诊断标准(GBZ23-2002)。根据吸入较高浓度 CO 的接触史和急性发生的中枢神经损害的症状和体征,结合血中碳氧血红蛋白(HbCO)及时测定的结果,现场卫生学调查及空气中 CO 浓度测定资料,并排除其他病因后,可诊断为急性一氧化碳中毒。现场劳动卫生调查资料及空气 CO 浓度及时测定结果,对诊断具有参考意义。

【处理原则】

1. 治疗原则　①迅速将患者移离中毒现场至通风处,松开衣领,注意保暖,密切观察意识状态。②及时进行急救与治疗:轻度中毒者,可给予氧气吸入及对症治疗。中度及重度中毒者应积极给予常压口罩吸氧治疗,有条件时应给予高压氧治疗。重度中毒者视病情应给予消除脑水肿、促进脑血液循环,维持呼吸循环功能及镇痉等对症及支持治疗。加强护理、积极防治并发症及预防迟发脑病。③对迟发脑病者,可给予高压氧、糖皮质激素、血管扩张剂或抗帕金森病药物与其他对症与支持治疗。中度及重度急性一氧化碳中毒患者昏迷清醒后,应观察2个月,观察期间宜暂时脱离一氧化碳作业。

2. 治疗措施

(1) 急性一氧化碳中毒的治疗:①迅速脱离中毒现场,移至空气新鲜处,保持呼吸道通畅,静卧保暖,密切观察意识状态。②立即给予氧疗,以纠正缺氧并促进CO排出。有条件者尽早给予高压氧治疗。呼吸停止者及时人工呼吸或采用机械通气。③积极防治脑水肿。④促进脑细胞代谢。⑤对症支持治疗。⑥苏醒后,应尽可能卧床休息。

(2) 迟发脑病的治疗:目前尚无特效药物,现有治疗方法包括高压氧、糖皮质激素、血管扩张剂、改善脑微循环、促进神经细胞营养和代谢、抗帕金森氏病药物及对症治疗等。近几年新的治疗方法有:大剂量烟酸;金纳多联合高压氧;施普善(脑活素)联合高压氧等。

3. 其他处理 ①轻度中毒者经治愈后仍可从事原工作。②中度中毒者经治疗恢复后,应暂时脱离一氧化碳作业并定期复查,观察2个月如无迟发脑病出现,仍可从事原工作。③重度中毒及出现迟发脑病者,虽经治疗恢复,皆应调离一氧化碳作业。④因重度中毒或迟发脑病治疗半年仍遗留恢复不全的器质性神经损害时,应永远调离接触一氧化碳及其他神经毒物的作业。视病情安排治疗和休息。

【预防】 ①加强预防一氧化碳中毒的卫生宣传,普及自救、互救知识,对取暖用的煤炉要装好烟囱,并保持烟囱结构严密和通风良好,防止漏烟、倒烟。②认真执行安全生产制度和操作规程。③经常检修煤气发生炉和管道等设备,以防漏气,产生CO的工作场所,必须具有良好的通风设备。④加强对空气中CO的监测,设立CO报警器。⑤严格执行职业卫生标准的规定,非高原CO的时间加权平均容许浓度(PC-TWA)20 mg/m³;高原海拔2 000 m的最高容许浓度为20 mg/m³,海拔>3 000 m的最高容许浓度为15 mg/m³。车间空气卫生标准:中国MAC 30 mg/m³;美国ACGIH TLV-TWA 29 mg/m³(25ppm)。⑥加强个人防护,进入高浓度CO的环境工作时,要佩戴特制的CO防毒面具,两人同时工作,以便监护和互助。

三、硫化氢

【理化特性】 硫化氢(hydrogen sulfide,H_2S)为无色气体,具有腐败臭蛋气味。其蒸气比重1.19。易积聚在低洼处。易溶于水、乙醇和石油中,呈酸性反应。能和大部分金属起反应形成硫酸盐,而使其呈黑色。

【接触机会】 主要是生产过程和日常生活中的废气。在生产中接触H_2S的作业:有机磷农药生产时的硫化反应;含硫化合物的生产制造过程;以煤和原油为原料的化肥生产过程等。此外,含硫有机物的腐败场所,如粪坑、下水道、沟渠、矿井、沼泽、海产品仓库等均可产生H_2S。

【毒理】 H_2S在体内与氧化型细胞色素氧化酶中的Fe^{3+}结合,抑制细胞呼吸酶的活性,对其他一些酶的活性也有影响,并使脑和肝中的三磷酸腺苷酶活性降低。结果造成细胞缺氧窒息,并明显影响脑细胞功能。强烈刺激神经末梢、颈动脉窦和主动脉体的化学感受器,产生休克样反应。

【毒作用表现】 轻度中毒主要表现为眼及上呼吸道刺激症状,继之出现头痛、头晕、乏力、呼吸困难等全身性症状。中度中毒可出现化学性肺炎或肺水肿,血压下降。重度中毒可发生肌肉痉挛或强直,大小便失禁,深昏迷等。吸入高浓度的H_2S可致患者"电击样"死亡。

【诊断】 急性中毒诊断主要根据职业接触史，现场卫生学调查和临床毒作用表现。

【处理原则】 ①迅速转至新鲜空气处，呼吸停止者应立即给氧。注射呼吸中枢兴奋剂，施行人工呼吸。②昏迷者施用高压氧治疗。③加强细胞生物氧化能力，加速对 H_2S 的解毒作用，可应用大剂量谷胱甘肽、半胱氨酸或胱氨酸等药物。同时给予改善细胞代谢的药物。

【预防】 除一般预防原则外，应注意以下要点：①必须定期检修或更换管道、阀门等生产设备。②避免 H_2S 对金属管道的腐蚀，造成 H_2S 泄漏事故。③进入 H_2S 气体泄漏的区域或抢救急性 H_2S 中毒患者，必须佩戴检验过的有效的呼吸防护器，并有专人监护。④进入有 H_2S 的密闭容器、坑、窖、地沟等工作，应先通风或先用空气将 H_2S 气体进行驱除，或彻底置换，可能时立即截断毒源。⑤H_2S 作业生产环境除加强通风和个人防护外，并应采取轮流作业法，缩短作业人员在 H_2S 作业现场停留时间。

四、氰化氢

【理化特性】 氰化氢（HCN）无色，有苦杏仁气味，其蒸气比重 0.94。易溶于水，形成氢氰酸，但不稳定。HCN 在空气中可燃烧，在空气中的含量达 5.6%～12.8% 时可发生爆炸。

【接触机会】 工业上接触 HCN 的生产过程主要有电镀、金属表面渗碳、从矿石中提炼贵重金属、化学工业制造 HCN 等。

【毒理】 HCN 进入血液后可迅速解离出氰根（CN^-）。CN^- 可抑制体内 42 种酶的活性，但与细胞呼吸酶的亲和力最大。它与氧化型细胞色素氧化酶迅速结合，阻止其中 Fe^{3+} 还原成 Fe^{2+}，阻断生物氧化过程中的电子传递，使组织细胞不能摄取和利用氧，引起细胞内窒息。

氰化物引起的窒息有其特点，即虽然血液为氧所饱和，但不能被组织利用，静脉血仍呈动脉血的鲜红色。动静脉血氧差由正常的 4%～5% 降至 1%～1.5% 时，这是氰化物中毒时皮肤、黏膜呈樱桃红色的原因。

【毒作用表现】 HCN 轻度中毒时，出现眼及上呼吸道刺激症状，口唇及咽部麻木，继而可有恶心、呕吐、震颤等；中度中毒，可出现"叹息样"呼吸，皮肤黏膜常呈鲜红颜色，其他症状加重；重度中毒，出现意识丧失，强制性和阵发性抽搐，甚至角弓反张、血压下降、尿、便失禁。常伴发脑水肿和呼吸衰竭。

【诊断】 急性中毒的诊断主要根据职业史和临床表现。呼气中有苦杏仁味，皮肤、黏膜及静脉血呈鲜红色，为氰化物中毒的特殊体征，但在出现呼吸障碍后皮肤黏膜可转为发绀，必须加以注意。

【处理原则】 ①争分夺秒，现场抢救。②亚硝酸钠-硫代硫酸钠疗法，为严重中毒患者有效的急救疗法。

【预防】 维持设备为负压状态，防止 HCN 外漏；处理中毒事故时，应佩戴防毒面具；生产车间应设置报警装置，配备 HCN 解毒剂。

五、甲烷

【理化特性】 甲烷（methane，CH_4），又称沼气，为无色、无味、无臭的易燃性气体。比重 0.55。微溶于水，溶于乙醇、乙醚。自燃极限 5%～15%（V/V），爆炸极限 5.3%～14%（V/V）。

【接触机会】 化学工业中主要用于制造乙炔、氢气、合成氨、炭黑、硝基甲烷、一氯甲烷、二氯甲烷、三氯甲烷、二硫化碳、四氯化碳、氢氰酸、合成石油、甲醇和其他许多有机化合物的原料。此外还有天然气、煤气、煤矿内的废气和沼气等职业接触。甲烷常是煤矿瓦斯爆炸的原因。

【毒理】 甲烷属单纯窒息性气体，其本身基本无毒，麻醉作用极弱。空气甲烷浓度增高则氧含量降低。经呼吸道吸入，大部分以原形随呼气排出。因其无色、无臭，高浓度吸入时不易被觉察。

【临床表现】　主要为缺氧引起的中枢神经系统和心血管系统表现。轻者有头痛、头晕、注意力不集中、乏力、恶心、呕吐、呼吸、心率加快等症状,脱离接触吸入新鲜空气后可迅速恢复。严重者出现烦躁、咳嗽、胸痛、胸闷、呼吸急促、呼吸困难、发绀、心悸、心律失常、抽搐、共济失调、意识障碍,以至昏迷,若不及时脱离接触和治疗,可窒息死亡。部分病例可出现精神症状。

【治疗原则】　迅速脱离中毒现场,呼吸新鲜空气或吸氧,注意保温,间歇给氧,必要时高压氧疗。积极防治脑水肿并进行对症处理。

【预防】　①加强管理,制订并严格遵守安全操作规程,杜绝意外事故发生。②实行密闭化生产,定期检修生产设备,防止跑、冒、滴、漏现象。③加强生产场所通风排毒措施。④认真执行职业接触限值规定(前苏联甲烷的职业接触限值为 300 mg/m³)。做好生产环境监测,特别是矿井瓦斯浓度,发现问题及时解决。若环境空气甲烷浓度达 2% 时,作业人员即应立即撤离。⑤要求进入下水道、沼气池等可能产生甲烷的场所工作时,须先经充分通风,并有专人监护方可进入。⑥加强个人防护用品的应用,进入高浓度甲烷工作场所时,应佩戴防毒面具。⑦加强职业安全卫生宣教,增强自我防护意识,普及自救、互救知识与技能。

(常秀丽)

第五节　有机溶剂

一、概述

有机溶剂为一大类具有不同化学结构的液态碳氢化合物,分子量不大,能溶解脂肪、油漆、树脂等不溶于水的物质,在溶解过程中化学组成不发生改变。有机溶剂应用广泛,工业中大多用作清洗剂、去污剂、稀释剂和萃取剂,也作为中间体用以制备其他化学产品。

【理化特性】

1. **化学结构**　有机溶剂种类繁多,可分为芳香烃类、脂肪烃类、脂环烃类、卤代烃类、醇类、醛类、酸类、醚类、酯类、酮类、缩醛类、含氮化合物和含硫化合物等。同类者毒性相似,如氯代烃类多具有肝脏毒性,醛类具有刺激性。

2. **脂溶性**　其对非极性化合物亲和力越大,越易被机体内的脂肪组织吸收,对神经系统亲和性越高,麻醉作用明显。皮肤接触因脂肪被溶解而引起皮肤刺激或湿疹。部分有机溶剂兼具水溶性,更易经皮吸收。

3. **挥发性**　高挥发性者引起作业场所空气浓度迅速增加,易吸入中毒。

4. **易燃性和爆炸极限**　多数有机溶剂具有可燃性,但氯仿、四氯乙烯等卤代烃类化合物则属非可燃物,可用作灭火剂。苯、甲苯等空气浓度较高时可引起爆炸。

【体内代谢】

1. **吸收**　生产条件下主要经呼吸道或皮肤进入体内,一般不经消化道吸收。吸入后可在肺(暂时)贮留或摄取 40%~80%。体力劳动可使经肺摄入量增加 2~3 倍。有机溶剂的脂溶性、水溶性及挥发性是影响经皮吸收量的主要因素,兼亲脂性和亲水性者易经皮吸收,蒸气也可经皮吸收。

2. **分布**　因具有脂溶性,摄入后多分布于富有脂肪的组织,包括神经系统、肝脏和血流充足的骨骼和肌肉组织(血-组织膜屏障富含脂肪);肥胖者蓄积量增多,排出较慢。大多数有机溶剂还可经胎盘及母乳从而影响胎儿和婴儿健康。

3. **代谢**　主要经肝脏代谢,生成水溶性更强的代谢产物。二甲苯和苯乙烯经代谢的量可达

95％,而三氯乙烷、四氯乙烯则几乎不被代谢。代谢对毒作用有重要影响,正己烷的毒性与其代谢物 2,5-己二酮有关;三氯乙烯的代谢与乙醇相似,可因竞争体内有限的醇和醛脱氢酶使三氯乙烯毒性增加。

4. 排出 主要以原形物经呼出气排出和以代谢物形式经尿排出。多数溶剂的生物半减期较短,一般从数分钟至数天。

【对健康的影响】

1. 皮肤 职业性皮炎中超过 20％是由有机溶剂所致,可致皮肤出现刺激症状,接触性刺激性皮炎及急性烧伤。少数能引起皮肤过敏、发白及接触性荨麻疹等。个别如三氯乙烯引起严重的剥脱性皮炎。长期接触还可致皮肤干燥、皲裂、角化等局部脱脂。

2. 中枢神经系统 其脂溶性与中枢神经系统的麻醉作用密切相关,多属非特异性抑制或全身麻醉。其麻醉力又与化学物结构有关,如碳链长短、有无卤基或乙醇基、是否具有不饱和(双)碳键等。短时间高浓度接触引致的急性中毒,其中枢神经系统抑制症状与酒精中毒相似,可因呼吸或心脏骤停导致化学源性猝死。严重超量接触可出现持续脑功能不全,并伴昏迷,脑水肿;长期中低浓度接触可致慢性神经行为障碍,如性格或情感改变、智力功能失调等,重者出现慢性中毒性脑病。

3. 周围神经和脑神经 仅少数对周围神经呈特异毒性,如二硫化碳、正己烷及甲基正丁酮可引起对称、感觉运动神经的混合损害。三氯乙烯可致三叉神经支配区域的感觉丧失。

4. 呼吸系统 均有一定刺激作用;接触溶解度高、刺激性强的溶剂如甲醛类对上呼吸道尤为明显。超量接触溶解度低、对上呼吸道刺激性较弱的溶剂可造成呼吸道深部损伤,引起急性肺水肿或化学性肺炎。长期接触刺激性较强的溶剂还可致慢性支气管炎。

5. 心脏 可使心肌对内源性肾上腺素敏感性增强。过量接触工业溶剂后引致心律不齐,如心室颤动等,可致猝死。

6. 肝脏 生产环境较少发生,一些具有卤素或硝基的有机溶剂肝毒性明显,如短时间过量接触四氯化碳可致急性肝损害,长期低浓度接触则可出现慢性肝病(如肝硬化)。

7. 肾脏 四氯化碳急性中毒可致肾小管坏死,甚至急性肾衰竭。多种溶剂或混合溶剂慢性接触可导致肾小管性功能不全,如蛋白尿、尿酶尿等;还可能引起肾小球性肾炎。

8. 血液 苯可损害造血系统,导致白细胞和全血细胞减少症,甚至再生障碍性贫血。乙二醇醚类能引起溶血性贫血或再生障碍性贫血。

9. 致癌 苯是肯定的人类致癌物,可引起急性白血病。甲醛、三氯乙烯等也被确认为人类致癌物。

10. 生殖系统 大多数溶剂容易通过胎盘屏障,还可进入睾丸;二硫化碳也影响女性生殖功能和胎儿的神经系统发育。

二、苯

【理化特性】 苯(benzene, C_6H_6)常温常压下为无色透明、带有特殊芳香味的油状易燃液体。相对分子质量 78.11,其蒸气密度 2.7,沸点 80.1℃,燃点 498℃,爆炸极限为 1.2％～8.0％。苯易挥发,微溶于水,与氯仿、乙醚、丙酮、二硫化碳、四氯化碳等互溶。

【接触机会】 苯用途广泛,80％作为有机化学合成的基本原料,用于生产乙苯、异丙基苯和环己烷等,再用于生产塑料、橡胶、洗涤剂、染料、炸药、药物及农药等。作为溶剂、萃取剂和稀释剂可用于生药的浸渍、提取、重结晶,印刷及粘合剂、油漆、油墨、喷漆等。汽油加入适量苯(10％)可提高汽油的燃烧性能。商品级芳香烃类溶剂常混有苯,如二甲苯中可达 15％。废物处理场所苯的接触也应重视。

【毒理】 生产过程中苯以蒸气形态经呼吸道进入人体;液态苯可经皮肤吸收,但量小;消化道吸收较完全,多为误服。

苯的脂溶性高,大量吸入以大脑、肾上腺与血液中含量最高;中、少量吸入以骨髓、脂肪和脑组织中最多。进入体内的苯 $40\%\sim60\%$ 以原形经肺排出,约 10% 蓄积在含脂质较多的组织,40% 左右在肝脏代谢。

苯在体内代谢转化过程较复杂,经肝脏、骨髓代谢生成的产物可经尿排出。肝微粒体细胞色素 P450(CYP)有多种同工酶,与苯代谢有关的主要为 2E1。在 CYP 作用下苯被氧化为环氧苯(benzene oxide)后自发重排,转变为苯酚后直接经尿排出,也可进一步代谢生成氢醌和 1,4-苯醌。环氧苯可经水解生成邻苯二酚并代谢为 1,2-苯醌,也可与谷胱甘肽结合生成苯巯基尿酸(S-phenylmercapturic acid,S-PMA)。恶庚因(oxepin)是环氧苯的互变异构体,在体内形成平衡混合物,经代谢可生成黏糠醛及反-反式黏糠酸(t,t-muconic acid,t,t-MA)。新近研究提示当空气中苯浓度低于 1ppm 时,苯主要在肺代谢,其中 CYP2F1 和 CYP2A13 可能参与苯代谢。

苯的酚类代谢物可与硫酸盐或葡萄糖醛酸结合随尿排出。尿中苯的代谢产物主要为苯酚,其次为氢醌、邻苯二酚和 t,t-MA,S-PMA 一般不超过 1%;其与空气中苯浓度相关,可作为苯的生物接触标志。乙醇可加速酚的排除,而甲苯可与苯竞争减少苯的生物转换。

苯的毒作用机制尚未阐明,目前认为苯的造血毒性和遗传毒性主要是其代谢产物对骨髓或其他器官所致。苯的代谢产物环氧苯、苯醌、醌醇、黏糠醛、苯三酚等可与 DNA、多肽、蛋白质结合而干扰细胞功能。醌醇、苯醌、苯酚能抑制细胞 RNA 的合成;苯醌能与谷胱甘肽共价结合影响其生物活性;t,t-MA 可和氨基酸或细胞的巯基结合产生毒作用,动物实验表明其有明显骨髓毒性。1,4-苯醌和 1,2-苯醌可引起 DNA 链断裂和抑制拓扑异构酶Ⅱ活性导致染色体异常。1,2,4-三羟基苯通过诱导姐妹染色体交换、微核及染色体断裂等导致染色体损伤,其自氧化过程产生的自由基还导致 DNA 链断裂、微核及非整倍体、微管损伤。氢醌可致人外周血干细胞中第 7 和第 8 号染色体异倍体水平增加。氢醌与 t,t-MA 除协同诱导 DNA-蛋白质交联和 DNA 链断裂外,还干扰细胞间隙连接通讯导致造血功能紊乱。

芳香族化合物与蛋白质结合极易形成自身抗原,诱发变态反应,造成血液细胞的损害。酚类为原浆毒,可直接抑制造血细胞核分裂,对骨髓中增生活跃的幼稚细胞有明显损害作用。慢性苯接触的健康损害程度与个体遗传易感性如毒物代谢酶、DNA 损伤修复基因多态等有关。近来研究还提示芳香烃受体在苯血液毒性起重要作用。

【临床表现】

1. **急性中毒** 短时间吸入高浓度的苯蒸气可引起急性中毒。主要表现为中枢神经系统的麻醉作用,轻者出现兴奋、欣快感、步态不稳、头痛、呕吐、轻度意识模糊、黏膜刺激症状等;重者意识模糊加重,昏迷或者抽搐,甚至中枢麻痹而死亡。轻度、重度苯中毒都引起自主神经功能紊乱;重者可发生化学性肺水肿,还可有心室颤动。尿酚和血苯增高。

2. **慢性中毒** 长期接触低浓度苯可引起慢性中毒,主要表现为神经系统和造血系统受损,以头晕发生率最高,其次为出血倾向,一般无广泛出血。

(1) 神经系统:表现为头痛、头昏、多梦、失眠、记忆力减退等类神经症,少数有心动过缓或过速、皮肤划痕反应呈阳性等自主神经功能紊乱表现;还可有肢端感觉障碍,出现痛、触觉减退、肢体麻木,亦可致周围神经病。

(2) 造血系统:以白细胞减少和血小板减少最常见。轻度中毒者可无自觉症状,早期表现是持续性白细胞计数减少,主要是中性粒细胞减少,白细胞数低于 $4\times10^9/L$ 有诊断意义;中性粒细胞出现中毒颗粒或空泡时,提示有退行性变化。少数表现为血小板计数减少,皮下及黏膜有出血倾向,血小板数减至 $80\times10^9/L$ 有诊断意义。个别有嗜酸性粒细胞增多或有轻度溶血。严重中毒者红细胞计数、血红蛋白、白细胞、血小板、网织红细胞都明显减少,骨髓造血系统明显受损,甚至出现再生障碍性贫血,骨髓增生异常综合征,可转化为白血病。苯为确认的人类致癌物,已明确苯可致急性非淋巴细胞白血病,主要为急性髓性白血病,苯还可导致急、慢性淋巴细胞白血病、非霍奇金淋巴瘤及多发性骨髓瘤。

(3) 其他:可损害生殖系统,引起女性月经血量增多,胎儿畸形也较多见。对免疫系统也有影响,接苯工人 IgG、IgA 明显降低而 IgM 增高。长期接触苯可导致皮肤损害,可因脱脂而变干燥、脱屑以致皲裂,有的出现过敏性湿疹。还可因苯刺激出现结膜炎。

【诊断】 根据短期大量或长期的职业接触史和以麻醉作用或造血系统损害为主的临床表现,结合现场职业卫生学调查和实验室检测指标,排除其他疾病所引起的中枢神经系统功能和血象改变,可诊断急性或慢性苯中毒。我国职业性苯中毒诊断标准根据意识障碍程度,将急性苯中毒分为轻度和重度 2 级,根据血细胞受累及的系列和程度,以及有无恶变,将慢性苯中毒分为轻、中、重 3 级。

1. **急性苯中毒** 轻度中毒:短期内吸入大量苯蒸气后出现头晕、头痛、恶心、呕吐、黏膜刺激症状,伴有轻度意识障碍;重度中毒:吸入大量苯蒸气后出现下列临床表现之一者:中、重度意识障碍;呼吸循环衰竭;猝死。

2. **慢性苯中毒** 轻度中毒:有较长时间接触苯的职业史,可伴有头晕、头痛、乏力、失眠、记忆力减退、易感染等症状。在 3 个月内每 2 周复查一次血常规,符合下列之一者:①白细胞计数大多低于 4×10^9/L 或中性粒细胞低于 2×10^9/L;②血小板计数大多低于 80×10^9/L。中度中毒:多有慢性轻度中毒症状,并有易感染和(或)出血倾向。符合下列之一者:①白细胞计数低于 4×10^9/L 或中性粒细胞低于 2×10^9/L,伴血小板计数低于 80×10^9/L;②白细胞计数低于 3×10^9/L 或中性粒细胞低于 1.5×10^9/L($1\,500$/mm³);③血小板计数低于 60×10^9/L。重度中毒:出现下列之一者:①全血细胞减少症;②再生障碍性贫血;③骨髓增生异常综合征;④白血病。

【处理原则】 ①急性中毒治疗原则:与一般麻醉性气体中毒的急救相同。迅速将中毒患者移至空气新鲜处,保持患者呼吸道通畅;立即脱去被苯污染的衣服,用肥皂水清洗被污染的皮肤,注意保暖;口服中毒者,要给予洗胃。急性期应卧床静息,并接受对症、支持治疗,可给予葡萄糖醛酸;中毒较重者即予吸氧,并注射高渗葡萄糖液。要注意防止患者出现脑水肿,慎用肾上腺素。②慢性中毒治疗原则:无特效解毒药,治疗根据造血系统损害所致血液疾病对症处理。③其他处理:急性中毒病情恢复后,轻度中毒一般休息 3~7 天即可工作,而重度中毒应按病情恢复程度而定。慢性中毒一经确定诊断,即应调离接触苯及其他有毒物质的工作。在患病期间应按病情分别安排工作或休息。轻度中毒一般可从事轻工作或半日工作;中度中毒根据病情适当安排休息;重度中毒全休。

【预防】 苯为肯定的人类致癌物,但用途广泛,不可能完全禁用,应予以严格管理,并采用综合性的预防措施。①以无毒或低毒物代替苯。如喷漆改用无苯稀料,印刷工业以汽油代替苯做溶剂。②改革工艺是控制苯危害的关键措施。对喷漆作业改进喷涂方法,如采用静电喷漆、自动化淋漆、浸漆等。③通风排毒。使用苯的操作在排毒罩内进行,使空气苯浓度保持或低于国家卫生标准(TWA:6 mg/m³;PC-STEL:10 mg/m³)。排出的气体要回收处理,以防污染周围环境。④加强卫生保健措施。对苯作业现场进行定期的劳动卫生调查和空气苯浓度的测定。对防护设备加强管理,注意维修及更新。对企业管理人员和工人要加强职业健康教育,增强自我保健意识和个人防护。进行上岗前体检、定期体检及离岗时体检。女工怀孕期及哺乳期须调离苯作业,以免对胎儿产生不良影响。

【职业禁忌证】 上岗前体检血象检查结果值低于正常参考值;造血系统疾病;脾功能亢进。

三、甲苯、二甲苯

【理化性质】　甲苯(toluene, $C_6H_5CH_3$)和二甲苯[xylene, $C_6H_4(CH_3)_2$]在常温常压下均为无色透明、带芳香气味的液体。甲苯相对分子质量92.1,沸点110.6℃,其蒸气密度3.14,爆炸极限1.1%～7.1%。二甲苯相对分子质量106.16,有邻位、间位和对位三种异构体,其理化特性相近,沸点138℃～144℃,其蒸气密度3.66,爆炸极限为1.1%～6.4%。两者均不溶于水,可溶于乙醇、三氯甲烷、丙酮等。

【接触机会】　甲苯和二甲苯主要用于有机合成,作为溶剂或稀释剂用于油漆、涂料、橡胶等工业,也可作为汽车和航空汽油的添加成分。商品级甲苯、二甲苯常含有苯。

【毒理】　甲苯、二甲苯可经呼吸道、消化道和皮肤吸收。吸收后经血循环分布全身,主要分布于含脂丰富的组织,如肾上腺、脑、骨髓、肝脏等。

吸入的甲苯有25%～40%经肺以原型呼出。经代谢酶作用生成苯甲酸,其中80%～90%与甘氨酸结合为马尿酸随尿排出,其余则与葡萄糖醛酸结合随尿排出。吸入的二甲苯在肝内氧化为甲基苯甲酸,并与甘氨酸结合为甲基马尿酸,其余形成二甲基苯酚与羟基苯甲酸。

甲苯低毒,人体解毒能力很强。二甲苯属中度危害。高浓度甲苯、二甲苯主要麻醉中枢神经系统,刺激皮肤黏膜,可引起皮肤红斑、干燥、脱脂及皲裂等,甚至出现结膜炎和角膜炎症状;纯甲苯、二甲苯的血液毒性不明显。

【临床表现】　①急性中毒:短时吸入高浓度甲苯或二甲苯可出现中枢神经系统功能障碍和皮肤黏膜刺激症状。轻者出现头昏、头痛、步态不稳、兴奋、酒醉状,呼吸道和眼黏膜刺激症状。重者可出现恶心、呕吐、意识模糊、抽搐、昏迷或躁狂状态,呼吸道和眼结膜刺激症状加重。可发生肺水肿、脑水肿和心室颤动。②慢性中毒:长期接触低浓度甲苯或二甲苯可出现不同程度的头晕、头痛、乏力、睡眠障碍和记忆力减退等神经衰弱样症状;末梢血象可出现轻度、暂时性改变。

【诊断】　根据短期内接触较大量甲苯或二甲苯的职业史,结合以神经系统损害为主的临床表现和现场劳动卫生学调查,排除其他病因所致类似疾病方可诊断。《职业性急性甲苯中毒诊断标准》也适用于急性二甲苯中毒的诊断。

【处理原则】　急性中毒应迅速将中毒者移至空气新鲜处,急救同内科处理原则。慢性中毒主要是对症治疗。轻度中毒患者治愈后可恢复原工作;重度中毒患者应调离原工作岗位,并根据病情恢复情况安排休息或工作。

【预防】　通过工艺改革和密闭通风措施,将空气中甲苯、二甲苯浓度控制在国家卫生标准以下(接触限值相同:TWA为50 mg/m³;PC-STEL为100 mg/m³)。加强作业工人的就业前和定期健康检查工作。重视个人防护,卫生保健措施同苯。

【职业禁忌证】　神经系统器质性疾病、明显的神经衰弱综合征、肝脏疾病。

四、正己烷

1. 理化性质　正己烷(n-hexane, C_6H_{14})是己烷主要的异构体,常温下为无色液体,微有特殊气味,相对分子质量86.18,其蒸气密度2.97,沸点68.7℃,爆炸极限为1.2%～7.7%。易挥发,几乎不溶于水,易溶于氯仿、乙醚和乙醇。

【接触机会】　正己烷使用广泛,工业上主要作为溶剂,用于石油加工业、食品制造业、塑料制造业、日用化学品制造业以及印刷、五金、电子等行业,还用于制造胶水、清漆、粘合剂和其他产品,尤其在制鞋及箱包类粘合剂中使用较多。

【毒理】　主要以蒸气形式经呼吸道吸收,可经胃肠道吸收,经皮肤吸收较少。正己烷在体内主要分布于脑、肾、肝、脾、睾丸及血液等。正己烷在肝脏微粒体混合功能氧化酶系的参与下,氧化生成一系列代谢产物,如2-己醇、2-己酮、2,5-己二醇、5-羟基-2-己酮、2,5-己二酮等。上述代谢产物主要与葡萄糖醛酸结合后随尿排出。妊娠大鼠吸入正己烷后,可在胎体内检测到正己烷及其部分代谢产物。正己烷属低毒类化学物,由于具有高挥发性、高脂溶性及蓄积作用,是公认的高危化学品。正己烷中毒机制尚不清楚,目前认为主要与代谢产物2,5-己二酮有关。

【临床表现】

1. 急性中毒　急性吸入高浓度正己烷可发生头痛、胸闷、恶心、眼和上呼吸道黏膜刺激及麻醉症状。经口中毒可出现恶心、呕吐、支气管及胃肠道刺激症状,也可出现中枢神经抑制及急性呼吸道损伤等。

2. 慢性中毒

(1) 神经系统:以多发性周围神经病为特点,且起病隐匿进展缓慢。表现为四肢远端程度及范围不等的痛触觉减退,多在肘及膝关节以下,一般呈手套袜子型分布;腱反射减退或消失,感觉和运动神经传导速度减慢。较重者可累及运动神经,伴有四肢无力、食欲减退和体重减轻,肌肉有痉挛样疼痛,肌力下降,部分肌萎缩,以四肢远端较为明显。神经肌电图检查显示不同程度的神经元损害。重者有视觉和记忆功能减退。停止接触毒物后轻中度病例运动神经功能可改善,而感觉神经功能则难以完全恢复。近年发现正己烷还与帕金森病有关。

(2) 心血管系统:心肌细胞可受损,表现为心律不齐,甚至心室颤动。

(3) 生殖系统:男性可表现为性功能障碍,精子数目减少,活动能力下降。

(4) 其他:血清免疫球蛋白IgG、IgM、IgA水平降低。皮肤黏膜出现非特异慢性损害。

【诊断】　根据长期接触正己烷的职业史,以多发性周围神经损害为主的临床表现,结合实验室检查及作业场所卫生学调查,综合分析,排除其他原因所致类似疾病后,按《职业性慢性正己烷中毒诊断标准》诊断。

【处理原则】　急性中毒应立即脱离接触,移至空气新鲜处,用肥皂水清洗皮肤污染物,并对症处理。慢性中毒应尽早脱离接触,并予以对症和支持治疗,治疗原则和一般周围神经病相同,给予维生素B_1、B_6、B_{12}和能量合剂等;可早期使用神经生长因子。轻度中毒者痊愈后可重返原工作岗位,中度及重度患者愈后不宜再从事相关工作。

【预防】　①通过工艺改革,减少正己烷的直接接触与使用量,加强局部密闭通风等措施,降低空气中正己烷浓度。我国正己烷职业卫生标准为100 mg/m³(PC-TWA),180 mg/m³(PC-STEL)。②完善职业卫生管理制度,加强健康教育和职业卫生监督。③加强个人防护与健康监护。严禁用正己烷洗手。加强就业前和定期体检制度,对神经系统和心血管系统疾病的工人,应密切观察,定期体检。可考虑将尿中2-己醇(0.2 mg/g Cr)、2,5-己二酮(5.3 mg/g Cr)、血中正己烷(150 μg/L)、呼出气正己烷(180 mg/m³)作为参考生物接触限值。

【职业禁忌证】　多发性周围神经病,糖尿病。

五、二硫化碳

【理化特性】　二硫化碳(carbon disulfide, CS_2)纯品为无色略带芳香甜味液体,工业品呈浅黄色带有烂萝卜样臭味。分子量76.14,沸点46℃,易挥发,其蒸气比重2.62,爆炸极限为1.0%~50.0%,属易燃、易爆化学品。CS_2微溶于水,易溶于无水乙醇、乙醚、苯、氯仿等,腐蚀性强。

【接触机会】　主要作为再生纤维素(粘胶纤维和玻璃纸)的原材料,也是生产四氯化碳、橡胶促进剂、高含量不溶性硫磺,农业杀菌剂、选矿剂的原料或中间体;作为优良的溶剂,用于溶解硫磺、碘、溴、磷、硒等,和油漆、清漆的脱膜剂;并用于提取油脂、航空煤油添加剂、衣服去渍剂;也应用于色谱分析。

【代谢与毒理】　CS_2 主要经呼吸道摄入，可经皮肤和黏膜吸收，也可经消化道吸收。吸入的 CS_2 有 $40\%\sim50\%$ 贮留在肺内，其中 $10\%\sim30\%$ 以原形呼出，不足 1‰ 以原形经尿液排出，少量还可经母乳、唾液和汗液排出；$70\%\sim90\%$ 以代谢产物从尿中排出，其中 2-硫代噻唑烷-4-羧酸（2-thiothiazolidine-4-carboxylic acid，TTCA）是 CS_2 经 P450 活化后与还原型谷胱甘肽结合所形成的特异性代谢产物。CS_2 的毒作用机制尚不清楚。其对人和动物均可选择性损害中枢及周围神经，特别是脑干和小脑。CS_2 代谢生成自由基，CS_2 代谢产物与铜、锌离子络合使酶活性障碍，干扰能量及儿茶酚胺代谢，导致神经功能、心血管、内分泌紊乱，特别是锥体外系损害。CS_2 还可致神经丝蛋白分子内和分子间交联，破坏轴索的骨架作用；抑制单胺氧化酶导致体内 5-羟色胺堆积；与吡哆胺反应抑制维生素 B_6 依赖酶类活性；损伤垂体促性腺激素细胞以及性腺结构功能等而致生殖毒性；影响体内脂质代谢平衡状态促进全身小动脉硬化。

【临床表现】

1. 急性中毒　主要造成中枢神经系统损伤，可导致急性、亚急性中毒性脑病。出现头痛、头晕、恶心、注意力不集中、记忆障碍、全身乏力、入睡困难及眼鼻黏膜刺激症状、躁狂、易激怒、意识障碍、谵妄、自杀倾向、精神运动性兴奋、抽搐以至昏迷。脑水肿严重者尚可出现颅内压增高表现，甚至发生呼吸中枢麻痹而死亡。

2. 慢性中毒

（1）神经系统：CS_2 对中枢神经系统的影响主要表现为头昏、失眠、乏力、记忆力减退、手心多汗、盗汗或性功能减退等，严重时出现中毒性脑病或表现中毒性精神病。多伴有多发性周围神经病变，以感觉运动功能障碍为主，常由远及近、由外至内进行性发展，表现为四肢远端麻木、感觉异常、下肢无力、腓肠肌疼痛、行走困难、肌张力减退、肌肉萎缩等。CT 或 MRI 检查显示有局部和弥漫性脑萎缩表现；肌电图检测可见外周神经病变，神经传导速度减慢；神经行为测试表明警觉力、智力活动、情绪控制能力、运动速度及运动功能障碍。

（2）心血管系统：可表现为血压升高，动脉粥样硬化，心电功能异常。CS_2 接触者冠心病和脑血管患病率增高。还可出现肾动脉血管病变、视网膜动脉瘤、全身小动脉硬化等。

（3）视觉系统：可见眼底形态学改变，灶性出血、渗出性改变、视神经萎缩、球后视神经炎、中心性视网膜炎、微血管动脉瘤和血管硬化；色觉、暗适应、瞳孔对光反射、视敏度及眼睑、眼球能动性等均有改变。眼部病变可作为慢性 CS_2 毒作用重要的早期检测指标。

（4）生殖系统：女性月经周期异常，经期延长、周期紊乱、排卵功能障碍，自然流产率、死胎率、新生儿病死率、出生缺陷率增加。对男性生殖系统可能造成器质性或功能性损害。

（5）其他：对消化道、泌尿、内分泌等系统也有一定影响。

【诊断】　急性 CS_2 中毒的诊断主要根据在短期内接触较高浓度 CS_2，典型的神经精神症状和体征。慢性 CS_2 中毒根据长期密切接触 CS_2 职业史，多发性周围神经病的临床、神经-肌电图改变或中毒性脑病临床表现，结合现场卫生学调查资料，并排除其他病因引起的类似疾病后，按国家诊断标准诊断。

【处理原则】　急性中毒者应立即脱离接触，积极防治脑水肿，控制精神症状。急性期应卧床休息。慢性中毒以对症支持治疗为主。观察对象一般不调离 CS_2 作业，应半年复查一次神经-肌电图；轻度中毒患者经治疗恢复后可从事其他工作，并定期复查；重度中毒者应调离 CS_2 和其他对神经系统有害的作业。CS_2 中毒患者若及时发现和处理，预后良好；如遗留器质性神经系统损害，则病程迁延，恢复较慢。

【预防】　加强生产设备的密闭和管道、设备维修，采用吸风装置，定期环境监测，确保车间空气 CS_2 浓度控制在职业卫生标准以下（$5\ mg/m^3$，PC-TWA；$10\ mg/m^3$，PC-STEL）。加强个人防护和健康监护，做好就业前和每年职业体检，切实落实职业健康促进。

【职业禁忌证】 器质性神经系统疾病、各种精神病、视网膜病变、冠心病或糖尿病。

(孙　品,夏昭林)

第六节　苯的氨基和硝基化合物

苯或其同系物(如甲苯、二甲苯、酚)苯环上的氢原子被一个或几个氨基(—NH$_2$)或硝基(—NO$_2$)取代后,即形成芳香族氨基或硝基化合物。因苯环不同位置上的氢可由不同数量的氨基、硝基、卤素或烷基取代,故可形成种类繁多的衍生物,比较常见的有苯胺、苯二胺、联苯胺、二硝基苯、三硝基甲苯、硝基氯苯等,其主要代表为苯胺(aniline, $C_6H_5NH_2$)和硝基苯(nitrobenzene, $C_6H_5NO_2$)等。

一、概述

【理化性质】 此类化合物多数沸点高、挥发性低,常温下多为固体或液体,多难溶或不溶于水,而易溶于脂肪、醇、醚、氯仿及其他有机溶剂。苯胺的沸点为 184.4℃,硝基苯为 210.9℃,联苯胺高达 410.3℃。

【接触机会】 此类化合物广泛应用于制药、染料、油漆、印刷、橡胶、炸药、农药、香料、油墨及塑料等生产工艺过程中。苯胺常用于制造染料和作为橡胶促进剂、抗氧化剂、光学白涂剂、照相显影剂等;联苯胺常用于制造偶氮染料和作为橡胶硬化剂,也用来制造塑料薄膜等;三硝基甲苯主要在国防工业、采矿、筑路等工农业生产中较多使用。

【毒理】 在生产条件下,主要以粉尘、蒸气或液体的形态存在,可经呼吸道和完整皮肤吸收,也可经消化道吸收,但职业卫生意义不大。对液态化合物,经皮肤吸收途径更为重要。在生产过程中,劳动者常因热料喷洒到身上或在搬运、装卸过程中外溢的液体经浸湿的衣服、鞋袜沾染皮肤而导致吸收中毒。该类化合物吸收进入体内后,在肝脏代谢,经氧化还原代谢后(图 4-1-2),大部分代谢最终产物经肾脏随尿排出。

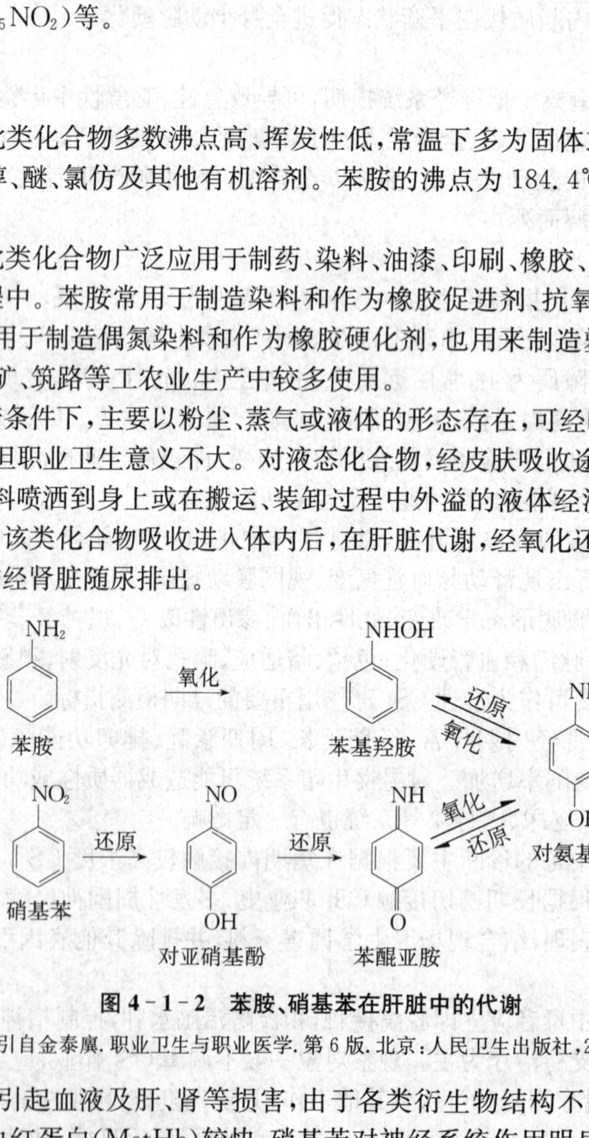

图 4-1-2　苯胺、硝基苯在肝脏中的代谢

(引自金泰廙.职业卫生与职业医学.第 6 版.北京:人民卫生出版社,2007)

该类化合物主要引起血液及肝、肾等损害,由于各类衍生物结构不同,其毒性也不尽相同。例如:苯胺形成高铁血红蛋白(MetHb)较快;硝基苯对神经系统作用明显;三硝基甲苯对肝和眼晶状体损害明显;邻甲苯胺可引起血尿;联苯胺和萘胺可致膀胱癌等。虽然如此,该类化合物的主要毒作用仍有不少共同或相似之处。

1. 血液系统损害

(1) 形成 MetHb:在正常生理情况下,红细胞内血红蛋白(Hb)中的铁离子呈亚铁(Fe^{2+})状态,能与氧结合或分离。当 Hb 中的 Fe^{2+} 被氧化成高铁(Fe^{3+})时,即形成 MetHb,这种 Hb 不能与氧结合。Hb 中 4 个 Fe^{2+} 只要有一个被氧化成 Fe^{3+},则不仅其本身,而且还可影响其他的 Fe^{2+} 与 O_2 的结合或分离。正常生理条件下,体内只有少量 MetHb,占血红蛋白总量的 $0.5\% \sim 2\%$。红细胞内有可使高铁血红蛋白还原的酶还原系统和非酶还原系统。酶还原系统包括:①还原型辅酶 I(NADH)-高铁血红蛋白还原酶系统,该系统是生理情况下使少量 MetHb 还原的主要途径;②还原型辅酶 II(NADPH)-高铁血红蛋白还原酶系统,该系统仅在中毒解毒过程中,在外来电子传递物(如亚甲蓝)存在时才发挥作用,在解毒时具有重要意义。非酶还原系统包括还原型谷胱甘肽(GSH)和维生素 C 等。MetHb 大量生成,超过了生理还原能力,则可发生高铁血红蛋白血症,发绀是高铁血红蛋白血症的特征性表现。

MetHb 的形成剂可分为直接和间接作用两类。前者有亚硝酸盐、苯肼、硝酸甘油、苯醌等,而大多数苯的氨基硝基化合物属间接作用类,这些化合物经体内代谢后产生的苯基羟胺(苯胲)和苯醌亚胺等中间代谢产物为强氧化剂,具有很强的形成高铁血红蛋白的能力。此外,也有些苯的氨基硝基化合物不形成 MetHb,如二硝基酚、联苯胺等。

苯的氨基硝基类化合物致 MetHb 的能力也强弱不等。下述化合物 MetHb 的形成能力由强到弱依次为:对硝基苯>间位二硝基苯>苯胺>邻位二硝基苯>硝基苯。

(2) 形成硫血红蛋白:若每个血红蛋白中含一个或以上的硫原子,即为硫血红蛋白。正常情况下,硫血红蛋白占 $0 \sim 2\%$。苯的氨基硝基类化合物大量吸收可致血中硫血红蛋白升高。通常,硫血红蛋白含量>5 g/L(0.5 g/dl)以上时即可出现发绀。一般认为,可致 MetHb 形成者,多可致硫血红蛋白形成,但形成能力低得多,故较少见。硫血红蛋白的形成不可逆,故因其引起的发绀可持续数月之久(红细胞寿命多为 120 天)。

(3) 溶血作用:苯的氨基硝基化合物引起高铁血红蛋白血症,机体可能因此消耗大量的还原性物质(包括 GSH、NADPH 等),后者为清除红细胞内氧化性产物和维持红细胞膜正常功能所必需的,故此类化合物可导致红细胞破裂,产生溶血。溶血作用虽与高铁血红蛋白的形成密切相关,但溶血程度与之并不呈平行关系。有先天性葡萄糖-6-磷酸脱氢酶(G-6-PD)缺陷者,更容易引起溶血。此类化合物形成的红细胞珠蛋白变性,致使红细胞膜脆性增加和功能变化等,也可能是其引起溶血的机制之一。

(4) 形成变性珠蛋白小体:又名赫恩小体(Heinz body)。苯的氨基、硝基化合物在体内经代谢转化产生的中间代谢物可直接作用于珠蛋白分子中的巯基(—SH),使珠蛋白变性。初期仅 2 个巯基被结合变性,其变性是可逆的,到后期 4 个巯基均与毒物结合,变性的珠蛋白则常沉积在红细胞内,称为赫恩小体,多呈圆形或椭圆形,直径 $0.3 \sim 2.0 \mu m$,具有折光性,多为 $1 \sim 2$ 个,位于细胞边缘或附着于红细胞膜上。赫恩小体的形成略迟于高铁血红蛋白,中毒后 $2 \sim 4$ 天可达高峰,$1 \sim 2$ 周才消失。但 MetHb 形成和消失的速度、溶血作用的轻重等与赫恩小体的形成和消失均不相平行。

(5) 引起贫血:长期较高浓度的接触(如 2,4,6-三硝基甲苯等)可能致贫血,出现点彩红细胞、网织红细胞增多,骨髓象显示增生不良,呈进行性发展,甚至出现再生障碍性贫血。

2. 肝、肾损害 有些苯的氨基、硝基化合物可直接损害肝细胞,引起中毒性肝病,以硝基化合物所致肝脏损害较为常见,如三硝基甲苯、硝基苯、二硝基苯及 2-甲基苯胺、4-硝基苯胺等。肝脏病理改变主要为肝实质改变,早期出现脂肪变性,晚期可发展为肝硬化。严重的可发生急性、亚急性黄色肝萎缩。某些苯的氨基、硝基化合物本身及其代谢产物可直接作用于肾脏,引起肾实质性损害,出现肾小球及肾小管上皮细胞发生变性、坏死。中毒性肝损害或肾损害亦可由于大量红细胞破坏,血红蛋白及其分解产物沉积于肝脏或肾脏,而引起继发性肝、肾损害。

3. 神经系统损害 该类化合物多易溶于脂肪,在人体内易与含大量类脂质的神经细胞发生作用,引起神经系统的损害。重度中毒患者可有神经细胞脂肪变性,视神经区可受损害,出现视神经炎、视神经周围炎等。

4. 皮肤损害和致敏作用　有些化合物对皮肤有强烈的刺激作用和致敏作用,一般在接触后数日至数周后发病,脱离接触并进行适当治疗后多可痊愈。个别过敏体质者,接触对苯二胺和二硝基氯苯后,还可发生支气管哮喘,临床表现与一般哮喘相似。

5. 眼晶状体损害　有些化合物,如三硝基甲苯、二硝基酚、二硝基邻甲酚可引起眼晶状体混浊,最后发展为白内障。中毒性白内障多发生于慢性职业接触者,一旦发生,即使脱离接触,多数患者病变仍可继续发展。中毒性白内障的发病机制仍然不清楚,曾有以下几种解释:氨基(—NH$_2$)或硝基(—NO$_2$)与晶状体组织或细胞成分结合和反应的结果;高铁血红蛋白血症形成后,因缺氧促使眼局部糖酵解增多、晶状体乳酸堆积而致;自由基的形成或机体还原性物质的耗竭导致眼晶状体细胞氧化损伤。

6. 其他损害作用　目前此类化合物中已公认能引起职业性膀胱癌的毒物为 4 -氨基联苯、联苯胺和 β-萘胺等。此外,尚有生殖系统损害(男工精子数量减少、活动力下降)、能量代谢障碍(氧化-磷酸化脱偶联)等报道。

【诊断】　急性中毒的诊断根据短期内接触较大量苯的氨基、硝基化合物的职业史,以高铁血红蛋白血症为主要临床表现,可伴有血管内溶血及肝脏、肾脏损害,结合现场职业卫生学调查检查结果,综合分析,排除其他原因所引起的类似疾病,方可诊断。急性中毒采用《职业性急性苯的氨基硝基化合物中毒诊断标准》,目前尚无慢性中毒统一的诊断标准。

接触苯的氨基、硝基化合物引起的单纯肝脏损害,建议按照《职业性中毒性肝病诊断标准》进行诊断;接触后导致的接触部位皮炎或全身过敏性皮炎、化学灼伤,可分别按照《职业性皮肤病的诊断》、《职业性化学性皮肤灼伤诊断标准》进行诊断。

【处理原则】

1. 急性中毒处理

(1) 应立即将中毒患者撤离中毒现场,脱去污染的衣服、鞋、袜。皮肤污染者可用 5%醋酸溶液清洗皮肤,再用大量肥皂水或清水冲洗;眼部受污染,可用大量生理盐水冲洗。

(2) 注意维持呼吸、循环功能;给予吸氧,必要时可辅以人工呼吸,给予呼吸中枢兴奋药及强心、升压药物等。

(3) 高铁血红蛋白血症的处理:①5%～10%葡萄糖溶液 500 ml 加维生素 C 5.0 g 静脉滴注,或 50%葡萄糖溶液 80～100 ml 加维生素 C 2.0 g 静脉注射,适用于轻度中毒患者。②亚甲蓝(methylene blue,美蓝)的应用:常用 1%亚甲蓝溶液 5～10 ml(1～2 mg/kg)加入 10%～25%葡萄糖液 20 ml 中静脉注射,1～2 h 可重复使用,一般用 1～2 次。G-6-PD 缺乏的患者,不宜采用亚甲蓝治疗。亚甲蓝作为还原剂可促进 MetHb 还原,其作用机制是亚甲蓝能作为中间电子传递体加快正常红细胞 MetHb 的酶还原系统的作用速度,促进 NADPH 还原 MetHb(图 4 - 1 - 3)。亚甲蓝的不良反应是注射过快或一次应用剂量过大易出现恶心、呕吐、腹痛,甚至抽搐、惊厥等。③甲苯胺蓝和硫堇:甲苯胺蓝(toluidine blue)和硫堇(thionine)也可使 MetHb 还原,加快还原速度。常用 4%甲苯胺蓝溶液 10 mg/kg,缓慢静脉注射,每 3～4 h 一次。0.2%硫堇溶液 10 ml,静脉注射或肌内注射,每 30 min 一次。④10%～25%硫代硫酸钠 10～30 ml 静脉注射。

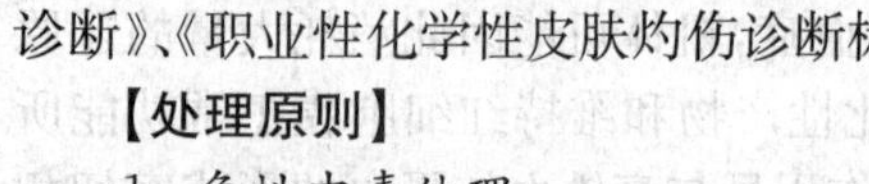

NADPH ⟶ 亚甲蓝 ⟶ Hb(Fe^{2+})
NADP$^+$ ⟵ 白色亚甲蓝 ⟵ MeHb(Fe^{3+})

图 4 - 1 - 3　美兰解毒机制示意图

(4) 溶血性贫血的治疗:可根据病情严重程度采取综合治疗措施。糖皮质激素治疗为首选方法,一般应大剂量静脉快速给药。可用地塞米松 10～20 mg 或氢化可的松 200～500 mg 静脉滴注,至少用 3～5 天。主要是稳定溶酶体,避免红细胞破坏。对于急性溶血危象及严重贫血者应进行输血。也可给予低分子右旋糖酐 250～500 ml 静脉滴注;给予 5%碳酸氢钠溶液 100～250 ml,使尿液碱化,防止 Hb 在肾小管内沉积;严重者可采用置换血浆疗法和血液净化疗法。

(5) 中毒性肝损害的处理:除给予高糖、高蛋白质、低脂肪、富维生素饮食外,应积极采取"护肝"治疗。

(6) 其他:对症和支持治疗,如有高热,可用物理降温法或用人工冬眠药物,并加强护理,包括心理护理等。

2. 慢性中毒处理 慢性中毒患者应调离岗位,避免进一步的接触,并积极治疗。治疗主要是对症处理,如有类神经症可给予谷维素、安神补脑液、地西泮(安定)等。慢性肝病的治疗根据病情可选用葡醛内酯 0.1 g,每天 3 次;联苯双酯 25 mg,每天 3 次,口服。维生素 C 2.5 g 加 10%葡萄糖液 500 ml,静脉滴注,每天 1 次。白内障的治疗目前无特效药物,按照眼科常规治疗。

【预防和控制】

1. 改善生产条件,改革工艺流程 加强生产操作过程的密闭化、连续化、机械化及自动化。如苯胺生产用抽气泵加料代替手工操作,以免工人直接接触。以无毒或低毒物质代替剧毒物,如染化行业中用固相反应法代替使用硝基苯作热载体的液相反应;用硝基苯加氢法代替还原法生产苯胺等工艺。

2. 重视检修制度,遵守操作规程 工厂应定期进行设备检修,防止跑、冒、滴、漏现象发生。在检修过程中应严格遵守各项安全操作规程,同时要做好个人防护。检修时要戴防毒面具,穿紧袖工作服、长筒胶鞋、戴胶手套等。设备应定期清扫,定期监测。

3. 加强宣传教育,增强个人防护意识 开展多种形式的安全健康教育,在车间内不吸烟,不吃食物,工作前后不饮酒,及时更换工作服、手套,污染毒物的物品不能随意丢弃,应妥善处理。接触 TNT 的工人,工作后应用温水彻底淋浴,可用 10%亚硫酸钾肥皂洗浴、洗手,亚硫酸钾遇 TNT 变为红色,将红色全部洗净,表示皮肤污染已去除。也可用浸过 9∶1 的乙醇、氢氧化钠溶液的棉球擦手,如不出现黄色,则表示 TNT 污染已清除。

4. 做好就业前体检和定期体检工作 就业前发现血液病、肝病、内分泌紊乱、心血管疾病、严重皮肤病、红细胞葡萄糖-6-磷酸脱氢酶缺乏症、眼晶状体混浊或白内障患者,不能从事接触此类化合物的工作。每年定期体检一次,体检时,特别注意肝(包括肝功能)、血液系统及眼晶状体的检查。

二、苯胺

【理化性质】 苯胺又称阿尼林、氨基苯等。化学式 $C_6H_5NH_2$,相对分子质量 93.1。纯品为无色油状液体,易挥发,具有特殊气味,久置颜色可变为棕色。熔点 $-6.2\,℃$,沸点 $184.3\,℃$,蒸气密度 $3.22\ g/L$,稍溶于水,易溶于苯、乙醇、乙醚、氯仿等。

【接触机会】 苯胺主要由人工合成,自然界中少量存在于煤焦油中。苯胺本身作为黑色染料,广泛用于印染业及染料、橡胶硫化剂及促进剂、照相显影剂、塑料、离子交换树脂、香水、制药等生产过程中。

【毒理】 苯胺可经呼吸道、皮肤和消化道吸收,经皮肤吸收容易被忽视而成为职业中毒的主要原因。液体及其蒸气都可经皮肤吸收,其吸收率随室温和相对湿度的提高而增加。经呼吸道吸入的苯胺,90%可在体内滞留,经氧化后可形成毒性更大的中间代谢产物苯基羟胺(苯胲),然后再氧化生成对氨基酚,与硫酸、葡萄糖醛酸结合,经尿排出。少量苯胺以原形由呼吸道排出。

苯胺的急性毒性:大鼠吸入 4 h LC_{50} 为 774.2 mg/m^3,小鼠 LC_{50} 为 1 120 mg/m^3,人经口 MLD 估计为 4 g。苯胺具有一定的致癌作用。

苯胺中间代谢产物苯基羟胺有很强的形成高铁血红蛋白的能力,使血红蛋白失去携氧功能,造成机体组织缺氧,引起中枢神经系统、心血管系统及其他脏器的一系列损害。苯胺的这种氧化作用还能使红细胞中的珠蛋白变性,形成变性珠蛋白小体(赫恩小体),使红细胞渗透性和脆性增加,可在脾内或血管内溶血。

【临床表现】

1. 急性中毒   主要引起高铁血红蛋白血症。短时间内吸收大量苯胺,可引起急性中毒,以夏季多见。早期表现为发绀,最先见于口唇、指端及耳垂等部位,其色调与一般缺氧所见的发绀不同,呈蓝灰色,称为化学性发绀。当血中 MetHb 占血红蛋白总量的 15% 时,即可出现明显发绀,但此时可无自觉症状。当 MetHb 增高至 30% 以上时,出现头昏、头痛、乏力、恶心、手指麻木及视力模糊等症状。MetHb 升至 50% 时,出现心悸、胸闷、呼吸困难、精神恍惚、恶心、呕吐、抽搐等;严重者可发生心律失常、休克,以至昏迷、瞳孔散大,甚至危及生命。较严重中毒者,中毒 3~4 天后可出现不同程度的溶血性贫血,并继发黄疸、中毒性肝病和膀胱刺激症状等。肾脏受损时,出现少尿、蛋白尿、血尿等,严重者可发生急性肾衰竭。少数见心肌损害。眼部接触可引起结膜炎、角膜炎。

2. 慢性中毒   长期慢性接触苯胺可出现类神经症,如头晕、头痛、倦乏无力、失眠、记忆力减退、食欲减退等症状,并出现轻度发绀、贫血和肝脾肿大等体征。红细胞中可出现赫恩小体。皮肤经常接触苯胺蒸气后,可发生湿疹、皮炎等。

【诊断】   有明确的职业史,相应的临床表现,并结合现场劳动卫生学调查,排除其他因素引起的类似疾病(如亚硝酸盐中毒),方可诊断。急性中毒诊断根据《职业性急性苯的氨基硝基化合物中毒诊断标准》。在实际工作中,中毒患者出现特征性发绀(蓝灰色)、血液呈棕红色、尿呈棕色时,有助简易快速判断。慢性中毒目前尚无诊断标准。

【防治原则】   参见本节概述。

三、三硝基甲苯

【理化性质】   三硝基甲苯,化学式 $C_6H_2CH_3(NO_2)_3$,相对分子质量 227.13,有 6 种同分异构体,通常所指的是 α-异构体,即 2,4,6-三硝基甲苯,简称 TNT,其为灰黄色结晶,又称黄色炸药。熔点 80.65℃,比重 1.65,沸点 240℃(爆炸)。本品极难溶于水,易溶于丙酮、苯、醋酸甲酯、甲苯、氯仿、乙醚等。突然受热容易引起爆炸。

【接触机会】   三硝基甲苯作为炸药,广泛应用于国防、采矿、筑路、开凿隧道等工农业生产中,在粉碎、过筛、配料、包装过程中劳动者可接触其粉尘及蒸气。

【毒理】   三硝基甲苯可经皮肤、呼吸道及消化道进入人体。在生产环境中,主要经皮肤和呼吸道吸收。TNT 有较强的亲脂性,很容易从皮肤吸收,尤其气温较高时,经皮肤吸收的可能性更大。进入体内的三硝基甲苯在肝脏通过氧化、还原、结合等反应过程进行代谢。代谢产物主要经肾脏排出。接触 TNT 工人的尿中可以检出 10 余种 TNT 的代谢产物,如 4-氨基-2,6-二硝基甲苯(4-A)等。工人尿内 4-A 含量最多,也有一定量的原形 TNT,因此尿 4-A 和原形 TNT 含量可作为职业接触的生物监测指标。TNT 对人急性致死剂量估计为 1~2 g。经口进入人体 1 mg/(kg·d),连续 4 天,尚未见血液系统改变。慢性毒性较为明显,主要为肝损害、晶状体损害以及血液系统、神经系统、生殖系统损害等。

有关 TNT 毒作用机制还不完全清楚,近年的研究表明:三硝基甲苯可在体内多种器官和组织内(肝、肾、脑、晶状体、睾丸、红细胞等)接受来自还原性辅酶Ⅱ的一个电子,被还原活化为 TNT 硝基阴离子自由基,并在组织内产生大量的活性氧,使体内还原性物质如还原性谷胱甘肽、还原性辅酶Ⅱ明显减少,进一步可影响蛋白质巯基的含量,导致机体氧化应激损伤。另外,TNT 硝基阴离子自由基、活性氧可诱发脂质过氧化,与生物大分子共价结合并引起细胞内钙稳态紊乱,导致细胞膜结构与功能破坏,细胞内代谢紊乱甚至死亡,从而对机体产生损伤作用。

有关白内障形成的机制也不清楚,体外实验显示:TNT与动物晶状体匀浆一起孵育,可以检出 TNT 硝基阴离子自由基与活性氧。目前认为 TNT 在体内还原为 TNT 硝基阴离子自由基,并可形成大量活性氧,可能与白内障的形成有关。也有人认为白内障的形成可能与 TNT 所致的 MetHb 沉积于晶状体或 TNT 代谢产物沉积于晶状体有关。

【临床表现】

1. 急性中毒　目前我国生产环境下急性中毒已较少见。轻度急性中毒时,患者可有头晕、头痛、恶心、呕吐、食欲减退。上腹部及右季肋部痛;口唇发绀,常可扩展到鼻尖、耳壳、指(趾)端等部位。重度者,除上述症状加重以外,尚有神志不清,呼吸浅且加快,偶有惊厥,甚至大小便失禁,瞳孔散大,对光反应消失,角膜及腱反射消失。严重者可因呼吸麻痹死亡。

2. 慢性中毒　长期接触 TNT 可引起慢性中毒,主要表现出肝、眼晶状体、血液等损害。

(1) 肝损害:患者出现乏力、食欲减退、恶心、肝区疼痛,临床表现与传染性肝炎相似。体检时肝大,大多在肋下 1.0~1.5 cm,有压痛、叩痛,多数无黄疸。随着病情进展,肝质地由软变韧,可出现脾大,严重者可导致肝硬化。肝功能试验可出现异常,其中包括血清丙氨酸氨基转移酶(ALT)、天门冬氨酸氨基转移酶(AST)、γ-谷氨酸转肽酶(γ-GT)、血清肝胆酸(CG)增高,前白蛋白(PA)降低,色氨酸耐量试验(ITTT)、吲哚氰绿滞留试验(ICG)阳性等。TNT 对肝和晶状体的损害程度不完全一致,据我国普查资料显示,TNT 引起的肝损害早于晶状体损害。

(2) 晶状体损害表现:慢性中毒患者出现晶状体损害即中毒性白内障是常见而且具有特征性的体征。TNT 中毒性白内障常开始于双眼晶状体周边部呈环形混浊,环多数为尖向内,底向外的楔形混浊融合而成,进一步晶状体中央部出现盘状混浊。TNT 白内障有如下特点:①一般接触 TNT 工龄在 6 个月~3 年后发病。工龄越长则发病率越高,10 年以上工龄者发病率78.5%,15 年以上高达 83.65%;②白内障形成后,即使不再接触 TNT,仍可进展或加重,脱离接触时未发现白内障的工人在数年后仍可发生;③一般不影响视力,但晶状体中央部出现混浊,可使视力下降;④TNT 白内障与 TNT 中毒性肝病发病不平行,中毒性白内障患者可伴有肝大,但亦可在无肝损伤情况下单独存在。

(3) 血液改变:TNT 可引起血红蛋白、中性粒细胞及血小板减少,也可出现赫恩小体。严重者可出现再生障碍性贫血,但在目前生产条件下,血液系统的异常改变较少。

(4) 皮肤改变:有的接触 TNT 工人出现"TNT 面容",表现为面色苍白,口唇、耳廓青紫色。另外,手、前臂、颈部等裸露部位皮肤出现过敏性皮炎、黄染,严重时呈鳞状脱屑。

(5) 生殖功能影响:接触 TNT 男工有性功能低下,如性欲低下、早泄与阳痿等。精液检查发现精液量显著减少,精子活动率<60%者显著增多,精子形态异常率增高。接触者血清睾酮含量显著降低。女工则表现为月经周期异常,月经量过多或过少、痛经等。

(6) 其他:长期接触 TNT 工人类神经症发生率较高,可伴有自主神经功能紊乱。还可有细胞免疫功能降低、部分可出现心肌及肾损害,尿蛋白含量及某些酶增高等改变。

【诊断】　急性或亚急性中毒可根据 TNT 接触史及临床表现,参照相应靶器官急性中毒诊断标准予以诊断。慢性中毒可根据职业接触史、肝脏及眼晶状体损害和实验室检查结果,并结合劳动卫生学调查及必要的动态观察,排除其他疾病所引起的肝脏、眼及血象改变,方可诊断。职业性三硝基甲苯引起的白内障诊断参照《职业性三硝基甲苯白内障诊断标准》和慢性 TNT 中毒诊断及分级标准。

【防治原则】　参见本节概述。

(邹和建)

第七节　高分子化合物

一、概述

　　高分子化合物（high molecular compound）是指相对分子质量高达几千至几百万，化学组成简单，由一种或几种单体（monomer）经聚合或缩聚而成的化合物，故又称聚合物（polymer）。聚合是指许多单体连接起来形成高分子化合物的过程，此过程中不析出任何副产品，如许多单体乙烯分子聚合形成聚乙烯；缩聚是指单体间首先缩合析出一分子的水、氨、氯化氢或醇以后，再聚合为高分子化合物的过程，如苯酚与甲醛缩聚形成酚醛树脂。

　　【来源与分类】　高分子化合物就其来源可分为天然高分子化合物和合成高分子化合物，天然高分子化合物是指蛋白质、核酸、纤维素、羊毛、棉、丝、天然橡胶、淀粉等；合成的高分子化合物是指合成橡胶、合成纤维、合成树脂等。通常所说的高分子化合物主要指合成高分子化合物，按其骨架和主链的成分，又分为有机高分子化合物和无机高分子化合物。有机高分子化合物的骨架以碳为主，间有氧（如聚酯）或氮（如尼龙）等。无机高分子化合物的骨架以除碳以外的其他元素为主，如聚硅烷骨架全部由硅构成。

　　【性质与用途】　高分子化合物具有机械、力学、热学、声学、光学、电学等许多方面的优异性能，表现为高强度、质量轻、隔热、隔音、透光、绝缘性能好、耐腐蚀、成品无毒或毒性很小等特性。半个世纪以来，高分子化学工业在数量上和品种上迅速增加，主要包括五大类：塑料（plastics）、合成纤维（synthetic fiber）、合成橡胶（synthetic rubber）、涂料（coatings）和胶粘（adhesives）等，广泛应用于工业、农业、化工、建筑、通信、国防、日常生活用品等方面，也广泛应用于医学领域，如一次性注射器、输液器、各种纤维导管、血浆增容剂、人工肾、人工心脏瓣膜等。特别是在功能高分子材料，如光导纤维、感光高分子材料、高分子分离膜、高分子液晶、超电导高分子材料、仿生高分子材料和医用高分子材料等方面的应用、研究、开发日益活跃。

　　【生产原料】　高分子化合物的基本生产原料有煤焦油、天然气、石油裂解气和少数农副产品等。以石油裂解气应用最多，主要有不饱和烯烃和芳香烃类化合物，如乙烯、丙烯、丁二烯、苯、甲苯、二甲苯等。常用的单体多为不饱和烯烃、芳香烃及其卤代化合物、氰类、二醇和二胺类化合物，这些化合物多数对人体健康可产生不良影响。

　　【生产助剂】　在单体生产和聚合过程中，需要各种助剂（添加剂），包括催化剂、引发剂（促使聚合反应开始的物质）、调聚剂（调节聚合物的分子量达一定数值）、凝聚剂（使聚合形成的微小胶粒凝聚成粗粒或小块）等。在聚合物树脂加工塑制为成品的成型加工过程中，为了改善聚合物的外观和性能，也要加入各种助剂，如稳定剂（增加聚合物对光、热、紫外线的稳定性）、增塑剂（改善聚合物的流动性和延展性）、固化剂（使聚合物变为固体）、润滑剂、着色剂、发泡剂、填充剂等。

　　【生产过程】　高分子化合物的生产过程，可分为4个部分：①生产基本的化工原料；②合成单体；③单体聚合或缩聚；④聚合物树脂的加工塑制和制品的应用。例如，腈纶的生产过程，先由石油裂解气丙烯与氨作用，生成丙烯腈单体，然后聚合为聚丙烯腈，经纺丝制成腈纶纤维，再织成各种织物；又如，聚氯乙烯塑料的生产过程，先由石油裂解气乙烯与氯气作用生成二氯乙烯，再裂解生成氯乙烯，然后经聚合成为聚氯乙烯树脂，再将树脂加工为成品，如薄膜、管道、日用品等。

　　【生产过程对健康的影响】　在高分子化合物生产过程的每个阶段，作业者均可接触到不同类型的毒物。高分子化合物本身无毒或毒性很小，但某些高分子化合物粉尘可致上呼吸道黏膜刺激症状；酚醛树脂、环氧树脂等对皮肤有原发性刺激或致敏作用。聚氯乙烯等高分子化合物粉尘对肺组织具有轻度致纤维化作用。

高分子化合物对健康的影响主要来自 3 个方面：①制造化工原料、合成单体的生产过程；②生产中的助剂；③高分子化合物在加工、受热时产生的毒物。

1. 制造化工原料、合成单体对健康的影响 如氯乙烯、丙烯腈，对接触者可致急、慢性中毒，甚至引起职业性肿瘤。氯乙烯单体是 IARC 公布的确认致癌物，可引起肝血管肉瘤。某些与氯乙烯化学结构类似的单体和一些如环氧氯丙烷、有机氟等高分子化合物生产中的其他毒物，对人是否具有致癌作用等远期效应，须加强动物实验、临床观察和流行病学调查研究。

2. 生产中的助剂对健康的影响 除了在单体生产和聚合或缩聚过程中可接触各种助剂外，由于助剂与聚合物分子大多数只是机械结合，因此很容易从聚合物内部逐渐移行至表面，进而与人体接触或污染水和食物等，影响人体健康。例如，含铅助剂的聚氯乙烯塑料，在使用中可析出铅，因而不能用作储存食品或食品包装。助剂的种类繁多，在生产高分子化合物中一般接触量较少，其危害没有生产助剂时严重。助剂中的氯化汞、无机铅盐、磷酸二甲苯酯、二月桂酸二丁锡、偶氮二异丁腈等毒性较高；碳酸酯、邻苯二甲酸酯、硬脂酸盐类等毒性较低；有的助剂如顺丁烯二酸酐、六次甲基四胺、有机铝、有机硅等对皮肤黏膜有强烈的刺激作用。

3. 高分子化合物在加工、受热时产生的有害因素对健康的影响 高分子化合物与空气中的氧接触，并受热、紫外线和机械作用，可被氧化。加工、受热时产生的裂解气和烟雾毒性较大，吸入后可致急性肺水肿和化学性肺炎。高分子化合物在燃烧过程中受到破坏，热分解时产生各种有毒气体，吸入后可引起急性中毒。

二、氯乙烯

【理化特性】 氯乙烯(vinyl chloride，VC)化学式 $H_2C =CHCl$，相对分子质量 62.50。常温常压下为无色气体，略带芳香味，加压冷凝易液化成液体。沸点 $-13.9\,^\circ\!C$。蒸气压 403.5 kPa ($25.7\,^\circ\!C$)，蒸气密度 2.15 g/L。易燃、易爆，与空气混合时的爆炸极限为 3.6% ～26.4%(容积百分)。微溶于水，溶于醇和醚、四氯化碳等。热解时有光气、氯化氢、一氧化碳等释出。

【接触机会】 氯乙烯主要用于生产聚氯乙烯的单体；也能与丙烯腈、醋酸乙烯酯、丙烯酸酯、偏二氯乙烯等共聚制得各种树脂；还可用于合成三氯乙烷及二氯乙烯等。氯乙烯合成过程中，在转化器、分馏塔、贮槽、压缩机及聚合反应的聚合釜、离心机处都可能接触到氯乙烯单体，特别是进入聚合釜内清洗或抢修和意外事故时，接触浓度最高。

【毒理】 小鼠吸入 10 min 的最低麻醉浓度为 199.7～286.7 g/m³(7.8%～11.2%)，最低致死浓度(MLC)573.4～691.2 g/m³(22.4%～27%)。人的麻醉阈浓度为 182 g/m³。

1. 吸收、分布与排泄 氯乙烯主要通过呼吸道吸入其蒸气而进入人体，液体氯乙烯污染皮肤时可部分经皮肤吸收。经呼吸道吸入的氯乙烯主要分布于肝、肾，其次为皮肤、血浆，脂肪最少。其代谢物大部分随尿排出。

2. 代谢 氯乙烯代谢与浓度有关，低浓度吸入后，主要经醇脱氢酶途径在肝脏代谢，先水解为 2-氯乙醇，再形成氯乙醛和氯乙酸；吸入高浓度氯乙烯时，在醇脱氢酶的代谢途径达到饱和后，主要经肝微粒体细胞色素 P450 酶的作用而环氧化，生成高活性的中间代谢物环氧化物-氧化氯乙烯(chloroethylene oxide，CEO)，后者不稳定，可自发重排(或经氧化)形成氯乙醛(chloroacetaldehyde，CAA)，这些中间活性产物在谷胱甘肽－S－转移酶催化下，与谷胱甘肽(GSH)结合形成 S-甲酰甲基谷胱甘肽(S-formylmethyl glutathione)，随后进一步经水解或氧化生成 S-甲基甲酰半胱氨酸和 N-乙酰－S-(2-羟乙基)半胱氨酸由尿排出。氯乙醛则在醛脱氢酶作用下生成氯乙酸经尿排出。

【临床表现】

1. 急性中毒 检修设备或意外事故大量吸入氯乙烯所致，多见于聚合釜清釜过程和泄漏事故,主要是对中枢神经系统呈现麻醉作用。轻度中毒者有眩晕、头痛、乏力、恶心、胸闷、嗜睡、步态蹒跚等。及时脱离接触,吸入新鲜空气,症状可减轻或消失。重度中毒可出现意识障碍,可有急性肺损伤(ALI)甚至脑水肿的表现,严重者可持续昏迷甚至死亡。皮肤接触氯乙烯液体可引起局部损害,表现为麻木、红斑、水肿以及组织坏死等。

2. 慢性中毒　长期接触氯乙烯,对人体健康可产生多系统不同程度的影响,如神经衰弱综合征、雷诺综合征、周围神经病、肢端溶骨征、肝脏肿大、肝功能异常、血小板减少等。有人将这些症状称为"氯乙烯病"或"氯乙烯综合征"。

(1) 神经系统:以类神经症和自主神经功能紊乱为主,其中以睡眠障碍、多梦、手掌多汗为常见。有学者认为,神经、精神症状是慢性氯乙烯中毒的早期症状。精神方面主要表现为抑郁,清釜工可见皮肤瘙痒、烧灼感、手足发冷发热等多发性神经炎表现,有时还可见手指、舌或眼球震颤。神经传导和肌电图可见异常。

(2) 消化系统:有食欲减退、恶心、腹胀、便秘或腹泻等症状。可有肝、脾不同程度肿大,也可有单纯肝功能异常。后期肝脏明显肿大,肝功能异常,并有黄疸、腹水等。一般肝功能指标改变不敏感,而静脉色氨酸耐量试验(ITTT)、肝胆酸(CG)、γ-谷氨酰转肽酶(γ-GT)、前白蛋白(PA)相对较为敏感。此临床表现对诊断慢性氯乙烯中毒极有意义。

(3) 肢端溶骨症(acroosteolysis, AOL):多发生于工龄较长的清釜工,发病工龄最短者仅一年。早期表现为雷诺综合征:手指麻木、疼痛、肿胀、变白或发绀等。随后逐渐出现末节指骨骨质溶解性损害。X线常见一指或多指末节指骨粗隆边缘呈半月状缺损,伴有骨皮质硬化,最后发展至指骨变粗变短,外形似鼓槌(杵状指)。手指动脉造影可见管腔狭窄、部分或全部阻塞。局部皮肤(手及前臂)局限性增厚、僵硬,呈硬皮病样损害,活动受限。目前认为,肢端溶骨症是氯乙烯所致全身性改变在指端局部的一种表现。肢端溶骨症的发生常伴有肝、脾肿大,对诊断有辅助意义。

(4) 血液系统:有溶血和贫血倾向,嗜酸性细胞增多,部分患者可有轻度血小板减少、凝血障碍等。这种现象与患者肝硬化和脾功能亢进有关。

(5) 皮肤:经常接触氯乙烯可有皮肤干燥、皲裂、丘疹、粉刺或手掌皮肤角化、指甲变薄等,有的可发生湿疹样皮炎或过敏性皮炎,可能与增塑剂和稳定剂有关。少数接触者可有脱发。

(6) 肿瘤:1974年Creech首次报道氯乙烯作业工人患肝血管肉瘤(hepatic angiosarcoma),国内首例报道于1991年。肝血管肉瘤较为罕见,其发病率约为0.014/10万。英国调查证实职业性接触氯乙烯工人原发性肝癌和肝硬化的发病危险性增高。另外,还发现氯乙烯所致肝损害似与乙型肝炎病毒具有协同作用;国内调查发现,氯乙烯作业男工的肝癌发病率、死亡率明显高于对照组,发病年龄较对照组显著提前,且与作业工龄相关,并具有剂量-效应关系,说明了氯乙烯的致肝癌作用。国内外另有报道,氯乙烯作业者造血系统、胃、呼吸系统、脑、淋巴组织等部位的肿瘤发病率增高,值得重视,但对此问题尚须进一步研究。

(7) 生殖系统:氯乙烯作业女工和作业男工配偶的流产率增高,胎儿中枢畸形的发生率也有增高,作业女工妊娠并发症的发病率也明显高于对照组,提示氯乙烯具有一定的生殖毒性。

(8) 其他:对呼吸系统主要可引起上呼吸道刺激症状;对内分泌系统的作用表现为暂时性性功能障碍;部分患者可致甲状腺功能受损。

【诊断】　参见GBZ90-2002职业性氯乙烯中毒诊断标准。

【处理原则】

1. 治疗原则　①急性中毒:应迅速将中毒者移至空气新鲜处,立即脱去被污染的衣服,用清水清洗被污染的皮肤,注意保暖,卧床休息。急救措施和对症治疗原则与内科相同。②慢性中毒:可给予保肝及对症治疗。符合外科手术指征者,可行脾脏切除术。肢端溶骨症患者应尽早脱离接触。

2. 其他处理

(1) 急性中毒：①轻度中毒者治愈后，可返回原岗位工作。②重度中毒者治愈后，应调离有毒作业岗位。

(2) 慢性中毒：①轻度中毒者和中度中毒者治愈后，一般应调离有害作业岗位。②重度中毒者应调离有毒有害作业岗位，应予以适当的治疗和长期休息。如需职业病伤残程度鉴定，按GB/T16180-2006处理。

【预防】 ①加强生产设备及管道的密闭和通风，将车间空气中氯乙烯的浓度控制在职业接触限值（PC-TWA 10 mg/m³）以内。②进釜出料和清洗之前，应先通风换气，或用高压水或无害溶剂冲洗，并经测定釜内温度和氯乙烯浓度合格后，佩戴防护服和送风式防毒面罩，并在他人监督下，方可入釜清洗。③加强健康监护，每年1次体检，接触浓度高者每1~2年作手指X线检查，并查肝功能。精神、神经系统疾病、肝肾疾病及慢性皮肤患者禁止从事氯乙烯作业。

三、丙烯腈

【理化特性】 丙烯腈（acrylonitrile，AN）亦称乙烯基氰（vinyl cyanide），化学式 $H_2C\!=\!CHCN$，相对分子质量53.06。常温常压下为无色、易燃、易挥发性液体，具有特殊的苦杏仁气味。沸点77.3℃，25℃时蒸气压14.6~15.3 kPa，蒸气密度1.9 kg/m³。略溶于水，易溶于丙酮、乙醇。易聚合。爆炸极限3.05%~17%。

【接触机会】 丙烯腈为有机合成工业中的单体，在合成纤维、合成橡胶、合成树脂等高分子材料中占有重要地位。我国丙烯腈生产量大，2010年产量约130万吨（占世界22%），因而也是备受关注的工业毒物和环境污染物。从事丙烯腈生产和以丙烯腈为主要原料生产腈纶纤维、丁腈橡胶、ABS/AS塑料等作业工人均有机会接触其蒸气或液体，可引起急性丙烯腈中毒或慢性健康损害。

【毒理】 丙烯腈属高毒类。大鼠经口 LD_{50} 为78~93 mg/kg。小鼠经口 LD_{50} 为20~102 mg/kg，小鼠吸入2 h LC_{50} 571 mg/m³，经皮 LD_{50} 为35~70 mg/kg。人口服致死剂量50~500 mg/kg，吸入致死浓度1 000 mg/m³（1~2 h）。

丙烯腈可经呼吸道、消化道和完整皮肤吸收。兔染毒实验表明，静脉注射 AN 10 mg/kg后30~40 min，2%~5%以原形随呼气排出；约10%以原形、15%以硫氰酸盐形式随尿排出。最主要的排出途径是 AN 与谷胱甘肽及其他巯基化合物反应，生成低毒的氰乙基硫醇尿酸从尿排出，其量可占 AN 总进入量的55%左右。AN 的蓄积性不强。

约20%的丙烯腈在肝微粒体混合功能氧化酶作用下，氧化为环氧丙烯腈（CEO）。后者活性明显增强，可与体内谷胱甘肽、巯基蛋白结合后水解或排出；还可进一步生成氰醇并水解为二醇醛和氢氰酸，故 AN 中毒后可在血中检出大量 CN^- 及氰化高铁血红蛋白；丙烯腈及代谢中间产物可与红细胞或其他大分子亲核物质如 DNA、RNA、类脂质等结合，与 DNA 形成加合物被认为可能诱发致突变和致癌作用。

【临床表现】

1. 急性中毒 中毒表现与氢氰酸中毒相似，但起病较缓，潜伏期较长，一般为1~2 h，有的长达24 h后发病。以头痛、头昏、胸闷、呼吸困难、上腹部不适、恶心、呕吐、手足发麻等较多见，可有咽干、结膜及鼻咽部充血等黏膜刺激症状。随接触浓度增高和接触时间延长，中毒表现加重，可见面色苍白、心悸、脉搏弱慢、血压下降、口唇及四肢末端发绀、呼吸浅慢而不规则、嗜睡状态或意识朦胧，甚或昏迷、大小便失禁、全身抽搐，吸入高浓度的 AN 可发生中毒性肺水肿，患者常因呼吸骤停而死亡。

接触丙烯腈后24 h，尿中 SCN^- 明显增高，尿中氰酸盐测定可作为丙烯腈的接触生物标志物,仅供诊断参考,无诊断分级意义。部分患者可出现血清转氨酶升高,但数周内可恢复正常。

部分急性丙烯腈中毒者经治疗后可遗留神经衰弱症状,但多数可在数月内恢复。亦有部分患者可出现感觉型多发性神经炎、肌萎缩或肌肉震颤等神经系统弥漫性损害症状。

2. 慢性影响　长期接触 AN 者可出现神经衰弱症状,还可有颤抖、不自主运动、工作效率低等神经症样症状。神经行为功能方面主要表现为消极情绪增加,短期记忆力下降、手部运动速度减慢,且短期记忆力下降和心理运动功能改变有明显接触工龄效应关系。另有认为有低血压倾向,部分接触工人甲状腺摄碘率偏低,由于多属非特异性表现,故确诊较为困难。还有部分工人直接接触其液体后可致变应性接触性皮炎,皮肤斑贴试验有助于检出此类患者。有关 AN 的致癌、致突、致畸作用仍需进一步研究。

【诊断】　急性丙烯腈中毒诊断参见国家职业卫生标准《职业性急性丙烯腈中毒诊断标准》(GBZ13 - 2002)。

【处理原则】

1. 治疗原则　①迅速脱离现场,脱去被污染的衣物,皮肤污染部位用清水彻底冲洗。②接触反应者应严密观察,症状较重者对症治疗;轻度中毒者可静脉注射硫代硫酸钠;重度中毒者使用高铁血红蛋白形成剂和硫代硫酸钠,硫代硫酸钠根据病情可重复应用。③给氧,可根据病情采用高压氧治疗。④对症治疗,如出现脑水肿可应用糖皮质激素及脱水剂、利尿剂等处理。

2. 其他处理　①轻度中毒者经治疗后适当休息可恢复原工作。②重度中毒者如神经系统症状、体征恢复不全,应调离原作业,并根据病情恢复情况需继续休息或安排轻工作。如需劳动能力鉴定者按(GB/T16180 - 2006)处理。

【预防】　①加强生产设备及管道的密闭和通风,将车间空气中丙烯腈的浓度控制在职业接触限值(PC - TWA 1 mg/m³, PC - STEL 2 mg/m³)以内。②下班后或皮肤被污染时应立即用温水和肥皂水彻底清洁。③心血管和神经系统疾病、肝肾疾病和经常发作的过敏性皮肤病患者禁忌从事丙烯腈作业。

四、含氟塑料

【理化特性】　含氟塑料多为白色晶体、颗粒或粉末,一般由有机氟化合物经聚合而成,如聚四氟乙烯、四氟乙烯和六氟乙烯共聚物(F_{46})、聚三氟乙烯(F_3)等。目前国内以生产聚四氟乙烯为主。氟塑料化学性能稳定,250℃以下基本不分解,但若加温裂解,可产生多种有毒的裂解物,有的甚至是高毒物质。含氟塑料具有耐高温、低温,耐腐蚀、抗酸、防辐射、摩擦系数小等优异特性,因而广泛应用于化工、电子、航空、火箭以及日常生活。医学上用来制造各种导管、心脏瓣膜等。

【接触机会】　聚四氟乙烯占氟塑料总产量的 85%～90%,其次是聚全氟乙丙烯和聚三氟氯乙烯。有毒物质主要来自单体的制备过程和聚合物的加工烧结过程。例如,用二氟一氯甲烷(F_{22})高温裂解制备四氟乙烯单体时,可生产四氟乙烯及裂解产物(六氟丙烯、八氟正丁烯、三氟氯乙烯、八氟环丁烷、八氟异丁烯和其他未知组分等多种有机氟气体),污染作业环境;F_{22}提取四氟乙烯后的残液中仍含有八氟环丁烷、四氟一氯乙烯、八氟异丁烯等多种有机氟化合物,处理不当常可致严重中毒事故。聚四氟乙烯等氟聚合物在烧结、热加工以及电焊、高温切割,以及含氟塑料涂层的管道、阀门、垫圈等焊接操作过程中还有可能接触到氟聚合物热解物,如八氟异丁烯、氟光气和氟化氢等。

【毒理】　有机氟聚合物本身无毒或基本无毒,但某些单体、单体制备中的裂解气、残液气及聚合物的热裂解产物具有一定毒性,有的为剧毒物。其可通过多种途径进入机体,工业生产中以呼吸道吸入为主。有机氟化合物进入机体后,可与血浆蛋白、糖脂、磷脂和中性脂肪结合,主要分布在肺、肝、肾,动物实验发现其可通过脑脊液进入脑实质。在体内主要经肝脏代谢,在还原性辅酶Ⅱ和氧的参与下进行脱氢反应,生成氟乙醇或氟乙醛,再经辅酶Ⅰ转化生成氟乙酸;或与葡萄糖醛酸、硫酸结合。主要经呼吸道和肾脏排出。

生产中产生的氟烯烃类等化合物化学性质不稳定,其分子中含氟原子数目越多,毒性就越大,如八氟异丁烯>六氟丙烯>四氟乙烯>三氟氯乙烯>二氟乙烯>氟乙烯。还有人认为此类化合物的毒性与对亲核剂(nucleophilic agent)反应的敏感性有关,敏感性越高,越容易干扰机体代谢,毒性越大。

裂解气、残液气和聚合物热解物中含有多种氟烷烃和氟烯烃,属刺激性毒物,主要靶器官是肺。其可直接刺激呼吸道和肺泡产生毒性作用,八氟异丁烯的毒性最大,其次是氟光气、氟化氢和八氟异丁烯、二氟化氢。其他组分除三氟氯乙烯有肾毒性外,大多为低毒性。有学者认为,裂解气、残液气及聚合物热解产物中有一些强氧化物质,通过脂质过氧化作用产生大量过氧化氢破坏细胞亚微结构,导致细胞坏死,使肺泡壁通透性增高,血浆渗出,形成急性间质性肺水肿;同时可造成支气管坏死,管壁充血水肿,大量炎性细胞浸润,支气管黏膜坏死、脱落,连同黏液、炎症细胞、红细胞等凝成团块,栓塞支气管腔,形成"阻塞性支气管炎",引起支气管及细支气管坏死及随后的纤维性变,影响肺通气功能,有的可引起心肌损害。还有学者认为中毒时迅速形成肺广泛而严重的羟脯氨酸纤维化可能与免疫机制参与有关。残液气中毒时由于肺间质和肺泡水肿形成低氧血症,而缺氧可激活羟脯氨酸酶并导致纤维细胞增生,使胶原纤维含量增高,因而形成肺纤维化;同时由于肺间质化学性炎症反应,巨噬细胞、中性粒细胞和淋巴细胞等免疫细胞对肺泡壁及其间质大量聚集和浸润,加上免疫球蛋白的反应从而加速了肺纤维化。国内报告肺羟脯氨酸纤维化病死率高达 $31\%\sim68\%$,美国报告病死率为 $22.4\%\sim70\%$。人长期低浓度接触有机氟可引起骨骼改变、骨密度增高、骨纹增粗等。

【临床表现】

1. 急性中毒 短时、过量吸入有机氟裂解气、裂解残液气和聚合物热裂解物均可引起急性中毒。临床表现以呼吸系统损害为主,亦可见一过性轻度肝、肾损害。其潜伏期随吸入气的种类和量而异,一般为 $0.5\sim24\,h$,以 $2\sim8\,h$ 最多,个别可长达 72 小时发病。可分为轻、中、重度中毒三种临床类型。

(1) 轻度中毒:主要表现为头晕、头痛、咽痛、咳嗽、胸闷、乏力等症状。查体可见咽充血、体温升高、呼吸音粗糙、有散在干或湿啰音。X线检查可见两肺纹理增多、增粗或紊乱。

(2) 中度中毒:上述症状加重,出现胸部紧束感、胸痛、心悸,活动后轻度发绀,两肺有较多干、湿啰音,呼吸音减弱。X线检查肺野可见网状纹理或毛玻璃状改变。

(3) 重度中毒:中度中毒临床表现加重,出现肺水肿表现,有发绀、胸闷、呼吸困难、吐粉红色泡沫痰。两肺呼吸音降低或有弥漫性湿啰音。X线呈现肺纹理增强紊乱,肺野透亮度降低,双肺广泛散布有大小不等密度较高的片块状模糊阴影。

更严重患者可见急性呼吸窘迫综合征(ARDS);也可出现头昏、头痛、嗜睡、意识减退等神经系统症状。心脏也可受损,表现为心音低钝、心律失常、心电图 S-T 段异常,或有心功能不全的临床表现。还可见肝、肾功能及血气分析异常。

2. 氟聚合物烟尘热(fluoropolymer fume fever) 通常发生在聚四氟乙烯、聚全氟丙烯热加工成型时,烧结温度在 $350\sim380℃$,作业工人吸入氟聚合物热解物微粒所致,病程经过与金属烟雾热样症状相似。表现为发热、寒战、乏力、头昏、肌肉酸痛等,并伴有头痛、恶心、呕吐、呛咳、胸部紧束感、眼及咽喉干燥等。发热多在吸入后 $0.5\,h$ 至数小时发生,体温 $37.5\sim39.5℃$,持续 $4\sim12\,h$。检查可见眼及咽部充血,或扁桃腺肿大,白细胞总数及中性粒细胞增多,一般 $1\sim2$ 天自愈。

3. 慢性影响 长期接触低浓度有机氟的工人可出现不同程度的类神经症以及骨密度增高、

骨纹理增粗等骨骼改变。

【诊断】 依照国家职业卫生标准《职业性急性有机氟中毒诊断标准》（GBZ66 - 2002），根据有确切的短时、过量有机氟吸入史，结合临床表现、X 线胸片以及心电图等有关结果，综合分析，排除其他疾病后方可诊断。

【处理原则】

1. 治疗原则 ①凡有确切的有机氟气体意外吸入史者，不论有无自觉症状，必须立即离开现场，绝对卧床休息，进行必要的医学检查和预防性治疗，并观察 72 h。②早期给氧，氧浓度一般控制在 50%～60% 以内，慎用纯氧及高压氧。急性呼吸窘迫综合征时可应用较低压力的呼气末正压呼吸（PEEP 0.5 kPa 左右）。③尽早、足量、短程应用糖皮质激素。强调对所有观察对象及中毒患者就地给予糖皮质激素静注等预防性治疗。中毒患者根据病情轻重，在中毒后第 1 天可适当加大剂量，以后足量短程静脉给药。中度以上中毒患者，为防治肺纤维化，可在急性期后继续小剂量间歇应用糖皮质激素。④维持呼吸道畅通，可给予支气管解痉剂等超声雾化吸入。咯大量泡沫痰者宜早期使用去泡沫剂二甲硅油（消泡净）。出现呼吸困难经采用内科治疗措施无效后可行气管切开术。⑤出现中毒性心肌炎及其他临床征象时，治疗原则一般与内科相同。⑥合理选用抗生素，防治继发性感染。⑦氟聚合物烟尘热，一般给予对症治疗。凡反复发病者，应给予防治肺纤维化的治疗。

2. 其他处理 ①治愈标准：急性中毒所致的临床表现消失，胸部 X 线等有关检查结果基本恢复正常者为治愈。②中毒患者治愈后，可恢复原工作；如患者中毒后遗留肺、心功能减退者，应调离原工作岗位，并定期复查。

【预防】 ①加强设备及管道的密闭、通风和维修保养，防止跑、冒、滴、漏；严格掌握聚合物烧结温度，防止超过 450℃，以避免或减少剧毒物质产生；烧结炉应与一般操作室隔开，并安装排毒装置，防止热解气外逸。②对含氟残液进行焚烧处理，残液贮罐要密闭，防止曝晒；含有机氟化合物的瓶罐，未经处理不得随意开放。对用聚四氟乙烯薄膜包裹的垫圈、管道、阀门等，如需焊接或高温切割时，应将聚四氟乙烯薄膜去除后方可操作。③加强作业场所空气中毒物浓度监测，将车间空气中有机氟的浓度控制在职业接触限值（如八氟异丁烯 MAC 0.08 mg/m³，六氟丙烯 PC - TWA 4 mg/m³，PC - STEL 10 mg/m³）以内。④注意个人防护，保持良好卫生习惯，在采样、检修或处理残液时须佩戴供氧式防毒面具。⑤就业前健康检查和在岗期间定期体检，凡有慢性阻塞性肺部疾病、支气管哮喘、慢性间质性肺病和心肌病，均不宜从事接触有机氟的工作。

五、二异氰酸甲苯酯

【理化特性】 二异氰酸甲苯酯（toluene diisocyanate，TDI），化学式 $CH_3C_6H_3(NCO)_2$。相对分子质量 174.2。有两种异构体，即 2,4 - 和 2,6 - 二异氰酸甲苯酯。工业应用常为 80% 2,4 - TDI和20% 2,6 - TDI。常温常压下 TDI 为乳白色液体或结晶，存放后成浅黄色，具有强烈刺激性。密度 1.21 g/cm³（28℃），沸点 250℃，蒸气压 0.133 kPa（80℃），蒸气密度 6.0 kg/m³。不溶于水，溶于丙酮、乙醚、苯，四氯化碳和煤油等。

【接触机会】 TDI 主要用于制造聚氨酯树脂及其泡沫塑料。在使用和制造 TDI，尤其是蒸馏、配料、发泡、喷涂、浇铸及烧割操作时，可接触到较高浓度 TDI；成品聚氨酯树脂和塑料遇热时有 TDI 释出；使用聚氨酯清漆、黏胶剂、密封剂，或聚氨酯产品在高温下热解时，有较多量 TDI 释出，污染作业环境，吸入高浓度 TDI 蒸气或皮肤被污染可引起急、慢性中毒。

【毒理】 TDI 属低毒类。大鼠经口 LD_{50} 为 6 120 mg/kg，吸入 6 h LC_{50} 4 274 mg/m³。但小鼠吸入 4 h LC_{50} 69.84 mg/m³。TDI 难经完整皮肤吸收，呼吸道是职业中毒的主要途径。其对皮肤黏膜有刺激作用，高浓度吸入可致化学性肺水肿；并具有致敏作用，多次接触可致过敏性皮炎和支气管哮喘。

【临床表现】

1. **急性中毒** 吸入高浓度 TDI 主要表现为眼及呼吸道黏膜刺激症状,咽喉干燥、疼痛、剧咳、气急、胸闷、胸骨后不适或疼痛、呼吸困难等,往往伴有恶心、呕吐、腹痛等胃肠症状。严重中毒者可见喘息性支气管炎、化学性肺炎和肺水肿等。

2. **支气管哮喘** 部分工人反复多次接触 TDI 后,再次接触时可诱发过敏性哮喘。即使微量接触也可诱发典型过敏性支气管哮喘,患病率约 10%。哮喘发作可在接触 TDI 数分钟至 1 h 内速发,也有迟至接触后 2~8 h 发病者。因此可在工作期间或晚间突然发作。主要表现为剧烈咳嗽,伴有胸闷、呼吸困难和喘息,不能平卧。肺部可闻及哮鸣音。部分工人血清可检出抗 TDI 的特异性抗体 IgE。哮喘发作程度与接触 TDI 关系密切。脱离接触或节假日后,症状改善或消失,再次接触,哮喘又发作。TDI 哮喘可并发自发气胸、纵隔气胸,皮下气肿。反复发作者可继发慢性支气管炎、肺气肿和肺功能不全。职业性 TDI 哮喘患者在脱离接触后大多能恢复。

3. **皮肤病变** TDI 对皮肤有原发刺激作用和致敏作用,接触者可发生荨麻疹、接触性皮炎和过敏性接触性皮炎。

【诊断】 ①急性中毒参见国家《职业性急性化学物中毒性呼吸系统疾病诊断标准》(GBZ73 - 2002)。②职业性 TDI 哮喘的诊断,参见《职业性哮喘诊断标准》(GBZ57 - 2008),根据确切的 TDI 接触史和哮喘病史及临床表现,结合特异性变应原试验结果,参考现场职业卫生学调查资料,进行综合分析,排除其他病因所致的哮喘或呼吸系统疾患后,方可诊断。

【处理原则】 ①急性中毒:应立即脱离现场转移至新鲜空气处;应用清水彻底冲洗被污染的皮肤和眼部。吸入 TDI 有黏膜刺激症状者应密切观察;早期吸氧,对症处理,给予糖皮质激素,限制水量,合理使用抗生素,注意肺水肿预防和处理。②职业性 TDI 哮喘:急性发作时应尽快脱离作业现场,并给予对症治疗。可应用平喘药异丙基肾上腺素(喘息定)、氨茶碱、二羟丙茶碱(喘定)等平喘。重者可使用激素(如地塞米松)及抗过敏药物。哮喘反复发作者尚须给予支持治疗,并及时调离 TDI 作业。

【预防】 ①用沸点较高、蒸气压较小的二苯甲撑二异氰酸酯(MDI)或萘撑二异氰酸酯(NDI)替代 TDI。②加强生产设备及管道的密闭、通风和维修保养,防止跑、冒、滴、漏,将车间空气中 TDI 的浓度控制在职业接触限值(PC - TWA 0.1 mg/m^3, PC - STEL 0.2 mg/m^3)以内。③喷涂聚氨酯油漆时,操作者应戴送气式防毒面具。凡有致喘物过敏、支气管哮喘和伴肺功能损害的心血管及呼吸系统疾病者禁忌从事 TDI 作业。

(仇玉兰,夏昭林)

第八节 农 药

农药(pesticide)是指用于预防、消灭或者控制危害农业、林业的病、虫、草和其他有害生物以及有目的的调节植物、昆虫生长的化学合成或者来源于生物、其他天然物质的一种物质或者几种物质的混合物及其制剂。

农药是一类特别的化学品。人类在生产农药后,会有目的地将之投放到环境中去,以达到需要的目的。农药的接触非常广泛,既有大量的从事生产、运输、保存、使用的职业接触人群,也有通过污染的产品、水体、土壤等环境接触的整个社会人群。在职业接触人群中,与其他工业品明显不同,其具有广泛的使用者是其一个主要特征。在农村,由于容易获得,农药已经是自杀性中毒的主要工具。因此,针对农药的管理也有特别的要求。

一、农药分类

农药品种众多。根据用途,通常把农药分为以下 5 类:①杀虫剂(insecticide):包括杀螨剂(miticide or acaride),在标签上用"杀虫剂"或"杀螨剂"字样和红色带表示。有机磷酸酯类(organophosphate)、氨基甲酸酯类(carbamate)、拟除虫菊酯类(pyrethroid)、沙蚕毒素类(nereistoxin derivative)、有机氯类(organochloride)均属此类。②杀菌剂(fungicide):在标签上用"杀菌剂"字样和黑色带表示。常包括有机硫类(organosulfur)、有机砷(胂)类(organic arsenate)、有机磷类、取代苯类、有机杂环类及抗生素类杀菌剂。③除草剂(herbicide):在标签上用"除草剂"字样和绿色带表示。常包括季铵类、苯氧羧酸类、三氮苯类、二苯醚类、苯胺类、酰胺类、氨基甲酸酯类、取代脲类等化合物。④植物生长调节剂(growth regulator)在标签上用"植物生长调节剂"字样和深黄色带表示。⑤杀鼠剂(rodenticide):在标签上用"杀鼠剂"字样和蓝色带表示,如杀鼠醚、溴敌隆等。此外,还有生物化学农药、微生物农药、植物源农药、转基因生物、天敌生物等特殊农药。

按照对靶生物的作用方式,农药还可以分为触杀剂(contact poison)、胃毒剂(stomach poison)、熏蒸剂毒剂(fumigant poison)、内吸毒剂(systematic poison)等。这一分类方式,有利于指导实际使用,避免因药效时间未到而加大用量造成危害。

按化学结构分类,从大的方面农药可以分为无机化学和有机化学农药。目前无机化学农药品种较少,有机化学农药大致可分为有机氯类、有机磷类、拟除虫菊脂类、氨基甲酸酯类、有机氮类、有机硫类、酚类、酸类、醚类、苯氧羧酸类、脲类、磺酰脲类、三氮苯类、脒类、有机金属类以及多种杂环类。

按其成分划分,农药可分为原药和制剂。原药是指产生生物活性的有效成分,如市售家用卫生用品的有效成分除虫菊酯。制剂除活性成分外,还有溶剂、助剂以及如颜料、催吐剂和杂质等其他成分。制剂还有不同的剂型,如乳油(EC)、悬浮剂(suspension concentrate, SC)、水乳剂(即浓乳剂)(emulsion in water, EW)、微乳剂(microemulsion, ME)、可湿性粉剂(WP)、水性化(又称水基化)剂型及水分散粒剂(WDG)、微胶囊等。按单、混剂分类,单独使用时称农药单剂,将两种以上农药混合配制或混合使用则称为农药混剂。

二、常用农药的毒理学

(一)有机磷酸酯类农药

【理化特性】 有机磷农药的基本化学结构如下:

$$\begin{array}{ccc} R_1 & & O(或\ S) \\ & \diagdown & \diagup \\ & P & \\ & \diagup & \diagdown \\ R_2 & & X \end{array}$$

可分为磷酸酯类、硫代磷酸酯类、磷酰胺及硫代磷酰胺、焦磷酸酯、硫代焦磷酸酯和焦磷酰胺类等。其纯品一般为白色结晶,工业品为淡黄色或棕色油状液体,除敌敌畏等少数品种有不太难闻的气味外,大多有类似大蒜或韭菜的特殊臭味。沸点一般都很高。比重多大于1。在常温下蒸气压力都很低,但无论液体或固体,在任何温度下都有蒸气逸出。一般难溶于水,易溶于芳烃、乙醇、丙酮、氯仿等有机溶剂,而石油醚和脂肪烃类则较难溶。一般均不耐热,其化学结构不稳定,在加热到200℃以下即发生分解,甚至爆炸。

有机磷农药可经胃肠道、呼吸道以及完好的皮肤与黏膜吸收。经呼吸道或胃肠道进入人体时,吸收较为迅速而完全。皮肤吸收是急性职业性中毒的主要途径。

各种有机磷农药的毒性高低不一,与其化学结构中取代基团有关。有机磷被吸收后,迅速随血液及淋巴循环而分布到全身各器官组织,其中以肝脏含量最高,肾、肺、脾次之,可通过血-脑屏障进入脑组织,一般认为具有氟、氰等基团的有机磷,其穿透血-脑屏障的能力较强。有的还能通过胎盘屏障到达胎儿体内。脂溶性高的有机磷农药能少量储存于脂肪组织中延期释放。

有机磷农药在体内的代谢主要为氧化及水解两种形式,一般氧化产物毒性增强,水解产物毒性降低。由于有机磷农药结构的相似性,经过上述的生物转化反应,其最终都代谢为下列 6 种二烷基磷酸酯的一种或几种(图 4-1-4),并大部分随尿排出。

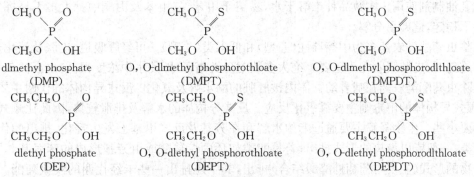

图 4-1-4　有机磷的 6 种代谢产物

有机磷化合物进入体内后,可迅速与体内胆碱酯酶(cholinesterase, ChE)结合,形成磷酰化胆碱酯酶,因而使之失去分解乙酰胆碱的作用,以致胆碱能神经末梢部位所释放的乙酰胆碱不能迅速被其周围的胆碱酯酶所水解,造成乙酰胆碱大量蓄积。

有机磷化合物抑制胆碱酯酶的速度,与其化学结构有一定关系。磷酸酯类如对氧磷、敌敌畏等,在体内能直接抑制胆碱酯酶;而硫代磷酸酯类如对硫磷、乐果、马拉硫磷等,必须在体内经过活化(如氧化)作用后才能抑制胆碱酯酶(间接抑制剂),故其对胆碱酯酶的抑制作用较慢,持续时间相对较长。随着中毒时间延长,磷酰化胆碱酯酶可失去重活化的能力,而成为"老化酶"。老化是有机磷酸酯类化学物抑制乙酰胆碱酯酶后的一种变化,是指中毒者其酶从可以重活化状态到不能重活化状态,其实质是一种自动催化的脱烷基反应。此时即便使用复能剂,亦难以恢复其活性,其恢复主要靠再生。红细胞乙酰胆碱酯酶的恢复每天约 1%,相当于红细胞的再生速度;血浆胆碱酯酶恢复相对较快,约需 1 个月。

有机磷农药还可以通过兴奋性氨基酸、抑制性氨基酸、单胺类递质等非胆碱能等机制造成中毒或健康损害。有机磷农药可以直接作用于胆碱能受体,可以抑制其他的酯酶,也可以直接作用于心肌细胞造成心肌损伤。一些农药,如美曲膦酯、敌敌畏、马拉硫磷、甲胺磷、对溴磷、三甲苯磷、丙硫磷等,还可以引起迟发性神经病变(organophosphate induced delayed polyneuropath, OPIDN)。OPIDN 主要病变为周围神经及脊髓长束的轴索变性,轴索内聚集管囊样物继发脱髓鞘改变。长而粗的轴索最易受损害,且以远端为重,符合中枢-周围远端型轴索病。OPIDN 的发病机制尚未完全明了,目前认为与神经病靶酯酶(neuropathy target esterase, NTE)抑制以及靶神经轴索内的钙离子/钙调蛋白激酶 B 受干扰,使神经轴突内钙稳态失调,骨架蛋白分解,导致轴突变性有关。还有一些农药,如乐果、氧乐果、敌敌畏、甲胺磷、倍硫磷等中毒后,在出现胆碱能危象后和出现 OPIDN 前,出现中间肌无力综合征(intermediate myasthenia syndrome, IMS)。中间肌无力综合征的主要表现是以肢体近端肌肉、颅神经支配的肌肉以及呼吸肌的无力为特征,其发病机制迄今尚未阐明,主要假设有神经-肌接头传导阻滞、横纹肌坏死、乙酰胆碱酯酶持续抑制、血清钾离子水平下降、氧自由基损伤等。

(二) 拟除虫菊酯类农药

拟除虫菊酯类农药(synthetic pyrenthrod)是人工合成的结构上类似天然除虫菊素

(pyrethrin)的一类农药,其作用机制是扰乱昆虫神经的正常生理,使之由兴奋、痉挛到麻痹而死亡。拟除虫菊酯对昆虫具有强烈的触杀作用,有些品种兼具胃毒或熏蒸作用,但没有内吸作用。在环境中残留低,对人畜的毒性低,其缺点主要是对鱼毒性高(可被用于非法捕鱼),对某些益虫也有伤害,长期重复使用也会导致害虫产生抗药性。近年来拟除虫菊酯类农药与有机磷混配的复剂较多。一些低毒的拟除虫菊酯类农药用于家庭卫生杀虫剂。

拟除虫菊酯类农药大多数为黏稠状液体,呈黄色或黄褐色,少数为白色结晶如溴氰菊酯,一般配成乳油制剂使用。多数品种难溶于水,易溶于甲苯、二甲苯及丙酮中。大多不易挥发,在酸性条件下稳定,遇碱易分解。

拟除虫菊酯类农药多为中等毒性(Ⅱ型)和低毒类(Ⅰ型)。可经呼吸道、皮肤及消化道吸收。在田间施药时,皮肤吸收尤为重要。绝大多数对鱼类高毒,即使水中浓度很低,也会被鱼鳞吸收。

拟除虫菊酯类农药在哺乳动物体内被肝脏的酶水解及氧化。反式异构体的代谢主要靠水解反应,顺式异构体的解毒则主要靠氧化反应。反式异构体的水解及排泄较快,因此比顺式异构体的毒性要小些。生物降解主要通过酯的水解和在芳基及反式甲基上发生羟化,排出的代谢物中如为酯类,一般皆以游离的形式排出;若是酸类如环丙烷羧酸或由芳基形成的苯氧基苯甲酸,则以结合物的形式(主要与葡萄糖醛酸结合)排出,粪中还排出一些未经代谢的溴氰菊酯。一些拟除虫菊酯类化合物本身有多个异构体,其水解后的代谢物甚为复杂。

拟除虫菊酯类农药在人体内的半衰期约为 6 h,在人体内的一相反应首先是酯键断列形成相应的菊酸和醇,醇继续氧化为酸,二相反应主要与体内葡萄糖醛酸形成结合型的酯。二代拟除虫菊酯的代谢物主要为 3-苯氧基苯甲酸(简称 3-PBA)、顺式-3-(2,2-二氯乙烯基)-2,2-二甲基环丙烷-1-羧酸、反式-3-(2,2-二氯乙烯基)-2,2-二甲基环丙烷-1-羧酸,这些代谢物主要通过粪便和尿液排出体外。这些代谢产物可以用于接触评估,总体描述二代拟除虫菊酯类化学物接触水平。

拟除虫菊酯类农药属于神经毒物,毒作用机制未完全阐明。两型拟除虫菊酯都选择性地作用于神经细胞膜的钠离子通道,使去极化后的钠离子通道 m 闸门关闭延缓,钠通道开放延长,从而产生一系列兴奋症状。其Ⅰ型化合物不含有 α-氰基,如二氯苯醚菊酯、丙烯菊酯,可使中毒动物出现震颤、过度兴奋、共济失调、抽搐和瘫痪等;其Ⅱ型化合物含有 α-氰基,如溴氰菊酯、氰戊菊酯、氯氰菊酯等,中毒动物产生流涎、舞蹈与手足徐动、易激惹兴奋,最终瘫痪等。接触者面部出现烧灼或痛痒的异常感觉,可能系由于局部皮肤接触后刺激感觉神经去极化出现重复放电所致。除神经毒性外,动物实验发现,部分拟除虫菊酯类农药还具有生殖毒性,对大鼠甲状腺素分泌及免疫系统功能也具有影响。人群资料的报道主要是关于拟除虫菊酯类农药暴露对男性生殖系统的影响,如影响男性生殖激素水平,影响精子活力等,此外也有拟除虫菊酯类农药具有免疫毒性的报道。

(三) 氨基甲酸酯类农药

氨基甲酸酯是氨基甲酸的 N 位上被甲基或其他基团取代酯类。其基本结构为:

$$R_1 \diagdown \underset{\underset{R_2}{\big|}}{N} - \overset{\overset{O}{\|}}{C} - X$$

R_2 多为芳香烃、脂肪族链或其他环烃。如 R_1 为甲基,则此类 N-甲基氨基甲酸酯具有杀虫剂作用;如 R_1 为芳香族基团,则多为除草剂;如 R_1 为苯并咪唑时,则为杀菌剂。碳位上氧被硫原子取代称硫代(或二硫代)氨基甲酸酯,大多数是作为除草剂或杀菌剂。

大多数氨基甲酸酯农药为白色结晶，无特殊气味。熔点多在 50~150℃。蒸气压普遍较低，一般在 0.04~15 mPa。大多数品种易溶于多种有机溶剂，难溶于水。在酸性溶液中分解缓慢、相对稳定，遇碱易分解。温度升高时，降解速度加快。

氨基甲酸酯类大部分品种经口毒性属中等毒性，经皮毒性属低毒类。可通过呼吸道和胃肠道吸收，多数品种经皮吸收缓慢、吸收量低。进入机体后很快分布到全身组织和脏器中，如肝、肾、脑、脂肪和肌肉等。其代谢迅速，一般在体内无蓄积，主要从尿中排出，少量经肠道排出体外。呋喃丹的代谢主要在肝内进行，其水解的主要产物是酚类，氧化代谢产物主要是三羟基呋喃丹，其水解的速率比氧化快 3 倍，结合则主要是与葡萄糖醛酸或硫酸与水解后的酚类结合成酯。呋喃丹的水解与结合具有解毒作用，而氧化生成的 3-羟基呋喃丹与呋喃丹的毒性相当。

氨基甲酸酯类农药的急性毒作用机制是抑制体内的乙酰胆碱酯酶。其进入体内后大多不需经代谢转化而直接抑制胆碱酯酶，即以整个分子与酶形成疏松的复合物。这种结合是可逆的，疏松的复合物既可解离释放出游离的胆碱酯酶，也可进一步形成一个稳定的氨基甲酰化胆碱酯酶和一个脱离基团（酚、苯酚等）。氨基甲酰化胆碱酯酶可再水解（在水存在下）释放出游离的有活性的酶。

有些动物实验提示，西维因具有麻醉作用、生殖系统毒作用、致畸作用和肾脏毒性。

（四）百草枯

百草枯（paraqut）又名对草快、克草王、克草灵等，国内商品名为克芜踪，为联吡啶类化合物。它是一种速效触杀型灭生性除草剂，喷洒后能很快发挥作用，接触土壤后迅速失活，因此在土壤中无残留，不会损害植物根部。由于百草枯急性中毒的后果严重，国家目前只保留母药生产企业水剂出口境外使用登记、允许专供出口生产，2016 年 7 月 1 日停止水剂在国内销售和使用。其商品为紫蓝色溶液，有的已经加入催吐剂或恶臭剂。

百草枯为 $1,1'$-二甲基-$4,4'$-联吡啶阳离子二氯化物，分子式 $C_{12}-H_{14}-N_2-Cl_2$。化学文摘登记号（CAS）为 1910-42-5，相对分子质量 257.2。纯品为白色粉末，不易挥发，易溶于水，稍溶于丙酮和乙醇，在酸性及中性溶液中稳定，在碱性介质中不稳定，遇紫外线分解。惰性黏土和阴离子表面活性能使其钝化。

百草枯的大鼠经口 LD_{50} 为 110~150 mg/kg。可经胃肠道、皮肤和呼吸道吸收。因其无挥发性，一般不易经吸入发生中毒。皮肤若长时间接触百草枯，或短时接触高浓度百草枯，特别是破损的皮肤或阴囊、会阴部被污染均可导致全身中毒。口服中毒是中毒的主要途径，口服吸收率为 5%~15%，吸收后 2 h 达到血浆浓度峰值，并迅速分布到肺、肾脏、肝、肌肉、甲状腺等，其中肺含量较高，存留时间较久。在体内可部分降解，大部分在 2 天内以原形经肾脏随尿排出，少量亦可从粪便排出。

百草枯中毒的机制目前尚不完全清楚，其与超氧阴离子的产生有关。一般认为百草枯是一电子受体，作用于细胞内的氧化还原反应，生成大量活性自由基，引起细胞膜脂质过氧化，造成组织细胞的氧化性损害，由于肺泡细胞对百草枯具有主动摄取和蓄积特性，故肺脏损伤为最突出表现。大鼠急性中毒早期死亡时，发现肺水肿、淤血、出血。如存活 10 天以上，肺部主要表现纤维化。百草枯对人的毒性较强，中毒后病死率较高。口服致死量为 2~6 g，也有 1 g 致死的报告。

三、农药与健康

农药对人体的健康影响主要包括急性中毒和长期接触后的不良健康效应。谈及农药的职业卫生问题通常会包括农药生产过程中使用的原料、半成品等可能对健康的影响。这需要我们在关注农药生产过程中的职业卫生问题时，不仅仅关注最终产品农药本身，也要掌握其生产过程，注意其他化学物对健康的可能影响。

农药广泛使用带来人群普遍接触以及由此可能引起的健康危害,特别是儿童健康危害,要特别重视。农药在现场使用后,可存在食物、水、居室、学校、工作场所、草地、花园等各种环境中。可以说,只要使用农药,农药残留是不可避免的,人群接触是正常现象(关键是接触量的控制)。为了确保农药在不同作物中的正确使用,进而保证食用者的健康安全,世界粮农组织(FAO)制定了许多农药残留限值。中国也在 2012 年公布了新版食品安全国家标准《食品中农药最大残留限量》(GB2763),规定了 307 种农药在不同产品中容许残留限值。

职业性急性农药中毒主要发生在农药厂工人以及施用农药的人员中。下列情况,都可容易出现职业性中毒:①农药生产车间设备工艺落后,出现跑、冒、滴、漏,通风排毒措施欠佳;②包装农药时,徒手操作,缺少个人防护等;③运输和销售农药时发生包装破损,药液溢漏;④使用农药时,违反安全操作规程。配药及施药时缺乏个人防护,配制农药浓度过高,施药器械溢漏,徒手或用口吹处理喷管故障,逆风喷洒,未遵守隔行施药,以及衣服和皮肤污染农药后未及时清洗等。职业性急性中毒,除事故性以外,通常程度较轻,如能及时救治,都能恢复健康。农村地区夏季使用农药普遍,在高温季节农药轻度中毒常与中暑合并或混淆,治疗时应该给予重视。目前国内农药中毒的另一个重要原因是生活性的,这些病例通常中毒程度严重,对人民群众健康构成了严重威胁。

农药急性中毒危害主要取决于农药本身的急性毒性大小和人群短时间内可能的接触量。常用农药急性中毒的表现、诊断、处置,可参阅职业病书籍。国家已经颁布了有关职业性农药急性中毒的诊断标准,如 GBZ8《职业性急性有机磷杀虫剂中毒诊断》、GBZ43《职业性急性拟除虫菊酯中毒诊断标准》、GBZ52《职业性急性氨基甲酸酯杀虫剂中毒诊断标准》等。

农药的长期健康危害问题比较复杂,已有报告说一些农药可以引起致癌、生殖发育和免疫功能损伤等危害。有时农药的活性成分毒性不大,但所用的溶剂或助剂的毒性成为罪魁祸首。如家庭卫生杀虫剂常用增效剂八氯二丙醚(octachlorodipropyl ether,S2 或 S421),目前列为可疑致癌物和持久性有机污染物。其两步合成中间体和分解产物为二氯甲醚,二氯甲醚已列入已知人类致癌物。因此,八氯二丙醚不再容许作为农药增效剂使用。

四、农药安全管理

《中华人民共和国农药管理条例》明确规定了农药管理办法:国家实行农药登记制度、农药生产许可制度、农药经营管理制度和农药使用范围的限制。根据国家规定,未经批准登记的农药,不得在我国生产、销售和使用。目前,禁止使用的农药有两种情况:一种是由于没有生产厂家生产,因而没有申请登记,不一定是农药本身有什么问题;另一种是由于试验或使用中有安全方面的问题,而不能被批准登记。

限制使用是国家实施的一项重要的保护人民健康的措施。每一种农药都有一定的使用条件,这些条件包括使用的作物、防治对象、施用量、方法、使用时期以及土壤、气候、条件等。任何农药产品都不得超出农药登记批准的使用范围。每种农药的限用条件要详细阅读标签和说明书。

农药的毒性相差悬殊,一些制剂如微生物杀虫剂、抗生素等实际无毒或基本无毒。在我国,依据农药的大鼠急性毒性的大小,将农药分为剧毒、高毒、中等毒、低毒和微毒 5 类。不同的毒性分级农药,在登记时其应用范围有严格的限制。

五、农药中毒的控制预防

农药中毒的预防措施与其他化工产品的原则基本相同,但要考虑农药有广泛的应用特性。除《中华人民共和国农药管理条例》外,国家或有关主管部门颁发了《农药安全使用规定》和《农药合理使用准则》以及农村农药中毒卫生管理办法(试行)等法规。预防农药中毒的关键是加强监管和普及安全用药知识。

（1）严格执行农药管理的有关规定，生产农药，必须进行产品登记和申领生产许可，农药经营必须实行专营制度，避免农药的扩散和随意购买。限制或禁止使用对人、畜危害性大的农药，鼓励发展高效低毒的农药，逐步淘汰高毒类的农药。农药容器的标签必须符合国家规定，有明确的成分标识、毒性分级和意外时的急救措施等。

（2）积极宣传、落实预防农药中毒管理办法等，开展安全使用农药的教育，提高防毒知识与个人卫生防护能力。严格执行农药登记的使用范围的限制，剧毒农药绝不可用于蔬菜和收获前的粮食作物和果树等。

（3）改进农药生产工艺及施药器械，防止跑、冒、滴、漏；加强通风排毒措施，用机械化包装替代手工包装。

（4）遵守安全操作规程：①农药运输应专人、专车，不与粮食、日用品等混装、混堆。装卸时如发现破损，要立即妥善改装，被污染的地面、包装材料、运输工具要正确清洗，可用1％碱水、5％石灰乳或10％草木灰水处理。②做好农药保管及销售管理的工作，剧毒农药要有专门仓库或专柜放置，不要随意出售剧毒农药。③配药、拌种应有专门的容器和工具，严格按照说明书要求正确掌握配置的浓度。容器、工具用毕后，要在指定的地点清洗，防止污染水源等。④喷药时遵守操作规程，防止农药污染皮肤和吸入中毒。一些行之有效的经验，如站在上风向、倒退行走喷洒值得推广。在中午等非常炎热时间或大风时要停止作业。⑤施药工具要注意保管、维修，防止发生泄露。严禁用嘴吹吸喷头和滤网等。⑥注意个人防护。施药员要穿长衣长裤，使用塑料薄膜围裙、裤套或鞋套。如皮肤受污染要及时清洗。不在工作时吸烟或吃食物。污染的工作服及时、恰当地清洗，不要带回家。⑦使用过农药的区域要竖立标志，在一定时间内避免进入，以防中毒发生。

（5）医疗保健、预防措施：①生产工人要进行就业前和定期体检，除常规项目外，可针对接触相应的农药增加有关指标，如有机磷农药接触工人的全血胆碱酯酶活性。患有神经系统疾病、明显肝肾疾病以及其他不适宜从事此类作业的疾病者，要调离接触农药的岗位。妊娠期和哺乳期的妇女不宜继续从事此类作业。禁止皮肤损伤严重者从事接触农药的作业。②施药人员要给予健康指导。要告知每天施药时间不要过长，连续施药3～5天后要休息1～2天，不在炎热的时间喷洒农药等。如患一些疾病，不要去从事喷洒作业。

（6）指导农（居）民不要乱放农药：购买回来的农药切莫与粮食、化肥、种子等混放在一起，也不能存放在人、畜经常出入的地方，而应当贮放在阴凉、通风干燥的、特别是小孩不能找到的较隐蔽的地方（如可以放在贴上标记的专柜或特制木箱中，外面加锁）。使用后的农药瓶、包装袋不应乱丢。

（7）其他措施。鼓励组成专业队伍开展施药工作，减少接触农药的人数，避免农药的流失。积极研究低毒或无毒类农药。在高毒类农药中加入警告色或恶臭剂等，避免错误的用途等。针对百草枯的口服中毒后死亡比例高，农业部要求在标签原有内容基础上增加急救电话等内容，醒目标注警示语。相关企业也成立了社会责任关怀组织，推动百草枯中毒的有效防治。这一模式也是化学品中毒控制的一个新思路。

（周志俊）

第二章
生产性粉尘与尘肺

第一节 概　述

生产性粉尘(industrial dust)是指在生产中形成的、能长时间漂浮在空气中的固体微粒。它是污染环境、影响劳动者健康的重要职业性有害因素。在劳动生产过程中,长期吸入生产性粉尘所引起的以肺组织纤维化为主的疾病称为尘肺(pneumoconiosis)。

一、生产性粉尘分类及来源

1. 生产性粉尘分类　粉尘按其化学性质可分以下 3 种。

(1) 无机粉尘(inorganic dust):①矿物性粉尘,如石英、石棉、滑石、煤等粉尘;②金属性粉尘,如铁、锡、铝、铅、锰、锌、铍等金属及其化合物粉尘;③人工无机粉尘,如金刚砂、水泥、玻璃等粉尘。

(2) 有机粉尘(organic dust):①动物性粉尘,如毛、丝、骨质、角质等粉尘;②植物性粉尘,如棉、亚麻、枯草、甘蔗、谷物、木、茶等粉尘;③人工有机粉尘,如有机农药、有机染料、合成树脂、合成橡胶、合成纤维等粉尘。

(3) 混合性粉尘(mixed dust):上述各类粉尘混合存在,在实际生产中最多见。

在卫生工作中,可根据粉尘的性质初步判定其对人体危害程度。对混合性粉尘,应查明其中所含成分,这对进一步确定其致病作用有重要意义。

2. 生产性粉尘的来源　矿山开采、凿岩、爆破、开凿隧道、筑路等;金属冶炼业的原料准备,如矿石粉碎、筛分、运输等;机制铸造业的配砂、清砂等;耐火材料、玻璃、水泥、陶瓷业的原料加工;纺织业、皮毛业的原料处理;化学工业中固体原料加工、成品包装等。在这些生产过程中,如防尘措施不够完善,均有大量粉尘逸散,污染作业环境。

二、粉尘的理化特性及其卫生学意义

1. 粉尘的化学组成、粒径和浓度　粉尘的化学组成及其在空气中的浓度,直接决定其对人体的危害程度。例如,二氧化硅,游离型和结合型的作用不同,矿物尘和有机尘的作用也不同。某些金属粉尘(如铅及其氧化物)可通过肺组织吸收,进入血循环,引起机体中毒反应。

粉尘的危害取决于它的粒径大小及在呼吸道的沉积。国际标准(ISO 7708、EN 481 和 ACGIH)提出与健康有关的粉尘组分,将粉尘分为非吸入性和可吸入性两部分。可吸入这部分粉尘包括可吸入性(inhalable fraction or dust)、胸腔(thoracic fraction)和呼吸性(respirable fraction)3 个组分的粉尘。在职业卫生实践中,只检测可吸入性和呼吸性组分的粉尘。可吸入性粉尘在医学上是指可到达并沉积在整个呼吸道而不再呼出的那一部分粉尘。采样技术上指可到达呼吸道的粉尘颗粒,因为它(采样技术)不区分粉尘颗粒是否沉积。呼吸性粉尘(respirable dust)在医学上指可到达并沉积在呼吸性细支气管和肺泡的粉尘。同样,呼吸性粉尘在采样技术上的定义有区别,它不考虑沉积与否。粉尘颗粒到达并沉积在呼吸道不同部位的概率与其空气动力学直径有一定函数关系。国际采样规则一致认为,呼吸性粉尘其50%沉积率所对应的颗粒直径为 4 μm。一般而言,粉尘的直径越小,沉积在深部呼吸道的概率越高。

超细颗粒(ultrafine particle)是指直径<100 nm 的颗粒。在工作场所可见单一的超细颗粒或者更多是其聚合物(aggregate)和团聚体(agglomerate)。超细颗粒多产生于燃烧加工或者气相反应。这类颗粒极小,可以自由地进出细胞,其健康影响令人担忧。

纤维状粉尘(fibrous dust)包括一定大小的无机和有机纤维。纤维矿物(以及自然和人造纤维产品)机械加工中,产生无机纤维粉尘。非纤维物质或产品产生的纤维状碎片(fibre-shaped)也视作纤维粉尘。与一般非纤维状粉尘相比较,不仅仅是石棉纤维,所有延长(elongated dust particle)型的粉尘颗粒只要足够的长、薄和在持久待在体内,均可能导致肿瘤。

同一种粉尘,其空气中浓度越高,接触时间越长,尘肺的发病率也就越高。粉尘的浓度多以质量浓度(mass concentration)表示,由于这种浓度与其生物学效应的关系最为明确。但是,纤维状粉尘却不一样,计数浓度(number concentration)适合反映其效应。而在超细颗粒,质量变得无意义,效应主要取决于其表面积或数量浓度。

2. 粉尘的分散度 分散度是指物质被粉碎的程度,以粉尘粒径大小(μm)的数量或质量组成百分比来表示。前者称为粒子分散度,后者称为质量分散度。粒径小的粉尘颗粒所占数量越多或质量越大,则分散度高;反之,则分散度低。

粉尘被吸入机体的机会及其在空气中的稳定程度与分散度有直接关系。分散度愈高的粉尘,沉降速度较慢,稳定度愈高,被机体吸入的机会也就愈多。稳定度也与粉尘的比重和粒子的形状有关。当粉尘粒子比重相同时,分散度愈高,则粉尘粒子沉降愈慢。粉尘粒子大小相同时,比重大的沉降速度快,比重小的沉降速度慢。因此,粉尘粒子的形状在一定程度上也影响粉尘的危害程度。

质量相同的尘粒,其形状愈接近球形,则降落时所受阻力愈小,沉降速度愈快。粒子形状不同,在空气中的行动也不同,很难用同一个参数表示。为了便于相互比较,采用空气动力学直径(aerodynamic equivalent diameter, AED)这一参数表示。空气动力学直径是指其一种粒子a,不论其几何形状、大小和比重如何;如果它在空气中的降落速度与一种比重为1的球形粒子 b 的降落速度相等时,则 b 的直径就可算作 a 的 AED。不同的位子均以 AED 为参数进行比较。

用重量相同而分散度不同的粉尘进行矽肺动物实验时,发现直径愈小(1~2 μm),发病愈快,病变也愈严重;而在尘粒数目相同,但质量不同的情况下,仅在直径较大的(即质量最大)实验组中发生矽肺。因此,在矽肺发病过程中粒子大小虽具有一定意义,但进入肺内粉尘的量则起着更为主要的作用。

3. 粉尘的溶解度 溶解度的大小与粉尘对人体危害有关。某些毒物粉尘如铅、砷等,随其溶解度增加,对人体毒作用增强;有些粉尘如面粉、糖等,在体内容易溶解、吸收、排出,对人体的危害反而小。有些矿物尘如石英等,虽然在体内溶解度较小,但对人体危害却较严重。

4. 硬度 坚硬的尘粒能引起上呼吸道黏膜损伤,而进入肺泡内的微细尘粒,由于其质量小,加之环境湿润,故机械损伤并不重要。

5. 荷电性 物质在粉碎过程中和在流动中因互相摩擦或吸附了空气中的离子而带电。粉尘的荷电量取决于尘粒的大小和比重,同时也与温度和湿度有关。飘浮在空气中的尘粒90%~95%荷正电或负电。荷电性对粉尘在空气中的稳定程度也有影响,同性电荷相斥,增加了尘粒在空气中的稳定程度;异性电荷相吸,使尘粒易于凝集而沉降。一般认为,荷电尘粒易被阻留在体内。

6. 爆炸性 这是高分散度的煤、糖、面粉、硫磺、铝、锌等粉尘的特性。在空气中粉尘浓度极高(煤尘 $30\sim40$ g/m³;面粉、铝、硫磺 7 g/m³;糖 10.3 g/m³)的情况下,当遇明火、电火花和放电时,就会发生爆炸。

三、粉尘对健康的影响

1. 粉尘在呼吸道的沉积 粉尘颗粒在进入呼吸道后,根据其物理性状,在呼吸道各部位通过不同方式沉积(deposition)、贮留(retention)及清除(clearance)。

(1) 截留(interception):主要发生在纤维状或不规则形粉尘,它们可沿气流的轨迹前进,直至被截留。

(2) 撞击(impaction):由于鼻咽腔的解剖结构所造成的涡流和弯曲,以及气道的分叉,使大于 10 μm 的颗粒因碰撞而留住。

(3) 沉除(sedimentation):在支气管树内,由于支气管的分叉,气流速度减慢或方向改变,在重力作用下,使尘粒沉降至各级气道壁的机会增大。小于 5 μm 的尘粒可沉积在呼吸性细支气管壁和肺泡壁上。

(4) 弥散(diffusion):主要是小于 0.5 μm,尤其是小于 0.1 μm 的颗粒,且发生在小气道。

2. 人体对粉尘的清除 通过黏液纤毛系统和肺泡巨噬细胞吞噬两种方式清除,可使进入呼吸道的 97%~98%的尘粒排出体外。在气管支气管,黏液纤毛和肺泡巨噬细胞吞噬发挥作用,7~8 μm 非纤维状的粉尘可在 24 h 清除出气道,较小的颗粒可滞留好几个星期。在呼吸性细支气管和肺泡,不再衬有纤毛,进入这个区域的粉尘经间质组织而进入淋巴系统,超细颗粒也可直接进入血管内。肺泡巨噬细胞可经吞噬摄取粉尘颗粒并经支气管树来运输它们,经吞咽也可将它们转运到消化道。沉积在肺泡的呼吸性粉尘从肺清除 50%约花费数月或数年的时间。人体虽有良好的防御和清除功能,长期吸入高浓度粉尘,随着肺内粉尘沉积量增加,肺的自净作用降低。

3. 粉尘对人体致病作用 生产性粉尘根据其理化性质、进入人体的量和作用部位,可引起不同的病变。

(1) 呼吸系统疾病

1) 尘肺:我国早在北宋年代(公元 10 世纪)就有相关记载。孔平仲指出,采石人"石末伤肺"。以后虽有人提出"尘肺"一词,但概念仍不清楚。1971 年国际尘肺会议上对尘肺定义为"肺内有粉尘阻留并有肺组织反应",肺组织反应包括胶原纤维增生和非胶原纤维增生两种。我国根据大量的临床观察、X 线胸片检查、病理解剖和实验室研究结果,按尘肺病因分为下列 5 类:①游离二氧化硅含量较高的粉尘引起的矽肺(silicosis)。②结合二氧化硅(硅酸盐)粉尘所致的硅酸盐肺(silicatosis)。③煤、石墨、炭黑、活性炭等粉尘引起的炭尘肺(carbon pneumoconiosis)。④含游离二氧化硅和其他物质的混合性粉尘引起的混合性尘肺(pneumoconiosis by mixed dust)。⑤某些金属粉尘引起的金属尘肺(metallic pneumoconiosis)。

2) 粉尘沉着症:有些粉尘(如铁、钡、锡等)吸入后,可在肺组织中呈现异物反应,并继发轻微纤维性变,但对人体健康危害较小,脱离粉尘作业后,病变无进展或 X 线胸片阴影可逐渐消退。

3) 有机粉尘引起的肺部病变:不同的有机粉尘有不同的生物学作用。例如,吸入棉、亚麻、大麻等粉尘,可引起棉尘症(byssinosis);由被霉菌、细菌或血清蛋白污染的有机粉尘可引起职业性变态反应性肺泡炎(occupational allergic alveolitis);吸入聚乙烯、人造纤维粉尘则可发生非特异性慢性阻塞性肺病(chronic obstructive pulmonary disease,COPD)。

4) 呼吸系统肿瘤:有些粉尘,如放射性矿物尘、金属尘(镍、铬、砷)、石棉等均可致肺部肿瘤。

(2) 局部作用:粉尘作用于呼吸道黏膜,早期引起其机能亢进,毛细血管扩张,分泌大量黏液,以阻留更多的粉尘,这是保护性反应。但久之形成肥大性改变,最后由于黏膜细胞营养供应不足而致萎缩,形成萎缩性改变。此外,经常接触粉尘,可引起皮肤、耳、眼的疾病。粉尘堵塞皮脂腺,使皮肤干燥,并引起粉刺、毛囊炎、脓皮病等。金属和磨料粉尘可引起角膜损伤、导致角膜感觉迟钝和角膜混浊。沥青尘在日光照射下可引起光感性皮炎。

(3) 中毒作用:吸入铅、砷、锰等有毒粉尘,能在支气管和肺泡壁上溶解后吸收,引起中毒。

四、粉尘危害的控制

各国都有尘肺存在,但以发展中国家为甚。在我国,尘肺是主要的职业危害。据调查,截至1996年底,全国累计尘肺524759例,现在仍以8000～9000例/年的速度增长,预计到21世纪初累计病例将达到60万人左右。1995年4月国际劳工组织(ILO)和世界卫生组织(WHO)提出一项"ILO/WHO全球消除矽肺的国际规划",号召世界各国行动起来,在2005年前明显降低矽肺的发病率,在2015年消除矽肺。对我国来讲,由于粉尘作业工人多,有些厂矿的防尘措施尚不完善,因此必须采取有效措施,才能控制粉尘危害。

1. **法律措施** 我国政府颁布了一系列政策、法令和办法,来防止粉尘危害、保护接尘作业人群健康。早在1956年国务院颁布了《关于防止厂、矿企业中的矽尘危害的决定》,1958年卫生部和劳动部又联合公布了《工厂防止矽尘危害技术措施办法》、《矿山防止矽尘危害技术措施暂行办法》。1995年颁布的《中华人民共和国劳动法》,则又是促进企业做好尘肺防治工作的法律保证。根据这些政策法令,各厂矿在防尘上做了许多工作,并总结了预防粉尘危害的八字经验,即"革、水、密、风、护、管、教、查"等综合措施,使粉尘浓度逐年下降,接触粉尘工地的尘肺发病率逐渐降低,发病工龄和死亡年龄大大延长。

至今,我国颁布了49项粉尘卫生标准,规定了工作场所空气中呼吸性粉尘和总粉尘的容许浓度。

2. **技术措施** 预防尘肺的根本措施是用技术措施消除或控制生产过程中的粉尘。

(1) 改革工艺过程,革新生产设备:这是消除粉尘危害的根本途径。例如,可采用计算机控制、遥控操纵、隔室监控等技术,避免接触粉尘;采用风力运输、负压吸砂、吸风风选等减少粉尘逸散;用无矽物质代替石英,杜绝矽尘危害。

(2) 湿式作业:这是经济易行的防尘措施。在石英磨粉或耐火材料碾磨,玻璃、搪瓷行业的配料和拌料过程均可采用湿式作业;矿山凿岩采用水心风钻、井下运输喷雾洒水等,都可明显降低作业环境中的粉尘浓度。

(3) 密闭、抽风、除尘:对不能采取湿式作业,应采用密闭吸风除尘办法。凡能产生粉尘的设备均应尽可能密闭,并加设局部抽出式机械通风装置,防止粉尘外逸。抽出的含尘空气应经除尘处理再排入大气中。

3. **卫生保健措施**

(1) 个人防护和个人卫生:一般来说,防尘个人用品只是辅助防护措施,但在条件受限制,粉尘浓度暂不能降到容许浓度以下的作业地带,佩戴防尘用具就成为重要的防护措施。进行体育锻炼,注意营养,对增强体质、提高抵抗力,具有一定意义。此外,应注意个人卫生,勤换工作服,勤洗澡,以保持皮肤清洁。

(2) 就业前及定期体检:①就业前体检,粉尘作业工人健康检查项目有:职业史、自觉症状及既往病史、结核病接触史、一般临床检查、拍摄胸大片以及必要的其他检查。不满18岁以及有下列疾病者均不得从事粉尘作业:活动性结核病;严重的上呼吸道和支气管疾病,如萎缩性鼻炎、鼻腔肿瘤、支气管喘息、支气管扩张及慢性支气管炎等;显著影响肺功能的肺或胸膜病变,如弥漫性肺纤维化、肺气肿、严重的胸膜肥厚与粘连;严重的心血管系统疾病。②定期体检,为了及时发现尘肺患者,应定期健康检查。检查间隔视作业场所空气中粉尘浓度及粉尘的理化性质而定。粉尘中游离二氧化硅含量大、尘肺发展快的,1～2 年检查 1 次;粉尘浓度控制在国家卫生标准的,2～3 年 1 次;轻度接触粉尘的工人,可 3～5 年检查 1 次。怀疑有尘肺者,每年检查 1 次。已经脱离粉尘作业的工人,应根据接触粉尘情况继续随访。定期体检项目有职业史、自觉症状和拍摄胸大片。凡发现工人有不宜从事粉尘作业的疾病时,应及时调离。

(杨　磊)

第二节　游离二氧化硅粉尘和矽肺

游离二氧化硅粉尘,俗称"矽尘"。游离二氧化硅主要来自石英,石英是存在于大多数石头的一种矿物。游离二氧化硅在自然界分布很广,是地壳的主要成分;在 16 km 以内的地壳中约25%;约有 95% 的矿石中均含有游离二氧化硅。游离二氧化硅主要有结晶形、隐晶形和无定形 3 种。结晶形主要是石英,存在于石英石、砂石、花岗石、黄沙中,或夹杂于黏土、矾土、滑石或非地矿物中;隐晶形主要有玉髓、玛瑙、火石和石英玻璃;无定形主要存在于硅藻土、蛋白石、硅胶以及由石英凝聚而得的气溶胶中。

结晶型二氧化硅是具有规则排列的四面体结晶结构。依四面体的走向和位置,结晶型二氧化硅可以多种形式存在(所谓多态性)。常见的变体为石英(稳定范围在 870℃ 以下)、鳞石英(稳定范围在 870～1 470℃)和方石英(稳定范围在 1 470～1 713℃)等。此外,陨石和火山喷出口见到的高温高压产物——柯石英,也是四面体结构。还可在陨石中发现或人工合成超石英,它是一种八面体结构。

在工业生产中加工时,石英的晶体结构会发生改变。如制造矽砖时,石英在高温焙烧后可转化为方石英和磷石英;用镍酸盐为原料制造瓷器和黏土砖时,焙烧后含有石英、方石英和鳞石英等。硅藻土致纤维化作用很弱,但焙烧(1 600～1 700℃)后可有部分转化为方石英。

在生产过程中因长期吸入含大量游离二氧化硅粉尘而引起的以肺纤维化为主的疾病称矽肺(silicosis)。矽肺是尘肺中危害最严重的一种疾病。

【接触机会】　在矿山采掘时,由于使用风钻凿岩和爆破,产生粉尘。修建水利工程、开山筑路、开挖隧道、采石等作业,均经常接触岩石粉尘。在工厂,如石英粉厂、耐火材料厂、玻璃厂等生产中的原料破碎、研磨、筛选、配料等加工过程;在机械制造业,铸造过程中原料的粉碎、铸型、打箱、清砂、喷砂等作业均可接触到游离二氧化硅粉尘。

【病理变化】　石英尘进入肺内后,引起肺泡的防御反应,大量巨噬细胞游走到肺泡腔,吞噬粉尘颗粒,成为尘细胞。大部分尘细胞随黏液纤毛运动自气管排出。尘粒和小部分尘细胞由肺泡间隙进入淋巴系统,沿淋巴管向肺门淋巴结引流。在此过程中,尘细胞和尘粒堆积或阻塞在淋巴管内,淋巴管内皮增殖和脱落,形成湿性增殖性淋巴管炎。于是淋巴瘤回流受阻,致使尘粒和尘细胞背着肺门方向逐渐堆积,并扩展到全肺和到达胸膜,引起胸膜病变。

矽肺的基本病变是矽结节的形成和弥漫性间质纤维增生。在矽结节形成过程的早期,尘细胞、淋巴细胞、浆细胞等细胞成分聚集,形成细胞性结节,在二氧化硅的毒作用下,尘细胞崩解,其崩解产物刺激成纤维细胞增生,细胞之间有少量网状纤维。随后网状纤维逐渐增粗,细胞成分逐渐减少,并出现胶原纤维,胶原纤维由少到多,由结节中心向外围扩展,形成胶原纤维结节。矽结节首先在肺门淋巴结内形成,逐渐在肺小叶间隔、肺泡周围和胸膜上也出现结节。病变进一步发展,矽结节不断增大和间质纤维性变,使几个矽结节连结在一起,并密集融合而成肿瘤样团块。如有继发感染,特别是结核感染,可促进结节融合。这种融合团块,多在上肺野出现。

肉眼观察,矽肺的肺脏一般是灰褐色,肺重量和硬度增大,弹性丧失。触摸表面有散在的砂粒感或硬块,此即为孤立或融合的矽结节。肺脏切面可见到米粒至绿豆大小的灰白带黑色结节,境界分明,质地致密,半透明,微隆起,而大块融合病灶质硬而不易切开。

矽肺病例形态可分为结节型、弥漫性间质纤维化型、矽性蛋白沉积和团块型(进行性大块纤维化型)。

(1)结节型矽肺:由于长期吸入游离二氧化硅含量较高的粉尘而引起的肺组织纤维化,典型病变为矽结节。矽结节在肺表面稍隆起呈半球状,在镜下呈圆形式即乱圆形,纤维组织呈同心圆排列,类似葱头切面。在矽结节周围和纤维之间,可见粉尘颗粒、尘细胞和成纤维细胞。结节越成熟,细胞成分越少,并可发生玻璃样变。结节中心常可见一小血管,血管内壁增厚,管腔狭窄甚至完全闭塞。单个矽结节直径为 1～2 mm。

(2)弥漫性间质纤维化型矽肺:多见于长期吸入游离二氧化硅含量较低的粉尘或虽游离二氧化硅含量较高,但吸入量较少的病例。此类型病理改变进展较慢,在肺泡、肺小叶间隔以及小血管和呼吸性支气管周围,发生纤维组织弥漫性增生,呈放射状,使肺泡容积缩小,有时可形成大块纤维化。

(3)矽性蛋白沉积:病理特征表现为肺泡腔内有大量蛋白质分泌物,称之为矽性蛋白,随后可伴发纤维增生,形成小纤维灶或矽结节。

(4)团块型矽肺:这是上述类型矽肺发展,病灶融合而成。矽结节增多、增大、融合,其间继发纤维化病变,扩展形成团块状。多见于两肺上叶后段和下叶背段。肉眼观察多为黑或灰黑色,条索状、梭状或不规则形,质地坚硬;镜下可见结节型、弥漫性间质纤维化型病变、大量胶原纤维增生及透明性变,同时还可发现被压神经、血管、不良性坏死、空洞及钙化灶;萎缩的肺泡腔内充满尘细胞和粉尘,周围出现代偿性肺气肿;胸膜增厚;若被结核杆菌感染,可形成矽肺结核病灶。

大多矽肺病例,由于长期吸入混合性粉尘,兼具结节型和弥漫性间质纤维化型病变,难分主次,故称之为混合型矽肺。二氧化硅颗粒可沿血相转移,因而在肝、脾、骨髓等处有时也可发现少数矽结节。

【发病机制】　研究矽肺发病机制,有助于矽肺的早期诊断、治疗及预防。迄今,各国学者提出了许多学说,如机械刺激学说、化学中毒学说、硅酸盐聚合学说、表面活性学说和免疫学说,但由于矽肺发病机制十分复杂,既要考虑病因方面的特点,又要考虑个体因素,不能以单一的学说解释。关于石英粉尘如何引起肺泡巨噬细胞崩解坏死而最终导致纤维化病变这些问题,近十年来,已取得了以下 6 种观点:①石英直接损害肺泡巨噬细胞膜,改变细胞膜通透性,使细胞外钙离子内流,导致细胞破裂、死亡。②石英粉尘表面的硅烷醇基团与巨噬细胞、多核白细胞形成氢键,使细胞膜的通透性增高、流动性降低、功能改变,进而破裂。③石英在粉碎加工过程中,硅氧键破裂产生硅载自由基,与空气中或体内氧、二氧化碳及水发生反应,生产自由基和过氧化氢,引发生物膜脂质过氧化反应,造成膜损伤。④石英造成肺泡巨噬细胞损伤后,释放出白细胞介素Ⅰ(IL-1)、肿瘤坏死因子(TNF)、纤维粘连蛋白(FN)和转变生长因子 β(TGF-β)等生物介质,直接或间接刺激成纤维细胞增生,或网织纤维及胶原纤维的合成。⑤石英引起巨噬细胞损伤,启动免疫系统,形成抗原抗体免疫复合物,沉积在网状纤维上,形成矽结节透明样物质。⑥石英作用于肺泡Ⅰ型上皮细胞,导致其变性肿胀、崩解脱落,当肺泡Ⅱ型细胞不能及时修复损伤时,暴露间质,刺激成纤维细胞增生。

【发病机制】　矽肺的发生和发展与接尘工龄、粉尘中游离二氧化硅含量、石英类型、粉尘浓度、粉尘分散度、防护措施以及个体因素等有关。粉尘中游离二氧化硅含量越高,致纤维化能力越强,发病时间越短,病情越严重。研究表明,各种石英变体致纤维化能力强弱依次为:鳞石英＞方石英＞石英＞柯石英＞超石英;不同晶体结构致纤维化能力依次为:结晶形＞隐晶形＞无定形。

总体上,矽肺是一种慢性疾病,多在接触矽尘 10～20 年后才发病。持续吸入高浓度、高游离二氧化硅含量的粉尘,经 1～2 年即可有个别人发病,称为"速发型矽肺"(acute silicosis)。有些工人接触一段时间较高浓度的矽尘后,脱离作业时虽未发病,但过若干年后,病变表现出来,称为"晚发性矽肺"(delayed silicosis)。因此对离开矽尘作业的工人,还应继续定期体检。矽肺又是一种进行性的疾病,一经发生,即使调离接尘作业,仍可继续发展。

在研究矽尘的致病作用时,还应考虑混合性粉尘的联合作用。在生产中,很少有单一的二氧化硅粉尘,尤其是在采矿中由于各种物质共存及围岩成分不同,常形成混合性粉尘。如开采铁矿时,粉尘中除游离二氧化硅外,尚含有铁、氧化铝、镁、磷等;开采煤矿时,掘进工主要接触二氧化硅粉尘,而采煤工主要接触煤尘,但由于工种混杂,往往同时接触几种粉尘,因此在考虑游离二氧化硅的同时,应考虑其他化学成分的作用。

个体因素对矽肺的发病也有一定影响作用,如健康状况较差者易患矽肺;呼吸系统感染,尤其是肺结核,能加剧矽肺病情或加快矽肺的发展。

【临床表现】

1. 症状和体征　由于肺代偿功能很强,矽肺患者可能长期无明显临床症状,而在 X 线胸片上则可呈现典型改变。随着病程的发展,尤其是发生合并症时,症状才趋明显。最常见的症状是气短、胸闷、胸痛、咳嗽、咳痰。症状轻重与 X 线胸片改变程度并不完全平行。

2. X 线表现　X 线影像是矽肺病理变化的重要表现。

(1) 肺纹理:正常肺纹理由粗到细逐渐分支。以内中带明显,外带逐渐消失。若外带有明显肺纹理,即表示肺纹理增多。早期矽肺 X 线胸片可见肺纹理普遍增多、增粗、毛糙,延长到肺野外带;晚期,则由于矽肺类圆形小阴影的增多和明显的肺气肿,肺纹理病反而减少。

(2) 肺门阴影:矽肺 X 线胸片可见肺门阴影增大,密度增高,甚至可见明显增大的淋巴结阴影。有时淋巴结包膜下因钙质沉着,而出现蛋壳样钙化。晚期矽肺时,可因肺组织的纤维化和团块的牵引而使肺门上移,肺纹理呈"垂柳状"。如果后期肺气肿加重,肺纹理相对减少,肺门阴影可呈"残根样"改变。

(3) 小阴影:直径在 10 mm 以下密度较高的阴影,它可分为两种类型:类圆形和不规则形小阴影。在矽肺 X 线胸片上主要以类圆形小阴影为主。①类圆形为散在、孤立的阴影,其病理基础是矽结节。它呈圆形、类圆形,边缘整齐。早期较小、较淡、较少,随着病情发展,逐渐增大、增浓、增多。一般直径为 1～4 mm。最早出现在两肺中下野的内中带,逐渐扩展至全肺。也有先出现在上肺野,然后向下扩展的情况。②不规则形阴影是由一群粗细、长短、形态不一的致密线条状阴影组成,互不相连,或杂乱无章地交织成网状或蜂窝状。当网影密集,肺野模糊不清,呈"毛玻璃状"浑浊。不规则小阴影的病理基础是间质纤维性变。这种变化在混合性尘肺中多见,而在典型矽肺病例中却不是主要改变。

(4) 大阴影:长径超过 10 mm 的阴影,这是晚期矽肺的特征性表现,它的病理基础是团块状纤维化。常见于两肺上野外带,轮廓清楚。典型大阴影在两肺对称呈"翼状",不典型者单侧出现。致密的大阴影,边缘锐利,周围有明显的肺气肿。

(5) 胸膜改变:胸膜粘连增厚,先在肺底部出现,以助膈角变钝或消失最常见。晚期,膈面毛糙,常由于肺部纤维组织收缩牵连和膈胸膜粘连,而呈"天幕状"影像。

(6) 肺气肿:在 X 线胸片上表现为弥漫性、局限性、边缘性以及泡性肺气肿,甚至出现肺大泡。

3. 肺功能改变　肺的通气功能改变可以反映粉尘对肺功能的损伤,然而不能用来诊断尘肺。因肺的代偿功能强,矽肺病人尤其在早期不一定出现肺功能的改变。随病情进展尤其并发肺气肿时,肺活量降低,一秒钟用力呼气容积减少,残气量及其占肺总量比值增加。当大量肺泡遭受破坏和肺毛细血管壁增厚时,可引起弥散功能障碍。肺功能损害与 X 线胸片显示的病变不完全一致。肺功能测定可作为矽肺患者劳动能力鉴定的依据。

4. 实验室检查 一般常规检查无特殊意义,矽肺患者的血、尿常规检查结果多在正常范围。近年来,国内外在生物化学和免疫学方面作了许多研究,试图寻找早期诊断指标,但其临床实用价值尚有待研究。

【并发症】 矽肺最常见的并发症为肺结核,此外还可并发肺及支气管感染、自发气胸、肺心病等。矽肺与并发症往往有相互促进作用,并发症的出现,可加剧病情进展,甚至导致死亡。因此,应重视预防和治疗并发症。

【诊断】 诊断矽肺必须以确切的接尘游离二氧化硅粉尘职业史及现场劳动条件为前提,以质量合格的后前位 X 线胸片检查为依据,根据国家尘肺 X 线诊断标准,并综合考虑受检人员的系列胸片、工作单位矽肺发病情况及临床表现,才能做出诊断和分期。

2009 年我国新的《尘肺病诊断标准》(GBZ70－2009)提出的诊断标准如下:①观察对象:粉尘作业人员健康检查发现 X 射线胸片有不能确定的尘肺样影像改变,其性质和程度需要在一定期限内进行动态观察者。②壹期尘肺:有总体密集度 1 级的小阴影,分布范围至少达到 2 个肺区。③贰期尘肺:有总体密集度 2 级的小阴影,分布范围超过 4 个肺区;或有总体密集度 3 级的小阴影,分布范围达到 4 个肺区。④叁期尘肺:有下列 3 种表现之一者:①有大阴影出现,其长径不小于 20 mm,短径不小于 10 mm;②有总体密集度 3 级的小阴影,分布范围超过 4 个肺区并有小阴影聚集;③有总体密集度 3 级的小阴影,分布范围超过 4 个肺区并有大阴影。

【治疗与处理】 矽肺目前尚无根治疗法。对于已诊断为矽肺者,应首先调离接尘作业,并根据病情轻重程度,采取相应措施。对矽肺的治疗以综合治疗为主,主要是对症治疗和防治并发症,以减轻病痛,延缓病情发展,延长寿命。此外,还应加强营养、坚持体育锻炼、适当休息,并在医务人员指导下,进行康复活动。

(杨 磊)

第三节 煤尘、煤矽尘与煤工尘肺

煤矿生产有露天、井工开采两种方式。埋藏表浅的煤炭或裸露地表的煤炭,可采用露天开采方式,其主要工序是表土剥离和采煤,剥离工序为清除煤层表面的覆土和岩石,这一工序无论采用何种工具,都会产生粉尘飞扬。采煤工序多采用电铲掘煤,粉尘飞扬较少。我国大多数煤矿为井工开采(据国家安监管总局数据,井工煤矿约占全部煤矿的 98%),井工开采的主要工序是掘进和采煤。岩石掘进可产生大量岩尘,掘进面粉尘中游离二氧化硅含量多在 30%～50%,是煤矿粉尘危害最严重的工序之一。采煤工作面是煤矿产尘量最大的作业场所,其产尘量约占矿井产尘量的 60%,主要是游离二氧化硅含量较低的煤尘(多在 5% 以下)。机械化采煤过程中以采煤机产尘最为突出,采煤机滚筒割煤及向刮板输送机装煤时产生大量粉尘,是综采工作面防尘的重点。由于地质构造复杂多变,煤层和岩层常交错存在,所以采煤过程中常产生大量的煤岩混合尘,称为煤矽尘,是危害程度仅次于矽尘的粉尘。

煤工尘肺(coal worker's pneumoconiosis, CWP)是指煤矿工人长期吸入生产性粉尘所引起的尘肺的总称。煤矿生产的工种和工序较多,不同工种和工序的工作面空气中粉尘的性质不同,工人接触粉尘的情况亦不相同,在煤矿开采过程中工人可分别接触到煤尘、煤矽尘和矽尘,从而引起肺的弥漫性纤维化,统称为煤工尘肺。煤工尘肺有 3 种类型:在岩石掘进工作面工作的工人,包括凿岩工及其辅助工、装渣工、放炮工等接触游离二氧化硅含量通常在 10% 以上的岩尘,如果这些工人未在采煤工作面工作过,或者是只工作过很短时间,其所患尘肺称之为矽肺,病理上有典型的矽结节改变,发病工龄 10～15 年,病变进展快,危害严重。采煤工作面工人,包括电钻打眼工、采煤机手、回采工、地面煤仓装卸工等,主要接触单纯性煤尘(游离二氧化硅含量在 5% 以下),如果他们一直从事采煤工作,其所患尘肺为煤肺,煤肺病理上有典型的煤尘灶或煤尘纤维灶以及灶性肺气肿,发病工龄多在 20～30 年及以上,病情进展缓慢,危害较轻。既在岩石掘进工作面也在采煤工作面工作过的工人,他们接触煤矽尘或既接触矽尘,又接触煤尘,其尘肺在病理上往往兼有矽肺和煤肺的特征,这类尘肺称之为煤矽肺,是我国煤工尘肺中最常见的类型,发病工龄多在 15～20 年,病情发展较快,危害较重。

【接触机会】　煤矿除掘进岩石巷道以外的各工种,选煤厂选煤工、煤球制造工、车站和码头煤炭装卸工均接触煤尘或煤矽混合尘。

【发病情况】　煤工尘肺是我国尘肺病中的主要类型,截至 2010 年底,全国煤矿企业累计尘肺病患者约 35 万例(不包括乡镇煤矿),卫生部 1997～2006 年的职业病统计数据显示,10 年间新发的煤工尘肺占到所有新发尘肺病的 43%,仅次于矽肺。因开采方式不同,煤工尘肺的发病情况有很大差异,露天煤矿工人的尘肺患病率很低,井下开采工作面的粉尘浓度和粉尘分散度均高于露天煤矿,尘肺患病率和发病率均较高。在所有煤工尘肺中,矽肺占 11.4%,煤矽肺占 87.6%,煤肺占 1.0%。不同煤种的致病能力不同,由强到弱依次为无烟煤、烟煤、褐煤。

【病理变化】　煤工尘肺的病理改变随吸入的矽尘与煤尘的比例不同而有差异,除了凿岩工所患矽肺外,基本上属混合型,多兼有间质性弥漫纤维化和结节型两者特征。主要病理改变如下。

1. 煤斑　又称煤尘灶,是煤工尘肺最常见的原发性特征性病变,是病理诊断的基础指标。肉眼观察呈灶状,色黑,质软,直径 2～5 mm,圆或不规则形,境界不清,多在肺小叶间隔和胸膜交角处,呈网状或条索状分布。肉眼所看到的煤斑,在显微镜下是由很多的煤尘细胞灶和煤尘纤维灶组成。煤尘细胞灶是由数量不等的煤尘以及吞噬了煤尘的巨噬细胞,聚集在肺泡、肺泡壁、细小支气管和血管周围形成。特别是在Ⅱ级呼吸性小支气管的管壁及其周围肺泡最为常见。根据细胞和纤维成分的多少,又分别称为煤尘细胞灶和煤尘纤维灶,后者由前者进展而来。

2. 灶周肺气肿　这是煤工尘肺病理的又一特征。常见有两种:一种是局限性肺气肿,为散在分布于煤斑旁的扩大气腔,与煤斑共存;另一种是小叶中心性肺气肿,在煤斑的中心或煤尘灶的周边,有扩张的气腔,居小叶中心,称为小叶中心性肺气肿。

3. 煤矽结节　肉眼观察呈圆形或不规则形,大小为 2～5 mm 或稍大,色黑,质坚实。在肺切面上稍向表面凸起。显微镜下观察可见到两种类型,典型煤矽结节其中心部由旋涡样排列的胶原纤维构成,可发生透明性变,胶原纤维之间有明显煤尘沉着,周边则有大量煤尘细胞、成纤维细胞、网状纤维和少量的胶原纤维,向四周延伸呈放射状;非典型煤矽结节无胶原纤维核心,胶原纤维束排列不规则并较为松散,尘细胞分散于纤维束之间。吸入粉尘中含游离二氧化硅高者,也可见部分典型矽结节。

4. 弥漫性纤维化　在肺泡间隔、小叶间隔、小血管和细支气管周围和胸膜下,出现程度不同的间质细胞和纤维增生,并有煤尘和尘细胞沉着,间质增宽变厚,晚期形成粗细不等的条索和弥漫性纤维网架,肺间质纤维增生。

5. 大块纤维化　又称之为进行性块状纤维化(progressive massive fibrosis, PMF),是煤工尘肺的晚期表现之一,但不是晚期煤工尘肺的必然结果。肺组织出现 2 cm×2 cm×1 cm 的一致性致密黑色块状病变,多分布在两肺上部和后部,右肺多于左肺。病灶呈长梭形、不整形,少数似圆形,边界清楚,也就是通常 X 线所谓的融合块状阴影。显微镜下观察,其组织结构有两种类型,一种为弥漫性纤维化,在大块纤维组织中和大块病灶周围有很多煤尘和煤尘细胞,而见不到结节改变;另一种为大块纤维化病灶中可见煤矽结节,但间质纤维化和煤尘仍为主要病变。煤工尘肺的大块纤维化与矽肺融合团块不同,后者团块中结节较多。

【临床表现与诊断】

1. 症状、体征和肺功能改变 患者早期一般无症状,当病变进展,尤其发展为大块纤维化或合并支气管或肺部感染时才会出现呼吸系统症状和体征,如气短、胸痛、胸闷、咳嗽、咯痰等。从事稍重劳动或爬坡时,气短加重;秋冬季咳嗽、咯痰增多。在合并肺部感染、支气管炎时,才可观察到相应的体征。煤工尘肺患者由于广泛的肺纤维化,呼吸道狭窄,特别是由于肺气肿导致肺泡大量破坏,肺功能测试显示通气功能、弥散功能和毛细血管气体交换功能都有减退或障碍。

2. X线胸片影像 主要表现为圆形小阴影、不规则形小阴影和大阴影,还有肺纹理和肺门阴影的异常变化,但多缺乏特异性。

(1) 圆形小阴影:以圆形小阴影为主者较为多见,多为 p 类和 q 类圆形小阴影。其病理基础是矽结节、煤矽结节及煤尘纤维灶。阴影的形态、数量和大小往往与患者长期接触粉尘的性质和浓度有关。纯掘进工种患者可为典型矽肺表现;以掘进作业为主,接触含游离二氧化硅较多的混合性粉尘工人,以典型的小阴影居多;以采煤作业为主的工人,主要接触煤尘并混有少量岩尘所患尘肺,胸片上圆形小阴影多不太典型,边缘不整齐,呈星芒状,密集度低。圆形小阴影最早出现的部位是右中肺区,其次为左中、右下肺区,左下及两上肺区出现的较晚。随着尘肺病变的进展,圆形小阴影的直径增大、增多、密集度增加,分布范围扩展,可布满全肺。煤肺患者胸片主要以小型类圆形小阴影为多见。

(2) 不规则形小阴影:较圆形小阴影少见,多呈网状,有的密集呈蜂窝状,致密度不高。其病理基础为煤尘灶、弥漫性间质纤维化、细支气管扩张、肺小叶中心性肺气肿。

(3) 大阴影:矽肺和煤矽肺患者胸片上可见到大阴影,煤肺患者晚期罕见。在系列胸片的观察中,可以看到大阴影多是由小阴影增大、密集、融合而形成;也可由少量斑片、条索状阴影逐渐相连并融合呈条带状。周边肺气肿比较明显,形成边缘清楚、密度较高、均匀一致的大阴影。多在两肺上、中区出现,左右对称。此外,煤工尘肺的肺气肿多为弥漫性、局限性和泡性肺气肿。泡性肺气肿表现为成堆小泡状阴影,直径为 1~5 mm,即所谓"白圈黑点",晚期可见到肺大泡。肺门阴影增大,密度增高,有时还可见到淋巴结蛋壳样钙化或桑葚样钙化阴影。胸膜增厚、钙化改变者较少见,但常可见到肋膈角闭锁及粘连。

煤工尘肺按《尘肺病的诊断》(GBZ70 - 2009)进行诊断和分期。治疗方法同矽肺。

【预防控制措施】《煤矿作业场所职业危害防治规定(试行)(安监总煤调〔2010〕121 号)》(以下简称《规定》)对煤矿粉尘的职业接触限值、日常监测和防尘降尘等都给出了具体要求。

1. 职业卫生标准 《规定》提出的煤矿粉尘的职业接触限值为:游离二氧化硅含量≤5%的煤尘,呼吸性粉尘浓度为 5.0 mg/m³;游离二氧化硅含量 5%~10%、11%~29%、30%~49%、≥50%的岩尘,呼吸性粉尘浓度分别为 2.5、1.0、0.5、0.2 mg/m³。

2. 粉尘监测 《规定》对粉尘检测采样点的选择和布置要求如下。

(1) 采样点布置:①回采工作面:煤机落煤、工作面多工序同时采样点在距作业回风侧 10~15 m处;司机操作采煤机、液压支架工移架、回柱放顶移刮板输送机、司机操作刨煤机、工作面爆破处,采样点在工人作业的地点;风镐、手工落煤及人工攉煤、工作面顺槽钻机钻孔、煤电钻打眼、薄煤层刨煤机落煤,采样点在回风侧 3~5 m 处;②掘进工作面:掘进机作业、机械装岩、人工装岩、刷帮、挑顶、拉底,采样点在距作业地点回风侧 4~5 m 处;掘进机司机操作掘进机、砌碹、切割联络眼、工作面爆破作业在工人作业地点;风钻、电煤钻打眼、打眼与装岩机同时作业,采样点在距作业地点 3~5 m 处巷道中部;③锚喷:打眼、打锚杆、喷浆、搅拌上料、装卸料,采样点在距作业地点回风侧 5~10 m 处;④转载点:刮板输送机作业、带式输送机作业、装煤(岩)点及翻罐笼,采样点在距回风侧 5~10 m 处;翻罐笼司机和放煤工人作业、人工装卸料,采样点在作业人员作业地点；⑤井下其他场所：地质刻槽、维修巷道采样点在作业人员回风侧 3～5 m 处；材料库、配电室、水泵房、机修硐室等处工人作业，采样点在作业人员活动范围内；⑥露天煤矿：钻机穿孔、电铲作业采样点在下风侧 3～5 m 处；钻机司机操作钻机、电铲司机操作电铲采样点在司机室内；⑦地面作业场所：地面煤仓等处进行生产作业采样点在作业人员活动范围内。

(2) 监测周期：采、掘(剥)工作面工班(8 h)个体呼吸性粉尘为 3 个月 1 次；其他地点个体呼吸性粉尘为 6 个月 1 次；定点采样呼吸性粉尘 1 个月 1 次；粉尘分散度及游离二氧化硅含量均 6 个月 1 次。

(3) 检测方法：参照《工作场所空气中粉尘测定》(GBZ192.1 - 2007～GBZ192.4 - 2007)。

(4) 监测人员及设备配备：监测尘点数量分为＜20、20～40、40～60、＞60 个，检测人员数分别为 1、2、3、4 人，检测仪器分别为 2、4、6、8 台以上；露天煤矿和地面工厂检测人员 2 人以上，仪器 4 台以上。

3. 防尘降尘 《规定》要求矿井必须建立完善的防尘洒水系统，掘进井巷和硐室时，必须采用湿式钻眼，冲洗井壁巷帮，使用水炮泥，爆破过程中采用高压喷雾(喷雾压力不低于 8 MPa)或压气喷雾降尘、装岩(煤)洒水和净化风流等综合防尘措施；在煤、岩层中钻孔，应采取湿式作业。炮采工作面应采取湿式钻眼法，使用水炮泥，爆破前、后应冲洗煤壁，爆破时应采用高压喷雾(喷雾压力不低于 8 MPa)或压气喷雾降尘，出煤时应当洒水降尘。采煤机必须安装内、外喷雾装置，液压支架必须安装自动喷雾降尘装置；破碎机必须安装防尘罩，并加装喷雾装置或用除尘器抽尘净化；放顶采煤工作面的放煤口，必须安装高压喷雾装置；掘进机掘进作业时，应使用内、外喷雾装置和除尘器构成的综合防尘系统，并对掘进头含尘气流进行有效控制。采掘工作面回风巷应安设至少 2 道自动控制风流净化水幕。井下煤仓放煤口、溜煤眼放煤口以及地面带式输送机走廊，都必须安设喷雾装置或除尘器，作业时进行喷雾降尘或用除尘器除尘。

(张忠彬)

第四节　硅酸盐尘与硅酸盐尘肺

硅酸盐(silicate)是指由二氧化硅、金属氧化物和结晶水组成的无机物，按其来源分为天然和人造两种。硅酸盐有纤维状和非纤维状两类。纤维是指纵横径之比大于 3∶1 的粉尘。直径＜3 μm、长度≥5 μm 的纤维称为可吸入性纤维(respirable fiber)，直径≥3 μm、长度≥5 μm 的纤维称为非可吸入性纤维(non-respirable fiber)。

在生产环境中因长期吸入硅酸盐尘所致的尘肺，统称为硅酸盐尘肺。我国现行法定职业病名单中列有石棉肺、滑石尘肺、云母尘肺和水泥尘肺。

一、石棉肺

石棉肺(asbestosis)是在生产过程中长期吸入石棉粉尘所引起的以肺部弥漫性纤维化改变为主的疾病。石棉肺是硅酸盐尘肺中最常见、危害最严重的一种。

【石棉的种类】　石棉(asbestos)属于硅酸盐类矿物，化学成分 $Mg_6[Si_4O_{10}][OH]_8$，含有氧化镁、铝、钾、铁、硅等成分。按照晶体结构和化学成分划分，石棉可分为蛇纹石类和闪石类两种类型。蛇纹石类主要有温石棉，为银白色片状结构，并形成中空的管状纤维丝，柔软可弯曲，具有可织性。温石棉使用量占世界全部石棉产量的 95% 以上。闪石类为硅酸盐的链状结构，共有 5 种(青石棉、铁石棉、直闪石、透闪石、阳起石)，质硬而脆，其中以青石棉和铁石棉的开采和使用量最大。

【理化特性】　石棉是一族天然的纤维性晶形含水硅酸盐矿物，纤维性石棉都具有抗拉性强、不易断裂、耐火、隔热、耐酸碱和绝缘性能好等特点。由于多样而优异的工艺性能,石棉在工业上的用途达 3 000 种以上。石棉纤维粗细随品种而异,其直径大小依次为直闪石>铁石棉>温石棉>青石棉。粒径愈小则沉积在肺内的量愈多,对肺组织的穿透力也愈强,故青石棉致纤维化和致癌作用都最强,而且出现病变早,形成石棉小体多。温石棉富含氧化镁,在肺内易溶解,因而在肺内清除比青石棉和铁石棉快。

【接触机会】 接触石棉的主要作业是采矿、加工和使用,如石棉采矿、选矿、纺织、建筑、绝缘、造船、造炉、电焊、耐火材料、石棉制品检修、保温材料、刹车板制造和使用等工人。

【吸入与归宿】 石棉纤维粉尘进入呼吸道后,多通过截留方式沉积,较长的纤维易在支气管分叉处被截留,直径小于 3 μm 的纤维才易进入肺泡。进入肺泡的石棉纤维大多被巨噬细胞吞噬,小于 5 μm 的纤维可以完全被吞噬。一根长纤维可由两个或多个细胞同时吞噬。吞噬后大部分由黏液纤毛系统排出,部分经由淋巴系统廓清,有部分滞留于肺内,还有部分直而硬的纤维可穿过肺组织到达胸膜。

【病理改变与发病机制】

1. 病理改变 石棉肺的病变特点是肺间质弥漫性纤维化,胸膜增厚和胸膜斑形成。石棉肺的纤维化病变多在两肺下叶先出现,在血管、支气管周围和小叶间隔最明显。随着疾病进展,两肺切面出现粗细不等的灰白色弥漫性纤维化索条和网架,为石棉肺的典型特征。胸膜斑由玻璃样变的粗大胶原纤维束构成,相对无血管、无细胞,以壁层多见。胸膜斑呈乳白色或象牙色,表面光滑,它可以是接触石棉者的唯一病变,即并不伴有石棉肺。肺组织切片中可见石棉小体,长 10~300 μm,粗 1~5 μm,金黄色,典型者呈哑铃状、鼓槌状,分节或念珠样结构,铁反应阳性。

2. 发病机制 石棉肺的发病机制远较矽肺复杂,目前尚不清楚。主要有机械刺激学说和细胞毒性学说等。前者认为,由于石棉具有纤维性、坚韧性和多丝结构等物理特性,不仅可机械损伤和穿透呼吸细支气管和肺泡壁,侵入肺间质引起纤维化病变,而且可穿透脏胸膜,进入胸腔引起胸膜病变:胸膜斑、胸膜积液或间皮瘤。后者认为石棉具有细胞毒性,温石棉细胞毒性强于闪石类。当温石棉纤维与细胞膜接触后,其表面的镁离子及其正电荷与巨噬细胞膜性结构相互作用,形成离子通道,钾钠泵功能失调,细胞膜通透性增高和溶酶体酶释放,造成肺泡巨噬细胞崩解,引起肺组织纤维化。在肺泡巨噬细胞崩解过程中产生的氧自由基等对细胞膜的脂质过氧化作用也起重要作用。

【临床表现和诊断】

1. 症状和体征 石棉肺患者自觉症状出现比矽肺早,主要是咳嗽和呼吸困难。咳嗽一般为干咳或少许黏液性痰,难于咳出。呼吸困难起初出现于体力活动时,随着病情加重而明显。晚期患者在静息时也发生气急。若有持续性胸痛,首先要考虑的是肺癌和恶性间皮瘤。

石棉肺特征性的体征是双下肺出现捻发音,随病情加重,捻发音可扩展至中、上肺区,其声音也由细小变粗糙。晚期患者可有杵状指(趾)等体征,伴肺源性心脏病者,可有心肺功能不全症状和体征。

2. 肺功能 石棉肺患者由于肺间质弥漫性纤维化,严重损害肺功能,肺功能改变出现较早,往往在 X 线胸片尚未显示石棉肺影像之前,肺活量开始降低,并随病变发展,肺活量可见进行性降低和肺总量减少,残气量正常或略增加,弥散量降低。弥散量降低是早期发现石棉肺的最敏感指标之一。

3. X 线胸片变化 石棉肺主要的 X 线胸片改变是肺部不规则小阴影和胸膜变化。不规则小阴影是石棉肺 X 线表现的特征表现,也是石棉肺诊断分期的主要依据。早期多在两肺下区出现密集度较低的不规则形小阴影,随着病情进展而增多增粗,呈网状并逐渐扩展至中上肺区。胸膜斑多分布在双下肺侧胸壁 6~10 肋间,不累及肺尖和肋膈角,不发生粘连。斑影外缘与肋骨重合,内缘清晰,呈致密条状或不规则阴影。胸膜斑也可发生于膈胸膜和心包膜,但较少见。弥漫性胸膜增厚呈不规则阴影,中下肺区明显,有时可见到条、片或点状密度增高的胸膜钙化影。若纵隔胸膜增厚并与心包膜和肺组织纤维化交叉重叠导致心缘轮廓不清,即形成所谓"篷发状心"(shaggy heart),这是诊断三期石棉肺的重要指标之一。

4. 并发症　晚期石棉肺患者并发呼吸道及肺部感染较矽肺多见,但合并结核者比矽肺少,由于反复感染,往往可致心力衰竭。石棉肺患者并发肺心病的概率较矽肺患者多,且较为严重。肺癌和恶性间皮瘤是石棉肺的严重并发症。

石棉肺按《尘肺病诊断标准》(GBZ70-2009)进行诊断和分期。

【预防】　预防石棉肺及其有关疾病的关键在于从源头上消除石棉粉尘的危害,近年来一些发达国家已禁止使用石棉,并组织研制石棉代用品,发展中国家尽可能安全生产和使用温石棉。同时,对石棉作业工人要加强宣传吸烟的危害,说服他们戒烟。

二、石棉粉尘与肿瘤

石棉是公认的致癌物,石棉纤维在肺中沉积可导致肺癌和恶性间皮瘤。

1. 肺癌　石棉可致肺癌已由国际癌症研究中心(AIRC)确认。石棉接触者或石棉肺患者肺癌率显著增高。影响发生肺癌的因素是多方面的,如石棉粉尘接触量、石棉纤维类型、工种、吸烟习惯和肺内纤维化存在与否等。石棉诱发肺癌发病潜伏期一般是 15~20 年。不同类型石棉致癌作用不同,一般认为青石棉的致癌作用最强,其次是温石棉、铁石棉。

2. 间皮瘤　间皮瘤分良性和恶性两类,石棉接触与恶性间皮瘤有关,间皮瘤可发生于胸、腹膜,以胸膜最多见。间皮瘤的潜伏期多数为 15~40 年。恶性间皮瘤发生与接触石棉类型有关,致恶性间皮瘤强弱顺序为:青石棉>铁石棉>温石棉。石棉具有较强的致恶性间皮瘤潜能,可能与其纤维性状和多丝结构,容易断裂成巨大数量的微小纤维富集于胸膜有关。此外石棉纤维的耐久性和表面活性也是致癌的重要因素。

(田　琳)

第五节　其他粉尘所致尘肺

其他粉尘指除矽尘、煤尘和石棉粉尘以外,按现行国家职业病目录中可以引起尘肺病的其他矿物性粉尘(游离二氧化硅含量低于 10%,不含有毒物质),包括石墨粉尘、炭黑粉尘、滑石粉尘、云母粉尘、水泥粉尘、铸造粉尘、陶瓷粉尘、铝尘(铝、铝矾土、氧化铝)、电焊烟尘等粉尘。本节主要讲解由石墨粉尘、陶瓷粉尘、铝尘和电焊烟尘分别引起的石墨尘肺、陶工尘肺、铝尘肺和电焊工尘肺。

一、石墨尘肺

石墨尘肺(graphite pneumoconiosis)是指有石墨接触的工人长期吸入较高浓度石墨粉尘导致的肺部呈弥漫性纤维化和肺气肿病变的尘肺。石墨尘肺可分为两类:二氧化硅含量在 5% 以下的石墨粉尘所引起的尘肺为石墨肺;二氧化硅含量在 5% 以上的石墨粉尘所致的尘肺为石墨矽肺。石墨化学性质稳定,耐高温、耐酸碱,具有良好的导热、导电性,可塑性和黏着力强,抗腐蚀,这一系列的优良特性决定其工业用途广泛。

【接触机会】　石墨矿的开采、碎矿、浮选、烘干、筛粉和包装等各工序;以石墨作为原料制造各种石墨制品以及以石墨为添加剂的生产过程中都可接触到石墨粉尘。

【病理变化】　解剖观察胸膜表面有密集的、大小不等的斑点,呈黑色或灰黑色,触摸有软颗粒感。肺切面可见直径 0.3~3 mm 的石墨尘斑并有灶周肺气肿和广泛的肺间质增厚增宽。肺门淋巴结轻度增大和变硬呈黑色。镜下观察,早期在细支气管、肺泡、肺小血管周围有石墨尘和吞噬了石墨的肺巨噬细胞聚集,形成石墨尘尘细胞灶,灶周围常可见膨大的肺泡。晚期呈广泛肺弥漫间质纤维化,有时可见星形石墨小体,普鲁士蓝染色阳性。

【临床表现】 石墨尘肺发病工龄较长,一般在 15～20 年。早期症状多轻微,进展缓慢,可有咽部发干、咳嗽、咯黑色痰,劳动后有胸闷、气短等症状。晚期合并肺气肿和慢性气管炎等并发症时,症状和体征比较明显。常见并发症有慢性支气管炎、肺结核、支气管扩张和肺气肿等。

胸部 X 线表现,早期可在中、下肺区见到不规则的"s"小阴影和网状阴影,网状阴影的背景上还可见到 1～2 mm 的类圆形"p"小阴影,密度一般较低。

【诊断原则】 石墨尘肺的诊断依据有:①根据国家诊断标准 GB5906-86。②患者有长期接触石墨粉尘的职业史。③有咳黑色痰、胸闷气短和通气功能障碍等石墨尘肺的临床表现。④胸部 X 线表现出石墨尘肺的特征性改变。

二、陶工尘肺

陶工尘肺(pottery worker's pneumoconiosis)是陶瓷制造工人或瓷土采矿工人长期吸入大量陶土粉尘而引起的尘肺。陶瓷是把石英、黏土、长石、石膏等粉碎后,经配料、制坯、成品、干燥、修坯、施袖、烧制等工艺过程制成的各种器皿或材料,这种混合性陶工粉尘的游离二氧化硅含量差异较大,在 8.7%～65% 之间。

【接触机会】 陶瓷制作的原料准备,包括破碎、粉碎、过筛、下料、出料、烘干、装运、成型等工序都可接触到粉尘,不同工序的工人接触的粉尘性质和所含游离二氧化硅的量不一致。

【病理改变】 肉眼观察肺的体积变化不大,质地软,肺表面及切面散在灰褐色尘斑。镜下观察病灶多为星芒状或不整形的尘斑及混合性尘结节,位于呼吸性细支气管周围。胸膜肥厚主要以肺尖穿窿部改变较明显,表现为"肺尖帽症",右侧横裂叶间胸膜次之,两下胸膜亦常累及。

【临床表现】 陶工尘肺发病比较缓慢,平均发病工龄 25 年以上。临床症状较轻,早期有轻度咳嗽,少量咳痰,无并发症时不出现呼吸困难,体力劳动或爬坡时才感到胸闷、气短。晚期由于肺组织广泛的纤维化,肺循环阻力增加,患者不能平卧,呼吸困难,出现发绀和心慌等症状。但多数陶工尘肺患者临床无阳性体征。陶工尘肺中晚期患者易并发肺结核和肺部感染。

陶工尘肺 X 线胸片可见两肺多为不规则形弥漫性"s"型小阴影,最早出现在两肺中下区,粗细不等、长短不定,互相交织呈网状、蜂窝状。随病情进展,小阴影逐渐增多、致密,分布范围扩大至两肺中上肺野外带,可出现"t"影。晚期可见到大阴影,呈圆形、椭圆形或长条形,周边常有肺气肿。大阴影可由小阴影聚集融合形成,也可由斑点、条索状阴影融合而成。

【诊断原则】 陶工尘肺的诊断依据有:①根据国家诊断标准 GB5906-80。②长期在陶瓷行业的职业史。③由于陶工尘肺可表现为多种尘肺,因此应根据其职业史结合特定的尘肺的临床表现来判定。④胸部 X 线表现与临床判定的尘肺相符的特征性改变。

三、铝尘肺

铝尘肺(aluminosis)是指因长期吸入较高浓度金属铝尘或氧化铝粉尘所致的尘肺。金属铝及其合金的比重轻、强度大,作为轻型结构材料被广泛应用。

【接触机会】 工业生产中工人接触的铝尘包括两类:①在冶炼铝和生产铝粉等过程中产生的金属铝和氧化铝粉尘。②熔炼铝矾土矿时产生的烟气。

【病理改变】 以肺部弥漫性间质纤维化和细胞增生的肉芽肿性小结节形成为主。铝尘在肺内分布以肺门部最多,肺尖部较少,肺底部最少。肉眼观察两肺大小正常或略小,表面呈灰黑色,质地坚硬,重量增加,胸膜可广泛增厚,切面散在境界不清的黑色斑点、尘灶、纤维索条和纤维块。

显微镜下可见弥漫性间质纤维化,铝尘大量沉着在肺泡、终末细支气管壁、呼吸性细支气管及所属肺泡间隔,形成许多小尘灶,尘灶周围可有程度不同的纤维化,管腔和所属的肺泡腔扩张,形成小叶中心性肺气肿。

【临床表现】 铝尘肺发病工龄多在 10~32 年,平均 24 年。患者早期症状较轻,主要表现为咳嗽、气短、胸痛、胸闷,也可有倦怠、乏力,少数患者可有呼吸音减弱。当晚期或有合并症时,可闻及干湿啰音。有肺通气功能障碍,重症病例可并发自发性气胸、呼吸衰竭。长期铝尘接触可对鼻黏膜产生机械性和化学性刺激,引起鼻腔干燥、鼻毛脱落、鼻黏膜和咽部充血、鼻甲肥大。铝尘肺晚期病人易并发肺气肿、肺结核和肺部感染。

铝尘肺 X 线胸片可见两肺中下区较细的不规则形小阴影,呈网状或蜂窝状,分布广泛均匀,网格宽度均在 1.5 mm 以下。可见到密度较低的圆形小阴影,多为"p"型,境界清晰但不锐利。随病情进展,小阴影增多,融合团块,可分布到全肺,肺纹理紊乱,扭曲变形。Ⅲ期患者可在上、中肺野见到大阴影。

【诊断原则】 铝尘肺的诊断依据有:①根据国家诊断标准 GB5906-86。②长期接触铝粉尘或者氧化铝粉尘的职业史。③铝尘肺的典型症状,如轻度咳嗽、胸痛、气短以及鼻腔干燥,鼻毛脱落等。④胸部 X 线表现出铝尘肺的特征性改变。

四、电焊工尘肺

电焊工尘肺(welder's pneumoconiosis)是电焊作业工人长期吸入高浓度的电焊烟尘而引起的以肺组织慢性纤维增生损害为主的一种尘肺。焊接烟尘是焊接作业时,在电弧高温作用下,焊芯、药皮、焊接母材发生复杂的冶金反应,生成以氧化铁、二氧化硅、氟化物、臭氧和氮氧化物等为主的烟尘或气溶胶。

【接触机会】 电焊作业中易接触焊尘。焊接作业种类繁多,主要有自动埋弧焊、气体保护焊、手工电弧焊等,其中以手工电弧焊应用普遍。

【病理改变】 肉眼观察两肺表面呈灰黑色,体积增大,重量增加,弹性降低;肺内可见散在的大小不等的尘灶,呈不规则形或星芒状,少数呈类圆形。尘灶呈棕褐色,经铁染色呈深蓝色强阳性反应,证明主要是氧化铁尘粒。常有局限性胸膜增厚及肺气肿。显微镜下见两肺散在 1~3 mm 黑色尘斑或结节,常伴有灶周肺气肿。尘斑由大量尘巨噬细胞及少数单核细胞构成,间有少许胶原纤维。尘斑分布在肺泡腔、肺泡间隔、呼吸性细支气管和血管周围。后期逐渐增大呈结节状,一般 2~5 mm,其中粉尘较少,胶原纤维成分较多。

【临床表现】 焊接烟尘对健康危害主要是引起呼吸系统黏膜刺激、炎症、尘肺和中毒作用。发病工龄多在 15~20 年,但在通风不良、焊尘浓度较高的环境中工作,3~5 年也可发病。患者临床症状轻微,主要表现为胸闷、胸痛、咳嗽、气短等。在 X 线胸片已有改变时,仍可无明显自觉症状和体征。早期肺功能检查基本正常,并发肺气肿等病变时,肺功能才相应降低。并发症有慢性支气管炎、肺气肿、肺结核、肺炎和肺癌。

电焊工尘肺 X 线胸片表现早期以"s"型不规则形小阴影为主,多分布于两肺中、下区。圆形小阴影出现较晚,以"p"型影为主在两肺中下肺区分布,密集程度低。随病情发展,密集度逐渐增加,个别晚期病例出现大阴影。晚期可出现胸膜的肥厚粘连。脱离作业后,很少有进展。

【诊断原则】 电焊工尘肺的诊断依据有:①结合国家诊断标准 GB5906-86。②有长期从事电焊作业的工作史。③有电焊工尘肺的典型症状,如:轻度咽干、鼻干、轻度干咳等,有并发症时症状加重。④部分患者血清铁含量增高,血清铜蓝蛋白和血清蛋白电泳中丙球蛋白比例增高。⑤胸部 X 线表现出电焊工尘肺的特征性改变。

(高宏生,常秀丽)

第六节 有机粉尘及其健康危害

有机粉尘(organic dust)是指在空气中飘浮的有机物微粒,按其来源可分为植物性粉尘、动物性粉尘和人工合成有机粉尘。植物性粉尘接触常见于棉麻、茶叶、木材、蔗糖、烟草、谷物加工以及菌类种植加工等行业;动物性粉尘接触常在动物皮毛、毛纺、羽毛、骨质、蚕丝等加工过程及动物饲养、屠宰中产生;人工合成有机粉尘接触可见于有机染料、塑料、合成橡胶、合成树脂、合成纤维等生产、储运及使用过程中。有机粉尘可引起多种肺部疾患,如棉尘病、外源性变应性肺泡炎、有机粉尘毒性综合征、支气管哮喘、慢性阻塞性肺疾病、单纯性非特异性呼吸道刺激等,还可以与其他致病因素共同作用引起混合型尘肺和肿瘤。有机粉尘中常夹杂有游离型二氧化硅、各种微生物、聚合物单体等物质,这些可增加有机粉尘对人体的危害作用。

一、棉尘病

棉尘病(byssinosis)是接触棉、麻、软大麻等植物性粉尘后引发的一系列呼吸系统症状(支气管痉挛而出现特征性的胸部紧束感、气急、咳嗽,并有急性通气功能下降的呼吸道阻塞性疾病)。棉尘病也称棉尘肺或棉尘症,最初在周末休息后再工作时发生,故又称"星期一症状",另外长期接触后在其他工作日也可发生。

【病因】 棉尘病的病因尚不完全清楚,可能是多种因素的联合作用。棉麻、亚麻尘、软麻尘可引起棉尘病,棉尘中除棉纤维外含有的棉花托叶及其他植物碎片及微生物都可能对棉尘病的发生有一定影响。

【临床表现】 特征性临床表现为典型的胸部紧束感或气短和呼吸道刺激症状。患者在休息24 h或48 h后,第一天上班(星期一)后,产生胸部紧束感、气急或咳嗽、发热、畏寒、恶心、乏力等症状,多在工作的第二天后症状减轻乃至消失。接尘工人发病工龄一般在10年以上,但如果所接触粉尘浓度较高并且棉质较差,可在4年左右发病。随工龄延长,发病逐渐频繁,持续时间延长,症状逐渐加重,特别在接触有机粉尘10~20年后,发病变得更为频繁,以至每天工作后均可出现症状,并有咳嗽及咳痰等呼吸道刺激症状。晚期可出现慢性气道阻塞性症状、支气管炎、支气管扩张及肺气肿,甚至导致右心衰竭。肺通气功能明显受损,特征是工休后的第一个工作班时,第一秒用力肺活量($FEV_{1.0}$)班后测定值较班前低,即肺功能明显下降,早期这种下降是可逆的。吸烟可加重棉尘对呼吸功能的影响。棉尘病的胸部 X 线检查无特殊改变。

【诊断】 根据《棉尘病诊断标准》(GBZ56-2002),棉尘病须与非职业性的慢性阻塞性肺疾病、支气管哮喘、心源性哮喘、尘肺或其他间质性肺病等相鉴别,其诊断分级要点为:①观察对象:偶尔有胸部紧束感和(或)胸闷、气短等特征性呼吸系统症状,出现 $FEV_{1.0}$ 下降,但工作班后与班前比较下降幅度不超过10%;②棉尘病Ⅰ级:经常出现的公休后第一天或工作周内几天内胸部紧束感和(或)胸闷、气短等特征性的呼吸系统症状,$FEV_{1.0}$ 班后与班前比较下降10%以上;③棉尘病Ⅱ级:呼吸系统症状持续加重,并伴有慢性肺通气功能损害,$FEV_{1.0}$ 或用力肺活量(FVC)小于预计值80%。

【处理及预防对策】 患者以对症治疗为主,按阻塞性呼吸系统疾病处理。反复发作者应调离原岗位。观察对象应定期做健康检查,观察病情变化;棉尘病Ⅰ级患者应进行对症治疗,必要时调离粉尘作业;棉尘病Ⅱ级应调离棉、麻等粉尘作业,并进行对症治疗。控制生产场所棉尘浓度是防止棉尘病的关键,注意棉花应储存在干燥地方,以防污染。此外,健康监护作为二级预防也十分重要,加强对接触棉尘的职业人群定期体检;同时对新工人进行就业前体检,有慢性呼吸系统疾病的人不宜从事此类工作。接尘工龄在10~20年工人应作为健康监护的重点对象。

二、职业性变态反应性肺泡炎

职业性变态反应性肺泡炎(occupational allergic alveolitis，OAA)是在职业活动中吸入被霉菌、细菌或血清蛋白污染的有机粉尘而引起的可逆性间质肉芽肿性肺炎，也称过敏性肺炎，长期反复发作，可导致不可逆行病变。该组疾病包括农民肺、甘蔗肺、蘑菇肺、鸟饲养工肺等，其中以"农民肺"较为常见。农民肺(farmer's lung)属于职业性的外源性变态反应性肺泡炎。主要发生在饲料(枯草和粮谷)粉碎工，尤其在粉碎霉变的草料和粮谷工人中多见。本病在欧美地区较为常见，据报道其发病率在英国为 $2.3\%\sim8.6\%$，美国为 $0.4\%\sim3.0\%$。根据 1999 年对湖北省洪湖县农民和城镇居民抽样调查结果，农民肺的发病率为 5.3%。

【病因及发病机制】 主要致病原是吸入含嗜热性放线菌孢子的霉变枯草粉尘。本病发病机制目前认为是Ⅲ型、Ⅳ型变态反应的共同作用。本病共同的特征性病理改变为免疫介导下肺组织间质细胞浸润和肉芽肿形成。

【临床表现】 从接触至出现畏寒、发热、呼吸急促，常相隔 $4\sim8$ h，有时伴有干咳。$2\sim3$ 天后症状自行消失。除呼吸系统症状外，常有明显的全身症状。X 线胸片、肺功能检查和血清学试验可有异常表现和阳性结果。相当一部分患者表现为亚急性，接触致病原 $2\sim3$ 个月后，急性症状反复发作，症状加重，X 线胸片可见粟粒状阴影。持续接触若干年后，则产生不可逆的肺组织纤维化增生，伴有肺气肿和支气管扩张，X 线胸片上可见蜂窝状表现。肺功能出现改变，患者丧失劳动能力。

【诊断】 化验检查患者血清大多含有血清沉淀素抗体，可作为近期接触指标。我国《职业性急性变态反应性肺泡炎诊断标准》(GBZ60－2002)，诊断及分级标准为：①接触反应，吸入变应原 $4\sim8$ h 后出现畏寒、发热、咳嗽、胸闷、气急，胸部 X 线检查未见实质性改变，上述症状可在脱离接触后 1 周内消退；②轻度，有中、重度的咳嗽，伴有胸闷、气急、畏寒、发热；两下肺可闻及捻发音；胸部 X 线检查除见双肺纹理增强，并有 $1\sim5$ mm 大小的边缘模糊、密度较低的点状阴影，其病变范围不超过 2 个肺区；血清沉淀反应可阳性；③重度，上述临床表现加重，体力减轻、乏力；胸部捻发音增多；X 线胸片显示由斑片状阴影，分布范围超过 2 个肺区，或融合成大片模糊阴影。血清沉淀反应可阳性。

【处理及预防对策】 接触反应者应暂时脱离现场，进行必要的检查及处理，并密切观察 $24\sim72$ h；轻度患者应暂时脱离接触致病原，对症给予止咳、平喘、吸氧等处理，并给予适量糖皮质激素治疗，检查肺部体征和胸部 X 线显示的变化；重度患者应卧床休息，并尽早使用糖皮质激素治疗。预防对策主要是：①防止枯草堆霉变，堆放前应充分晒干，堆放于地势高处，并保持堆内良好通风，防止进水，使草堆内保持干燥不热；②加强个人防护，佩带滤过效率高的防尘口罩；③建立卫生监督制度，及时了解枯草质量，测定枯草作业场所中粉尘的浓度和霉菌、嗜热放线菌污染程度。对接触者进行定期体检和健康教育。

三、有机粉尘毒性综合征

有机粉尘毒性综合征(organic dust toxic syndrome，ODTS)是短时间暴露高浓度含有革兰阴性细菌及其内毒素的有机粉尘，引起非感染性呼吸系统炎症，表现为流感样症状，出现发热、发冷、干咳、关节痛、头痛等，也叫枯草热或谷物热。

【发病机制】 由于过多接触霉菌孢子及放线菌后，引起肺泡巨噬细胞的过度反应，并释放急性反应性介质，如白细胞介素-1。又由于补体、血小板活性因子、白三烯等介质的作用，导致急性炎症反应，并且多为急性非肉芽肿性炎症。

【临床表现】 该病一般多发生于秋季。接触有机粉尘后 $4\sim6$ h 一般会发生发冷、发热、肌肉关节酸痛、乏力、头痛、咳嗽、胸闷等症状。多数患者血清中沉淀素样抗体阴性。患者气道反应性较高,暴露粉尘浓度较高时可见班后肺通气功能较班前下降。

【诊断与处理】　根据暴露史和临床症状进行诊断。暴露后当天下午发病,出现类似流感样症状,发热,体温一般在 37～38℃,或体温更高,出现寒战等。可有一过性血白细胞增高。肺通气功能轻度下降,胸部 X 线正常。以往有类似接触史及病史可支持诊断。一般症状 1～2 天自愈,症状较重可对症治疗,一般不需要抗生素或激素治疗。

【预防】　与其他粉尘的预防一样,首先应做好防尘工作,用工程技术措施消除或降低粉尘浓度,是预防的根本的措施。生产性粉尘综合治理八字方针为"革、水、密、风、护、管、教、查",对有机粉尘危害预防具有一定指导作用。首先,建立防尘设备的管理和维修制度,并定期测定生产环境中有机粉尘浓度,以便了解是否符合国家规定的卫生标准,同时进行评估,并采取相应的有效措施。其次,注意有机物质的贮存条件,防止发生霉变或嗜热性放线菌的滋生,造成污染。工作时要注意个人防护和个人卫生。另外,对作业工人应定期进行体格检查,特异过敏体质的人不宜从事某些有机粉尘的作业,有哮喘史、粉尘性肺部疾患反复发作史的人应考虑调离,同时还要宣传鼓励接触人群戒烟。

(高宏生,常秀丽)

第三章
物理因素所致职业病

在生产环境中,常见的物理因素有气象条件、噪声和振动、电磁辐射等。与化学因素相比,物理因素有一些特点:在正常情况下,是人体生理活动所必需的,如气温、可见光等。预防的原则不是消除或代替,而是将其控制在安全接触范围之内。

第一节 气象条件

高、低温和异常气压下的作业均属于不良气象条件下从事的劳动。气象因素可来自于自然环境或人为的生产环境,它包括气温、气湿、气流、气压和热辐射。讨论不同作业时,对各自的气象条件有所侧重。

一、高温作业

高温作业系指工作地点有生产性热源,当实际出现本地区夏季室外通风计算温度时,工作地点的气温高于室外 2℃ 或 2℃ 以上的作业。一般也将生产性热源散热量大于 23 W/m³ 的车间称为高温车间。我国新标准称,高温作业为工作地点平均 WBGT≥25℃ 的作业。高温作业尚缺乏科学的定义。美国 ACGIH 避开定义,而强调环境和机体是否存在过度的热负荷和热应激,若是,则必须改善劳动条件。

1. **高温生产环境中的气象条件** 工作地点或车间的气象条件,也称微小气候(micro climate),包括下列气象因素。

(1) 气温:主要取决于大气温度,还受太阳辐射、生产中的热源和人体散热的影响。

(2) 气湿:生产环境的气湿以相对湿度表示,相对湿度大于 80% 为高气湿,小于 30% 为低气湿。

(3) 气流:生产环境空气的流动,除受自然界风力的影响外,主要与厂房中的热源有关,其速度以 m/s 表示。

(4) 热辐射:主要指红外线,亦包括部分可见光。太阳、生产环境中各种熔炉、燃烧的火焰和熔化的金属等热源均能放出大量的热辐射。①正辐射:周围物体表面温度超过人体表面温度,向人体发放热辐射,使人体受热,称正辐射。②负辐射:周围物体表面温度低于人体表面温度,人体表面则向周围物体辐射散热,称负辐射。

热辐射能量主要取决于辐射源的温度和表面积,热源温度愈高,表面积愈大,辐射能量愈大。热辐射强度以每分钟每平方厘米表面接受多少焦耳热量表示[J/(cm² · min)]。

2. **高温作业类型** 高温作业按其气象条件的特点可分为 3 个基本类型:①高温、强热辐射作业,如冶金工业的炼焦、炼铁和轧钢车间,气象特点是气温高、热辐射强度大,而相对湿度低,为干热环境。②高温、高湿作业,其气象特点是高气温、高气湿,而辐射强度不大。例如:印染、缫丝、造纸工业,潮湿的深矿井,为湿热环境。③夏季露天作业,夏季露天从事农田劳动、建筑、搬运等作业。露天作业中的热辐射持续时间较长,加之中午前后气温升高,形成高温、强辐射的作业环境。

3. 高温作业对机体生理功能的影响　高温作业时,机体出现一系列生理功能改变,主要为体温调节、水盐代谢、循环系统、消化系统、神经系统、泌尿系统等方面的适应性变化。超过一定限度,则可产生不良影响。

(1) 体温调节:机体与环境的热交换可以热平衡公式表示:

$$S = M - E \pm R \pm C_1 \pm C_2$$

其中,S 为热蓄积的变化,M 为代谢产热,E 为蒸发散热,R 为经辐射的获热或散热,C_1 为对流的获热或散热,C_2 为传导的获热或散热。辐射热总是由热的物体传向温度较低的物体,但不加热其周围的空气。人体经对流将热传给空气分子,气温过高时则相反。人体通过蒸发将热传给水分子。风(气流)大可加强对流和蒸发。传导则为热由一个物体直接传给另一物体。通过上述几种方式,人体与环境不断进行热交换使中心体温保持在 37℃,其正常变动范围很窄,热蓄积的变化几乎为零。

在高温环境劳动时,人的体温调节受气象条件和劳动强度的共同影响。气象诸因素中,气温和热辐射起主要作用。气温以对流作用于人的体表,经血液循环使全身加热;热辐射则直接加热机体深部组织。生产活动时,随劳动强度的增加和劳动时间延长,代谢产热量不断增加。这些内外环境的热负荷(heat stress)使机体获热。当中心血液温度增高时,热敏感的下丘脑神经元发放冲动增多,导致皮肤血管扩张,皮肤出汗。大量血液携带热由内脏流向体表,热在皮肤经对流和蒸发散去,维持正常体温。若环境温度高于皮肤温度(皮肤温度平均为 35℃),机体只能通过蒸发途径散热,湿热环境又可降低蒸发散热的效率。从环境受热和劳动代谢产热明显超过散热时,机体会蓄热,体温可能上移并稳定在较高的平衡点上(如中心体温 39℃,中心体温 38℃是高温作业工人生理应激的上限值。),此时机体处于高度的热应激(heat strain)状态。如果热接触是间断的,体内蓄热可在间期内散发出去而缓解热应激。蓄热过量,超过体温调节能力,可出现过热(hyperthermia)而发生中暑。

(2) 水盐代谢:环境温度愈高,劳动强度愈大,人体出汗则愈多。汗液的有效蒸发率在干热有风的环境中高达 80% 以上,散热良好。但在湿热风小的环境,有效蒸发率则经常不足 50%,汗液难于蒸发,往往成汗珠淌下,不利于散热。皮肤潮湿、角质溃汗而膨胀,阻碍汗腺孔的正常作用,使更多地淌汗。高温工人一个工作日出汗量可达 3 000～4 000 g,经汗排出盐达 20～25 g,故大量出汗可致水盐代谢障碍。出汗量是高温工人受热程度和劳动强度的综合指标,一个工作日出汗量 6 L 为生理最高限度,失水不应超过体重的 1.5%。

(3) 循环系统:高温环境下从事体力劳动时,心脏要向高度扩张的皮肤血管网输送大量血液,以便有效地散热;又要向工作肌输送足够的血液,以保证工作肌的活动,且要维持适当的血压。另一方面,由于出汗丧失大量水分和体液转移至肌肉而使有效血容量减少。这种供求矛盾使得循环系统处于高度应激状态,可能导致热衰竭。老工人可出现心脏代偿性肥大。

(4) 消化系统:高温作业时,消化液分泌减弱,消化酶活性和胃液酸度(游离酸与总酸)降低。胃肠道的收缩和蠕动减弱,吸收和排空速度减慢。唾液分泌也明显减少,淀粉酶活性降低。这可引起食欲减退和消化不良,胃肠道疾患增多。

(5) 神经系统:高温作业可使中枢神经系统出现抑制,肌肉工作能力低下,机体产热量下降,负荷得以减轻。这可看作是保护性反应,但此间易导致事故。

(6) 泌尿系统:高温作业时,大量水分经汗腺排出,肾血流量和肾小球过滤率下降,经肾脏排出的尿液大量减少,有时达 85%～90%。如不及时补充水分,由于血液浓缩使肾脏负担加重,可致肾功能不全,尿中出现蛋白、红细胞、管型等。

4. **热适应**(heat acclimatization)　人在热环境下工作一段时间后对热负荷产生适应的现象。在高温环境工作数周,机体即可产生热适应,表现为体温和心率下降,出汗量增加而汗液电解质减少。离开高温1周后,可脱适应。不能因为适应而放松防暑降温。

5. **中暑**　这是高温环境下由于热平衡和(或)水盐代谢紊乱等而引起的一种以中枢神经系统和(或)心血管系统障碍为主要表现的急性热致疾病(acute heat illness)。按其发病机制可分为热射病(heat stroke)、热痉挛(heat cramp)和热衰竭(heat exhaustion)3种类型。这种分类是相对的,临床上难于区分,常为混合型。

【**致病因素**】　环境温度过高、劳动强度过大、劳动时间过长是中暑的主要致病因素。过度疲劳、睡眠不足、肥胖、体弱、老年、尚未产生热适应等易诱发中暑。

【**发病机制与临床表现**】　①热射病,本病是中暑最严重的一种,病情危急,病死率高。一般认为是由于机体产热与获热超过散热,引起体内蓄热,体温调节机制紊乱所致。临床表现的特点为高热及中枢神经系统症状。开始时大量出汗,以后出现"无汗",并伴有皮肤干热发红。多数病例骤起昏迷,肛温在41℃以上。②热痉挛,这是水和电解质平衡失调所致。由于大量出汗,引起缺水、缺盐而发生肌痉挛伴有收缩痛。痉挛以四肢、咀嚼肌及腹肌等经常活动的肌肉为多见,尤以腓肠肌为最。体温多正常,患者神志清醒。③热衰竭,多认为在高温、高湿环境下,皮肤血流增加不伴有内脏血管收缩或血容量相应的增加,不足以有效代偿,导致脑暂时供血减少而晕厥。一般起病迅速,先有头昏、头痛、心悸、恶心、呕吐、皮肤湿冷、面色苍白,血压短暂下降、继而晕厥。体温不高或稍高。通常休息片刻即可清醒,一般不引起循环衰竭。

【**诊断**】　职业性中暑,按临床症状的轻重,分为轻症中暑和重症中暑。①轻症中暑:出现下列情况之一者,诊断为轻症中暑。a. 头昏、胸闷、心悸、面色潮红、皮肤灼热;b. 有呼吸与循环衰竭的早期症状,大量出汗、面色苍白、血压下降、脉搏细弱而快;c. 肛温升高达38.5℃以上。②重症中暑:凡出现热射病、热痉挛或热衰竭的主要临床表现之一者,可诊断为重症中暑。

【**治疗**】　①轻症中暑,应使患者迅速脱离高温作业环境,到通风良好的阴凉处安静休息,给予含盐清凉饮料。②重症中暑,迅速送入医院抢救。治疗原则是降低过高的体温,纠正水、电解质紊乱和促使酸碱平衡,积极防治休克、脑水肿等。

6. **高温作业卫生标准**　我国早期的卫生标准以车间内外温差规定了夏季车间工作地点的容许气温。高温作业时,人体与环境的热平衡既受气象因素,又受劳动代谢产热的影响。卫生标准应以机体热应激不超出生理范围(例如,直肠体温≤38℃)为依据,对气象诸因素及劳动强度做出相应的规定。现行标准采用湿球黑球温度指数(wet bulb globe temperature index, WBGT)为指标,还考虑体力劳动强度及高温接触时间率(表4-3-1)。

表4-3-1　高温工作场所不同体力劳动强度 WBGT 限值(℃)

接触时间率	体力劳动强度			
	Ⅰ	Ⅱ	Ⅲ	Ⅳ
100%	30	28	26	25
75%	31	29	28	26
50%	32	30	29	28
25%	33	32	31	30

注:夏季室外通风计算温度≥30℃的地区,表中 WBGT 相应增加1℃。

7. **防暑降温措施**

(1) 技术措施:①合理设计工艺流程,改进生产设备和操作方法,是改善高温作业劳动条件的根本措施。工艺设计应使工人远离热源,同时采取必要的隔热降温措施。热源的布置应符合下列要求:布置在车间外面;采用热压为主的自然通风时,布置在天窗下面;采用穿堂风为主的自然通风时,布置在夏季主导风向的下风侧;要便于对热源采取隔热措施等。②隔热是控制热辐射的重要措施。可以利用水或导热系数小的材料进行隔热,其中尤以水的隔热效果最好,因水的比热大,能最大限度地吸收辐射热。③通风降温可采用:自然通风(natural ventilation),高温车间应专门设计,相当的高度,特殊的门窗,充分利用热压和风压的作用,一小时内换气 30~50 次以上,才能使余热及时排出;机械通风(mechanical ventilation),在自然通风不能满足降温的需要时,可采用机械通风。

(2) 保健措施:①供给饮料和补充营养,高温作业工人应补充与出汗量相等的水分和盐分。供给含盐饮料,一般每人每天供水 3~5 L,盐 20 g 左右。高温工人膳食总热量应比普通工人高,最好达到 12 600~13 860 kJ。蛋白质应适当增加,占总热量的 14%~15%为宜。②个人防护,高温作业工人的工作服,应耐热、导热系数小且透气性好。防止辐射热,可用白帆布工作服。按不同作业的需要,供给工作帽、防护眼镜、面罩、手套、鞋套、护腿等个人防护用品。③加强医疗预防工作,对高温作业工人应进行就业前和入暑前体格检查。

(3) 组织措施:我国防暑降温的卫生技术措施,已有较成熟的经验,关键在于加强领导,严格遵照卫生标准和《防暑降温措施暂行办法》,做好防暑降温工作。应适当调整夏季高温作业作息制度。

二、低温作业

1. 低温作业对机体的影响

(1) 体温调节:寒冷刺激皮肤冷觉感受器发放神经冲动到脊髓和下丘脑,反射性引起皮肤血管收缩,寒战、立毛及动用储存的脂肪和糖。这使得机体散发到环境的热减少,同时代谢产热增加,维持体温恒定。如果在寒冷环境下时间过长,超过适应能力,体温调节发生障碍,则体温降低。

(2) 中枢神经系统:在低温下,脑内高能磷酸化合物的代谢降低。此时,可出现神经兴奋性降低和传导能力减弱,出现痛觉迟钝和嗜睡状态。

(3) 心血管系统:低温作用初期,心输出量增加;后期则心率减慢、心输出量减少。体温过低并不影响心肌收缩力,但导致心脏传导系统障碍。长时间低温作用下,可导致循环血量、白细胞和血小板减少,而凝血时间延长、并出现血糖降低。

(4) 体温过低:一般将中心体温 35℃ 或以下称为体温过低(hypothermia)。体温 35℃ 时,寒颤达到最大程度,体温再下降,寒颤则停止,且出现系列临床症状和体征。在寒冷环境中,大量血液由外周流向内脏器官,中心和外周之间形成很大的温度梯度,所以中心体温尚未过低时,可出现四肢或面部的局部冻伤。

2. 防寒保暖措施 应按《工业企业设计卫生标准》和《采暖、通风和空气调节设计规范》的规定,做好防寒保暖。御寒服装材料应具有导热性小、吸湿和透气性强等特性。例如,衣服浸湿,须及时烘干、更换;禁止饮酒,乙醇使血管扩张,减少寒颤,增加散热而诱发体温过低;注意锻炼和增加营养,提高耐寒能力。

三、异常气压

有时需在异常气压下工作,如在高气压下的潜水或潜涵(沉箱)作业,低气压下的高空或高原作业。

(一) 高气压

1. **高气压下进行的作业** ①潜水作业：水下施工、打捞沉船等均采用潜水作业。潜水员每下沉 10.3 米，可增加一个大气压，称附加压；附加压与水面大气压之和为总压，称绝对压。潜水员在水下工作，需穿特制潜水服，并通过一条导管将压缩空气进入潜水服内，使其压力等于从水面到潜水员作业点的绝对压。②潜涵作业：如建桥墩时，采用的潜涵逐渐下沉，到一定深度，需注入等于或大于水下压力的高压空气，使水不进入潜涵。在各种加压舱场所的工作，也可能发生减压病。另外，飞行员快速升高到万米高空，若机舱不密封，使气压在短时间降低，可发生航空减压病。

2. **高气压对机体的影响** 健康人可承受 3~4 个大气压，超过此限度，将对机体产生不良影响。在外界气压升高时，外耳道受压力大，鼓膜内陷，有耳充塞感、耳鸣及头晕等症状，甚至可压破鼓膜。在高气压下，可发生神经系统和循环系统功能改变。不超过 7 个大气压时，高的氧分压引起心脏收缩节律恶化，外周血流速度减慢；超过 7 个大气压时，主要表现为氮的麻醉作用，呈酒醉样、意识模糊、幻觉等。

3. **减压病** 减压病为在高气压下工作一定时间后，在转向正常气压时，因减压过速所致的职业病。此时人体组织和血液中产生气泡，造成血液循环障碍和组织损伤。

【发病机制】 人在高气压工作时，必须呼吸压力与该气压相等的高压空气才能维持正常呼吸。在高气压情况下，空气各组分的分压都相应升高，经呼吸进入血液，其中大部分氧和二氧化碳迅速与血红蛋白结合，少量以物理状态溶于体液；而氮则溶解于体液中。气压越高，停留时间越长，体内溶解的氮越多。氮在不同组织中的溶解度不同，脂肪中溶解度比血液高 4 倍，因此氮多集中在脂肪及神经组织中。

从高气压环境转向正常气压时，如果准确执行操作规程，分段脱离高气压环境，则体内溶解的氮可由组织中缓慢释放而进入血液，并经肺脏呼出，不产生不良影响。如果减压过快，氮由溶解状态迅速变成气泡，游离于组织和血液中，造成机体损害。在脂肪少、血管分布较多的组织中，气泡多在血管内造成栓塞；在脂肪多、血管分布较少的组织中，气泡多集聚在血管壁外，产生压迫症状。此外，由于血管内外气栓继续形成，引起组织缺氧及组织损伤，可使细胞释放出钾离子、肽、组织胺类物质及蛋白水解酶等。后者可刺激产生组织胺及 5-羟色胺，导致血管平滑肌麻痹，使微循环血管阻塞，进一步减低组织中氮的脱饱和速度。因此，减压病的原发因素是气泡，在其他许多理化因素与之相互作用下，继发引起一系列生理生化反应，使减压病的临床表现更为复杂。

【临床表现】 急性减压病大多在数小时内发病，减压后 1 h 内发病占 85%，6 h 内占 99%，6~36 h 发病者仅占 1%。一般减压越快，症状出现越早，病情越严重。①皮肤：出现较早、较多的症状为奇痒，搔之如隔靴搔痒，并有灼热感、蚁走感和出汗。这是由于气泡对皮下感觉神经末梢直接刺激所致。若皮下血管有气栓，可出现发绀，呈大理石样斑纹。此外，还可发生水肿或皮下气肿。②肌肉、关节、骨骼系统：气泡形成于肌肉、关节、骨膜等处，可引起疼痛。关节痛为减压病常见症状，约占病例数的 90%。轻者表现为酸痛，重者可出现跳动样、针刺样、撕裂样剧痛，迫使患者关节呈半屈曲状态，称"屈肢症"。可产生减压性或无菌性骨坏死。此外，还可发生神经系统、循环呼吸系统乃至消化系统的损伤和症状。

【诊断】 主要依据职业史、症状及体征，参照国家标准进行诊断。减压病分为急性减压病和减压性骨坏死。

【处理原则】 对减压病的唯一根治手段是消除气泡，及时加压治疗。将患者送入特制的加压舱内，升高舱内气压到一定程度，停留一定时间，待患者症状消失后，再逐渐减至常压。出舱后，观察 6~24 h。

【预防】 ①技术革新,可采用管柱钻孔法代替潜涵,使工人在水面上工作。②安全卫生教育,潜水员严格遵守减压规程。③遵守潜水作业制度,潜水技术、供气和医务三者相互协调。④保健措施,防止过劳,严禁饮酒,加强营养。工作时注意防寒。

(二) 低气压

1. **低气压下进行的作业** 高空、高山与高原均属低气压环境。高山与高原系指海拔在3 000 m以上的地点,海拔愈高,氧分压愈低。在高海拔作业,还会遇到强烈的紫外线和红外线,日温差大、温湿度低、气候多变等不利条件。

2. **低气压对机体的影响** 大气氧分压过低,直接影响到肺泡气体交换功能。在高原地区,由于低氧刺激外周化学感受器,大多数人肺通气量增加,心率增加。部分人血压升高,并见血浆和尿中儿茶酚胺水平增高。适应后,心脏每搏输出量增加,大部分人血压正常。肺泡低氧引起肺小动脉和微动脉的收缩,造成肺动脉高压,且随海拔升高而增高,可导致右心室肥大。红细胞和血红蛋白有随海拔升高而增多的趋势。红细胞压积的均值、血液比重和血液黏滞性也增加,后者也是加重右心室负担的因素。此外,初登高原者常见腹胀、腹泻、上腹疼痛等症状。轻度缺氧,可使神经兴奋性增高,反射增强,但随海拔继续升高,则反应性下降。另外,在低氧环境1～3个月,机体逐渐过渡到适应状态,称之为习服(acclimatization)。

(三) 高原病

本病又称高山病或高原适应不全症。据1982年在西宁召开的"高原医学学术讨论会"的意见,以高原病为正式命名。首先按发病急缓,分为急性高原病和慢性高原病两大类。

【临床表现】 急性高原病,分3型:①急性高原反应,短时间内进入3 000 m以上高原,在3 050 m时,以头痛为主,约占30%。在进入海拔4 000 m以上唐古拉山区的筑路工中,有90%以上发生缺氧症状。表现为头痛、头晕、目眩、心悸、气短,重者食欲减退、恶心、失眠、疲乏、腹胀、胸闷、发绀、面部水肿等。登山队员中,视网膜出血发生率为3%～60%。高原反应多发生在登高后24 h内,大多经4～6天症状消失。②高原肺水肿,多发生在海拔4 000 m以上,也有在海拔2 500 m发病者。常在登山后24～60 h内发病,多为未经习服的登山者。严重者有干咳、发绀、多量血性泡沫痰、呼吸极度困难、胸痛、烦躁不安。两肺广泛性湿啰音。X线检查见两肺中、下部密度较淡,云絮状阴影。③高原脑水肿,发病急,一般发生在4 000 m以上,多为未经习服的初登山者。发病率低,但病死率高。缺氧引起脑部小血管痉挛和通透增强,从而产生脑水肿;缺氧又可损害大脑皮质,故患者还出现一系列精神症状,少数可有脑膜刺激症状和抽搐等。慢性高原病,分5型:①慢性高原反应、②高原心脏病、③高原红细胞增多症、④高原高血压症和⑤高原低血压症。

【处理原则】 由于病因是低氧性缺氧,对较重患者只有移居到平原或低地才能治愈。此外,也可采用休息、吸氧及对症治疗。

【预防】 ①适应性锻炼,实行分段登高,逐步适应。另外,劳动强度和定额应相应减少。②供应高糖、多种维生素和易消化饮食,多饮水,禁止饮酒。注意保暖,防止急性上呼吸道感染。注意防寒、防冻伤,防雪盲等。③体格检查。凡有明显心、肺、肝、肾等疾病,高血压、严重贫血者,均不宜进入高原地区。

(杨 磊)

第二节 噪 声

噪声因声源和波及范围的不同,可分为环境噪声、生活噪声和生产性噪声等。在生产环境中因生产活动产生的声音,称生产性噪声,是一种接触范围很广的职业性有害因素,故又称职业性噪声。长期接触超过卫生限值的噪声,可以对人体健康产生以听觉器官为主的不良影响。

一、基本概念

1. **声音**　物体振动产生振动波,振动波在弹性介质(主要为空气)中向外传播,传到人耳引起的音响感觉称为声音。物体每秒振动的次数称为频率(frequency),用 f 表示,单位是赫兹(Hz)。20～20 000 Hz 之间能引起听觉的称为可闻声波,简称声波。频率低于 20 Hz 的为次声波(infrasonic wave);大于 20 000 Hz 的称超声波(ultrasonic wave)。随着科学技术的发展,这两种声波在工业生产、医疗、航海等方面均有广泛应用,对作业人员的影响已经引起了人们的重视。

2. **噪声**　凡是人不需要并感到厌烦或有害身心健康的声音都称为噪声。噪声作为声波的一种,具有声音的一切特性。

3. **生产性噪声**　为生产过程中产生的一切声音。按照发生源不同,可分为:①机械性噪声,由于生产设备或加工部件的机械撞击、摩擦、转动所产生的噪声,如冲压、打磨过程发出的声音。②流体动力性噪声,气体压力或体积的突然变化或液体快速流动所产生的声音,如空气压缩或施放(汽笛)发出的声音。③电磁性噪声,如电源变压器等所发出的嗡嗡声。

根据噪声持续时间分布,生产性噪声分为连续噪声和间断噪声。随着时间的变化,声级波动小于 3 dB 的称为稳态噪声(steady noise),声级波动大于 3 dB 的为非稳态噪声(nonsteady noise)。噪声突然爆发又很快消失,持续时间小于 0.5 s,间隔时间大于 1 s,声压有效值变化等于或大于 40 dB 的噪声,称脉冲噪声(impulsive noise)。

对于稳态噪声,根据频率特性,可分为低频噪声(主频率在 300 Hz 以下)、中频噪声(主频率在 300～800 Hz)和高频噪声(主频率在 800 Hz 以上)。此外,还可以根据频率范围大小分为窄频带噪声和宽频带噪声。

二、声音的物理特性及评价

1. **声强与声强级**　声波具有一定的能量,用能量大小表示声音的强弱称为声强(sound intensity)。声音的强弱决定于单位时间内垂直于传播方向的单位面积上通过的声波能量,通常用"I"表示,单位为 W/m^2。

人耳所能感受的声音强度范围很大,以 1 000 Hz 声音为例,正常青年人刚刚能引起音响感觉的、最低可听到的声音强度(听阈,threshold of hearing)为 10^{-12} W/m^2。将声音强度逐渐加大,至耳朵产生痛感时的声音强度(痛阈,threshold of pain)为 1 W/m^2。听阈和痛阈相差 10^{12} 倍,在如此宽的范围内,若用声强绝对值描述声音,不仅太繁琐,而且也无必要。因此,在技术上和实践中引用了"级"的概念,即用对数来表示声强的等级,称为声强级。通常规定以听阈的声强 $I_0 = 10^{-12}$ W/m^2 作为基准值来度量任一声音的强度 I,取常用对数,则任一声音的声强级计算公式:

$$L_I = \log I/I_0$$ (公式 4 - 3 - 1)

单位为贝尔(bell)。在实际应用中这一单位显得太大,采用贝尔的 1/10 作为声强级的单位,称分贝(decibel,dB)。以分贝为单位时,上式则转为:

$$L_I(\mathrm{dB}) = 10\log I/I_0$$ (公式 4 - 3 - 2)

式中:L_I 为声强级(dB),I 为被测声强(W/m^2),I_0 为基准声强(1 000 Hz 纯音的听阈声强,定为 0 dB)。由于在实际工作中测量声强技术难度较大,常采用测量声压的方法。目前,我们所使用的声级计测量的即是声压级。

2. **声压与声压级**

(1) 声压:声波在空气中传播时,引起介质质点振动,使空气产生疏密变化,这种由于声波振动而对介质(空气)产生的压力称声压(sound pressure),声压是垂直于声波传播方向上单位面积所承受的压力。以 P 表示,单位为帕(Pa)。

(2)声压级:声压大音响感强,声压小音响感弱。对于正常人耳,刚刚能引起音响感觉的声压称为听阈声压,也称听阈,为 $20 \mu Pa$。声压增大至人耳产生不快感觉或疼痛时称痛阈声压或痛阈,为 20 Pa。从听阈声压到痛阈声压的绝对值相差 10^6 倍,为了计算方便,也用对数量(级)来表示其大小,即声压级(sound pressure level, SPL),单位也用分贝(dB),并以 1 000 Hz 纯音的听阈声压为基准声压,定为 0 dB,被测声压与听阈声压的比值,取对数即为被测声音的声压级。

当声波在自由声场传播时,声强与声压的平方成正比关系:

$$I = P^2/\rho C \qquad (公式 4-3-3)$$

式中:P 为有效声压(Pa),I 为声强(W/m^2),ρC 为声特异性阻抗(Pa·s/m)。

由(公式 4-3-2 及公式 4-3-3)可以得出声压级的计算公式:

$$L_I = 10\log I/I_0 = 10\log P^2/P_0^2 = 10\log (P/P_0)^2 = 20\log P/P_0 = L_p \qquad (公式 4-3-4)$$

即:声压级 $L_p = 20\log P/P_0 (dB)$

式中:L_p 为声压级(dB),P 为被测声压,P_0 为基准声压。

从上述公式可以计算出,听阈声压和痛阈声压之间也是相差 120 dB。

普通谈话声压级为 $60\sim70$ dB,载重汽车的声压级为 $80\sim90$ dB,球磨机的声压级为 120 dB 左右,喷气式飞机附近可达 $140\sim150$ dB 甚至更高。

(3)声压级的合成:在生产或工作场所,经常有一个以上的声源存在,这些声源可以是相同的,如车间内同一种型号的机器;也可以是不同的,即每个声源发出的声音强度大小不等。因为声源的声压级是按照对数计算的,在多个声源存在的情况下,作业场所的总声压级不是各个声源声压级的算术总和,而是按照对数值相互叠加。如同一作业场所各声源的声压级相同,合成后的声压级应按下列公式进行计算:

$$L_{总} = L + 10\log n$$

式中:L 为单个声源的声压级(dB);n 为声源的数目。

根据这个公式,可以看出声压级合成情况与声强级相同,两个相同的声源同时存在,则 n 为 2,总声压级比单个声源的声压级增加 3 dB;如果有 10 台同样的机器,n 为 10,则总声压级增加 10 dB。

在同一作业场所的各种声源其声音强度经常是各不相同,在这种情况下计算合成后的声压级时,需将声源的声压级从大到小按顺序排列,按照两两合成的方法逐一计算出合成后的声压级。对于两个不同声压级的声源,先要计算出声压级的差值,即 L_1-L_2,根据差值从增值表(表 4-3-2)中查出增值 ΔL,较高的声压级与增值 ΔL 之和即为合成后的声压级,用等式可以表示为,$L_{总} = L_1 + \Delta L$。例如,某作业场所有 3 个声源,声压级分别是 90 dB、88 dB、85 dB,$L_1-L_2 =$ 90 dB$-$88 dB$=$2 dB,查表 $\Delta L = 2.1$ dB,则 L_1 与 L_2 的合成声压级 $L_合 = $90 dB$+2.1$ dB$=92.1$ dB,第一次合成后的声压级与 L_3 差值为 $L_合-L_3 = 92.1$ dB-85 dB$=7.1$ dB,查表可知 $\Delta L = 0.8$ dB,$L_{总} = L_合 + \Delta L = 92.1$ dB$+0.8$ dB$=92.9$ dB。

表 4-3-2 声级(dB)相加时的增值 ΔL 表

两声级差 (L_1-L_2)	0	1	2	3	4	5	6	7	8	9	10
增加值 ΔL(dB)	3.0	2.5	2.1	1.8	1.5	1.2	1.0	0.8	0.6	0.5	0.4

采用上述方法进行计算时,当合成的声压级比其他待计算的声压级高 10 dB 以上时,因为 $\Delta L \leqslant 0.3$ dB,对总声压级影响不大,因此其他声源的声压级可以忽略不计。

3. **频谱** 单一频率的声音称纯音(pure tone),如音叉振动发出的声音即属于纯音。在日常生活和工作中所接触的声音绝大部分是由各种频率组成的声音,称作复合音(complex tone)。把复合音的频率由低到高进行排列而形成的频率连续谱称为频谱(frequency spectrum)。用频谱表示可以使声音的频率组成变得更加直观。

在实际工作中,对于构成某一复合音的频谱,一般不需要也不可能对其中每一频率成分进行具体测量和分析,通常人为地把声频范围(20~20 000 Hz)划分成若干小的频段,称为频带或频程(octave band)。实际工作中最常用的是倍频程。

倍频程按照频率成倍比关系将声频划分为若干频段,一个频段的上限频率($f_上$)和下限频率($f_下$)之比为 2:1,即 $f_上 = 2f_下$。根据声学特点,每一个频段用一个几何中心频率代表,中心频率用公式计算:

$$f_中 = \sqrt{f_上 \, f_下}$$ (公式 4-3-5)

噪声测量时,测量的是倍频程的中心频率,这种情况也称 1/1 倍频程。有时,为了进行比较详细的分析,采用 1/2 倍频程或 1/3 倍频程进行频谱分析。

在实际工作中,为了解某一声源所发出声音(复合音)的性质,除了分析它的频率组成以外,还要分析各频率相应的声压级。通常以频率为横坐标,声压级为纵坐标,把它们的关系用图来表示,称频谱曲线或频谱图。根据频谱曲线中主频率的分布特点,可判断该噪声属于低频或高频噪声,也可以看出是窄频或宽频噪声。

4. **人对声音的主观感觉**

(1) 等响曲线:在实践中人们注意到声强或声压等物理参量,与人耳对声音的生理感觉(响的程度)并非完全一致,对于相同强度的声音,频率高则感觉音调高,听起来比较响;频率低感觉音调低,声音低沉,响的程度低。声音或噪声对人体的影响与人的主观感觉有关。为了更好地评价人体对噪声的反应,根据人耳对声音的感觉特性,使用声压级和频率,采用实验方法测出人耳对声音音响的主观感觉量,称为响度级(loudness level),单位为方(phone)。

响度级是以 1 000 Hz 的纯音作为基准音,其他不同频率的纯音通过实验听起来与某一声压级的基准音响度相同时,即为等响,则该条件下的被测纯音响度级(方值)就等于基准音的声压级(dB 值)。如 100 Hz 的纯音当声压级为 52 dB 时,听起来与 1 000 Hz 纯音 40 dB 一样响,则该 100 Hz 纯音的响度级即为 40 方。

利用与基准音比较的方法,得出听阈范围各种声频的响度级,将各个频率相同响度的数值用曲线连接,即绘出各种响度的等响曲线图,称为等响曲线(equal loudness curve,图 4-3-1)。

从等响曲线可以看出,人耳对高频声敏感,特别是 2 000~5 000 Hz 的声音,对低频不够敏感。例如,同样是 60 方的响度级,对于 1 000 Hz 声音,声压级是 60 dB,对 3 000~4 000 Hz 声音,声压级是 52 dB;而相对于 100 Hz 的声音,其声压级是 67 dB,对 30 Hz 的声音,其声压级要提高到 90 dB 才能达到 60 方的响度。

2. **声级** 在进行噪声测量时,所使用的声级计权是根据人耳对声音的感觉特性设计的,主要参考等响曲线,使用 A、B、C、D 几种计权网络,以此可设计不同类型的滤波器。使用这些频率计权网络测得的声压级称为声级,根据滤波器的特点分别称为 A 声级、B 声级、C 声级或 D 声级,分别用 dB(A)、dB(B)等表示。

C 计权网络模拟人耳对 100 方纯音的响应特点,所有频率的声音几乎同等程度地通过,故 C 声级可视作总声级;B 计权网络模拟人耳对 70 方纯音的响应曲线,对低频音有一定程度的衰减;

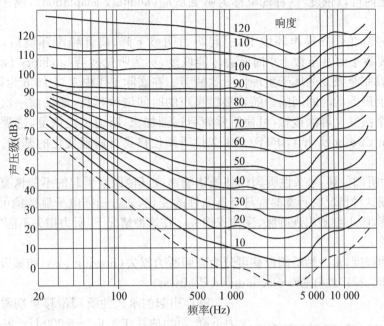

图 4-3-1 等响曲线

A 计权网络则模拟人耳对 40 方纯音的响应特点,对低频段(<50 Hz)有较大幅度的衰减,对高频不衰减,这与人耳对高频敏感,对低频不敏感的感音特性相似。D 网络是为测量飞机噪声而设计的,可以用它直接测量飞机噪声的感觉噪声级。

声级不同于声压级,声级是通过滤波器经频率计权后的声压。声级单位也是分贝(dB)。A 声级由国际标准化组织(ISO)推荐,用作噪声卫生评价的指标。

三、噪声对人体的影响

接触噪声可以对人体产生影响。早期人们只注意到长期接触一定强度的噪声,可以引起听力下降和噪声性耳聋。经过多年研究,证明噪声对人体的影响是全身性的,除了听觉系统以外,也可以对非听觉系统产生影响。噪声对人体影响的早期主要引起生理改变,此后才出现病理性变化。

1. **听觉系统** 声音由听觉系统所感受,噪声危害的评价以及噪声标准的制定主要以听觉系统的损害为依据。

外界声波传入听觉器官有两条途径。一是通过空气传导,声波经外耳道进入,使鼓膜振动,然后通过中耳的听骨链(锤骨、砧骨、镫骨)传至内耳卵圆窗的前庭膜,引起耳蜗管中的外淋巴振荡,内淋巴受影响而振荡,从而使基底膜听毛细胞感受振动,将声波所引起的振动转变成神经纤维的兴奋,这种兴奋性冲动通过第八对脑神经中的前庭蜗神经,经脑内蜗神经核等处神经元的中继,最后抵达大脑皮层颞叶的听觉功能区,产生音响感觉。另外一条途径是骨传导,即声波由颅骨直接传入耳蜗,通过耳蜗骨壁的振动传入内耳。

噪声引起听觉器官的损伤变化一般由暂时性听阈位移逐渐发展为永久性听阈位移。

(1) 暂时性听阈位移(temporary threshold shift, TTS):人或动物接触噪声后引起听阈变化,脱离噪声环境后经过一段时间听力可以恢复到原来水平。

短时间暴露在强烈噪声环境中,感觉声音刺耳、不适,停止接触后,听觉器官敏感性下降,脱离噪声接触后对外界的声音有"小"或"远"的感觉,听力检查听阈可提高 10~15 dB,离开噪声环境 1 min 之内可以恢复,这种现象称为听觉适应(auditory adaptation),属于一种生理保护现象。

较长时间停留在强烈噪声环境中,引起听力明显下降,离开噪声环境后,听阈提高超过 15~30 dB,需要数小时甚至数十小时听力才能恢复,称为听觉疲劳(auditory fatigue)。一般在十几小时内可以完全恢复的属于生理性听觉疲劳。在实际工作中常以 16 h 为限,即在脱离接触后到第二天上班前的时间间隔。随着接触噪声的时间继续延长,如果前一次接触引起的听力变化未能完全恢复又再次接触,可使听觉疲劳逐渐加重,听力不能恢复,进展为永久性听阈位移(permanent threshold shift,PTS)。永久性听阈位移具有病理变化的基础,属于不可复的改变。

(2) 永久性听阈位移:永久性听阈位移是指噪声或其他因素引起的不能恢复到正常水平的听阈升高。出现这种情况时听觉器官具有器质性的变化,通过扫描电子显微镜可以观察到听毛倒伏、稀疏、脱落,听毛细胞出现肿胀、变性或消失。在这种情况下,听力损失不能完全恢复,听阈位移是永久性的。

根据损伤的程度,永久性听阈位移可分为高频听力损失(hearing loss)和累及至一定程度的语频听力损失即为噪声性耳聋(noise-induced deafness)。

噪声引起的永久性听阈位移早期常表现为高频听力下降,听力曲线在 3 000~6 000 Hz(多在 4 000 Hz)出现"V"形下陷(图 4-3-2),又称听谷(tip)。此时患者主观无耳聋感觉,交谈和社交活动能够正常进行。随着接触噪声时间的延长,病损程度加重,除了高频听力继续下降以外,语言频段(500~2 000 Hz)的听力也渐渐受到明显影响,出现了语言听力障碍。

(3) 噪声性耳聋:职业性噪声聋指劳动者在工作场所中,由于长期接触噪声而发生的一种渐进性的感音性听觉损害。

职业性噪声聋是噪声对劳动者听觉器官的长期影响的结果,属法定职业病。

噪声性耳聋的诊断需要根据确切的职业噪声接触史,有自觉的听力损失或耳鸣症状,纯音测听为感音性聋,结合历年职业健康检查资料和现场职业卫生学调查,并排除其他原因所致听觉损害,根据国家公布的诊断标准方可诊断。诊断标准随着工作经验的积累、人们认识的提高和诊断技术的发展常常作出修订和完善。

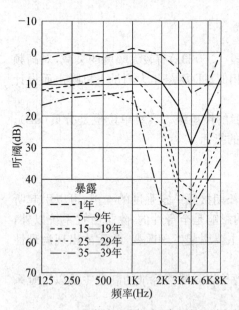

图 4-3-2 噪声性听力损失(高频段凹陷)

【职业性噪声聋的诊断】 根据 GBZ49-2007《职业性噪声聋诊断标准》的主要原则,对连续噪声作业工龄 3 年以上者,纯音测听为感音神经性聋,听力损失呈高频下降型,根据较好耳语频(500 Hz、1 000 Hz、2 000 Hz)平均听阈作出诊断分级。①轻度聋:26 dB~40 dB(HL);②中度聋:41 dB~55 dB(HL);③重度聋:≥56 dB(HL)。

平均听阈的计算(结果按四舍五入修约至整数):

$$双耳高频平均听阈(dB) = \frac{左耳(HL_{3000Hz} + HL_{4000Hz} + HL_{6000Hz}) + 右耳(HL_{3000Hz} + HL_{4000Hz} + HL_{6000Hz})}{6}$$

$$单耳语频平均听阈(dB) = \frac{HL_{500Hz} + HL_{1000Hz} + HL_{2000Hz}}{3}$$

(4) 爆震性耳聋:在某些生产条件下,如进行爆破,由于防护不当或缺乏必要的防护设备,可因强烈爆炸所产生的冲击波造成急性听觉系统的外伤,引起听力丧失,称为爆震聋(explosive deafness)。这种情况根据损伤程度不同可出现鼓膜破裂、听骨破坏、内耳组织出血等,可同时伴有脑震荡。患者主诉耳鸣、耳痛、恶心、呕吐、眩晕,听力检查严重障碍或完全丧失。轻者听力可以部分或大部分恢复,严重的患者可致永久性耳聋。爆震聋也属法定职业病。

2. 神经系统 听觉器官感受噪声后,经听神经传入大脑,在传入过程中经脑干网状结构时发生泛化,投射到大脑皮质的有关部位,并作用于丘脑下部自主神经中枢,引起一系列神经系统反应。可出现头痛、头晕、心悸、睡眠障碍和全身乏力等症状,有的表现记忆力减退和情绪不稳定。

3. 心血管系统 在噪声作用下,心率可加快或减慢。早期表现为血压不稳定,长期接触噪声有可能引起血压升高。

4. 内分泌及免疫系统 有人观察到,接触噪声的工人或动物可出现免疫功能的变化,接触噪声时间愈长愈显著。

5. 消化系统及代谢功能 在噪声影响下,可出现胃肠功能紊乱、食欲不振、胃液分泌减少、胃紧张度降低、胃蠕动减慢等变化。

6. 生殖功能及胚胎发育 国内外流行病学调查表明,接触噪声的女工有月经不调现象,表现为月经周期异常、经期延长、血量增多及痛经等。

7. 噪声对工作效率的影响 噪声对日常谈话、听广播、打电话、阅读、上课等都会带来影响。当噪声达到 65 dB 以上,即可干扰普通谈话;如果噪声达 90 dB,大声叫喊也不易听清。打电话在 55 dB 以下不受干扰,65 dB 时对话有困难,80 dB 时就难以听清。

在噪声干扰下,人们会感到烦躁,注意力不集中,反应迟钝,不仅影响工作效率,而且降低工作质量。在车间或矿井等作业场所,由于噪声的影响,掩盖了异常信号或声音,容易发生各种工伤事故。

四、噪声对机体作用的影响因素

1. 噪声的声级和频谱特性 一般来说,噪声的声级值大、频率高则危害大。多认为 80 dB(A)以下的噪声,不会引起听觉器官的器质性损伤,而高频率的噪声则影响程度加重。

2. 接触时间和接触方式 同样的噪声,接触时间越长对人体影响越大,噪声性耳聋的发生率与接触噪声工龄密切有关(表 4-3-3),缩短接触时间可以减轻噪声的危害。

表 4-3-3 接触不同声级噪声的工龄和噪声聋的检出率

声级 dB(A)	~10 年	~20 年	~30 年
80	0~1.37	0~2.61	0.18~5.34
85	0~1.39	0.14~3.84	0.14~5.35
90	0~1.20	0.23~3.01	0.55~6.39
95	0.25~3.95	0.95~5.11	3.81~18.93
100	1.08~5.62	5.36~16.18	12.83~30.43

3. 噪声的性质 脉冲噪声比稳态噪声危害大,如果噪声声级相同,接触脉冲噪声的工人耳聋、高血压及中枢神经系统调节功能等异常改变的检出率均较接触稳态噪声的人为高。

4. 其他有害因素共同存在 振动、高温、寒冷或有毒物质共同存在时,加大噪声的不良作用,对听觉器官和心血管系统方面的影响更为明显。

另外,机体健康状况及个人敏感性也有影响。在同样条件下,对噪声敏感的个体或有患有耳病者会加重噪声的危害程度。有无个体护耳器和是否正确使用也与噪声的损伤有直接关系。

五、防止噪声危害的措施

1. 控制噪声源　根据不同情况采取相应的技术措施,控制或消除噪声源,是从根本上解决噪声危害的一种重要方式。采用低声设备代替发出强噪声的设备,如用无声液压代替高噪声的锻压,以焊接代替铆接等,均可收到较好效果。对于噪声源,如电机或空气压缩机,在工艺过程允许时,则应移至车间外或更远的地方,或采取有效的隔声措施。此外,设法提高机器制造的精度和加强维护保养,尽量减少机器部件的撞击和摩擦,减少机器的振动,可明显降低噪声。在进行工作场所设计时,合理配置声源,将噪声不同声级值机器分开隔置,有利于减少噪声危害。

2. 控制噪声的传播　在噪声传播过程中,应用吸声和消声技术,可以获得较好效果。采用吸声材料装饰在车间的内表面,如墙壁或屋顶,或在工作场所内悬挂吸声体,吸收辐射和反射的声能,使噪声明显减低。具有较好吸声效果的材料有玻璃棉、矿渣棉、棉絮或其他纤维材料。在某些特殊情况下,为了获得较好的吸声效果,需要使用吸声尖劈。消声是降低动力性噪声的主要措施,用于风道和排气管,常用的有阻性消声器、抗性消声器,消声效果较好。在某些情况下,还可以利用一定的材料和装置,将声源或需要安静的场所封闭在一个较小的空间中,使其与周围环境隔绝起来,即隔声,如隔声室、隔声罩等。

3. 执行工业企业卫生标准　尽管噪声可以对人体产生不良影响,但在生产中要想完全消除噪声,既不经济,也不可能。因此,遵守和执行国家卫生标准,将噪声声级值限制在一定范围之内,是防止噪声危害的重要措施。我国现行的《工作场所有害因素职业接触限值:物理因素》(GBZ2.2-2007)对于噪声的职业接触限值规定,每周工作 5 天,每天工作 8 h,稳态噪声限值为85 dB(A),非稳态噪声等效声级的限值为 85 dB(A);每周工作 5 天,每天工作不等于 8 h,需计算等效声级,噪声限值为 85 dB(A);每周工作不足 5 天,需计算 40 h 等效声级,限值为 85 dB(A)。

4. 个体防护　如果因为各种原因,生产场所的噪声声级值暂时不能得到有效控制,需要在高噪声条件下工作时,佩戴个人防护用品是保护听觉器官的一项有效措施。护耳器最常用的是耳塞,要求符合国家标准 GB5893.1-1986,一般由硅胶高弹性聚酯、慢回弹性泡沫塑料等材料制成,根据外耳道形状设计大小不等的各种型号,隔声效果可达 20～35 dB。此外,在声级值较大时,应采用耳罩、帽盔等,其隔声效果优于耳塞,可达 30～40 dB。在某些特殊环境,需要将耳塞和耳罩合用,以保护劳动者的听力。

5. 健康监护　定期对接触噪声的工人进行职业健康监护,特别是听力检查,观察听力曲线变化情况,以便早期发现听力损失程度,及时采取有效的防护措施。参加噪声作业的工人应进行上岗前体检,取得听力的基础材料,凡有听觉器官疾患、中枢神经系统和心血管系统器质性疾患或自主神经功能失调者,不宜参加强噪声作业。

噪声作业工人体检时若发现观察对象,不一定调离噪声工作场所,但需要定时随访,而同时伴有耳鸣者例外。轻度、中度及重度聋患者均应调离噪声工作场所。并需进行劳动能力鉴定,按GB/T16180 处理。语频平均听力损失≥56 dB(HL)者应配戴助听器。对噪声敏感者[即上岗前体检听力正常,在噪声环境下作业 1 年,高频段 3 000 Hz、4 000 Hz、6 000 Hz 任一频率、任一耳听阈达到 65 dB(HL)]应调离噪声工作场所。

6. 合理安排劳动和休息　可适当安排噪声作业工人的工间休息,休息时应离开噪声环境,使听觉疲劳得以恢复。并应经常检测车间噪声情况,监督检查预防措施执行效果。

(何丽华,金锡鹏)

第三节 振动与振动病

振动(vibration),一般是指机械振动,是物体沿直线或曲线并经过其平衡位置所做的往复运动。振动作为物质运动的一种形式,广泛存在于自然界,存在于人类的生产、生活环境以及人体自身之中。

在职业活动中,长期接触超过容许限值的振动,就会发生职业危害,引起振动病。预防和控制生产性振动的危害,是职业卫生与职业医学的重要内容之一。

一、卫生学评价中的振动物理参量

振动性质的基本参量主要有频率、位移、速度和加速度。

1. 频率(frequency,f) 单位时间内物体振动的次数,单位为赫兹(Hz)。每秒钟完成一次振动为 1 Hz。

2. 位移(displacement,X) 振动体离开平衡位置的瞬时距离,单位为 mm。振动物体离开平衡位置的最大距离称振幅(amplitude)。

3. 速度(velocity,V) 振动体单位时间内位移变化的量。单位为 m/s。

4. 加速度(acceleration,a) 振动体单位时间内速度变化的量。单位为 m/s^2。也可用重力加速度 g($1 g = 9.8 m/s^2$)表示。

位移、速度、加速度均是代表振动强度的物理量,取值时可分别为峰值(peak value)、峰峰值(peak-to-peak value)、平均值(average value)和有效值。峰值为最大值。正峰值与负峰值绝对值的和称峰峰值。平均值是振动物理量随时间变化的各点绝对值的平均数。有效值也称均方根值(root mean square value,RMS),即按能量平均的方法,取各点的平方值进行平均,再将此均方值开方。

二、振动的频谱及其分析

振动的频谱是指振动的频率组成及其分布,即在特定情况下振动对频率的指纹图谱。

生产性振动一般都包含多种频率。为了了解振动危害的频率分布,需要对振动进行频率分析。常用 1/1 倍频程(简称倍频程)和 1/3 倍频程表示。

1/1 倍频程的每个频带上限频率与下限频率之比为 2∶1,也就是说,上限频率为下限频率的 2 倍,故称倍频程。倍频程的中心频率是上下限频率的几何平均值。即:

$$f_{中} = \sqrt{f_{上} \cdot f_{下}} = \frac{\sqrt{2}}{2} f_{上} = \sqrt{2} f_{下}$$

有时需要作更细致的分析,可以用 1/3 倍频程。1/3 倍频程就是把每一个倍频程再分成三等分。1/3 倍频程上限频率($f_{上}$)与下限频率($f_{上}$)的关系为:

$$\frac{f_{上}}{f_{下}} = 2^{1/3}$$

在实际工作中有时需要进行频谱分析,以了解振源的特性。它是以实测振动各频带的中心频率为横坐标,以振动速度、加速度为纵坐标,把测得的各频段的速度、加速度标记在该坐标图中相应位置上,将各点连接成线,就形成振动的频谱图,便于对振动进行卫生学评价和动态观察比较。

三、生产性振动的来源与对人体作用的方式

1. 生产性振动的来源和主要作业 在职业活动中,产生振动的原因:①不平衡物体的转动;

②旋转物体的扭动和弯曲;③活塞运动;④物体的冲击;⑤物体的摩擦;⑥空气冲击波。锻造机、冲床、切断机、压缩机、振动铣床、振动筛、送风机、振动传送带、印刷机、织机等,都是典型的产生振动的机械。运输工具如内燃机车、拖拉机、汽车、摩托车、飞机、船舶等;农业机械如收割机、脱粒机、除草机等,也是常见的振动源。

当前,接触较多、危害较大的生产性振动是来自振动性工具:①风动工具,如凿岩机、风铲、风锤、风镐、风钻、除锈机、造型机、铆钉机、捣固机、打桩机等;②电动工具,如链锯、电钻、电锯、振动破碎机等;③高速旋转机械,如砂轮机、抛光机、钢丝抛光研磨机、手持研磨机、钻孔机等。

在工业生产中,矿物开采的凿岩工、粉碎工、钻井工和木业林业生产中的伐木工、割灌工、电锯工;机械制造的造型、捣固工、清理工、铆钉工、砂轮磨工;工业原料的粉碎工、筛选工、机械加料及搅拌;基本建设中的混凝土搅拌工、打桩工、抻拔工、水泥制管工;机械维修以及化学反应过程,出料、包装、储存、运输等操作中,都可能密切接触振动工具和振动机械。

2. 振动对人体作用的方式　根据振动对人体作用部位和传导方式不同,将生产性振动相对地分为局部振动(local vibration)或称手传振动(hand-transmitted vibration)与全身振动(whole-body vibration)。局部振动主要是手部直接接触冲击性、转动性或冲击-转动性工具,振动由手、臂传导至全身。全身振动是由于工作地点或座椅的振动,足部或臀部直接接触振动,通过下肢或躯干直接对全身起作用。有些振动作业可能同时暴露于局部振动和全身振动。

四、振动对人体健康的影响

一定频率、一定强度的振动可以为人体感受。人体的各种振动感受器或称机械感受器(mechanoreceptor)分布很广。振动感受器的分布不同,人体各部位对振动的敏感性也不一样,一般以指尖最为敏感。感受器感受的振动,可形成动作电位,通过神经通路传导至中枢而产生振动的感觉。长期、过量的接触振动,可使振动感受器的敏感性降低,即振动觉阈值升高。

局部振动和全身振动都可由人体直接接触振动的部位向其他部位传播。这种传播符合振动在不同弹性介质中传播的物理学规律。不同组织、不同部位对振动的传播是不同的。不同频率、不同强度的振动,人体的主观感受不同;而且,同一振动作用于不同的人,其反应也可能不同。

在生产条件下,作业者接触振动的强度大、时间长,对机体可产生不良影响,甚至发生振动病,这里指手臂振动病。

五、手臂振动病

(一)手臂振动病的概念

根据国家《职业性手臂振动病诊断标准》(GBZ7-2002),手臂振动病(hand-arm vibration disease)定义为:长期从事手传振动作业而引起的以手部末梢循环障碍和(或)手臂神经功能障碍为主的疾病,并能引起手臂骨、关节-肌肉系统的损伤。其典型表现是振动性白指。

国际上,对这一职业病的命名尚不统一。欧美多称手臂振动综合征(hand-arm vibration syndrome),日本则命名为手腕振动障害。

(二)影响手臂振动病发生的相关因素

1. 振动的频率和强度　一般认为,低频率(20 Hz以下)、大振幅的全身振动主要作用于前庭、内脏器官,振动频率与人体器官固有频率一致时,可产生共振,使振动强度加大,加重器官损伤。低频率、大强度的局部振动,则主要引起手臂骨-关节系统的障碍,并可伴有神经、肌肉系统的变化。30-300 Hz的振动对外周血管、神经功能的损害明显;300 Hz以上的高频振动对血管的挛缩作用减弱,神经系统的影响较大,而1 000 Hz以上的振动,则难以被人体主观感受。据调查,许多振动工具振动主要频段的中心频率多为63 Hz、125 Hz、250 Hz,正是引起血管损伤的频率范围。在频率一定时,振动的强度(振幅、加速度)越大,对人体的危害越大。

2. 接振时间　振动暴露的时间和强度,决定了机体接受振动的"剂量"。大量的流行病学调查表明,手臂振动病的患病率是随着接振时间延长而增加,严重程度也是随着接振时间的延长而加重的。

手传振动的评价以日接振量为基础。为便于比较和进行卫生学评价,我国目前采用 4 小时等能量频率计权加速度有效值(four hour energy equivalent frequency weighted acceleration, rms)作为人体暴露振动强度的定量指标,表示为$(a_{hw})_{eq(4)}$。其含义为,用计权系数(不同频率对机体的效应不同的系数)对振动频率的测定值进行修正,把不同的暴露时间均以 4 h 为基准,算出$(a_{hw})_{eq(4)}$。

3. 气温、噪声等环境因素　手臂振动病的发病和流行多在寒冷地区和寒冷季节。全身和局部受冷是振动性白指发作的重要条件。一般认为,振动性白指发生和发作的气温多在 15℃ 以下。

温度可直接影响血管功能,改变血流动力学特征,引起局部或全身血液循环的变化。机体表面的组织温度,易受环境温度的影响。手指、足趾的温度受环境温度的影响更大。寒冷还可致平滑肌收缩,并使血液黏稠度增加,引起血液循环功能障碍,促进手臂振动病的发生和流行。

振动工具的振动,往往同时伴有噪声,其声压级常在 80～120 dB。多为脉冲噪声,这种噪声与振动对机体的危害发生协同作用。

4. 操作方式和个体因素　操作时的身体负荷、工作体位、熟练程度、加工部件的硬度等均能影响机体的负荷和静力紧张程度。而人体对振动的敏感程度与体位姿势有很大关系。立位时对垂直振动比较敏感,而卧位时对水平振动比较敏感。有些振动作业还要采取强迫体位,甚至胸腹部直接接触振动物体,振动的危害作用更大。静力紧张还有利于振动的传导,影响局部血液循环,增加振动的不良作用。

在手臂振动病的发生和流行中,个体差异也很明显。其中,年龄、性别、吸烟、饮食、营养状况、体质好坏、对寒冷和振动的敏感性等都可能有一定影响。

(三) 手臂振动病的临床表现、诊断标准和发病机制

1. 临床表现

(1) 手麻、手痛等手部感觉障碍:手麻、手痛、手胀、手僵、手掌多汗等局部症状是本病早期和比较普遍的主诉,特别是间歇性或持续性手麻,是本病最早和最多发的症状,具有重要的临床意义。这种振动引起的以指端感觉(痛觉、振动觉、触觉等)减退和外周神经功能障碍为主要表现的综合征,可称为振动性神经病(vibration-induced neuropathy)。它一般出现在振动性白指之前,可与振动性白指伴发,也可单独存在。此外,手颤、手无力、持物易掉、上肢关节酸痛等,也是常见的症状,可伴有运动功能障碍,如影响书写,细微动作不灵活等。还可出现神经衰弱和自主神经功能紊乱的症状。检查可见,手部特别是指端的感觉障碍,振动觉、痛觉减退(阈值升高)更加明显。正中神经感觉和运动神经传导速度降低、远端潜伏时延长,神经肌电图检查可见神经源性损害。

(2) 发作性手指变白(振动性白指):手臂振动病的典型表现是振动性白指,这是目前诊断本病的主要临床依据之一。其发作具有一过性和时相性特点,一般是在受冷后,患指出现麻、胀、痛,并由灰白变苍白,由远端向近端发展,变白部位界限明显。白指发作的常见部位是食指、中指和无名指的远端指节,严重者可累及近端指节,甚至全手指变白,故有"死指"、"死手"之称。发作持续时间与白指的范围有关,可由数分钟至数十分钟。发作的频率决定于白指的严重程度和环境温度,轻者仅在寒冷季节偶尔发作,重者四季均可频繁发作。白指发作的恢复往往是由苍白变发绀、再变潮红,伴有麻胀感,逐渐恢复至常色。

(3) 上肢骨-关节和肌肉系统的症状:可出现手指关节的肿胀、变形、手部肌肉萎缩等。上肢关节特别是指-掌关节、腕关节的疼痛较多见。骨-关节的 X 线改变也有报道,如骨刺形成、骨质疏松、变形性骨关节病等。这些改变的临床意义,尚有不同意见。

2. 诊断和分级　根据我国国家职业卫生标准"职业性手臂振动病诊断标准"(GBZ7-2002)的规定,诊断原则和诊断、分级标准如下。

(1) 诊断原则:具有长期从事手传振动作业的职业史,出现手臂振动病的主要症状和体征,结合末梢循环周围神经功能检查,参考作业环境的劳动卫生学调查资料,进行综合分析,并排除其他病因所致类似疾病,方可诊断。

(2) 观察对象:具有长期从事手传振动作业的职业史,出现手麻、手胀、手痛、手掌多汗、手臂无力,手指关节疼痛症状,并具有下列表现之一者:手部冷水复温试验,复温时间延长或复温率降低;指端振动觉和手指痛觉减退。

(3) 诊断及分级标准

1) 轻度手臂振动病。具有下列表现之一者:①白指发作累及手指的指尖部位,未超出远端指节的范围,遇冷时偶尔发作;②手部痛觉、振动觉明显减退或手指关节肿胀、变形,经神经-肌电图检查出现神经传导速度减慢或远端潜伏时延长。

2) 中度手臂振动病。具有下列表现之一者:①白指发作累及手指的远端指节和中间指节(偶见近端指节),常在冬季发作;②手部肌肉轻度萎缩,神经-肌电图检查出现神经源性损害。

3) 重度手臂振动病。具有下列表现之一者:①白指发作累及多数手指的所有指节,甚至累及全手,经常发作,严重者可出现指端坏疽;②手部肌肉明显萎缩或出现"鹰爪样"手部畸形,严重影响手部功能。

3. 发病机制　手臂振动病的发生和发展机制至今尚未完全阐明。

手部长期接触振动和握持工具,使局部组织压力增加,影响血管内皮细胞功能,进一步损伤内皮细胞,致使内皮细胞产生的血管收缩因子(endothelium-derived constricting factor, EDCF)如血管内皮素等释放增加,引起局部血管收缩。内皮细胞损伤可致血管内膜增厚、管腔狭窄甚至阻塞,同时,由于内皮细胞产生的血管舒张因子(endothelium-derived relaxing factor, EDRF)如一氧化氮(NO)等释放减少,使血管舒张机制的反应降低,抗血小板凝聚功能减低,而致局部血管阻塞过程加剧。另一方面,振动刺激振动感受器(Pacini 小体等),作用于神经系统,通过躯体感觉-交感神经反射使手指血管运动神经元兴奋性增强,还可使血管平滑肌细胞对去甲肾上腺素(NA)的反应性提高。振动可损伤存在于血管平滑肌中的肾上腺素能受体,导致血管舒张功能减退。另外,动静脉吻合中的β-肾上腺素能血管舒张机制也可受损,进而使血管对寒冷的扩张反应降低。同时,振动可使血液黏度增加,寒冷刺激则可引起手指血管平滑肌的收缩,对引起振动性白指可能有一定作用。总之,振动作为致病因素,寒冷作为诱发因素,均导致局部血管扩张减弱、收缩增强、血管痉挛,最终诱发振动性白指。

(四) 手臂振动病的治疗和处理原则

目前尚无特效疗法。特别是振动性白指,一旦发病治疗恢复相当困难,甚至少数病例在脱离振动作业后仍能继续发展。

1. 处理原则　观察对象一般不需要调离振动作业,也不需要进行治疗,但应每年复查一次,进行动态观察。轻度患者调离接触手传振动的作业进行适当治疗,并根据情况安排其他工作。中度和重度手臂振动病必须调离振动作业,积极进行治疗,如需要进行劳动能力鉴定,应按照有关国家职业卫生标准处理。

2. 治疗措施　要特别强调早期发现,早期治疗,综合治疗。目的是改善和恢复循环功能、神经功能,进行对症处理,减少和消除病痛,增强体质,适当休息。同时,要对患者进行健康教育,增强自我康复和保健意识,如功能和体格锻炼、全身保温、戒烟限酒、合理营养和生活规律等。至于病因学的治疗目前尚在探索中。具体治疗方案,可根据病情和个体状况采取以下措施。

(1) 物理疗法和运动疗法:用以改善血液循环,促进组织代谢,恢复神经功能。例如,超短波照射,运动浴(在38~40℃的温水中,在理疗医生的指导下进行适当的运动),运动疗法如徒手体操、太极拳、球类运动等。

(2)药物治疗:不应把药物的治疗作用估计过高,还应充分注意药物的不良反应。随着病情的进展,药物的治疗也是必需的:①血管扩张药物,如α受体阻滞剂(盐酸妥拉唑啉等)、β受体兴奋剂(异丙基肾上腺素等)、血管平滑肌麻痹剂(烟酸等);②维生素类药物,如维生素B族和维生素C等对神经系统功能的恢复有促进作用;③其他药物,有报道应用较大剂量的三磷酸腺苷(ATP)或应用5%巯基丙磺酸钠静脉点滴,以及应用硫氮卓酮、肝素等治疗手振动性白指有一定疗效。

(3)中医治疗:多采用活血化淤、舒筋活络、镇静止痛等药物。中药洗剂,针灸治疗均可试用。

(4)外科治疗:如交感神经节的阻断疗法、颈椎牵引疗法等。

六、全身振动的职业危害

长期接触高强度的全身振动,可对人体健康产生多方面的不良影响。引起前庭器官、内分泌系统、循环系统、消化系统和自主神经功能等一系列改变,并伴有疲劳感、劳动能力下降等。

全身振动的加速度能引起前庭器官的壶腹脊纤维细胞和耳石膜的退行性变,致使前庭功能兴奋性异常,随着工龄的增加,兴奋性降低,临床表现为协调障碍,可见眼球颤动等。由于前庭和内脏的反射,可引起脸色苍白、出冷汗、唾液分泌增加、恶心、呕吐、头痛、头晕、食欲不振、呼吸浅而频数,还可能有体温降低等,旋转试验时反应强烈。平时内分泌系统和自主神经血管系统功能较弱的人,对全身振动更为敏感。晕船、晕车即是这种作用的表现。

全身振动还可使胃肠蠕动增加,胃液分泌功能和消化能力改变,肝脏的解毒功能和代谢功能发生障碍。胃酸过多、慢性胃炎、溃疡病、胆囊炎等消化道疾患的患病率较高,存在这些疾患的振动病患者,其病理过程的恢复也受到影响。

国内有调查表明,接触全身振动作业的工人脊柱疾患占首位,平均约占受检者的24%,其次是胃肠疾患占15.6%,其他如痔疮(9.3%)、血压异常(8.0%)、心电图异常(6.9%)、下肢静脉曲张(3.2%)等。作业工人的不适主诉,主要是腰背痛、作业后疲劳等;肾下垂、腰椎退行性变(骨质增生——骨刺、唇样变、骨桥形成等)发生率也显著地高于对照组,并与动物实验的结果相吻合。

七、振动职业危害的预防和控制

(一)工作场所振动危害的预防及控制

工程技术措施:在振源处减少振动,通过机器及产品的设计,使振源的振动被控制在对操作者的健康及安全的影响达到卫生标准容许的水平;改进工艺,消除或减少产生振动的作业;减少振动的传递,通过隔振技术减少由振源到人体手臂系统或人体全身的振动。

组织管理措施:作业时间的管理,通过在工作日内适当安排作业间隙,及安排振动暴露作业与其他工作的交替,来控制振动暴露时间;对操作者进行培训,采用正确的作业方法,减少振动向人体的传递。

个人防护措施:配戴个人防护用品,如防振手套、防护服装、鞋袜、可调节的防振坐椅;人体和生产环境的防寒保温等其他防护措施。

(二)职业医学检查

从事振动作业的工人进行就业前岗前健康检查与定期健康监护,以确定其是否适合从事或继续从事接触振动的工作。

按照《职业健康监护管理办法》,从事局部振动作业工人上岗前检查项目:常规项目,手部痛觉、触觉、振动觉检查;在岗期间检查项目为内科常规检查,手部痛觉、触觉、振动觉检查,冷水复温试验,以及必要时的神经肌电图检查。规定的体检周期为1年。

从事振动作业的禁忌证:明显的中枢或周围神经系统疾病;末梢血管性疾病,尤其是雷诺病;严重的心血管疾病;明显的内分泌功能失调;严重的听力减退。

(三) 职业卫生监督

职业卫生专业人员根据工作场所振动暴露数据、定期医学检查结果以及复查病史等资料,确定作业工人的健康状况是否有明显变化;是否存在振动暴露过度;是否存在个体健康损害或易感性改变;并对振动危害预防控制方案,特别是职业卫生和医疗保健措施是否落实,及其改进措施等进行监督。

国家职业卫生标准是进行职业卫生监督的依据之一。我国已经发布实施了手传振动的职业接触限值。使用振动工具或工件的作业,工具手柄或工件的振动强度,以4小时等能量频率计权加速度有效值计算,不得超过5.0 m/s²。这一接触限值可保护90%作业工人工作20年(年接振250天,日接振2.5 h)不致发生振动性白指。当振动工具的振动暂时达不到该标准限值时,可按振动强度大小相应缩短日接振时间,具体要求见表4-3-4。

表4-3-4　手传振职业接触限值

频率计权振动加速度 有效值(m/s²)	日接振时间 限制(h)	频率计权振动加速度 有效值(m/s²)	日接振时间 限制(h)
5.0	4.0	9.0	1.2
6.0	2.8	10.0	1.0
7.0	2.0	>10.0	<0.5
8.0	1.6		

我国于2010年也发布了全身振动的卫生标准,见表4-3-5。

表4-3-5　全身振动强度卫生限值

工作日接触时间(t, h)	卫生限值(m/s²)	工作日接触时间(t, h)	卫生限值(m/s²)
4 < t ≤ 8	0.62	0.5 < t ≤ 1.0	2.40
2.5 < t ≤ 4	1.10	t ≤ 0.5	3.60
1.0 < t ≤ 2.5	1.40		

* 工业企业设计卫生标准(GBZ 1-2010)

(王　林)

第四节　非电离辐射和电离辐射

电磁辐射因其生物效应不同而区分为电离辐射与非电离辐射。电磁辐射是一种电磁波,由此它具有波的一切特性,其波长(λ)、频率(f)和传播速度(c)之间的关系为$\lambda = c/f$。电磁辐射在介质中的波动频率,以"赫"(Hz)表示,常采用千赫(kHz)、兆赫(MHz)和吉赫(GHz),其相互关系为:1 kHz = 1 000 Hz, 1 MHz = 1 000 kHz, 1 GHz = 1 000 MHz。

当电磁辐射的量子能量水平达到12 eV以上时,对生物体有电离作用,导致机体的严重损伤,这类辐射称为电离辐射(ionizing radiation),如X射线、γ射线、宇宙射线等。α、β、中子、质子等属于电离辐射中的粒子辐射。量子能量 < 12 eV 的辐射不能引起生物体电离,称为非电离辐射(non-ionizing radiation),如紫外线、可见光、红外线、射频及激光等。

(一)非电离辐射

1. 射频辐射(radiofrequency radiation) 频率在 100 kHz~300 GHz 的电磁辐射,也称无线电波,包括高频电磁场(high-frequency electromagnetic field)和微波(microwave),是电磁辐射中量子能量较小、波长较长的频段,波长范围为 1 mm~3 km。

(1) 高频电磁场:其接触机会主要见于:①高频感应加热,表面淬火、金属熔炼、热扎工艺、钢管焊接等,使用频率在 300 kHz~3 MHz;②高频介质加热,塑料热合、高频胶合、木材加热、粮食干燥与种子处理,纸张、布匹、皮革、棉纱及木材烘干,橡胶硫化等,使用频率在 1~100 MHz。

生物体组织接受一定强度的射频辐射,达到一定的时间,会使照射局部或全身的体温升高,此谓高频电磁场的热效应。但在实际工作中,一般不出现工人体温局部升高的现象。工人会有一些其他的主观症状,也能见到客观体征,这种健康影响被称为非热效应。

在高频电磁场强场源附近工作的人员,主诉有全身无力、易疲劳、头晕、头痛、胸闷、心悸、睡眠不佳、多梦、记忆力减退、多汗、脱发和肢体酸痛等。女工常有月经周期紊乱,以年轻者为主;少数男工性功能减退。但无明确、特殊的客观体征。个别接触场强较大的人员,心电图出现窦性心动过缓或窦性心律不齐。

对于这些症状一般只需要对症处理。如症状诉述较多,出现萎靡不振或虚弱,或有较明显的自主神经系统紊乱体征,建议脱离接触有场源的工作岗位,休息一段时间,绝大多数症状或体征均可减轻或消失。

高频电磁场的主要防护措施有场源屏蔽、距离防护、合理布局。我国职业卫生标准 GBZ 2.2 规定了相应的职业接触限值。

(2) 微波:波长在 1 m~1 mm 的电磁波称微波。微波的强度用功率密度表示,单位为毫瓦/平方厘米(mW/cm^2)或微瓦/平方厘米($\mu W/cm^2$)。

微波广泛应用于导航、测距、探测雷达和卫星通信等方面,也用于加热干燥粮食、木材及其他轻工业产品。医学上的微波理疗也较普遍。微波炉增加了人群的接触机会,但由于功率小,只要做好屏蔽,一般不会引起健康危害。

微波对人体的危害,主要决定于微波源的发射功率、设备泄漏情况、辐射源的屏蔽状态以及在操作和维修时是否有合理的防护措施等。微波对人体健康的影响,要比高频电磁场大。除表现为类神经症等功能性变化以外,严重时还可有局部器官的不可逆性损伤,如微波辐射引起的眼晶状体混浊、白内障等。

治疗以中西医结合为主,类神经征可获良好疗效。明确微波引起的白内障患者,应脱离接触。微波防护措施的基本原则是:屏蔽辐射源、加大辐射源与作业点的距离、合理的个人防护。我国微波辐射卫生标准(GBZ 2.2 - 2007)规定,作业场所微波辐射容许接触限值:连续波,平均功率密度 50 $\mu Wh/cm^2$,日接触剂量 400 $\mu Wh/cm^2$;脉冲波固定辐射,平均功率密度 25 $\mu Wh/cm^2$,日接触剂量 200 $\mu Wh/cm^2$,脉冲波非固定辐射的容许强度(平均功率密度)与连续波相同。

2. 红外辐射(infrared radiation) 又称红外线。物体温度愈高,辐射强度愈大。当物体温度为 1 000℃时,波长短于 1.5 μm 的红外线为 5%;温度升至 2 000℃,则波长短于 1.5 μm 的红外线增加至 40%。

太阳是最大红外线辐射源。在生产环境中,主要红外线辐射源包括熔炉、熔融态金属和玻璃、强红外线光源以及烘烤和加热设备等。职业性损伤多发生于使用弧光灯、电焊、氧乙炔焊的操作工。

红外辐射对机体的影响主要是皮肤和眼。红外线照射皮肤时,大部分可被吸收。大强度短时间照射,皮肤局部温度升高,血管扩张,出现红斑反应,停止照射后红斑消失。反复照射,局部可出现色素沉着。过量照射后,特别是近红外线,除发生皮肤急性灼伤外,还可透入皮下组织,加热血液及深部组织。

长期暴露可引起慢性充血性睑缘炎。短波红外线能被角膜吸收产生角膜的热损伤,并透过角膜伤及虹膜。诱发白内障的波段主要是 $0.8 \sim 1.2 \mu m$ 和 $1.4 \sim 1.6 \mu m$。患者早期除自觉视力减退外,无其他主诉。晶状体后皮质外层可出现混浊区,逐渐加重,最终导致晶状体全部混浊,与老年性白内障相似。一般两眼同时发生,进展缓慢。波长$<1 \mu m$ 的红外线和可见光可到达视网膜,损伤黄斑区。

铝制遮盖物和铝箔衣服可减少红外线暴露量及降低熔炼工、热金属操作工的热负荷。严禁裸眼观看强光源。热操作工应戴能有效过滤红外线的防护眼镜。

3. 紫外辐射 波长范围在 $100 \sim 400 \, nm$ 的电磁波为紫外辐射(ultraviolet radiation, UV),又称紫外线。太阳辐射是紫外线的最大来源。根据生物学效应分成 3 个区带:①远紫外区(短波紫外线,UV-C),波长 $100 \sim 290 \, nm$,具有杀菌和微弱致红斑作用,为灭菌波段。②中紫外线区(中波紫外线,UV-B),波长 $290 \sim 320 \, nm$,具有明显的致红斑和角膜、结膜炎症效应,为红斑区。③近紫外区(长波紫外线,UV-A),波长 $320 \sim 400 \, nm$,可产生皮肤光毒性和光敏性效应,为黑线区。

凡物体温度达 $1\,200 \, ℃$ 以上时,辐射光谱中出现紫外线。随着温度升高,紫外线的波长变短,强度增大。冶炼炉(高炉、平炉)炉温在 $1\,200 \sim 2\,000 \, ℃$ 时,产生紫外线的波长在 $320 \, nm$ 左右。电焊、气焊、电炉炼钢,温度达 $3\,000 \, ℃$ 时,可产生短于 $290 \, nm$ 的紫外线。乙炔气焊及电焊温度达 $3\,200 \, ℃$ 时,紫外线波长可短于 $230 \, nm$。探照灯、水银石英灯发射的紫外线波长为 $220 \sim 240 \, nm$。因此,从事上述工种以及紫外线的消毒工作,可能会受到紫外线的过度照射。

太阳光辐射中,适量紫外线对人的健康有积极作用,但过强的紫外线辐射则对机体有害。皮肤对紫外线的吸收,随波长而异。波长在 $200 \, nm$ 以下,几乎全被皮肤角质层吸收;波长在 $220 \sim 330 \, nm$ 间,可被深部组织吸收。强烈紫外线辐照可引起皮炎,表现为红斑,有时伴有水泡和水肿。停止照射后 $24 \, h$ 可消退,伴有色素沉着。接触 $300 \, nm$ 波段,可引起皮肤灼伤,其中 $297 \, nm$ 的紫外线对皮肤的作用最强,可引起皮肤红斑并残留色素沉着。这些反应常出现在暴露紫外线较多的部位,如躯干和腿部。长期暴露,由于结缔组织损害和弹性丧失,可致皮肤皱缩和老化,白肤色人种诱发皮肤癌的概率高于有色人种。

波长为 $250 \sim 320 \, nm$ 的紫外线可引起急性角膜结膜炎,称为电光性眼炎,多见于电焊工。在阳光照射的冰雪环境下作业时,会受到大量反射的紫外线照射,引起急性角膜、结膜损伤,称为雪盲症。其发病有一定的潜伏期,一般为 $6 \sim 8 \, h$,故常在夜间或清晨发作。早期、轻症电光性眼炎的临床表现,仅有双眼异物感或轻度不适;重度则有眼部烧灼感或剧痛,伴有高度畏光、流泪和视物模糊。检查可见球结膜充血、水肿,瞳孔缩小,对光反应迟钝,眼睑皮肤潮红。严重时,角膜上皮有点状甚至片状剥脱。及时处理,一般在 $1 \sim 2$ 天内痊愈,不影响视力。症状较轻的患者无需特别处理。症状较重者,可用 0.5% 丁卡因滴眼,有镇静、止痛作用。

防护措施以屏蔽和增大与辐射源的距离为原则。电焊工及其辅助工佩戴面罩和紫外线防护眼镜,以及防护服和手套。电焊工操作时应避免其他工人受到照射。接触低强度 UV 源操作,可使用玻璃或塑料护目镜、风镜以保护眼睛。

4. 激光 物质受激辐射所发出的光放大(light amplification by stimulated emission of radiation, LASER),称激光。它是一种人造的、特殊的非电离辐射。在工业、农业、国防、医疗和科学研究中都得到广泛应用。根据发射的波谱,分为红外线、可见光、紫外线激光器及近年新发展的 X、γ 射线激光器;激光器的用途包括工业上的激光打孔、切割、焊接等;在军事和航天事业上用于激光雷达、激光通讯、激光测距、激光制导、激光瞄准等;医学上用于多种疾病的治疗;在生命科学、核物理学等领域的研究中,也都有广泛应用。

激光与生物组织的相互作用,主要表现为热效应、光化学效应、机械压力效应和电磁场效应。激光对人体组织的伤害及损伤程度,主要决定于激光的波长、光源功率、发射方式、入射角度、辐射强度、受照时间及生物组织的特性与光斑大小。激光伤害人体的靶器官主要为眼和皮肤。

激光损伤眼的典型表现为水肿、充血、出血,以至视网膜移位、穿孔,最后导致中心盲点和瘢痕形成,视力急剧下降。对于视网膜边缘部的灼伤,一般多无主观感觉,因这种灼伤是无痛性的,容易被疏忽。460 nm 的蓝光可使视网膜的视锥细胞发生永久性的消失,即"蓝光损害",主要症状为目眩。

激光对皮肤的损伤主要由热效应所致。早期表现为红斑和色素沉着。照射量增加时可出现水泡、皮肤褪色、焦化和溃疡形成。250～320 nm 的紫外激光可使皮肤产生光敏作用。大功率激光辐射能透过皮肤使深部器官受损。

受到照射后除迅速脱离外,应保持安静,充分休息,避光保护。对于出血和渗出,可使用维生素、能量制剂,必要时采用糖皮质激素治疗。也可采用活血化淤、消肿的中药治疗。激光的防护包括激光器、工作环境及个体防护 3 方面。激光器必须有安全设施,设置防光封闭罩。工作室围护结构应用吸光材料制成。室内不得有反射、折射光束的用具和物件。所有参加激光作业的人员,必须先接受激光危害及安全防护的教育。作业场所应制订安全操作规程、确定操作区和危险带,要有醒目的警告牌,无关人员禁止入内。严禁裸眼观看激光束。工作人员就业前应作健康检查,以眼睛为重点。我国工作场所有害因素职业接触限值(GBZ 2.2 - 2007)中规定了眼直视和皮肤照射激光的卫生要求。

(二) 电离辐射

凡能使物质发生电离现象的辐射,称电离辐射。它可由不带电荷的光子组成,具有波的特性和穿透能力,如 X 射线、γ 射线和宇宙射线;而 α 射线、β 射线、中子、质子等属于能引起物质电离的粒子型电离辐射。电离辐射主要来自宇宙射线及地壳岩石层的铀、钍、镭等,也可来自人工辐射源。与职业卫生有关的辐射类型主要有 5 种,即 X 射线、γ 射线、α 粒子、β 粒子和中子,其主要特征见表 4 - 3 - 6。

表 4 - 3 - 6　电离辐射的某些特征

辐射类型	质量(u)	电荷(e)	能量(MeV)	空气射程(cm)	来源举例
α	4	2^+	10^0	10^0	^{239}钚,^{212}钋
β	5.5×10^{-4}	1^-, 1^+, 0	$0 \sim 10^0$(max)	10^2	^{90}锶,氚
n	1	0	0.025 eV$\sim 10^0$		^{235}铀裂变
γ	0	0	10^0	10^4	^{60}钴,^{192}铱
X	0	0	~ 50		X 球管、加速器

注:u 是原子质量单位,1 u = 1.66×10^{-27}kg;e 是电子的电荷,1 e = 1.6022×10^{-19}(库仑)。

1. 接触机会　①核工业系统:放射性矿物的开采、冶炼和加工,以及核反应堆、核电站的建立和运转。②射线发生器的生产和使用:加速器、医用和工农业生产使用的 X 射线和 γ 射线辐射源。③放射性核素的加工生产和使用:核素化合物、药物的合成及其在实验研究及诊疗上的应用。④天然放射性核素伴生或共生矿生产:如磷肥、稀土矿等开采和加工。⑤医疗照射。

2. 常用电离辐射单位　过去常用的一些电离辐射专用单位,已逐步为国际单位(SI 单位)所代替,但目前新旧单位仍在同时并用。

(1) 放射性活度(radioactivity):放射性活度的 SI 单位专用名为"贝克"(becquerel),符号 Bq,还在用的单位有"居里"(Curie)。$1 Bq = 2.703 \times^{-11} Ci$。

(2) 照射量(exposure, X):照射量(X)仅用于 X 射线或 γ 射线,暂无 SI 单位专名,保留使用单位名称为伦琴(Roentgen, R)。

(3) 吸收剂量(absorbed dose, D):表示被照射介质吸收的辐射能量的多少,适用于任何类型的电离辐射。吸收剂量与照射量的意义完全不同,但在一定条件下可换算。吸收剂量的 SI 单位专用名为"戈瑞"(Gray),符号 Gy;原使用单位为"拉德",符号 rad。$1 Gy = 100 rad$。

(4) 剂量当量(dose equivalent, H):为衡量不同类型电离辐射的生物效应,将吸收剂量乘以若干修正系数,即为剂量当量(H),$H = DQN$。式中,D 为吸收剂量;Q 为不同辐射的品质因子,指在单位长度介质中,因电离碰撞而损失的平均能量,Q 值愈大,相对生物效应愈强;N 暂定为 1。剂量当量的 SI 单位专用名为"西沃特"(Sievert),符号 Sv;原使用单位名称为雷姆(rem)。$1 Sv = 100 rem$。

3. **电离辐射的作用方式和影响因素** 电离辐射可分为外照射和内照射两种。外照射的特点是只要脱离或远离辐射源,辐射作用即停止。内照射是由于放射性核素经呼吸道、消化道、皮肤或注射途径进入机体后,对机体产生作用。其作用直至放射性核素排出体外或经 10 个半衰期以上的蜕变后可忽略不计。

电离辐射对机体的损伤,受辐射因子和机体两方面因素的影响。

(1) 电离辐射因素:①辐射的物理特性:辐射的电离密度和穿透力,是影响损伤的重要因素。α 粒子的电离密度虽较大,但穿透力很弱,其主要危害是进入人体后的内照射,而外照射的作用很小;β 粒子的电离能力较 α 为小,但高能 β 粒子具有穿透皮肤表层的能力;X 射线和 γ 射线的穿透力远较 β 粒子强,尤其是高能 X 射线或 γ 射线,可穿透至组织深部或整个人体组织,具有强大的贯穿辐射作用。②剂量与剂量率:电离辐射的照射剂量愈大,生物效应愈强,但并不完全呈直线关系。剂量率是单位时间内机体所接受的照射剂量,常以 Gy/d、Gy/h 或 Gy/min 表示。一般情况下,剂量率大,效应也大。③照射部位:照射方位的不同使机体各部位接受不均匀照射,而影响吸收剂量。以腹部照射的反应最强,其次为盆腔、头颈、胸部和四肢。④照射面积:受照面积愈大,作用愈明显。同样的照射量,局部照射作用不明显,若全身接受照射面积达 1/3,则可产生明显的辐射效应。

(2) 机体因素:种系演化愈高,机体组织结构愈复杂,辐射易感性愈强。组织对辐射的易感性与细胞的分裂活动成正比,与分化程度成反比。辐射敏感性还与细胞间期染色体的体积成正比,与细胞的 DNA 含量有关。具有增殖能力的细胞,所处的细胞周期不同,辐射敏感性也不同。DNA 合成期敏感性最高。不同种类细胞的辐射敏感性,由高至低可依次排列为:淋巴细胞、原红细胞、髓细胞、骨髓巨核细胞、精细胞、卵细胞、空肠与回肠的腺窝细胞、皮肤及器官的上皮细胞、眼晶状体上皮细胞、软骨细胞、骨母细胞、血管内皮细胞、腺上皮细胞、肝细胞、肾小管上皮细胞、神经胶质细胞、神经细胞、肺上皮细胞、肌细胞、结缔组织细胞和骨细胞。

4. **电离辐射生物效应** 电离辐射可分为随机性效应(stochastic effect)和确定性效应(deterministic effect)。随机性效应是指辐射效应的发生概率(而非其严重程度)与剂量有关,不存在剂量阈值(dose threshold)。其发生此种效应的概率随剂量的增加而增加。主要有致癌效应和遗传效应。确定性效应是指辐射效应的严重程度取决于所受剂量的大小,且有明确的剂量阈值,在阈值以下无有害效应,如放射性皮肤损伤(radiation skin injury)、放射性生育障碍(radiation induced fertility disturbance)等。电离辐射按效应发生的个体分类,可分为躯体效应和遗传效应。胎儿宫内受照发生的胚胎和胎儿效应是一种特殊的躯体效应。电离辐射按效应的类型分类:可分为大剂量照射的急性效应、低剂量长期照射的慢性效应以及受照后发生的远期效应等。

5. 放射病(radiation sickness) 由一定剂量的电离辐射作用于人体所引起的全身性或局部性放射损伤,临床上分为急性、亚急性和慢性放射病。

(1) 外照射急性放射病(acute radiation sickness from external exposure):人体一次或短时间(数日)内受到多次全身照射,吸收剂量达到 1 Gy 以上所引起的全身性疾病。多见于事故性照射和核爆炸。

(2) 外照射亚急性放射病(subacute radiation sickness from external exposure):人体在较长时间(数周到数月)内受电离辐射连续或间断较大剂量外照射,累积剂量大于 1 Gy 时所引起的一组全身性疾病。

(3) 外照射慢性放射病(chronic radiation sickness from external exposure):放射工作人员在较长时间内连续或间断受到超当量剂量限值 0.05 Sv 的外照射而发生的全身性疾病。在累积当量剂量达到 1.5 Sv 以上时,出现以造血组织损伤为主并伴有其他系统症状的疾病。

(4) 内照射放射病(internal radiation sickness):大量放射性核素进入体内,作为放射源对机体照射而引起的全身性疾病。内照射放射病比较少见,临床工作中见到的多为放射性核素内污染,即指体内放射性核素累积超过自然存量。

(5) 放射性复合伤(combined radiation injury):在战时核武器爆炸及平时核事故发生时,人体同时或相继出现以放射损伤为主的复合烧伤、冲击伤等的一类复合伤。

6. 电离辐射远后效应

(1) 电离辐射诱发恶性肿瘤:辐射致癌效应为随机效应,是人类最严重的辐射远期效应。铀矿工肺癌发病率增加;镭接触工人易发生骨肉瘤。目前发现电离辐射可以引起白血病、甲状腺癌、支气管肺癌、乳腺癌和皮肤癌等。白血病是全身照射后诱发的常见肿瘤。以急性白血病多见,其他各种类型的急、慢性白血病都可发生;受照时年龄越小则发病越早且危险性越大。甲状腺癌也是电离辐射诱发的肿瘤之一。1986 年切尔诺贝利核电站事故发生 3 年后,受照儿童和少年的甲状腺癌数量增加 1 倍多,2004 年比 1986 年增加 18.7 倍。

(2) 其他电离辐射远后效应:白内障是电离辐射引起的确定性效应,当射线达到一定剂量后便可发生。出现白内障的时间可以从受照后数月至数年不等。照射剂量越大,年龄越小者潜伏期也越短。多见于核事故后的中、重度急性放射病恢复后以及头面部放疗的患者。在切尔诺贝利核电站事故救援者中有 165 例放射性白内障。

生长发育障碍是指母体在从妊娠期受照射,对胎儿、新生儿的生长发育产生的不良影响。对 106 名受放疗的妇女调查结果发现,在妊娠期曾受照射出生的 75 名儿童中,有 28 名发生畸形和发育障碍,其中 20 名属智力发育不全,并出现迟钝、脑积水等;8 例有脊柱裂、肢体畸形、斜视、先天盲等异常。日本原子弹爆炸受核辐射的妊娠妇女所生的儿童除有上述情况外,还发现智力低下的发生率随剂量的增加而增高。超过 1 Gy 者生长发育迟缓,与对照人群相比,身高矮 3～5 cm,体重轻 3～4 kg。妊娠 10～17 周时对辐射最为敏感。受照时妊娠超过 18 周者其危险度仅为前者的 1/4,而少于 10 周者则未见明显影响。

性腺是对电离辐射敏感的器官。男性全身或睾丸局部受一定剂量照射后,可使精子数显著减少,活动度降低及畸形精子增加。受照剂量越大精子数减少越明显,甚至可以引起永久性不育。妇女则可引起月经不调甚至绝经。

辐射遗传效应系随机效应,无剂量阈值,是辐射引起生殖细胞的损伤,从而对胚胎或子代产生影响。其中,显性突变和伴性隐性突变主要导致先天畸形,而伴性显性致死突变则表现为流产、死产和不育。

7. 放射防护 放射防护的目标是防止对健康危害的确定性效应,尽可能减少随机效应的发生率,使照射剂量达到可接受的安全水平。

(1) 放射防护的要点:执行放射防护三原则,即任何照射必须具有正当理由、防护应当实现最优化、应当遵守个人剂量限值的规定。①外照射防护,必须具备有效的屏蔽设施,与辐射源保持一定的安全距离。②内照射防护,主要采取防止放射性核素经呼吸道、皮肤和消化道进入人体的一系列相应措施。

(2) 辐射监测:为估算公众及工作人员所受辐射剂量而进行的测量,分为个人剂量监测和放射性场所监测。①个人剂量监测:对个人实际所受剂量大小的监测。它包括个人外照射剂量监测、皮肤污染监测和体内污染监测。②放射性场所监测:一般包括工作场所 β、γ、X 射线和中子外照射水平监测,工作场所表面污染监测,空气中气载放射性核素浓度监测。

(3) 放射工作人员的健康检查:由放射卫生防护部门与指定的医院协同组织对放射工作人员进行健康检查。健康检查分为就业前检查、就业后的定期检查、脱离放射工作时的检查和其后的随访。放射工作人员应建立个人健康档案,工作调动时随职员档案一起移交。接受特殊照射的人员,受照射剂量当量接近 0.1 Sv 者,应及时进行医学检查,并进行必要的医学处理。

对从事中子、β 射线或 X 射线、γ 射线的放射工作人员,要注意眼晶体状的检查。对参加产生放射性气体、气溶胶和放射性粉尘作业的人员,应注意呼吸系统的检查,必要时作痰涂片的细胞学检查。对接触可能损伤肝、肾的放射性物质的人员,增加肝、肾功能检查。对疑有放射性物质进入体内的人员,可作尿、粪便或呼出气的放射性测定,必要时作全身或脏器的放射性测定。

放射工作人员除按一般工作人员健康标准要求外,具有下列情况者,不宜参加放射工作。若已参加工作,则根据情况建议减少接触、短期脱离、疗养或调离。血红蛋白低于 110 g/L(男)或 100 g/L(女);红细胞低于 4×10^{12}/L (男)或 3.5×10^{12}/L(女);血红蛋白高于 180 g/L 或红细胞数超过 7×10^{12}/L。就业前白细胞持续低于 4.5×10^9/L 者;已参加放射工作人员,白细胞持续低于 4×10^9/L, 或高于 11×10^9/L 者;血小板持续低于 100×10^9/L 者;严重的心血管、肝、肾、呼吸系统疾患、内分泌疾患、血液病、皮肤疾患和较重的晶状体混浊或高度近视者;神经、精神异常,如癫痫等。其他器质性或功能性疾患,放射卫生防护部门可根据病情或接触放射性的具体情况酌情处理。

(张增利,童 建)

第四章
职业性有害因素所致其他职业病

第一节　生物性有害因素所致职业性损害

一、概述

生产原料和生产环境中存在的有害职业人群健康的致病微生物、寄生虫及动植物、昆虫等及其所产生的生物活性物质统称为生物性有害因素。

接触生物性有害因素的职业：①暴露于人体血液和体液的工作人员,如医务工作者、医学实验室技术人员、急救人员、尸检和停尸房的工作人员等;②户外工作者,如农场工人、伐木工人、护林员、渔民、部队战士等;③从事动物相关工作的人员,如农民、牧民、屠宰工、鸟类饲养工、宠物店工作人员、实验室工作人员、兽医等;④其他特定工作环境,如市政工人、矿工等。

根据病原的种类可将职业性生物危害分为职业性传染病、职业性变态反应及职业性生物性中毒3种类型。我国在2002年公布的职业病目录中,生物因素所致的职业病有3种,即炭疽、森林脑炎和布氏杆菌病。2013年,又增加了2种职业病,即艾滋病(限于医疗卫生人员及人民警察)和莱姆病。实际上,绝大多数致病微生物均可引起与职业有关的传染病。

生物性有害因素的控制和预防措施主要有:消除有害因素的来源,如灭鼠、灭蜱预防森林脑炎等;采取相应的工程措施,如提供安全的注射装置预防针刺损伤等;加强职业防护,如穿戴防护服、口罩等;加强卫生监督,严格检疫,对传染病的高危人群进行免疫接种等。

二、炭疽

炭疽(anthrax)是炭疽杆菌(*Bacillus athracis*)所致的一种人畜共患的急性传染病,主要发生于草食动物,人接触病畜及其产品后而被感染。炭疽是我国法定职业病之一。

【病因及发病机制】　炭疽杆菌为有荚膜革兰阳性需氧芽孢杆菌。炭疽杆菌在宿主体内或含有血清的培养基上有荚膜形成。荚膜具有抗吞噬作用和很强的致病性。炭疽杆菌在活的动物体内不形成芽孢。在体外,暴露于充足氧气和适当温度下可形成芽孢。芽孢耐受性强。细菌的繁殖体抵抗力弱,对热和普通消毒剂都非常敏感。

炭疽杆菌的主要致病物质是荚膜和炭疽毒素。荚膜能抵抗吞噬细胞的吞噬作用,有利于该菌在机体内的生存、繁殖和扩散。炭疽毒素主要损害毛细血管内皮,增强血管壁的通透性,减小有效血容量和微循环灌注量,使血液呈高凝状态,易导致弥散性血管内凝血和感染性休克。

【流行病学】　炭疽呈全球性分布。我国全年均有发生,常呈散发,偶有局部流行,7~9月为流行高峰。近几年我国的年发病人数为300例左右。西部地区发病率较高,多见于牧区,干旱或多雨、洪水积涝都是促进炭疽暴发的因素。农业型炭疽常由于直接接触感染动物而引起,多见于农民、牧民、皮毛加工、动物屠宰以及畜牧兽医工作者。工业型炭疽主要涉及那些接触感染动物制品(兽皮、织品、毛发)的人员。

1. 传染源 主要为患病的草食动物,如牛、马、羊、骆驼等。它们的皮、毛、肉、骨粉均可携带炭疽杆菌。所有的人类病例都源于动物传染,还没有人与人之间传播的报道。

2. 传播途径 炭疽芽孢及其细菌可经皮肤、呼吸道和消化道3种途径传播。人因直接或间接接触病畜或其排泄物以及染菌的动物皮毛、肉、骨粉等可引起皮肤炭疽;摄入病畜肉类和乳制品等可引起肠炭疽;吸入带芽孢的飞沫和气溶胶可引起肺炭疽。

3. 易感人群 人群普遍易感,农牧民、动物饲养人员、猎人、屠宰厂及皮毛加工人员、兽医及畜牧产品检疫人员等为高危人群。人患炭疽病后免疫力一般不超过1年。

【临床表现】 可分为以下5种病型。

1. 皮肤炭疽 最常见,占95%以上。潜伏期一般为1~5天,短至12 h,长至12天。病变多见于面、颈、肩、手和脚等裸露部位的皮肤。起初皮肤出现丘疹或斑疹。次日形成水疱,周围组织水肿。第3~4天病灶中心出血性坏死而稍下陷,周围有成群小水疱,水肿范围不断扩展。第5~7天坏死区溃破形成浅溃疡,血性分泌物结成似炭块状焦痂。在水肿消退后1~2周内黑痂自行脱落,逐渐愈合形成瘢痕。起病1~2天后体温升高,伴有头痛、局部淋巴结肿大及关节痛等。

2. 肠炭疽 极罕见。急性起病,发热,腹胀,腹部剧烈疼痛,腹泻,通常为血样便或血水样便。腹部有明显的压痛、反跳痛、甚至腹肌紧张。可有恶心、呕吐易并发败血症于数日内死亡。

3. 肺炭疽 较少见。多为原发性,也可继发于皮肤炭疽。病初有流感样表现。2~4天后,出现高热,严重的呼吸困难,可有胸痛及咳嗽,咯血样痰,常见胸腔积液。可发生休克并在24 h内死亡。常并发败血症和脑膜炎。

4. 脑膜炎型炭疽 多继发于肺、肠道和严重皮肤炭疽,也可能直接发生。临床表现为剧烈头痛,呕吐,项强,继而出现谵妄、昏迷、呼吸衰竭,脑脊液多为血性,涂片易找到革兰阳性大肠杆菌。

5. 败血症型炭疽 多继发于肺、肠道和严重皮肤炭疽,也可能直接发生。除原发局部表现加重外,还进一步出现严重的全身中毒症状,高热、寒战,感染性休克与弥散性血管内凝血表现,迅速出现呼吸与循环衰竭。

【诊断】 参照我国《炭疽诊断标准 WS283-2008》。综合流行病学史、临床症状与体征、实验室检查等,且患者具有细菌学或血清学诊断阳性结果方可确诊。

根据我国职业性传染病诊断标准(GBZ227-2010),有职业接触史的确诊病例,可诊断为职业性炭疽。

【防治原则】

1. 治疗 严格隔离患者,尽早诊断,尽早治疗,杀灭体内炭疽杆菌。采用对症治疗和病原治疗相结合的综合措施。

2. 预防

(1) 严格管理传染源:炭疽患者从疑似诊断时起,即在诊断地点或家中就地隔离治疗,避免长距离转移患者。控制人类炭疽的关键在于控制动物中的炭疽。疑似动物病例须隔离检疫;患病动物一般不予治疗,应严格销毁;死畜须焚烧深埋或加大量生石灰深埋,严禁剥皮或煮食。

(2) 切断传播途径:分泌物、排泄物可用含氯消毒剂消毒;染菌的皮毛可用甲醛消毒处理;衣物或纺织品可用煮沸、高压蒸汽或环氧乙烷消毒;污染物体的坚固表面可用过氧乙酸消毒;病房终末消毒可用甲醛熏蒸处理。畜产品加工厂应改善工业卫生,加强劳动保护,工作时穿工作服、戴口罩和手套。禁止疫区内动物交易和输出动物产品;禁止食用病畜的乳、肉。

(3) 保护易感者:对高危人群,每年接种炭疽杆菌减毒活菌苗1次。对疫区的易感动物实施免疫接种,每年早春进行1次。另外,应大力宣传有关炭疽的危害性、传播途径和防制方法。

三、布鲁菌病

布鲁菌病(brucellosis),是布鲁杆菌(*Brucella*)所致的一种人畜共患传染病,常见于牧区,也是我国法定职业病之一。

【病因及发病机制】 布鲁杆菌属革兰阴性短小球状杆菌,无鞭毛,不形成芽孢或荚膜,可分为6个种19个生物型。对人类致病的有马耳他布鲁杆菌(羊种菌)、流产布鲁杆菌(牛种菌)、猪布鲁杆菌、犬布鲁杆菌4种类型。其中,以羊种菌致病力最强,也最常见。该菌对外界环境的抵抗力较强,但对日光、热、常用消毒剂很敏感。

本病的发病机制较为复杂,细菌、毒素、变态反应均不同程度地参与疾病的发生和发展过程。本病病理变化广泛,受损组织包括几乎所有的器官和组织,以单核-巨噬细胞系统的病变最为显著。可引起菌血症、败血症或毒血症。单核-巨噬细胞系统内生长繁殖的病原菌多次进入血流,使临床症状反复加重,形成波浪式热型。

【流行病学】 布鲁菌病流行于世界许多国家和地区,我国主要流行于西北、东北、内蒙古等牧区。近几年来,我国布鲁菌病的年发生病例为3万左右。该病全年均可发生,发病高峰期为春末夏初。

1. 传染源 主要为病畜,以羊为主,其次为牛和猪,犬、鹿、马、骆驼等也可成为传染源。许多野生动物也可作为宿主,如野鹿、野牛等。布鲁菌病往往先在家畜或野生动物中传播,随后波及人类。

2. 传播途径 主要经过体表皮肤黏膜、消化道和呼吸道等侵入机体。病畜流产或死胎以及羊水、胎盘、产后阴道分泌物中含大量布鲁杆菌,接羔助产和处理流产时若缺乏防护措施,则极易经皮肤感染本病。含菌污物污染皮毛、土壤、水源等可间接感染人畜。屠宰、处理畜尸,食入病畜乳、肉、内脏,吸入染菌的气溶胶均可传播本病。

3. 易感人群 人群对本病普遍易感,青壮年多见。牧民、屠宰工人、肉品包装工、兽医等职业人群有较多机会接触和感染布鲁杆菌。病后虽有一定免疫力,但不稳固,患者可重复感染布鲁杆菌。

【临床表现】 本病临床表现复杂多样。潜伏期一般为1~3周,平均两周,最短仅3天,最长可达1年。病程可分为急性期、亚急性期、慢性期。急性期是指患病在3个月以内;亚急性期3~6个月;慢性期6个月以上。

1. 急性期和亚急性期 主要表现为发热、多汗和关节肌肉疼痛。发热最常见的是不规则热和弛张热,典型热型为波浪热,但目前已较少见。多汗是本病的主要症状,于夜间或凌晨退热时可有大汗。关节疼痛较明显,为关节炎所致,多发生于大关节,呈游走性。体格检查可发现肝、脾和淋巴结肿大。心内膜炎、严重的神经系统并发症等,是死亡的主要原因。

2. 慢性期 主要表现为疲乏、全身不适、关节肌肉疼痛、低热、精神抑郁等。亦可见慢性关节炎、神经炎及泌尿生殖系统等的慢性损害表现。

【诊断】 对人布鲁菌病的诊断,应结合患者流行病学接触史、临床表现和实验室检查。依据我国《布鲁菌病诊断标准(WS269-2007)》可做分级诊断。根据我国职业性传染病诊断标准(GBZ227-2010),有职业接触史的确诊病例,可诊断为职业性布鲁菌病。

【防治原则】

1. 治疗 急性期和亚急性期主要采用对症治疗和病原治疗相结合的综合措施。慢性期的治疗较为复杂,包括病原治疗、脱敏治疗和对症治疗。

2. 预防

(1)严格管理传染源:①急性期患者应住院隔离治疗至症状消失,血、尿培养阴性为止。患者的排泄物、污染物应消毒。②对疫区内全部羊、牛和猪进行定期检疫,凡检出阳性的家畜应立即屠宰或隔离饲养。引进的家畜亦应进行检疫,防止输入型布鲁菌病的发生。

(2) 切断传播途径:被病畜及其排泄物、分泌物等污染的场地、用具、圈舍均应消毒处理。严防含菌污水粪便污染食物、水源。禁止销售及食用病畜肉、乳。加强畜产品的卫生监督,生乳应经过巴氏法消毒后出售,煮沸后饮用。疫区皮毛需检疫合格方可出售。

(3) 保护易感人群:易感职业人群应加强个人防护,工作时穿工作服、戴口罩、帽子、手套等,尽可能避免皮肤直接接触病畜及其污染物,严防赤手接羔助产;使用过的个体防护用品应严格消毒处理。对高危人群可进行菌苗接种。对流行区家畜普遍进行菌苗接种可防止本病流行。

四、职业性森林脑炎

森林脑炎(forest encephalitis),又名蜱传脑炎(tick-bone encephalitis,TBE),是由森林脑炎病毒经硬蜱媒介所致的自然疫源性疾病。劳动者在森林地区从事职业活动中,因被蜱叮咬而感染的森林脑炎,即为职业性森林脑炎。

【病因及发病机制】　森林脑炎病毒属于黄病毒科(Flaviviridae)黄病毒属(Flavivirus),其形态结构、培养特性及抵抗力均类似乙脑病毒。该病毒耐低温,对外界因素的抵抗力不强,对高温和消毒剂敏感。病毒侵入人体后,大多数患者呈隐性感染或临床表现轻微。本病的病理变化与乙脑相似,神经系统出现广泛的炎症病变。神经细胞有变性、坏死和脑组织软化灶等,病变涉及大脑、间脑、脑干、脊髓,重者可波及延髓因呼吸衰竭而死亡。

【流行病学】　本病具有明显地区性、季节性、职业性。流行于俄罗斯远东地区、东欧、中欧各国以及我国东北、西北森林地区。在我国高发季节为5~8月。蜱类、野生啮齿类动物是主要传染源;牛、马、狗、羊等家畜被蜱叮咬后,可被感染而成为传染源。本病主要经蜱吸血传播。人类普遍易感。所有患者均与森林作业有关,多见于伐木、勘探、捕猎、采药等职业人群,进驻林区的边防战士、户外旅游者易受感染。

【临床表现】　潜伏期一般为7~14天,最短1天,最长30天以上。大多数患者急性发病。临床上以突发高热、脑膜刺激征、意识障碍、瘫痪等中枢神经系统症状为特点。病死率较高。临床一般分为顿挫型、轻型、普通型和重型。

【诊断】　根据职业人群春夏季节在森林地区工作且有蜱的叮咬史、突然发热、典型急性中枢神经系统损伤的临床表现、特异性血清学检查阳性、参考现场森林脑炎流行病学调查结果,综合分析,并排除其他病因所致的类似疾病方可诊断。依据我国职业性森林脑炎诊断标准(GBZ88 - 2002),可做分级诊断。

【防治原则】

1. 治疗　本病目前尚无特效疗法,对症治疗和支持疗法仍是治疗本病的主要措施。

2. 预防

(1) 消灭传染源:从生态学方面影响野生动物的活动,监控自然疫源,加强防鼠、灭鼠、灭蜱工作。

(2) 切断传播途径:进入疫区的林业工作人员,应做好工作场所周围环境防护,清除路边杂草,减少受蜱侵袭的机会;做好个人防护,将袖口、领口、裤脚等处扎紧,防止蜱叮咬。

(3) 保护易感人群:疫苗接种可有效预防森林脑炎。进入林区者预防接种应在3月份前完成;其有效期约为1年,林区工作者每年均需重复注射疫苗。

(金如锋)

第二节 职业性皮肤病

职业性皮肤病包含接触性皮炎、光接触性皮炎、电光性皮炎、黑变病、痤疮、溃疡、化学性皮肤灼伤、白斑等,根据《职业性皮肤病诊断标准(总则)》可以诊断的其他职业性皮肤病。本节重点介绍职业性接触性皮炎,职业性痤疮和职业性皮肤溃疡。

一、职业性接触性皮炎

职业性接触性皮炎(occupational contact dermatitis)是指在劳动或作业环境中直接或间接接触具有刺激和(或)致敏作用的职业性有害因素引起的急、慢性皮肤炎症性改变。根据发病机制的不同通常将其分为刺激性接触性皮炎(irritant contact dermatitis,ICD)和变应性接触性皮炎(allergic contact dermatitis,ACD),当临床上难以分型或两种作用同时存在时,可诊断为职业性接触性皮炎,并按职业性变应性接触性皮炎处理。

1. 刺激性接触性皮炎(ICD) ICD是一种不产生特异性抗体的皮肤炎症。急性反应多在接触后很快发生,慢性反应则是微小损伤慢性反复积累的结果。去除接触物后,炎症反应不能马上消退。

【接触机会及发病机制】 主要职业性刺激源有水、肥皂、洗涤剂、碱、酸、金属工作液、有机溶剂、石油产品、氧化剂、还原剂、动物产品、某些植物、粉尘及物理因素等。刺激物的刺激性与其化学性质、浓度有关。

【临床表现】 急性皮炎呈红斑、水肿、丘疹,或在水肿性红斑基础上密布丘疹、水疱或大疱,疱破溃后呈现糜烂、渗液、结痂等症状。自觉灼痛或瘙痒。慢性改变者,呈现不同程度浸润、增厚、脱屑或皲裂。

【诊断】 据职业性接触性皮炎诊断标准进行诊断。临床上由于相当一部分患者不能提供可疑致敏原,导致病程迁延,反复发作。斑贴试验是诊断接触性皮炎的安全、可靠和简单易行的方法。该方法只适用于寻找由接触过敏引起的变应性接触性皮炎的变应原,不适用于刺激性接触性皮炎。

【预防】 ①用无刺激物或弱刺激物代替强刺激物。②对于无法代替的刺激物,操作过程中尽量采取自动化操作。③对于必须人工操作的刺激物,工作人员在工作过程中必须采取相应的防护措施,如戴防护手套、穿防护服等。

2. 变应性接触性皮炎(ACD) ACD由接触变应原致敏引起,仅少数人经过一段时间接触后致敏才发生。初次致敏往往需要接触几天以上才发生反应,而致敏后如再接触敏感变应原则多在24~48 h反应。

【接触机会及发病机制】 本病为典型的迟发型Ⅳ型变态反应。主要变应原有杀虫剂、铬、镍、染料、环氧树脂、香精、药物、植物、橡胶促进剂等。化妆品中的香脂、染料以及染发、烫发剂等均为常见的致敏原。

【临床表现】 ①急性变应性接触性皮炎:起病相对较急,在接触局部发生境界清楚的红斑、丘疹、丘疱疹,严重时红肿明显,甚者出现大疱,并破溃糜烂。皮炎发生部位与接触物一致,边界清楚。当皮炎发生在组织疏松部位,则肿胀更明显,而无鲜明的边缘。②亚急性和慢性变应性接触性皮炎:由于接触物的浓度低、刺激性小,皮损开始可呈亚急性表现,为轻度红斑、丘疹、边界不清,或由于长期反复接触后发病,局部呈慢性湿疹样变,皮损轻度肥厚或苔藓样变。

【诊断】 根据职业性接触性皮炎诊断标准进行诊断。斑贴试验是确定化学性致敏原一个较为简便、可靠的方法,不仅有助于治疗及指导患者避免接触致敏原,还有助于确定职业性皮炎的致病原因,具体见刺激性接触性皮炎的诊断。

【预防及治疗】 ①预防原则:改善劳动条件,保持清洁的生产环境,减少作业场所变应原对皮肤的刺激。若为强致敏物质作业,须详细询问工人的过敏史,严格就业前体检。②治疗原则:及时清除皮肤上存留的致病物;按一般接触性皮炎的治疗原则对症治疗;暂时避免接触致病物及其他促使病情加剧因素;急性皮炎在治疗期间,可酌情短期休息,或暂时调换工种。

二、职业性痤疮

职业性痤疮(occupational acne)是指在生产劳动中接触矿物油类或某些卤代烃类所引起的皮肤毛囊、皮脂腺系统的慢性炎症损害。根据不同的致病因素,本病可分为两大类:因接触石油、煤焦油及其分馏产品等引起的痤疮称为油痤疮;因接触卤代烃类化合物引起的痤疮称为氯痤疮。就目前而言,二噁英和二苯并呋喃是引起氯痤疮的主要化合物。职业性痤疮是常见的职业性皮肤病之一,其发病率仅次于职业性皮炎。

【临床表现】 职业性痤疮易发生于脂溢性体质的人,任何年龄、任何接触部位均可发病,一般来讲其潜伏期大致为1~4个月,脱离接触皮损可好转及痊愈,恢复接触可复发。

1. 油痤疮 一般称为油疹,即因在生产劳动中接触煤焦油、页岩油、天然石油及其高沸点的分馏产品、沥青等引起的皮肤毛囊、皮脂腺系统的慢性炎症损害。易发生于脂溢性体质的人。皮损好发于易受油脂污染及被油类浸渍衣服的摩擦部位。

2. 氯痤疮 因接触某些卤代芳烃、多氯酚及聚氯乙烯热解物等卤代烃类化合物引起。常在接触部位发生成片的毛囊性皮肤损害。皮损以黑头粉刺为主,初起时常在眼外下方及两侧颧部出现密集的针尖大的小黑点,随后发展到耳廓周围、腹部、臀部、臂部及阴囊等处,并出现较大的黑头粉刺,常伴有明显的毛囊口角化,间有粟丘疹样皮损。炎性丘疹较少见。

【诊断】 根据《职业性痤疮诊断标准》进行诊断。

【预防及治疗】 凡是有明显皮脂溢出或患有明显的脂溢性皮炎、寻常性痤疮、疖等皮肤病的工人,不宜从事接触焦油、沥青、高沸点馏分的矿物油、多氯苯、多氯萘、多氯酚及某些溴代芳烃化合物的工作。参照寻常痤疮的治疗原则,对症处理。

三、职业性皮肤溃疡

许多化学物质能引起皮肤溃疡,我国法定的职业性皮肤溃疡(occupational ulcers)是指生产劳动中皮肤直接接触某些铬、砷、铍等化合物(如六价铬、可溶性铍盐等)所致的形态较特异、病程较长的慢性皮肤溃疡。

【接触机会及发病机制】 铬被广泛应用于纺织、制革、摄影以及电镀等行业。铬能以二、三、六价化合物的形式存在,二价铬极不稳定,极易被氧化为高价铬,工业上主要用其三价或六价化合物,常见的六价铬化合物有铬酸(三氧化铬)、铬酸钠、铬酸钾、重铬酸钠、重铬酸钾、重铬酸铵等。铍主要用于机器制造、冶炼、航空等工业。铍溃疡的致病物主要是氟化铍、氯化铍、硫酸铍等可溶性铍化合物。它们都具有较强的刺激性,其中腐蚀性较强的氟化铍的微小颗粒还可通过完整的皮肤引起溃疡。

【临床表现】 皮损起初多为局限性水肿性红斑或丘疹,继之则中心呈淡灰色或灰褐色坏死,并于数日内破溃,绕以红晕。溃疡早期呈漏斗状,大小不等,一般为米粒至蚕豆大小,表面常有少量分泌物,或覆以黄色或灰黑色痂,边缘清楚,压之微痛,日久则周围组织增生隆起呈苍白或暗红色堤状,坚硬,中心则向深处溃烂凹陷,外观与鸟眼相似,故称之为"鸟眼状"溃疡。

【诊断】 根据职业性皮肤溃疡诊断标准进行诊断。

【预防】 ①加强生产设备的管理、清洁和维修,杜绝跑、冒、滴、漏现象,以防止污染作业环境。②加强个人防护。建立定期体检制度。若破损皮肤接触了致病物,应立即用肥皂水洗净,再用10%亚硫酸钠溶液清洗,清水流水彻底冲洗,清洁并保护创面,防止溃疡形成。亚硫酸钠有还原作用,能使Cr^{6+}还原为Cr^{3+},失去刺激作用。使用5%硫代硫酸钠溶液也可收到同样的效果。

(汤乃军)

第三节 职业性五官疾病

2013年12月我国颁布《职业病分类和目录》的职业性眼病包括:职业性化学性眼部灼伤(occupational chemical eye burn)、职业性急性电光性眼炎(occupational acute electric ophthalmia)和职业性白内障(occupational cataract)(含放射性白内障、三硝基甲苯白内障),职业性耳鼻喉口腔疾病包括噪声聋、铬鼻病、牙酸蚀病和爆震聋。

一、职业性化学性眼部灼伤

本病主要是由于工作中眼部直接接触酸性、碱性或其他化学物的气体、液体或固体所致眼组织的腐蚀破坏性损害。致化学性眼部灼伤的物质包括酸、碱、金属腐蚀剂、非金属无机刺激剂及腐蚀剂、氧化剂、刺激性及腐蚀性碳氢化物、起泡剂、催泪剂、表面活性剂、有机溶剂以及其他类别。

【发病机制】 灼伤程度与毒物的种类、浓度、剂量、作用方式、接触时间、面积及毒物的温度、压力和所处状态有关。高浓度酸碱物质进入结膜囊,极易破坏眼组织。特别是碱性物质具有双相溶解性,能迅速穿透眼组织渗入深部,眼部组织损伤可继续发展,可导致角膜穿孔或其他损伤而致失明。酸性化学性眼灼伤主要是引起凝固性坏死,眼组织表面形成焦痂,可减缓酸性毒物向深部组织扩散,但也不可轻视其损伤作用。

【临床表现】 因化学物性质种类、浓度及接触时间长短的不同,可引起不同程度的眼组织损害。①化学性结膜、角膜炎:主要表现有明显的眼部刺激症状,如眼痛、灼热感或异物感、流泪、眼睑痉挛等。②眼睑灼伤:一眼或双眼睑缘皮肤充血、水肿、起水泡,睑肌、睑板灼伤者常遗留瘢痕性睑外翻、睑裂闭合不全等并发症。③眼球灼伤:轻者表现为结膜、角膜水肿,出血,角膜混浊;重者角膜缘缺血,角膜缘及其附近血管广泛血栓形成,角膜溃疡、穿孔,巩膜坏死,视力常受到严重影响。

【诊断】 依据《职业性化学性眼灼伤诊断标准》进行诊断。

1. 诊断原则 根据明确的眼部接触化学物或在短时间内受到高浓度化学物刺激的职业史,和以眼睑、结膜、角膜和巩膜等组织腐蚀性损害的临床表现,参考作业环境调查,综合分析,排除其他有类似表现的疾病,方可诊断。

2. 诊断及分级标准

(1) 化学性结膜角膜炎:有明显的眼部刺激症状,眼痛、灼热感或异物感、流泪、眼睑痉挛、结膜充血、角膜上皮脱落等。荧光素染色有散在的点状着色。裂隙灯下观察以睑裂部位最为明显。

(2) 轻度化学性眼灼伤:具备以下任何一项者,可诊断为轻度化学性眼灼伤:①眼睑皮肤或睑缘充血、水肿和水疱,无后遗症;②结膜充血、出血、水肿;③荧光素染色裂隙灯下观察可见角膜上皮有弥漫性点状或片状脱落,角膜实质浅层水肿混浊,角膜缘无缺血或缺血<1/4。

(3) 中度化学性眼灼伤:除有上述②、③两项外,并具备以下任何一项者可诊断为中度化学性眼灼伤:①出现结膜坏死,修复期出现睑球粘连;②角膜实质深层水肿混浊,角膜缘缺血1/4～1/2。

(4) 重度化学性眼灼伤:具备以下任何一项者,可诊断为重度化学性眼灼伤:①眼睑皮肤、肌肉和/或睑板溃疡,修复期出现瘢痕性睑外翻、睑裂闭合不全;②巩膜坏死,角膜全层混浊呈瓷白色,甚至穿孔,角膜缘缺血>1/2。

3. 眼科检查要求　按常规做外眼检查,包括眼睑、眶周皮肤、上下睑缘、结膜、巩膜及角膜组织。先用无菌玻璃棒粘入少许 1‰荧光素涂于结膜囊内,然后用生理盐水冲洗,在裂隙灯显微镜下观察角膜病变部位,同时进行内眼检查,包括前房、虹膜、瞳孔以及晶体等。

【处理原则】

1. 治疗原则　发生眼灼伤后现场即刻处理是决定预后的关键措施,应立即、就近以生理盐水或清洁水彻底冲洗结膜囊,其用量为每只眼至少 500 ml,冲洗时间一般为 5～10 min。①化学性结膜角膜炎和眼睑灼伤应积极对症处理,必要时脱离接触。②眼球灼伤者应立即就近冲洗;仔细检查结膜穹窿部,去除残留化学物。③预防感染,加速创面愈合,防止睑球粘连和其他并发症。严重眼睑畸形者可施行成型术。④为防止虹膜后粘连,可用 1‰阿托品散瞳。

2. 其他处理　化学性结膜角膜炎、轻度化学性眼灼伤多在数天内完全恢复,视力一般不受影响,痊愈后可以恢复原工作。中度、重度化学性眼灼伤常产生严重并发症或后遗症,视功能可不同程度受损。单眼灼伤者应脱离接触化学物,适当休息后,根据恢复情况安排适当工作;双眼灼伤者,应根据医疗终结时的残留视力,决定其工作与否。

二、职业性急性电光性眼炎

本病又称为紫外线角膜结膜炎(kerato-conjunctivitis caused by ultraviolet rays),是眼部受强紫外线照射所致的急性角膜结膜炎。电焊作业环境,尤其是多机联合作业,可使电焊工、电焊辅助工及同车间其他人员的眼部受到大量直接或间接反射的紫外线照射。

紫外线波长 14～400 nm,一般指波长 200～400 nm 波段的电磁波。可来源于自然光源(如太阳光紫外线)和人工光源(如电弧焊)。电焊弧光能产生高强度的光辐射,除紫外线外,还有大量红外线。紫外线角膜结膜炎虽然不致永久性视力减退,但发病颇多,严重影响出勤率。根据调查,我国目前患电光性眼炎的最常见工种为电焊工及电焊辅助工。

【发病机制】　紫外线眼损伤多为光电性损害,这种损害短波紫外线较长波紫外线强。紫外线角膜结膜炎的最大效应波长为 270 nm。核酸和蛋白质吸收紫外线的能力很强,角膜上皮细胞中存在这些物质,系由于其对紫外线吸收造成损害的结果。

【临床表现】　潜伏期长短取决于照射方向、剂量和时间。潜伏期 0.5 h～24 h,一般 6～12 h,故多在晚间入睡前后发病。

轻症者仅有眼部异物感或轻度不适,重者头痛,眼部烧灼感、剧痛、畏光、流泪和睑痉挛。急性症状可持续 6～24 h,不适症状 48 h 内逐渐消失。检查可见面部及眼睑皮肤潮红,重者可有红斑,结膜充血、水肿,角膜上皮点、片状脱落,角膜知觉减退,瞳孔痉挛性缩小,多数病例短期视力下降。

【诊断】　依据《职业性急性电光性眼炎(紫外线角膜结膜炎)诊断标准》进行诊断。冰川、雪地、沙漠、海面作业人员,眼部受到大量反射紫外线照射所致的结膜角膜上皮损伤,即太阳光眼炎参照该标准执行。

1. 诊断原则　根据眼部受到的紫外线照射的职业史,和以双眼结膜、角膜上皮损害为主的临床表现,参考作业环境调查综合分析,排除其他原因引起的结膜角膜上皮的损害,方可诊断。

2. 观察对象　眼部受到紫外线照射于 24 h 内出现下列任何一项表现者,可列为观察对象:①轻度眼部不适,如眼干、眼胀、异物感及灼热感等;②睑裂部球结膜轻度充血;③角膜上皮轻度水肿,荧光素染色阴性。

3. 诊断标准　有紫外线接触史,并具有下列表现者即可诊断:眼部异物感、灼热感加重,并出现剧痛,畏光,流泪,眼睑痉挛;角膜上皮脱落,荧光素染色阳性,放大镜或裂隙灯显微镜下观察呈细点状染色或有相互融合的片状染色;并可见到上下眼睑及相邻的颜面部皮肤潮红。结膜充血或伴有球结膜水肿。

【处理原则】

1. 治疗原则 ①暂时脱离紫外线作业。②急性发作期,应采用局部止痛,防止感染的治疗,辅以促进角膜上皮修复的治疗。用 $0.5\%\sim1\%$ 丁卡因溶液滴眼,以表面麻醉止痛。用抗生素软膏或眼药水预防感染,抗生素软膏不仅可预防感染,还可润滑睑球结膜起止痛作用,并且有预防睑球结膜粘连的作用。用牛奶,最好是人奶,特别是初乳,除含有能保护黏膜的优质蛋白外,还含有抗体、补体等具有消炎杀菌作用的物质,用其滴眼,对电光性眼炎急性期具有很好的治疗作用。如眼痛可以忍受,少用甚至不用丁卡因,以利于角膜上皮细胞修复。

2. 其他处理 ①观察对象:观察病情 24 h。②急性电光性眼炎:脱离接触紫外线作业或休息 1~2 天,重者可适当延长(不超过 1 周)。

三、职业性白内障

职业性白内障是由职业性化学、物理等有害因素引起的以眼晶状体混浊为主的疾病。可与全身疾病不平行。

【分类】 按病因不同,职业性白内障可分为中毒性白内障、非电离辐射性白内障、电离性白内障和电击性白内障 4 类。

1. 中毒性白内障 由生产性毒物的局部或全身作用导致的眼晶状体变性混浊。最常见的致病因素为三硝基甲苯,此外,接触萘、铊、二硝基酚等也可致眼晶状体损伤。

2. 非电离辐射性白内障 主要有微波白内障、红外线白内障和紫外线白内障。①微波白内障是指劳动者暴露于电磁波中 300 MHz~300 GHz 频率范围或 1 m~1 mm 波长,受到超过职业接触限值的高强度微波辐射,特别是在短时间暴露强度等于或大于 5 mW/cm² 所致的眼晶状体损伤。②红外线白内障是高温作业等环境下即波长短于 3×10^{-6} m 红外线(热)辐射所致晶状体损伤。红外线对机体组织的穿透力随着波长的增大而减弱,大于 6 μm 的红外线对组织无穿透力,3~6 μm 全部为角膜吸收,1~3 μm 部分透过角膜,0.78~1 μm 全部透过角膜,其透过部分主要被房水和晶状体吸收。③紫外线白内障是指波长大于 290 nm 的长波紫外线,主要为晶状体吸收,使晶状体发生光化学反应,导致蛋白质变性、凝固而混浊。紫外线辐射致眼组织损伤的病理效应分为随机效应和非随机效应。非随机效应与辐射线直接相关,主要为速发的电光性眼炎,迟发效应为白内障。

3. 电离性白内障 主要指放射性白内障,由 X 射线、γ 射线、中子及高能 β 射线等电离辐射所致的眼晶状体混浊。

4. 电击性白内障 主要指检修带电电路、电器,或因电器绝缘性能降低所致漏电等电流接触体表后发生的电击而造成的眼晶状体混浊。

【诊断】 依据《职业性白内障诊断标准》进行诊断。职业性三硝基甲苯白内障晶状体混浊的形态、色泽、分布等具有明显的特征,诊断要求按职业性三硝基甲苯白内障诊断标准执行;放射性白内障的诊断按放射性白内障诊断标准执行。

1. 诊断原则 有明确的化学、物理等职业性有害因素接触史,以双眼晶状体混浊改变为主要临床表现,参考作业环境职业卫生调查和工作场所有害化学物质浓度测定及辐射强度的测量资料,综合分析,排除其他非职业因素所致类似晶状体改变,方可诊断。职业性白内障的临床诊断应重点注意:①要有明确的职业接触史。②若为物理因素所致白内障则要注意各种辐射因素的辐射强度,必要时要模拟现场进行测量。微波辐射强度应 ≥ 5 mW/cm²;电击性损伤应记录遭受电击时的电压强度、持续时间以及电击部位；放射性损伤时遭受辐射强度的测量要求参见相关诊断标准；而红外线、紫外线辐射所致眼损伤的辐射强度目前尚无确切数据。若为化学因素所致白内障应注意工作场所环境状况，特别是作业环境毒物的浓度。③要仔细观察眼晶状体损害表现特征，做好临床鉴别诊断，排除非职业因素所致类似眼晶状体损伤改变。

检查方法以裂隙灯显微镜检查法和(或)晶状体摄影照相显示为主要依据。裂隙灯显微镜检查法包括弥散光照明检查法和直接焦点照明检查法。而检眼镜、手电筒以及手持裂隙灯弥散光照明检查法仅可作为职业健康检查筛检，不能作为诊断检查方法。

2. 观察对象　裂隙灯显微镜检查和(或)晶状体摄影照相具有下列表现之一者：①晶状体周边部皮质内有灰黄色均匀一致的细点状混浊，形成半环形或近环形暗影。②晶状体后极部后囊下皮质有数个灰白色细点状混浊及空泡。

3. 诊断与分级

(1) 一期白内障：裂隙灯显微镜检查和(或)晶状体摄影照相具有下列表现之一者：①晶状体周边部由灰黄色细点状混浊构成的环形混浊，其最大环宽小于晶状体半径1/3。②晶状体后极部后囊下皮质有灰白色点状混浊并排列成环形，可伴有空泡。

视功能不受影响或正常。

(2) 二期白内障：在壹期晶状体损害基础上，晶状体改变具有下列表现之一者：①晶状体周边部灰黄色点状混浊排列成环形并形成楔状，其范围等于或大于晶状体半径的1/3；和(或)在瞳孔区晶状体前皮质内或前成人核出现相当于瞳孔直径大小的不完全或完全的环形混浊。②在晶状体后极部后囊下皮质环状混浊的基础上发展为盘状混浊，可伴有空泡；可向深部皮质发展交错成宝塔状外观，其间可有彩色斑点；和(或)前囊下皮质出现点状、片状灰白色混浊。

视功能可不受影响或正常或轻度减退。

(3) 三期白内障：在贰期白内障基础，晶状体损害改变进一步加重，并具有下列表现之一者：①晶状体周边部环形混浊的范围等于或大于晶状体半径的2/3；和(或)瞳孔区晶状体前皮质内或前成人核混浊构成花瓣状或盘状；②晶状体后囊下皮质盘状混浊向赤道部伸延，成蜂窝状混浊，后极部混浊较致密，向赤道部逐渐稀薄。

视功能可受到明显影响。

【处理原则】

1. 治疗原则　按白内障常规治疗处理。如晶状体大部混浊或完全混浊，可施行白内障摘除人工晶状体植入术。

2. 其他处理　观察对象每年复查一次，经连续5年观察晶状体改变无变化者，终止观察；诊断为职业性白内障者应调离其相应的有害因素的作业。需进行劳动能力鉴定者，按GB/T16180处理。

四、职业性噪声聋

职业性噪声聋(occupational noise-induced deafness)的诊断依据《职业性噪声聋诊断标准及处理原则》进行，具体内容参见相关章节。

五、职业性铬鼻病

职业接触铬酐、铬酸、铬酸盐及重铬酸盐等六价铬化合物引起的鼻部损害称为职业性铬鼻病(occupational chromium-induced nasal disease)。

【发病机制】　铬酐、铬酸、铬酸盐及重铬酸盐等六价铬化合物在电镀行业中接触广泛，高浓度铬化合物具有局部刺激和腐蚀作用，可导致鼻中隔黏膜糜烂、溃疡、软骨部穿孔。

【临床表现】　流涕、鼻塞、鼻出血、鼻干燥、鼻灼痛、嗅觉减退等症状，及鼻黏膜充血、肿胀、干燥、萎缩等体征,严重者可出现鼻中隔黏膜或鼻甲黏膜糜烂,鼻中隔黏膜溃疡,甚至鼻中隔软骨部穿孔、缺损。

【诊断】 依据《职业性铬鼻病诊断标准》进行诊断。

1. 诊断原则 根据密切接触六价铬化合物的职业史和有关的临床表现,排除其他原因所致鼻部损害,结合作业环境劳动卫生学调查,方可诊断。职业性铬鼻病诊断标准只适用于由六价铬化合物引起的职业性鼻部损害。铬对皮肤损害可参照处理。

2. 诊断标准 铬鼻病患者可有流涕、鼻塞、鼻出血、鼻干燥、鼻灼痛、嗅觉减退等症状,以及鼻黏膜充血、肿胀、干燥或萎缩等体征。凡有以下鼻部体征之一者,即可诊断为铬鼻病:①鼻中隔黏膜糜烂,少数情况下为鼻甲黏膜糜烂;②鼻中隔黏膜溃疡;③鼻中隔软骨部穿孔。

3. 鉴别诊断 鼻中隔穿孔也可由氟盐、食盐、五氧化二钒等引起;或因梅毒、结核、外伤等原因发生,故诊断时应结合上岗前体检资料、患者毒物接触史和作业环境调查进行鉴别诊断。

【处理原则】

1. 治疗原则 以对症治疗为主。局部可应用硫代硫酸钠溶液或溶菌酶制剂;对鼻中隔穿孔患者,必要时可行鼻中隔修补术。

2. 其他处理 ①鼻黏膜糜烂较重患者,可暂时脱离铬作业。②鼻黏膜溃疡患者应暂时脱离铬作业,久治不愈者可考虑调离铬作业。③凡出现鼻中隔穿孔,应调离铬作业。

六、职业性牙酸蚀病

职业性牙酸蚀病(Occupational dental erosion)是长期接触各种酸雾或酸酐所引起的牙齿硬组织脱矿缺损。

【职业接触】 盐酸、硫酸、硝酸的应用;制造盐酸接触氯化氢和盐酸雾;制造硫酸接触 SO_2、SO_3 和硫酸雾;制造硝酸接触 NO_2 和硝酸雾;酸酐进入口腔,遇水则形成酸。

【发病机制】 酸雾或酸酐对牙齿的酸蚀作用,不涉及细菌的作用。酸的原发刺激使牙釉质色泽改变,进而牙体被腐蚀脱钙,牙体组织粗糙、松脆、缺损。

【临床表现】 除前牙牙冠有不同程度缺损外,还表现有牙齿对冷、热、酸、甜等刺激发生酸敏感,常伴有牙龈炎、牙龈出血、牙痛、牙齿松动等,严重者牙冠大部分缺损,或仅留残根,可有髓腔暴露和牙髓病变。

【诊断】 依据《职业性牙酸蚀病诊断标准》进行诊断。

1. 诊断原则 根据接触酸雾或酸酐的职业史,以前牙硬组织损害为主的临床表现,参考现场劳动卫生学调查结果,进行综合分析,排除其他牙齿硬组织疾病后,方可诊断。

2. 观察对象 前牙区有两个或两个以上牙齿为可疑牙酸蚀者,可列为观察对象。

3. 诊断及分级标准 ①一度牙酸蚀病:前牙区有两个或两个以上牙齿为一级牙酸蚀者,可诊断为一度牙酸蚀病。②二度牙酸蚀病:前牙区有两个或两个以上牙齿为二级或三级牙酸蚀者,可诊断为二度牙酸蚀病。③三度牙酸蚀病:前牙区有两个或两个以上牙齿为四级牙酸蚀者,可诊断为三度牙酸蚀病。

4. 鉴别诊断 酸性食物、饮料、药物和某些疾病等非职业性因素也可引起牙酸蚀。磨耗、磨损、外伤、牙釉质发育不全和氟牙症也可造成牙齿硬组织损害,应根据职业史、病史和临床特征进行鉴别。

【处理原则】

1. 治疗原则 ①有牙本质过敏症状者,可给予含氟或防酸脱敏牙膏刷牙或含氟水漱口,必要时可用药物进行脱敏治疗。②一度牙酸蚀病是否要作牙体修复,可视具体情况决定;二度牙酸蚀病应尽早作牙体修复;三度牙酸蚀病可在牙髓病及其并发症治疗后再进行牙体修复。

2. 其他处理　①观察对象：每半年复查1次，不需作特殊处理。②一、二、三度牙酸蚀病：治疗修复后，在加强防护的条件下，可不调离酸作业。

七、职业性爆震聋

职业性爆震聋(explosive deafness)诊断依据《职业性爆震聋的诊断标准》进行，具体内容参见相关章节内容。

（王　威）

第四节　职业性肿瘤

职业性肿瘤(occupational tumor)，又称职业癌(occupational cancer)，是在工作环境中接触致癌因素(carcinogen)，经较长潜伏期罹患的某种特定肿瘤。能引起职业性肿瘤的因素，称职业性致癌因素(occupational carcinogen)。因职业肿瘤的潜伏期长达十几甚至数十年，易被忽略而低估。

国际癌症研究机构(International Agency for Research on Cancer, IARC)每年发表全球性的肿瘤病因研究进展与评审结果。2013年IARC公布人类确认致癌物或生产过程(G1)有111种，其中职业因素约占50种；66种很可能人类致癌因素(G2A)和285种可能人类致癌因素(G2B)，包括化学因素、物理因素和生物因素，其中最多见的为化学因素。

职业肿瘤的历史可追溯到1775年，英国外科医生Pott发现烟囱清扫工人阴囊癌的发病率高。1895年德国外科医生Rehn报道生产品红(苯胺)工人中膀胱癌高发，其后相继报道砷化合物、煤焦油、X射线、紫外线与皮肤癌，以及苯与白血病的关系。1922年英国化学家Kennway从煤焦油中分离出多种多环芳烃，并诱发动物皮肤癌，证实化学物的致癌性。1945年英国学者Case对染料行业的膀胱癌进行流行病学调查，证实β-萘胺及联苯胺的致癌性。1967年英国制定有关致癌物的法规。

2008年WHO报告新发癌症病例1 240万例(男女分别为665万例、575万例)，死亡760万例，并预测癌症将成为全球最重要的公共卫生问题之一；其中有明确职业史的职业肿瘤占全部肿瘤的2%~8%，据此每年全世界20万人死于职业肿瘤，其中肺癌、恶性间皮瘤和膀胱癌是最常见的职业肿瘤。

一、职业性致癌因素的识别和确认

识别职业因素的致癌作用，主要通过以下3种途径。

1. 临床观察　通过临床诊断、观察和分析肿瘤发生的环境因素，是识别和判定职业致癌因素的重要方法，如Pott揭示阴囊癌与扫烟囱童工间的关系，1964年英国耳鼻喉科医生Hadifield发现老年家具制作工人多发鼻窦癌等。这些临床观察可为肿瘤病因提供线索，但因具有偶然性，不能成为确定病因的依据，须通过流行病学调查研究证实。

2. 实验研究

(1) 动物实验：设计良好的动物实验获得可靠的实验结果，可用以判定某因素是否具致癌性。氯乙烯、氯甲甲醚、煤焦沥青所致的职业肿瘤都是经动物实验得到肯定结果，通过接触人群的流行病学调查得到证实。IARC标准化的动物诱癌实验研究程序如下：①要用两种动物(如大、小鼠)，每组雌雄各半。②各实验组和相应对照组要有足够的动物数，各性别至少50只。③染毒和观察时间须超过实验动物期望寿命的大部分(大、小鼠为2年)。④至少设两个实验组，即高、低剂量组，高剂量组应接近最大耐受剂量；最好是设3个剂量组。⑤结果确定要有足够量的病理学检查。⑥用恰当方法进行统计学分析。

动物致癌实验资料外推到人时，要注意是否已证实动物致癌的化学物也能引起人类癌症，动物致癌的剂量是否对人也致癌。如能证实，表明动物实验结果与人类致癌有较好的关联。但也有例外情况，如DDT可诱发动物肿瘤，人群尚未见病例报告。流行病学调查已证实砷对人致癌，但动物诱癌实验未获成功。即使动物和人致癌性有强关联，但靶器官及发癌部位在啮齿类动物与人可能不同，如联苯胺可诱发大鼠、仓鼠及小鼠肝癌，对人和犬却诱发膀胱癌。目前动物实验的种属差异和剂量差异仍不能很好地外推到人。

（2）体外试验：通过体外试验检测化学物是否具有致突变或诱导染色体损伤的能力，从而推断其致癌性。其优点是快速、花费少。用体外试验判断和识别致癌物的依据：由于DNA突变引起肿瘤，故可以用体外试验检测化学物是否具有致突变性，如有致突变性则认为该化学物有致癌的可能性。至于该化学物是否能致癌尚须用动物实验加以验证。常用的体外实验如Ames试验可检测化学物诱导基因突变；DNA修复试验可检测DNA暴露于某化学物时发生的损伤；DNA加合物试验可检测和DNA共价结合的化学物；染色体结构畸变分析可检测化学物对细胞染色体的损伤作用；姐妹染色单体互换试验可判定化学物对染色体的影响；哺乳动物细胞恶性转化试验可判定化学物恶性转化培养细胞的能力。

目前主张用组合试验来检测化学物的致突变性，选择原则应包括低等动物、高等动物实验，体内、体外试验，体细胞、生殖细胞试验。短期体外试验结果预测化学物对人致癌性的价值与体外试验、动物实验、人群观察间的关联程度均难以明确。体外试验和动物实验结果的一致性大约为60%。判断化学物质是否有致癌性时，如果短期试验阳性，应在动物实验和接触人群中进一步研究；当短期试验和动物实验都获得阳性结果，就可提供该物质为可疑致癌物的证据。

3. 流行病学调查　流行病学调查的研究对象是人，能为识别和判定某因素对人的致癌性提供最强有力的证据。肿瘤流行病学研究肿瘤的人群分布与某些致癌因素间的关系，寻找癌症发生的原因。要确定某职业因素的致癌作用，仅靠临床观察和动物实验尚显不足，必须通过职业流行病学调查取得确切证据。

（1）在流行病学调查中出现以下情况，提示可能存在某种致癌危险因素：①出现多个癌症病例，特别是相同单位接触同一因素的工人出现较高的肿瘤发病率，则提示该因素的致癌作用。②癌症高发年龄提前，可提前10～15年，发病年龄多在40岁左右，提示职业接触加速了致癌作用，如我国湖南某砷矿职工中肺癌发病年龄比所在省居民小10～20岁。③肿瘤发病性别比例异常。④肿瘤的发病均与某共同因素有关，特别是不同厂矿、不同地区接触同一因素的人群有同种肿瘤发病率升高的现象。如一项关于砷接触致癌的调查，在1948～1975年间先后调查了13个工厂和居民区，调查中发现共同的因子是砷，并发现肺癌死亡率都明显升高，从而说明砷是引起肺癌高发的致癌物。⑤存在接触水平-反应关系。如氯甲醚作业工人的肺癌调查，发现肺癌发病率随接触年限增加而增加。⑥出现罕见肿瘤高发现象。如生产氯乙烯单体的工人发生的肝血管肉瘤，石棉接触工人发生的间皮瘤等。

（2）确定流行病学研究的阳性结果是否为因果关系，应遵守下列判定标准：①因果关系强度：某因素接触组与对照组比较其相对危险性的程度。相对危险度越高，说明发病率或死亡概率越大，与该因素的因果关系的可能性越大。在实际调查中，要注意统计分析应以工种为基数，而不以全单位职工为基数进行，以免掩盖实际接触人群的高发病率。同时要注意发病率极低的肿瘤高发现象。②因果关系的一致性：某致癌因素引起的因果关系在各种同类调查结果的一致性。在不同地区的同类调查结果相近，对其所致癌症的结论一致性越强，则判定该致癌因素与所致癌症的因果关系的证据越有力。③接触水平-反应关系：如果接触某致癌因素的剂量或水平越高，癌症的发病率也越高，提示存在接触水平-反应关系。④生物学合理性：研究结果应符合生物学合理性,是建立在该种因素作用机制的基础上。⑤时间依存性:"接触"必须在"效应"产生之前。

(3) 根据流行病学研究和动物实验结果,职业致癌物可分为 3 类:①确认致癌物(proved carcinogen):流行病学调查及动物实验都有明确证据者,表明对人有致癌性的理化因素和生产过程,可查阅相关文献或 IARC 网站。②可疑致癌物(suspected carcinogen):一是动物实验证据充分,但人群流行病学调查结果有限;二是动物致癌试验阳性,特别是与人类血缘相近的灵长类动物中致癌试验阳性,但缺少对人类致癌的流行病学证据。可疑致癌物是目前职业流行病学研究的重点。③潜在致癌物(potential carcinogen):动物实验已获阳性结果,尚无流行病学调查资料表明对人有致癌性,如铅、钴、锌、硒等。

二、职业肿瘤的特征及其诊断原则

(一) 职业肿瘤的特征

1. 潜伏期   自接触职业有害因素至出现明确的有害健康效应(最早临床表现)所需的时间,即初次接触某致癌因素到确认相应职业肿瘤发生的时间间隔。研究表明,肿瘤是从 DNA 一个碱基对发生突变的非正常细胞所引发的,但最终是否能发展或何时发展为肿瘤,受一系列因素的综合影响,如肿瘤发生的内外源促进因子、DNA 损伤的修复能力和免疫系统监视的有效性等。因此,不同的致癌因素有不同的潜伏期。人类潜伏期最短为 4~6 个月,如苯致白血病;最长达40 年以上,如石棉诱发间皮瘤;大多数职业肿瘤的潜伏期较长,为 12~25 年。由于职业致癌因素接触程度一般都较强,所以职业肿瘤的潜伏期比非职业性同类肿瘤短,这也是确定职业肿瘤的重要依据之一。例如,芳香胺引起的泌尿系统癌症,发病年龄以 40~50 岁多见,较非职业性的早10~15 年。

2. 阈值   大多数毒物的毒性作用存在阈值或阈剂量,即超过该剂量时可引起健康损害,并以此作为制订安全接触剂量的依据。但是对职业致癌因素来说,是否存在阈值尚有争论。主张致癌物无阈值的理由是:一个细胞内的 DNA 改变就能启动肿瘤发生过程,细胞只要一次小剂量接触致癌物,甚至一个致癌物分子就能导致 DNA 改变,启动肿瘤发生,即"一次击中"学说(one hit theory)。然而,多数学者认为有阈值,理由是:①即使一个致癌物分子可能诱导细胞的基因改变,但该分子达到其靶器官的可能性是很小的;②致癌物分子还可与细胞其他的亲核物质如蛋白质或 DNA 的非关键部分作用而被代谢;③细胞有修复 DNA 损伤的能力,机体的免疫系统又有杀伤癌变细胞的能力,若 DNA 损伤被修复或癌变细胞被杀灭,就可能存在"无作用水平"值;④大多数致癌物的致癌过程都有前期变化,如慢性炎症、增生、硬化等,肿瘤是"继发产物",这使确定致癌阈值成为可能。一些国家已据此规定了"尽可能低"的职业致癌物接触的"技术参考值"。因此,阈值问题仍未解决。

3. 剂量-反应关系   虽然致癌物阈值问题有争论,但大量研究证明,致癌因素大都存在明显剂量-反应关系,即在致癌物接触人群中,接触剂量大的要比接触剂量小的肿瘤发病率和死亡率都高,与累积接触总剂量有关;且在动物实验和流行病学调查研究中都获得支持。如动物实验接触二甲基氨基偶氮苯(奶油黄)30 mg/d,34 天诱发肝癌,接触总量为 1 020 mg;若 1 mg/d,700 天发生肝癌,接触总量为 700 mg。此研究说明职业肿瘤存在剂量-反应关系,但有例外,如石棉有小剂量的接触史即可致癌。

4. 好发部位   职业肿瘤有较固定的好发部位或范围,多在致癌因素的接触部位、代谢器官和(或)排泄器官发生。由于皮肤和肺是职业致癌物进入机体的主要途径和直接作用(代谢和排泄)的器官,故职业肿瘤多见于呼吸系统和皮肤,并可能累及其邻近器官,如致肺癌的职业致癌物可引发气管、咽喉、鼻腔或鼻窦的肿瘤;亦可发生在远隔部位,如皮肤接触芳香胺,导致膀胱癌;同一致癌物也能引起不同部位的肿瘤,如砷可诱发肺癌或皮肤癌。此外,还有少数致癌因素引起大范围的肿瘤,如电离辐射可引起白血病、肺癌、皮肤癌、骨肉瘤等。

5. **病理类型** 职业致癌因素种类不同而致特定的病理类型,如铀矿工肺癌大多为未分化小细胞癌;铬多致鳞癌;家具木工和皮革制革工的鼻窦癌大多为腺癌。亦因接触强度不同而致特定的病理类型,一般认为,接触强致癌物以及高浓度接触所致癌多为未分化小细胞癌;反之则多为腺癌。但上述病理学特点并非绝对,如苯所致白血病类型不一,且无规律,仅供与非职业肿瘤作鉴别时参考。

另外,职业肿瘤一般恶性程度高,如芳香胺化合物引起的膀胱癌常为多发性,多累及整个泌尿系统,且复发率也高;苯所致白血病多为急性,发展较快,患者存活时间短。其主要与职业致癌因素种类和接触强度有关。

6. **病因** 职业肿瘤病因明确,都有明确的职业致癌因素和接触史。如前所述,苯致白血病,石棉致间皮瘤和肺癌,联苯胺致膀胱癌,氯乙烯致肝血管肉瘤。若除去这些病因,相应肿瘤的发病率就会明显下降或不发生。

职业肿瘤要在一定作用条件下才能发病。如金属镍微粒有致癌性,而块状金属镍就没有;苯胺的同分异构体中的 β 位异构体为强致癌物,而 α 位异构体则为弱致癌物;不溶性的铬盐及镍盐,只有经肺吸入方能致癌,而涂抹皮肤或经口摄入均无致癌作用。另外,且与生活方式有关,如接触石棉且吸烟者,其肺癌发病率可以增加 10 多倍。

7. **年龄** 职业肿瘤的发病年龄常在 40 岁后,与潜伏期长短有关。因工业化发展,职业致癌因素种类和数量的增加,职业肿瘤的发病年龄有明显提早趋势。

(二) 职业肿瘤的诊断原则

目前我国职业肿瘤发病形势严峻。2013 年 12 月国家卫生计生委等部门发布了新的《职业病目录》,目录中规定了 11 种职业肿瘤:①石棉所致肺癌、间皮瘤;②联苯胺所致膀胱癌;③苯所致白血病;④氯甲醚、双氯甲醚所致肺癌;⑤砷及其化合物所致肺癌、皮肤癌;⑥氯乙烯所致肝血管肉瘤;⑦焦炉逸散物所致肺癌;⑧六价铬化合物所致肺癌;⑨毛沸石所致肺癌、胸膜间皮瘤;⑩煤焦油、煤焦油沥青、石油沥青所致皮肤癌;⑪β-萘胺所致膀胱癌。此外,还有职业放射性疾病中的放射性肿瘤。

国际劳工组织的职业肿瘤名单是开放性的,只要有明确的致癌因素和职业史并符合诊断条件,即可诊断。

我国现行职业肿瘤诊断标准规定了职业肿瘤的诊断总则以及各特定职业肿瘤的诊断细则。诊断总则强调两点:一是肿瘤诊断明确,要求必须是原发肿瘤,肿瘤的发生部位与所接触致癌物的特定靶器官一致,且经细胞病理或组织病理检查,或经临床影像检查,或经腔内镜检查等确诊;二是要有明确的致癌物职业接触史,接触致癌物的年限和肿瘤发病潜隐期符合诊断细则的相关规定,并需结合工作场所有关致癌物接触状况综合判断。举例说明如下。

1. **苯所致白血病诊断细则** ①经细胞病理学检查确诊;②苯作业累计接触工龄 1 年以上(含 1 年);③潜隐期 1 年以上(含 1 年);④如有慢性苯中毒史者所患白血病即可诊断。

2. **职业放射性肿瘤**(occupational radiation tumour) 相关从业人员因接受电离辐射照射后发生的恶性肿瘤。我国现行放射性肿瘤病因判断标准规定了职业性放射性肿瘤的判断依据:①有接受一定剂量电离辐射的照射史和受照剂量的相关资料;②受照后经一定潜伏期发生相关胃癌、结肠癌、肺癌等原发性恶性肿瘤并且得到临床确诊;③根据患者性别、受照时年龄、发病时年龄和受照剂量按有关规定方法计算所患恶性肿瘤起因于所受照射的病因概率(probability of causation, PC);④按有关规定方法计算 95% 可信限上限的 PC＞50% 者可判断为放射性肿瘤。该标准还规定了职业放射性肿瘤的判断:①起因于职业照射的放射性肿瘤可以诊断为职业放射性肿瘤;②职业照射复合职业化学致癌物暴露,辐射致癌在危险度增加中的相对贡献大于 1/2,

合计病因概率 PC ≥ 50％ 者也诊断为职业放射性肿瘤。

三、职业肿瘤的预防原则与致癌危险性预测

职业肿瘤是一类人为疾病,应按疾病的三级预防原则进行预防和控制,以保护职业人群的健康。当前国际上将肿瘤预防划分为四级预防:第一级预防又称病因预防(prevention),由于致癌因素明确,能采取相应措施预防,或将其风险控制在最低水平,同时戒除不良生活方式如吸烟等和不健康饮食等;第二级预防为侦测(detection)和诊断(diagnosis),指早期筛检发现和明确诊断;第三级预防是明确诊断后的及时合理治疗(treatment),即尽快采取已被证明行之有效的手段和措施进行治疗;第四级预防是生存照护(survivorship),指在肿瘤合理治疗后的康复,促进功能恢复,帮助肿瘤患者尽量生活得更好和更长久。

免疫监视系统具有识别肿瘤细胞 DNA 的功能,免疫功能下降,其识别肿瘤细胞 DNA 的能力也降低;遗传性家庭背景、内分泌失调、神经功能紊乱、营养缺乏及蛋白质摄入量不足等均利于肿瘤发生、发展。饮食中充足的蛋白质和维生素 A、B、C、E 等,都可抑制肿瘤的发展。通过采取相应措施,职业肿瘤是可以预防的。

(一) 职业肿瘤的预防

1. 加强对职业致癌因素的控制和管理

(1) 发现病因:通过临床病例观察提供线索和流行病学调研积累资料,获得证据。对化学物质加强登记管理制度,在化学物进入生产流通前预测和测试其安全性,建立化学物致癌性的筛检体系。

(2) 控制病因:对明确的职业致癌因素应予消除、取代。对不能立即消除,也无法取代者应从工艺改革着手,提高机械化、密闭化、管道化程度,杜绝跑、冒、滴、漏。并辅以个人防护减少接触。推广和应用新技术、新工艺、新材料,采用先进适用技术改造和提升传统工艺,采用无毒代替有毒、低毒代替高毒,限用或淘汰危害健康的落后技术、工艺和材料,禁用未经毒性鉴定的有毒化学品。建立致癌物的管理登记制度,对致癌物严格管理。有些国家将致癌物分为两类:一类为可避免接触的,应停止生产和使用,如联苯胺、β-萘胺;另一类为目前不能改变工艺或无法替代仍需使用的致癌物,如铬、镍、镉、铍等金属的提炼与应用,应依据现有资料提出暂行技术标准,严控接触水平和生产条件。严控无法取代的小部分致癌物,如发达国家已基本不用石棉,而代之以矿化棉及各种塑制材料。新化学物质应作致癌性筛选,发现化学物具有致癌性,应停止生产和使用。病因控制还应重视对吸烟的控制,应大力倡导戒烟。

(3) 定期环境监测:对致癌因素进行经常性定期监测,使其浓度或强度控制在国家规定的阈限值以下,并尽可能降低到最低程度;防止致癌物污染厂外环境;降低和规定产品中致癌杂质含量;已经肯定的职业致癌因素,要进行定量风险评定。加强监督管理,对职业致癌因素严重、不具备基本防护条件的,要限期整改,经整改仍不合格的应予关闭。

2. 建立健全健康监护制度　早期发现、早期诊断、早期治疗是获得理想防控效果的前提,健康监护是提高"三早"的有效手段。定期职业体检,皮肤、肺和膀胱等职业癌症好发部位是重点检查的部位,检查项目中应包括针对遗传损伤检测的指标,如外周血淋巴细胞胞质阻滞微核等。对癌症高危人群的选择确定,除了职业致癌因素外,年龄、性别、吸烟状况等也要考虑。

对职业肿瘤高危人群医学监护只有在下列情况下才有效:①建立快速、易行、敏感的致癌性早期筛检方法。目前已建立的致癌性筛检试验方法有回复突变、DNA 合成修复、细胞转化、染色体畸变、姐妹染色单体互换、精子致死突变等。这些试验对快速发现化学物的致癌性,预测化学物对人致癌作用等均有重要意义。②能识别肿瘤前期异常改变或早期阶段的肿瘤。职业肿瘤中除膀胱癌可用尿脱落细胞涂片检查对早期诊断有一定意义外,其他均无有效的监护指标。③健

全体检制度。就业体检可发现就业禁忌和保存基础资料。肿瘤有明显的种族、家族与个体差异，部分是由于遗传决定的代谢活化/解毒酶系的多态性，与国外相比我国人群肝癌高发而膀胱癌低发，前者可能与谷胱甘肽 S-转移酶（GSTs）的缺陷或功能低下有关，后者可能与氮-乙酰化酶（NAT）慢型比例高有关。就业前体检筛出多态缺陷型易感者避免接触，是可推行的医学监护措施。

此外，研究发现外周血淋巴细胞胞质阻滞微核率高者发生肿瘤的风险明显增高，可结合遗传损伤修复能力、职业致癌因素接触评估、年龄、生活方式等评估肿瘤发生风险，发现和确定癌症高危人群。

3. 加强宣传教育，保持身心健康

（1）加强职业健康教育和健康促进，增强自我保健意识，减少接触致癌因素；工作服应集中清洗，禁止穿戴回家。严格操作规范、正确使用个人防护用品、培养良好卫生习惯、重视职业健康检查等。应广泛开展戒烟宣传。防止感染容易诱发肿瘤的疾病，如乙型肝炎以及某些慢性炎症；熟悉某些癌前病变以利早期发现和治疗。保持心境开朗，锻炼身体，提高自身免疫力。

（2）合理膳食：适量摄取低脂肪、高蛋白质的食物，特别是新鲜蔬菜、水果，选择富含维生素 A、C 的食物，如蛋黄、肝、牛奶、胡萝卜、葡萄等及香菇等；避免吃腌、熏或霉烂的食物。

（3）重视肿瘤化学预防：用化学药物预防肿瘤发生，或诱导肿瘤细胞分化逆转、凋亡，从而达到预防目的。目前公认的肿瘤化学预防最佳方法是抑制癌前病变演化成肿瘤或逆转其成正常细胞。

由于癌前病变演化成肿瘤的过程相当缓慢，除可通过减少和控制职业致癌因素、禁烟、改善膳食与营养等措施外，还可加强肿瘤化学预防中止癌前病变演化进程，降低肿瘤发生风险。目前已筛选出维生素 A、C、E，硒和钼类化合物，天然植物中的胡萝卜素、异硫氰酸脂类、萜类化合物、酚类抗氧化剂等化合物为有效的化学预防剂，可在化学致癌物接触工人的工作餐或高温饮品中加入相关成分，如饮用十字花科蔬菜汁等。

（二）致癌危险性预测

致癌危险性预测对加强预防、有效管理致癌因素、制定相关法规均具重要意义。危险性预测与流行病学调查和动物实验密切相关。Higginson 提出下列简图（图 4-4-1），用以概括致癌危险性预测和流行病学监护之间的关系，并以此作为制定法规的依据。

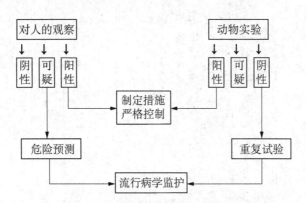

图 4-4-1 致癌危险性的预测与监护的关系

（引自孙贵范. 职业卫生与职业医学. 第 7 版，北京：人民卫生出版社，2012）

在进行流行病学监护时须注意流行病学调查的局限性，如"假阳性"、难以确立接触水平-反应关系、选组困难、因潜伏期长需追踪观察和缺乏敏感指标等。在做出结论前必须充分考虑和仔细分析上述可能情况。

用动物实验作致癌性鉴定时要注意局限性,在重视阳性结果时也要考虑因种属差异出现的阴性结果,如砷等致癌物在动物实验中显阴性。一些快速筛检致癌性和有重要应用价值的体外试验方法,可作为进行动物实验前的预筛。

在流行病学监护和动物实验的密切配合下,危险度评定可提供重要的定性和定量作用。

(夏昭林)

第五节　其他职业病

我国新修订的《职业病分类和目录》新增加的其他职业病包含金属烟热,井下作业所致肘、膝滑囊炎,股静脉血栓综合征、股动脉闭塞症或淋巴管闭塞症(限于刮研作业人员)。

金属烟热(metal fume fever)为急性职业病,由吸入金属屑加热过程释放出的大量新生成的金属屑氧化物粒子所引起。临床表现为流感样发热,有发冷、发热以及呼吸系统症状。以典型性骤起体温升高和血液白细胞数增多等为主要表现的全身性疾病。

井下作业所致肘、膝滑囊炎(occupational bursitis of elbow & knee):煤矿井下工人滑囊炎是指煤矿井下工人在特殊的劳动条件下,致使滑囊急性外伤或长期摩擦、受压等机械因素所引起的无菌性炎症改变。我国从1964年10月1日起将滑囊炎列为煤矿井下工人的职业病。

刮研作业是利用刮刀、基准表面、测量工具和显示剂,以手工操作的方式,边研点边测量,边刮研加工,使工件达到工艺上规定的尺寸、几何形状、表面粗糙度和密合性等要求的一项精加工工序。新的《职业病分类和目录》将手工刮研作业人员由于长时间压迫出现的股静脉血栓综合征、股动脉闭塞症或淋巴管闭塞症加入其他职业病范围内。

(汤乃军)

第五篇 劳动者健康管理

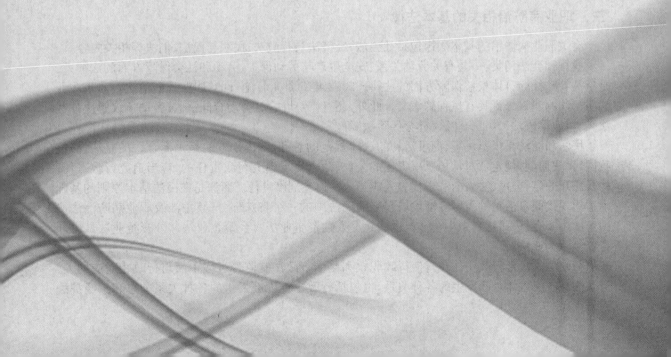

第一章
职业病防治法律法规

只有尊严的工作,才能有尊严的生活;而尊严的工作应由法律来保障。本章根据我国现行职业病防治法律体系以及理论和实践经验,对职业病防治法的基本法律框架进行阐述。

第一节　我国职业病防治法律体系概述

一、法律体系

法律体系,指国家现行法律规范,按照一定的标准和原则,划分为不同的法律部门而形成的内部和谐一致、有机联系的整体。法律体系是一国国内法构成的体系,不包括国际法即国际公法。我国现行法律体系以宪法为最高纲领、法律为主干,包括法律、行政法规、地方性法规 3 个层次。

二、职业病防治法律体系

从我国目前的职业病防治法制建设来看,一个具有中国特色的职业病防治体系框架已基本确立;初步建立起以《职业病防治法》为主体,以相关法规、规章和标准为辅助的,既相对独立,又与其他各部门法密切相关的法律体系。我国宪法中"加强劳动保护,改善劳动条件"是我国职业病防治法律体系中具有最高法律地位及效力的规定。部门、地方规章以及标准由于具有泛义上的法律效用,也视为这一体系的重要部分。

三、职业病防治相关的基本法律

有关职业病防治的基本法律包括社会法、经济法与行政法、民法与商法、刑法等相关内容。

我国社会法门类:一是有关劳动关系、安全生产与劳动保护、劳动和社会保障方面的法律;二是有关特殊社会群体权益保障方面的法律。2002 年 5 月 1 日施行的《职业病防治法》,对于职业病防治法制建设来说具有里程碑意义。此外,还有《劳动法》、《劳动合同法》、《劳动争议解决仲裁法》、《就业促进法》、《工会法》、《社会保险法》等。

民法和商法是规范民事、商事活动的法律规范的总和,我国采取的是民商合一的立法模式。我国《民法通则》规定:"对承担民事责任的公民、法人需要追究行政责任的,应当追究行政责任;构成犯罪的,对公民、法人的法定代表人应当依法追究刑事责任。"商法是在民法基本原则的基础上适应现代商事活动的需要逐渐发展起来的民法中的一个特殊部分,其中涉及职业病防治法律内容的主要有《公司法》《中小企业促进法》《个人独资企业法》《乡镇企业法》《外资企业法》《中外合资经营企业法》。

行政法是规范行政主体在行使行政职权和接受行政法制监督过程中而与行政相对应的人、行政法制监督主体之间发生的各种关系,也包括行政主体内部发生的各种关系的总和。经济法是调整因国家从社会整体利益出发对市场经济活动实行干预、管理、调控所产生的法律关系的法律规范的总和。涉及职业病防治有关规定的法律主要有《标准化法》《煤炭法》等。

刑法是规范犯罪、刑事责任和刑事处罚的法律规范的总和。刑法的2个显著特点：一是所调整的社会关系最广泛；二是强制性最严厉。违反该法有关职业卫生与职业病防治规定，构成犯罪的主要罪名有：危害公共安全罪；生产、销售伪劣商品罪；侵犯公民人身权利、民主权利罪；渎职罪等。

第二节　我国职业病防治法制化进程

一、初创阶段（1949～1980年）

我国职业病防治法制化进程体现在新中国成立之初，中央政府颁布的《中国人民政治协商会议共同纲领》中规定"实行工矿检查制度，以改进工矿的安全和卫生设备"。1950年5月31日，国家颁布了《工厂卫生暂行条例草案（试行）》。1956年3月20日卫生部和国家建设委员会颁布了《工业企业设计暂行卫生标准》，于1962年和1979年两次修订，改为《工业企业设计卫生标准》（TJ36－79）。1956年5月25日国务院颁布了《工厂安全卫生规程》，并发布了《关于防止厂矿企业中矽尘危害的决定》，同年10月5日卫生部又发布了《职业中毒与职业病报告试行办法》。1957年2月28日卫生部发布的《职业病范围和职业病患者处理办法的规定》，首次将14种病因明确、危害较大的职业性疾患列为法定职业病。

二、发展阶段（1980～2002年）

我国职业病防治法制化进程在发展阶段的主要特点为：第一，随着社会经济发展需要，在初创阶段制定相关规定得到修订，涉及领域不断拓展，职业病防治相关的立法层级不断提高；第二，地方政府在职业病防治中的相关责任不断得到体现和加强。《职业中毒与职业病报告试行办法》于1983年12月5日修订为《职业病报告办法》。1984年国务院专门下发了《关于加强防尘防毒工作的决定》，20世纪80年代，鉴于全国乡镇企业职业卫生的严峻形势，卫生部和农牧渔业部联合发布了《乡镇企业劳动卫生管理办法》。《职业病范围和职业病患者处理办法的规定》于1987年11月进行了修订，法定职业病名单扩大到九大类99种。90年代，不少省市人大常委会和人民政府也颁布了多种职业卫生管理法规。这些地方卫生法规对加强当地职业卫生工作和推动全国职业卫生管理的法制化建设都发挥了很大作用。

三、加强阶段（2002年至今）

我国职业病防治法制化进程在加强阶段的主要特点为：第一，以《职业病防治法》为基础，相关配套法规相继颁布实施，具有中国特色的职业病防治法律体系框架基本形成；第二，职业病防治监管职责不断调整，职业病防治法制化进程亟待进入职业安全卫生管理一体化。《中华人民共和国职业病防治法》于2002年5月1日起实施。这是我国第一部职业病防治法，它标志着我国职业病防治迈上了法制化轨道。2003年，作业场所职业卫生监督检查、职业危害申报、职业危害事故调查处理等职能由卫生部门划转到原国家安全生产监督管理局。《职业病防治法》颁布实施10年来，相关配套规定陆续颁布实施，涉及申报、建设项目职业卫生审核、急性职业病危害事故处理、职业健康监护和职业病诊断鉴定等方面，为保护劳动者的相关权益提供了重要法律依据。近年来，职业病防治工作中出现一些新情况、新问题。为了解决职业病诊断鉴定难、监督管理难、劳动者维权难、追究责任难，2011年《职业病防治法》进行了修订，并于2011年12月31日起正式付诸实施。由此,职业病防治法制化进入了职业安全卫生管理一体化。

第三节　《职业病防治法》介绍

一、新修订《职业病防治法》的特点

2011 年 12 月 31 日,十一届全国人大常委会第二十四次会议新修订的《职业病防治法》有以下 4 个特点。

1. 明确各部门监管职责　职业病防治工作基本上按照防、治、保 3 个主要环节确定法治工作。职业病危害的防控工作,主要以安全监管部门负责为主,卫生、社保等部门相互配合开展工作。涉及健康监护性体检、诊断和治疗,主要由卫生行政部门及其相关的卫生医疗机构来承担以卫生行政部门负责为主,安监部门积极配合。职业病患者的社会保障工作,以劳动和人力资源社会保障部主要负责,安监总局和卫生部门积极配合做好相关工作。

2. 突出地方政府的职责　新修订的《职业病防治法》规定国务院和县级以上地方人民政府应当制定职业病防治规划,将其纳入国民经济和社会发展计划,并组织实施。县级以上地方人民政府统一负责、领导、组织、协调本行政区域的职业病防治工作,统一领导、指挥职业卫生突发事件应对工作;乡、民族乡、镇的人民政府应当认真执行本法,支持职业卫生监督管理部门依法履行职责。

3. 落实用人单位主体责任　新修订的《职业病防治法》强调落实用人单位职业病防治的主体责任。用人单位应当为劳动者创造符合国家职业卫生标准和卫生要求的工作环境和条件,并采取措施保障劳动者获得职业卫生保护。

4. 优化职业病诊断鉴定程序　新修订的《职业病防治法》在方便劳动者、简化程序、制度设置向保护劳动者权益倾斜等方面作了相关规定。安全生产监督管理部门应当监督检查和督促用人单位提供相关资料。劳动者对用人单位提供的工作场所职业病危害因素检测结果等资料持有异议,或者因劳动者的用人单位解散、破产,无用人单位提供上述资料的,诊断、鉴定机构应当提请安全生产监督管理部门进行调查。职业病诊断、鉴定过程中,在确认劳动者职业史、职业病危害接触史时,当事人对劳动关系、工种、工作岗位或者在岗时间有争议的,可以向当地的劳动人事争议仲裁委员会申请仲裁。

二、新修订《职业病防治法》明确的基本法律制度

新修订《职业病防治法》共七章 90 条,坚持预防、控制和消除职业病危害,保护劳动者健康及其相关权益,保障劳动力资源的可持续发展,促进社会经济发展的立法宗旨。规定了国家职业病防治工作总体运行制度,即政府监管与指导、用人单位实施与保障、劳动者权益维护和自律、社会监督和参与以及职业卫生服务技术保障等。新修订的《职业病防治法》明确对医疗机构放射性职业病危害控制的监督管理,由卫生行政部门依照本法的规定实施。政府相关部门制定了一系列以《职业病防治法》为法律基础的配套法规。

第四节　《职业病防治法》相关配套法规介绍

一、职业健康监护管理办法

为规范职业健康监护工作,加强职业健康监护管理,保护劳动者健康,原卫生部制订了《职业

健康监护管理办法》，并于 2002 年 5 月 1 日起施行。该办法对用人单位所承担的劳动者职业健康监护责任、医疗卫生机构承担的责任和劳动者享有的健康监护权益做出了明确规定，分为《职业健康监护监督管理办法》和《职业健康监护技术规范》。对用人单位和职业健康检查机构的法律义务、职责和工作程序以及将离岗后医学随访均列入健康监护内容。

（一）职业健康监护和职业健康检查

《职业健康监护管理办法》中所称的职业健康检查是根据劳动者所接触的职业危害因素类别，按《职业健康检查项目及周期》规定的检查项目和检查周期，对劳动者开展的健康检查。职业健康检查包括上岗前、在岗期间、离岗时和应急的健康检查。在开展职业健康检查时，应当填写《职业健康检查表》（从事放射性作业劳动者的健康检查则应填写《放射工作人员健康检查表》）。对职业健康检查中发现应予复查的，可根据复查要求相应增加检查项目。

（二）用人单位承担的劳动者职业健康监护责任

《职业健康监护管理办法》中规定用人单位作为职业健康监护的主要责任人，应当建立健全职业健康监护制度，保证职业健康监护工作的落实。

用人单位应当组织从事接触职业病危害作业的劳动者进行定期职业健康检查。劳动者职业健康检查的费用，由用人单位承担；劳动者接受职业健康检查所致误工视同正常出勤。特别要注意的是，用人单位安排劳动者就业应遵循"四个不得"，即不得安排未经上岗前职业健康检查的劳动者从事接触职业病危害因素的作业，不得安排有职业禁忌证的劳动者从事其所禁忌的作业，不得安排未成年工从事接触职业病危害的作业，以及不得安排孕期、哺乳期女职工从事对本人和胎儿、婴儿有危害的作业。

用人单位在接到职业健康检查机构的体检结果后应将职业健康检查结果如实告知劳动者。用人单位对疑似职业病患者应当按规定向所在地安全生产监督部门和卫生行政部门报告，并按照体检机构的要求安排其进行职业病诊断或者医学观察。

用人单位对未进行离岗时职业健康检查的劳动者，不得解除或终止与其订立的劳动合同。用人单位发生分立、合并、解散、破产等情况的，应当对从事接触职业病危害作业的劳动者进行健康检查，并按照国家有关规定妥善安置相关职业病患者。用人单位应建立职业健康监护档案。

（三）职业健康检查机构的责任

《职业健康监护管理办法》规定，职业健康检查由省级卫生行政部门批准从事职业健康检查的医疗卫生机构承担。职业健康检查机构对健康检查结果承担责任。职业健康检查机构应当自职业健康检查工作结束之日起 30 日内，将健康检查结果书面告知用人单位。职业健康检查机构发现健康损害或者需要复查的，除及时通知用人单位外，还应及时告知劳动者本人；发现疑似职业病患者应按规定向所在地卫生行政部门报告，并通知用人单位和劳动者。职业健康检查机构应当按统计年度汇总职业健康检查结果，报告其所在地县级卫生行政部门并建立本单位的职业健康监护工作档案。

（四）处罚

用人单位未组织职业健康检查、建立职业健康监护档案或者未将检查结果如实告知劳动者的，由安全生产监督部门责令限期改正，给予警告，并可依法处以罚款。用人单位安排未经职业健康检查的劳动者从事接触职业病危害作业，吸纳未成年工从事接触职业病危害的作业，安排孕期、哺乳期女职工从事对本人和胎儿、婴儿有危害的作业，或者安排有职业禁忌证的劳动者从事其所禁忌的作业，由安全生产监督部门责令限期治理，并处罚款；情节严重或者造成健康损害后果的，可加重处罚。用人单位未报告职业病、疑似职业病的，由安全生产监督部门责令限期改正，给予警告，可以并处罚款。

医疗卫生机构未经批准擅自从事职业健康检查的，由卫生行政部门责令立即停止违法行为，没收违法所得,并按情节轻重分别给予警告、罚款等处理。

二、职业病诊断与鉴定管理办法

为规范职业病诊断鉴定工作,根据《中华人民共和国职业病防治法》,卫计委修订的《职业病诊断与鉴定管理办法》明确规定了职业病诊断和鉴定应当遵循"合法、便民、合理、效率"的原则。职业病的诊断应按该管理办法和国家职业病诊断标准进行,并符合法定程序方有法律效力。

(一) 职业病诊断机构和职业病诊断

职业病诊断应当由省级卫生行政部门批准的医疗卫生机构承担。从事职业病诊断的医疗卫生机构,应当具备以下4个条件:①持有《医疗机构执业许可证》;②具有相应的诊疗科目及与开展职业病诊断相适应的职业病诊断医师等医疗卫生技术人员;③具有与开展职业病诊断相适应的仪器、设备;④具有健全的职业病诊断质量管理制度。医疗卫生机构拟从事职业病诊断的,应当向省级卫生行政部门提出申请。省级卫生行政部门收到申请资料后,根据审查和考核结果,做出批准或者不批准的决定,并书面通知申请单位。职业病诊断机构批准证书有效期限为五年。获得批准的职业病诊断机构的职责包括:①在批准的职业病诊断项目范围内开展职业病诊断;②职业病报告;③承担《职业病防治法》规定的其他职责。职业病诊断机构应当公开职业病诊断程序,方便劳动者进行职业病诊断。依法独立行使诊断权,并对其作出的职业病诊断结论负责。从事职业病诊断的医师应当具备以下5个条件:①具有执业医师资格;②具有中级以上卫生专业技术职务任职资格;③熟悉职业病防治法律规范和职业病诊断标准;④从事职业病诊疗相关工作3年以上;⑤经培训、考核合格。职业病诊断医师应当依法在其资质范围内从事职业病诊断工作,不得从事超出其资质范围的职业病诊断工作。

劳动者可以选择用人单位所在地、本人户籍所在地或者经常居住地的职业病诊断机构进行职业病诊断。职业病诊断机构应当按照《职业病防治法》、本办法的有关规定和国家职业病诊断标准,依据劳动者的职业史、职业病危害接触史和工作场所职业病危害因素情况、临床表现以及辅助检查结果等,进行综合分析,作出诊断结论。

在确认劳动者职业史、职业病危害接触史时,当事人对劳动关系、工种、工作岗位或者在岗时间有争议的,职业病诊断机构应当告知当事人依法向用人单位所在地的劳动人事争议仲裁委员会申请仲裁。职业病诊断机构进行职业病诊断时,应当书面通知劳动者所在的用人单位提供其掌握的职业病诊断资料,用人单位应当在接到通知后的十日内如实提供。用人单位未在规定时间内提供职业病诊断所需要资料的,职业病诊断机构可以依法提请安全生产监督管理部门督促用人单位提供。劳动者对用人单位提供的工作场所职业病危害因素检测结果等资料有异议,或者因劳动者的用人单位解散、破产,无用人单位提供上述资料的,职业病诊断机构应当依法提请用人单位所在地安全生产监督管理部门进行调查。职业病诊断机构在安全生产监督管理部门作出调查结论或者判定前应当中止职业病诊断。职业病诊断机构需要了解工作场所职业病危害因素情况时,可以对工作场所进行现场调查,也可以依法提请安全生产监督管理部门组织现场调查。经安全生产监督管理部门督促,用人单位仍不提供工作场所职业病危害因素检测结果、职业健康监护档案等资料或者提供资料不全的,职业病诊断机构应当结合劳动者的临床表现、辅助检查结果和劳动者的职业史、职业病危害接触史,并参考劳动者自述、安全生产监督管理部门提供的日常监督检查信息等,作出职业病诊断结论。仍不能作出职业病诊断的,应当提出相关医学意见或者建议。

职业病诊断机构在进行职业病诊断时,应当组织3名以上单数职业病诊断医师进行集体诊断。职业病诊断医师应当独立分析、判断、提出诊断意见,任何单位和个人无权干预。职业病诊断机构在进行职业病诊断时,诊断医师对诊断结论有意见分歧的,应当根据半数以上诊断医师的一致意见形成诊断结论,对不同意见应当如实记录。参加诊断的职业病诊断医师不得弃权。职业病诊断机构可以根据诊断需要,聘请其他单位职业病诊断医师参加诊断。必要时,可以邀请相关专业专家提供咨询意见。职业病诊断机构作出职业病诊断结论后,应当出具职业病诊断证明书。职业病诊断证明书应当由参加诊断的医师共同签署,并经职业病诊断机构审核盖章。职业病诊断证明书一式三份,劳动者、用人单位各一份,诊断机构存档一份。职业病诊断证明书的格式由卫生部统一规定。 职业病诊断机构应当建立职业病诊断档案并永久保存。

（二）职业病鉴定委员会和职业病鉴定

《职业病诊断与鉴定管理办法》规定,职业病诊断鉴定委员会由卫生行政部门组织。设区的市级卫生行政部门组织的职业病诊断鉴定委员会负责职业病诊断争议的首次鉴定,省级职业病诊断鉴定委员会的鉴定为最终鉴定。

通常情况下,卫生行政部门委托职业病诊断鉴定办事机构承担职业病诊断鉴定的组织和日常性工作,其主要职责是:①接受当事人申请;②组织当事人或者接受当事人委托抽取职业病诊断鉴定委员会专家;③组织职业病鉴定会议,负责会议记录、职业病鉴定相关文书的收发及其他事务性工作;④建立并管理职业病鉴定档案;⑤承担卫生行政部门委托的有关职业病鉴定的其他工作。

专家库的专家应具备以下 4 个条件:①具有良好的业务素质和职业道德;②具有相关专业的高级卫生技术职务任职资格;③熟悉职业病防治法律规范和职业病诊断标准;④身体健康,能够胜任职业病诊断鉴定工作。

当事人对职业病诊断有异议的,在接到职业病诊断证明书之日起 30 日内,可以向做出诊断的医疗卫生机构所在地设区的市级卫生行政部门申请鉴定。职业病诊断鉴定办事机构应当在受理鉴定之日起 60 日内组织鉴定、形成鉴定结论,并在鉴定结论形成后 15 日内出具职业病鉴定书。鉴定结束后,鉴定记录应当随同职业病诊断鉴定书一并由职业病诊断鉴定办事机构存档,永久保存。

（三）处罚

医疗卫生机构未经批准擅自从事职业病诊断的,由卫生行政部门责令立即停止违法行为,没收违法所得,并处罚款。职业病诊断机构超出批准范围从事职业病诊断的,不按照本法规定履行法定职责的,或出具虚假证明文件的,由卫生行政部门责令立即停止违法行为,给予警告,没收违法所得,并处罚款;情节严重的,由原批准机关取消其相应的资格;职业病诊断机构未建立职业病诊断管理制度,不按照规定向劳动者公开职业病诊断程序,泄露劳动者涉及个人隐私的有关信息、资料和其他违反本办法规定,卫生行政部门责令限期改正;逾期不改正的,给予警告和相应罚款。医疗卫生机构未报告职业病、疑似职业病的,由卫生行政部门责令限期改正,给予警告,可以并处罚款。职业病诊断鉴定委员会组成人员收受职业病诊断争议当事人的财物或者其他好处的,给予警告,没收收受的财物,可并处罚款,取消其担任职业病诊断鉴定委员会组成人员的资格,并从省级卫生行政部门设立的专家库中予以除名。

第五节 职业卫生标准

一、职业卫生标准分类

职业卫生标准是职业卫生法律体系的重要组成部分,也是用人单位遵守《职业病防治法》、职业卫生监督管理部门依法监督,以保障劳动者健康及其相关权益的重要技术性依据。2002 年,卫生部发布了《国家职业卫生标准管理办法》。

　　国家职业卫生标准包括职业卫生专业基础标准、工作场所作业条件卫生标准、工业毒物、生产性粉尘、物理因素等职业接触限值、职业照射放射防护标准、职业防护用品卫生标准、职业危害防护导则、劳动生理卫生、职业病诊断标准、工效学标准以及职业病危害因素检测检验方法等。国家职业卫生标准分强制性和推荐性标准两大类,强制性标准又分为全文强制和条文强制两种形式。强制性标准包括工作场所作业条件卫生标准、工业毒物、生产性粉尘、物理因素职业接触限值、职业病诊断标准、职业照射放射防护标准和职业防护用品卫生标准等。其余均为推荐性标准。强制性标准的代号为"GBZ",推荐性标准代号为"GBZ/T"。

二、职业卫生标准的管理和实施

　　卫计委主管国家职业卫生标准工作,聘请有关技术专家组成全国卫生标准技术委员会,负责国家职业卫生标准制订/修订立项、有关研究结果评估、审核工作,委托办事机构(如标委会秘书处)承当相关日常管理工作。任何单位和个人可向卫生部标准办事机构提出制订国家卫生标准立项的建议。国家职业卫生标准实施后,卫计委应根据情况的变化对标准适时进行复审。复审的周期一般不超过 5 年。国家职业卫生标准由卫计委负责解释,解释同样具有法律效力。

　　国家职业卫生标准的实施应当针对当前影响我国职业病防治工作中关键的管理、监测、评价、控制及职业病诊断技术,对照与国际有关标准的差距,逐步完善职业病防治与控制的技术标准。国家要加大卫生标准研究的扶持力度和宣传贯彻力度、建立职业卫生标准研制的技术支撑体系、引导行业和用人单位的技术投入以及加强与国际劳工组织(ILO)、世界卫生组织(WHO)、国际标准化组织(ISO)等组织的合作。

(朱素蓉)

第二章
职业卫生标准

职业卫生标准是以保护劳动者健康为目的,对劳动条件各种卫生要求所做出的技术规定,可视作技术要求基准。1956 年发布的《工业企业设计暂行卫生标准(标准- 101 - 56)》是我国第一部与职业卫生有关的国家标准,其中规定了 85 种有害物质的最高容许浓度。这个标准经多次修订后,成为《工业企业设计卫生标准》(TJ36 - 79)。

2002 年将《工业企业设计卫生标准》(TJ36 - 79)修订为两个标准:《工业企业设计卫生标准》(GBZ1 - 2002)和《工作场所有害因素职业接触限值》(GBZ2 - 2002)。此外,新标准有一些重要的变动,除增加了不少化学物的接触限值外,还采用时间加权平均容许浓度作为主体性的限值单位。生产性粉尘的标准除总尘外,还规定了呼吸性粉尘的限值。

2007 年对《工作场所有害因素职业接触限值》做了更新,将标准分为化学因素和物理因素两个部分:《工作场所有害因素职业接触限值第 1 部分:化学有害因素》(GBZ2.1 - 2007)和《工作场所有害因素职业接触限值第 2 部分:物理因素》(GBZ2.2 - 2007)。化学有害因素包括有毒物质、粉尘和生物因素的职业接触限值。更新版标准修订和增订了若干接触限值,并按 IARC 致癌性分级标准,对确认人类致癌物(G1)、可能人类致癌物(G2A)和可疑人类致癌物(G2B),分别加注了相应的致癌性标识;对致敏性物质(敏)和可经皮吸收的物质(皮)也加注了标识。

第一节　工作场所有害因素职业接触限值

一、概述

职业接触限值是为保护作业人员健康而规定的工作场所有害因素的接触限量值,它属于职业卫生标准的一个主要组成部分。不同国家、机构或团体所采用的职业接触限值其名称与含义不尽相同。国际职业卫生标准来自多个部门,可分为民间组织和政府机构两个方面。建立于1938 年的美国政府工业卫生工作者协会(American Conference of Governmental Industrial Hygienists, ACGIH)虽冠以政府两字,并有来自政府专业机构人员参与,但并非政府机构,而是民间专业协会。ACGIH 制订的职业卫生限值称为阈限值(Threshold Limit Values, TLVs),它是学术性建议值,不是美国联邦政府的法定卫生标准,没有法律约束力。美国劳工部职业安全卫生管理局(Occupational Safety and Health Administration, OSHA)是代表联邦政府劳工部管理职业安全与卫生的官方机构。美国国家职业安全卫生研究所(National Institute for Occupational Safety and Health, NIOSH)是美国政府(卫生部)的科研机构,由职业安全卫生法(Occupational Safety and Health Act, OSHAct)授权,负责研制、修订工作场所有害因素的推荐性接触限值(Recommended Exposure Limits, RELs),提出预防措施,然后出版并推荐给 OSHA 及其他机构。除 NIOSH 外,OSHA 还直接引用 ACGIH 的资料,最后代表政府颁布其容许接触限值(Permissible Exposure Limits, PELs),使其具有法律效力。德国的科学研究联合会(德文为 Deutsche Forschungsgemeinschaft，DFG）制订完全以保护健康为依据的限值（Maximale Arbeitsplatzkonzentrationen，MAK）；劳动和社会部（Bundesministerium für Arbeit und Soziales，BMAS）则以政府名义制订国家的职业接触限值，称为工作场所限值（Arbeitsplatzgrenzwert，AGW）。因此，TLVs、RELs、MAK 是学术性和推荐性的，PELs 和 AGW 才是政府的、具有法律效力的"容许接触限值"职业卫生标准。

1. 最高容许浓度（Maximum Allowable Concentration，MAC）　工作地点化学物质在工作日内任何时间均不得超过的浓度。我国职业卫生标准多年沿用最高容许浓度这个概念，表达职业卫生标准限值。由于采样时间短（一般为 15 min），它实际上属于工作环境的瞬间浓度。我国新标准仍保留最高容许浓度这个词，表示工作班任何时间均不得超过的一种上限值，且仅用于少数急性毒性高或危害大的化学物。

2. 阈限值（Threshold Limit Values，TLVs）　ACGIH 自 1948 年开始，对所制订的接触限值，包括化学和物理性有害因素，均使用阈限值概念。以下主要对有害化学物质所采用阈限值的 3 种具体限值作解释（物理因素只采用阈限值的 TLV - TWA 和 TLV - C）：①时间加权平均阈限值（threshold limit value-time weighted average，TLV - TWA）：8 h 工作班以及 40 h 工作周的时间加权平均容许浓度，长期反复接触该浓度（有害物质），对几乎所有工人不至于发生有害的健康效应。②短时间接触阈限值（threshold limit value-short term exposure limit，TLV-STEL）：在一个工作日的任何时间均不得超过的短时间接触限值（以 15 min TWA 表示）。工人可以接触该水平的有害因素，但每天接触次数不得超过 4 次，前后两次接触之间至少要间隔 60 min，且其综合结果不得超过 8 h 时间加权平均阈限值。③上限值（threshold limit value - ceiling，TLV - C）：瞬时也不得超过的峰值浓度（可以 < 15 min 采样测定值表示）。

ACGIH 的这 3 种阈限值有其内在的联系。一般而言，以 TWA 浓度来检测空气中的有害物质是否符合卫生限值较为恰当，它是主体性的限值。然而，TWA 对那些生物学作用快的物质并不适合，此时应以上限值（TLV - C）加以控制，如有些刺激或窒息性气体规定了上限值。STEL 水平的接触应不至于引起：①刺激作用；②慢性或不可逆损伤；③麻醉作用。阈限值只对少数可产生急性效应或短时间高浓度接触具有急性效应的化学物，一般为气态或气溶胶才规定 STEL；规定有 STEL 的化学物既要遵守 STEL 也要符合 8 h TWA 限值。可见，STEL 不是一个独立的接触限值，而是 8 h TWA 限值的补充。既然 TWA 是平均浓度，应允许环境瞬间浓度在 TWA 限值上下波动，只要平均不超过 TWA 容许浓度。当然，人们最关心的是允许上移幅度。因此，AC GIH 还推荐了上移限值（excursion limit）：在遵守 8 h TWA 限值的前提下，上移限值在总共 30 min 限定接触时间内不应超过该化学物 TWA 限值的 3 倍，在任何情况下不允许超过 5 倍。

3. 容许接触限值（PELs）　美国 OSHA 以及德国 BMAS 代表政府颁布的国家的职业接触限值，具有法律效力。

4. 工作场所最高浓度（MAK）　德国 DFG 制订的职业接触限值，虽称作最高浓度，但实质上是 8 h TWA 浓度，它与美国 ACGIH 的阈限值类似，属于学术性和推荐性的。

5. 技术参考浓度（德文为 technische richtkonzentration，TRK）　该限值为致癌物质根据目前技术条件控制所能达到的最低浓度，遵守 TRK 可减少但不能排除该物质对健康的危害。

6. 确保健康的职业接触限值（health-based occupational exposure limit）　这是 WHO 专题工作组提出的一种职业接触限值。制订这种接触限值时，仅以毒性资料和工人健康状况资料为依据，而未考虑社会经济条件或工程技术措施等因素。不同国家可根据各自的国情对它们加以修正，作为本国具有法律约束意义和可操作性的职业接触限值（law-based operational OELs）。

我国新标准采用了职业接触限值（occupational exposure limits，OELs）这样一个总称。在这一总称下，化学因素的职业接触限值分为时间加权平均容许浓度、最高容许浓度和短时间接触容许浓度 3 类。时间加权平均容许浓度(permissible concentration-time weighted average，PC-TWA)指以时间为权数规定的 8 h 工作日的平均容许接触水平；最高容许浓度(MAC)的含义如前所述；短时间接触容许浓度(permissible concentration-short term exposure limit，PC-STEL)指一个工作日内，任何一次接触不得超过的短时间容许接触水平(15min - TWA)，但没有ACGIH 那样对接触次数、接触间隔时间等做详细规定。

二、制订依据

职业接触限值一般是以下列资料为依据制订的：①有害物质的物理和化学特性资料；②动物实验和人接触毒理学资料；③现场职业卫生学调查资料；④流行病学调查资料。制订有害物质的接触限值，应在充分复习文献资料的基础上进行。一般从毒理实验着手。首先应获得毒性的基本资料，例如，进入途径，半数致死浓度(LC_{50})或剂量(LD_{50})，急性吸入阈浓度；毒作用特点与靶器官；蓄积毒性与体内代谢；有无致畸、致突变、致癌作用，有无致敏和迟发性毒作用等。进而通过吸入染毒实验确定慢性毒作用的阈浓度。随后，选择一定的安全系数，提出接触限值的初步建议。职业接触限值的确定就基于这一原理，通过毒理学实验和流行病学观察，找出不发生可观察到的有害作用剂量或接触水平(no observed-adverse effect level，NOAEL)，或只发生最低可观察到的有害作用剂量或接触水平(lowest observed-adverse effect level，LOAEL)，即阈剂量(threshold dose)(图 5 - 2 - 1)，这两个基准剂量对于接触限值的确定帮助极大。一般认为，NOAEL 是危险度评估的通用始发点(common point of departure)，基于最敏感效应所得出的NOAEL 常用作制订 OELs 的基准值。由于实验结果存在种属间和种属内差异，以及其他方面的不确定性，常考虑不确定系数(uncertainty factors，UFs)或称安全系数(safety factors，SFs)，再推导出 OELs。故 OELs 常低于NOAEL。在未能求出 NOAEL 时，也采用LOAEL 基准值，由于它与 NOAEL 存在差距，故所用不确定系数需更大些。

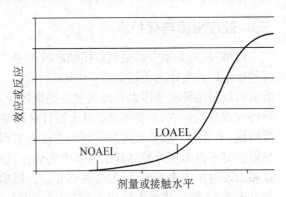

图 5 - 2 - 1　应用 NOAEL/LOAEL 确定阈剂量示例

近 10 余年来，立法毒理学界学者认为，NOAEL 不是一个精确推算阈浓度的方法，遂推出一种新的计算参比剂量或参比值(RfD)的方法，即基准剂量法(benchmark dose，BMD)。BMD 方法是通过数学模式拟合得到与剂量-反应曲线中的某一特定反应水平(predetermined benchmark response)相应的剂量。美国 EPA 将 BMD 定义为：某种物质引起机体不良效应特定发生率变化范围 5％～10％之间。为此，提出设定有害基准效应或反应率(benchmark response，BMR)(例如 10％)，得到 BMD 的 95％可信区间的下限值(lower confidence bound，BMDL)(图 5 - 2 - 2)。

制订生产性粉尘的接触限值，要以粉尘的理化特性、动物实验、粉尘作业卫生学调查和工人健康检查资料为依据。分析粉尘的理化特性可预计其有害作用性质；从尘肺发病角度，粉尘中的游离二氧化硅含量意义更大，已颁布的无机粉尘的最高容许浓度多考虑到游离二氧化硅含量问题。其他化学成分如毒物、放射性物质等对尘肺发病也有影响，应予以考虑。动物实验也是研制粉尘接触限值的重要途径，在缺乏或没有现场卫生学和健康检查资料情况下，甚至成为主要的途径。复制尘肺动物模型的方法已被广泛采用，如通过气管给大鼠肺脏一次注入 50 mg 粉尘，经一年观察肺纤维化的发生情况，并与已制订接触限值的那些粉尘(如石英粉尘)的病理变化相比较，可为提出该种粉尘的接触限值提供重要依据。除反映致纤维化的病理和 X 线指标外，也可根据

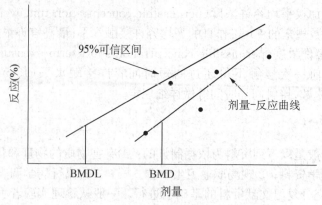

图 5 - 2 - 2　应用 BMD 确定标准参比值示例

粉尘的致病作用特点选择其他指标（如肺功能）。研究粉尘浓度与疾病发病的关系，是制订粉尘接触限值的基本方法，在具备条件的情况下应尽量采用。既往多利用历年粉尘浓度、一期尘肺发病率和平均发病工龄资料绘制出接触水平-反应关系曲线，从中找出将尘肺发病控制在一定水平的粉尘浓度，再结合该种粉尘的生物学作用特点，提出接触限值的建议。依据现场资料研究粉尘容许浓度的方法，国内常用的有毫克年回归分析法、寿命表法、呼吸性粉尘值法等。

三、效应指标与保护水平

接触-反应关系资料是制订接触限值的重要依据。制订接触限值时首先面临的则是选定以何种指标的改变作为关键效应（critical effect），这直接关系到所制订卫生标准的保护水平。关键效应可以是某种有害因素导致的主要健康效应，如以肺纤维化作为石英的关键效应；也可以是某种特定观察的效应，如美国 ACGIH 制订水泥粉尘阈限值时观察的是刺激性和皮炎而非纤维化。严格说，不宜用一般所理解的是否有害或有害程度大小来判定。所谓有害效应，是指研制职业接触限值时不得出现或控制其出现概率的机体反应或毒作用效应，而且通常是根据有害作用的特点和出现时序等来考虑，即效应的临界点。根据我国研制接触限值的实践经验，下列情况应看作是有害效应：呼吸道刺激效应；早期急性、慢性职业中毒或职业病；接触化学物所致早期临床征象；实验室检查有实质性意义的改变；因果关系较明确的职业性多发病；经排除混杂因素有显著意义的自觉症状持续性增高等。酌情选用适当的效应指标来制订限值是值得全面考虑的问题：采用早期出现的敏感指标，可能使限值"过于严格"，保护水平"偏高"，而难于实施；采用不敏感指标，则易"降低"保护水平，造成疏漏。

四、制订原则

衡量一项卫生标准，不但要从制订标准的科学性上考虑，还要同时考虑标准的可行性。科学性考虑主要指所制订标准限值的医学依据，以确保接触者的健康。在此前提之下，还要考虑执行此限值的技术可行和对社会和经济发展的影响。我国制订职业接触限值的原则，是在保障健康的前提下，做到"经济合理，技术可行"，即安全性与可行性相结合。经济合理和技术可行均属于标准的可行性问题。技术上的可行性（technological feasibility）指考虑现有的技术发展水平能否达到；经济上的可行性（economic feasibility）则旨在考虑执行该标准的企业在经济上是否负担得起。这就是 WHO 所倡导的制订卫生标准的两步策略（two-step strategy），科学工作者着重从保护健康的依据来研制标准，提出的建议标准或限值，由政府会同工业部门考虑经济和技术的可行性，决定是否采纳和赋予法律效力（图 5 - 2 - 3）。

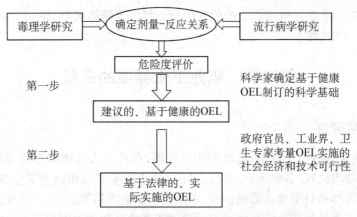

图 5 - 2 - 3　WHO 倡导的制订 OEL 两步策略程序

第二节　生物接触限值

生物监测是检测人体生物材料中有毒物质或其代谢、效应产物的量,与环境监测相比,有其独具的优越性。生物监测不涉及空气采样的时间、地点问题,它可反映毒物在体内的负荷量或蓄积水平,尤其是对同时可经皮肤吸收的毒物提供了一种理想的监测途径。所检测的毒物、毒物代谢产物或效应产物的量,可用于估测通过不同接触途径、毒物摄入(uptake)及其对人体负荷和健康的危害。生物监测的局限性是:可开展生物监测的空气中有毒物质的种数目前还不多;有些有毒物质的代谢产物或出现的效应缺乏特异性;监测结果的个体差异和随时间的变动较大;有些生物监测指标不易采样等。

生物接触限值(biological exposure limit,BEL)是对接触者生物材料中有毒物质或其代谢、效应产物等规定的最高容许量。它是衡量有毒物质接触程度、反映内剂量或健康效应的一个尺度,当属卫生标准范畴。目前世界上只有为数不多的国家公布了生物接触限值,以美国 ACGIH 和德国 DFG 公布的数量最多,前者称为生物接触指数(biologic exposure indices,BEI),后者称工业物质生物耐受限值(德文为 biologische arbeitsstoff toleranzwerte,BAT)。

第三节　化学致癌物职业接触"限值"

我国早先颁布的标准对致癌性化学物质的接触限值未做特定的表述或提出特殊的卫生要求。在新版《工作场所有害因素职业接触限值》(GBZ2.1 - 2007)中,按国际癌症组织(IARC)化学物致癌性分级,对属于 G1:确认人类致癌物(carcinogenic to human);G2A:可能人类致癌物(probably carcinogenic to human);G2B:可疑人类致癌物(possibly carcinogenic to human)加了标注,作为参考性资料。另外,在我国的《职业病范围和职业病患者处理办法的规定》中,将石棉所致肺癌、联苯胺所致膀胱癌、苯所致白血病,氯甲醚所致肺癌,砷所致肺癌和皮肤癌,氯乙烯所致肝血管肉瘤,焦炉工人肺癌和铬酸盐制造工人肺癌 8 类职业性肿瘤列入职业病名单。

国外致癌物的接触限值,大体可分为两类:一类是以其致癌性特征为依据,以控制职业肿瘤发生为目标而制订的接触限值;另一类是为控制接触量等目的而在防护措施等方面规定的一系列要求。对化学致癌物接触限值的处理办法归纳为以下 4 种:①致癌物与非致癌物同样制订接触限值,不加标记,也不另做说明;②在化学物接触限值表中对致癌物不作明确规定,但另行颁布卫生法规;③将致癌性化学物分类列出名单,在接触限值表中对它们分别作出标记(包括规定和不规定接触限值);④在接触限值表的附录中分类列出致癌物名单,原则上对致癌物不制订接触限值,但另附技术参考浓度(TRK)。

第四节　职业卫生标准的应用

一、标准的应用原则

制订、颁布、实施职业卫生标准,是改善作业环境,促进工人健康的重要保证。因此,标准一经批准发布,就是技术法规,各级生产、建设、科研、设计管理部门和企业事业单位都必须严格贯彻执行,任何单位不得擅自更改或降低标准。"用人单位应当依照法律、法规要求,严格遵守国家职业卫生标准";"工作场所职业病危害因素的强度或者浓度超过国家职业卫生标准的,应责令限期整改","逾期不改正的,处以罚款";"情节严重的,责令停止产生职业病危害的作业",以至"按照国务院规定的权限责令关闭"〔《中华人民共和国职业病防治法》(2011)〕。对此,须履行"企业社会责任"、落实职业卫生部门技术支持和强化安监部门依法监管力度。

工作场所有害因素职业接触限值是衡量职业卫生状况的技术尺度,是实施卫生监督的依据,是改善劳动条件的奋斗目标。但是,它不是安全与有害的绝对界限,只是判断化学物在一定浓度下其安全性的基本依据。此外,职业接触限值只是一种限量标准,应当尽量降低空气中有害物质的浓度,而不应以达到卫生标准为满足。长期在超过接触限值的条件下作业对健康会造成损害。但是,仅仅以职业接触是否超过卫生限值,也不足以作为职业病诊断的依据,对于可经皮肤吸收的毒物,即使空气中毒物的浓度低于接触限值,亦难以保障工人健康,尚须注意皮肤防护。空气中同时存在数种毒物时,要依据它们之间联合作用的特点,采用不同的评价方法。因此,卫生标准的实施是一项技术性很强的工作,有关人员必须具有专业知识和实践经验。与某些发达国家比较,我国已颁布的接触限值数量已接近 400 种,不算太少,但对作业场所有害物质(因素)的监测规范化(包括监测策略、质量控制、数据库建立、信息反馈等)尚不完善;预防性干预措施、工业卫生工程技术应用、定期随访等,常滞后于实际工作的需要。借用国外职业接触限值作为参考标准,对于实施职业卫生监督、监测工作大有好处。但须注意的是,要弄清借用的是哪个国家或学术团体的标准,其接触限值所用的名称及含义,所表示值为平均浓度还是上限浓度。还应格外重视对其制订依据的检索,了解其科学基础、保护水平等。关于致癌物接触限值,可立足国情先充分利用国外现有研究成果,以适应不断扩展的卫生监管需求。

二、关于超限倍数

对于那些制定有 PC-TWA 但未制定 PC-STEL 的化学因素和粉尘,我国职业接触限值(化学有害因素)采用超限倍数(excursion limit)控制其短时间接触水平的过高波动,特别是向上波动的幅度。在符合 PC-TWA 的前提下,粉尘的超限倍数规定为 PC-TWA 的 2 倍;化学因素的超限倍数根据其 PC-TWA 限值的大小而不同(表 5-2-1)。

表 5-2-1　化学物质超限倍数与 PC-TWA 的关系

PC-TWA(mg/m³)	最大超限倍数	PC-TWA(mg/m³)	最大超限倍数
PC-TWA<1	3	10≤PC-TWA<100	2.0
1≤PC-TWA<10	2.5	PC-TWA≥100	1.5

三、混合接触的接触限值

大多数物质的 OELs 是针对单一化合物或含有一个共同元素或基团的物质制定的,只有少数的 OELs 涉及复杂的混合物或化合物。实际上,劳动者常在一个工作班中同时或先后接触两种或多种化学物或其混合物。此时,应评估混合接触的健康影响。首先,应分别测定各个化学物质的浓度,并按各个物质的 OEL 进行评价,以确保每一个因素都能遵守相应的 OEL,对每个因素有足够的接触控制。其次,还应考虑它们联合毒理学作用的类型,对混合接触进行评价。对于缺乏联合作用性质信息的不同物质混合接触,一般多以相加作用对待,计算其混合接触比值。混合接触比值小于或等于 1 时,表示未超过接触限值,符合卫生要求;反之,当混合接触比值大于 1 时,表示超过接触限值,则认为不符合卫生要求。混合接触比值计算公式如下:

$$C_1 / PC\text{-}TWA_1 + C_2 / PC\text{-}TWA_2 \cdots + C_n / PC\text{-}TWA_n = 1$$

在具有公认的协同作用和增强作用时,则应采取更严格的措施来控制接触。

(杨　磊,梁友信)

第三章
劳动者的权利与义务
及企业社会责任

第一节　劳动者的权利与义务

2008年,国务院国资委发布了《中央企业履行社会责任的指导意见》(以下简称《意见》),提出中央企业社会责任,可概括为:①坚持依法经营、诚实守信;②提高持续盈利能力;③切实提高产品质量和服务水平;④加强资源节约和环境保护;⑤推进自主创新和技术进步;⑥保障生产安全;⑦维护职工合法权益;⑧参与社会公益事业。以下就《意见》保障生产安全和维护职工合法权益,结合相关法律、法规,简要讨论职工在享有生产安全和合法权益过程中的权利与义务。

一、劳动者享有的职业卫生与安全权利

1. 劳动者依法享有职业卫生和健康监护权利　《职业病防治法》第四十条规定:劳动者享有"获得职业健康检查、职业病诊疗、康复等职业病防治服务"等权利。用人单位应当为劳动者创造符合国家职业卫生标准和卫生要求的工作环境和条件,并采取措施保障劳动者获得职业卫生保护。对从事接触职业病危害作业的职工,用人单位应当按照有关规定组织上岗前、在岗期间和离岗时的职业健康检查,并将检查结果如实告知职工。职业健康检查费用由用人单位承担。用人单位不得安排未经上岗前职业健康检查的职工从事接触职业病危害的作业;不得安排有职业禁忌的职工从事所禁忌的作业;对在岗期间的职业健康检查中发现有与从事的职业相关的健康损害的职工,应当调离原工作岗位,并妥善安置;对未进行离岗前职业健康检查的职工不得解除或者终止与其订立的劳动合同。

2. 获得教育、培训权利　《劳动法》、《职业病防治法》都规定:职工享有"接受职业技能和职业卫生教育培训的权利……"使其具备保护自己和他人所必须的知识与技能。这项权利也是保证职工知情权和参与权的前提条件。对于从事接触职业危害因素,可能导致职业病作业的职工,享有接受职业健康检查并了解检查结果的权利;被诊断为患有职业病的职工有依法享受职业病待遇,接受治疗、康复和定期检查的权利。《安全生产法》规定:从业人员"有权拒绝违章指挥和强令冒险作业。生产经营用人单位不得因此降低其工资、福利待遇或者解除与其订立的劳动合同"。这是保障职工生命安全和健康的一项重要的权利。

3. 享有职业安全与卫生知情权　《安全生产法》第四十五条规定:"生产经营用人单位的从业人员有权了解其作业场所和工作岗位存在的危险因素、防范措施及事故应急措施,有权对本单位的安全生产工作提出建议。"《职业病防治法》第三十四规定:"用人单位与劳动者订立劳动合同(含聘用合同)时,应当将工作过程中可能产生的职业病危害及其后果、职业病防护措施和待遇等如实告知劳动者,并在劳动合同中写明,不得隐瞒或者欺骗。"

职工享有了解其工作场所和工作岗位与劳动保护有关的情况的权利,即"知情权",与他们的安全和健康关系密切,是保护职工生命健康权的重要前提,也是保证职工参与权的前提条件。

4. 参与民主管理和监督的权利　《安全生产法》第七条规定:"工会依法组织劳动者参加本单位安全生产工作的民主管理和民主监督,维护劳动者在安全生产方面的合法权益。"《职业病防治法》第三十九条规定:劳动者享有"参与用人单位职业卫生工作的民主管理,对职业病防治工作提出意见和建议"的权利。

做好劳动保护工作,最重要的是要取得广大职工群众的认同和支持。他们往往是生产事故和职业危害的直接受害者,对做好劳动保护工作的要求最迫切;他们处在生产第一线,最了解哪里有事故隐患、哪里有职业危害,所以最有发言权;他们往往也具有解决问题的智慧和技能,能够提出合理化建议。通过群众参与、建议和监督,可以使领导决策更加科学、合理,可以及时发现有劳动保护工作中的缺陷和偏差,并进行弥补和纠正,从而增强职工群众的认同感,使领导的决策变为广大职工群众的自觉行动,这是做好企业劳动保护工作最坚实的基础。

5. 依法享受职业病待遇、工伤保险和获得赔偿权利　《职业病防治法》第三十七规定,"职业病人依法享受职业病待遇",用人单位应当按照国家有关规定,安排职业病人进行治疗、康复和定期检查。第五十八条规定,"职业病人的诊疗、康复费用,伤残以及丧失劳动能力的社会保障,按照国家有关工伤保险待遇的规定执行"。

二、劳动者对职业卫生与安全应尽的义务

劳动者在享受劳动保护权利的同时,也要履行一定的义务。职工认真履行自己的劳动保护义务,这也是为了保障自己和他人的安全与健康、维护自己的劳动保护权益。

1. 遵守安全生产规章制度和操作规程　《劳动法》规定:"劳动者应当执行劳动安全卫生规程,遵守劳动纪律和职业道德。""在劳动过程中必须严格遵守安全操作规程。"《安全生产法》第四十九条规定:"从业人员在作业过程中,应当严格遵守本单位的安全生产规章制度和操作规程,服从管理,正确佩戴和使用劳动防护用品。"

2. 遵守劳动纪律服从作业管理　现代化生产复杂性、系统性和关联性较强,影响安全生产的因素较多,需要统一的指挥和管理。为了保持良好的生产劳动秩序,保障自身和他人的生命安全与健康,职工应当遵循《劳动法》、《安全生产法》等的规定,"遵守劳动纪律和职业道德",在作业过程中服从管理。

3. 正确佩戴和使用劳动防护用品　尽管在生产劳动过程中采用了工艺、工程、组织等综合防护措施,但由于技术条件限制,仍难以达到理想的第一级预防的效果,劳动者在作业过程还会接触到一定程度危害因素。因此,个人防护用品常成为职业卫生防护重要或辅助的措施。不同的劳动防护用品具有特定的佩戴和使用方法和规则,只有正确佩戴和使用,才能发挥它的防护作用。《安全生产法》、《职业病防治法》规定:"劳动者应当正确使用、维护职业病防护设备和个人使用的职业病防护用品。"

4. 掌握职业卫生知识,增强职业病防范意识　《职业病防治法》第三十五条规定:劳动者应当"学习和掌握相关的职业卫生知识,遵守职业病防治法律、法规、规章和操作规程……发现职业病危害事故隐患应当及时报告"。《安全生产法》规定:"从业人员应当接受安全生产教育和培训,掌握本职工作所需的安全生产知识,提高安全生产技能,增强事故预防和应急处理能力。"切实掌握安全生产知识与提高技术技能既是劳动者权利也是义务。要使职工具备基本的安全素质,必须通过必要的安全教育培训,增强安全生产和自我保护意识,提高技术技能水平,为做好职业安全卫生工作尽心尽力。

5. 发现事故隐患和职业危害,及时报告的义务　劳动者处于生产劳动第一线,最容易发现事故隐患和其他不安全、不卫生的因素。《安全生产法》、《职业病防治法》规定:"从业人员发现事故隐患或者其他不安全因素,有义务立即向现场管理人员或用人单位负责人报告。"这对于用人

单位及时采取必要的安全防范措施,消除事故隐患和职业危害,具有十分重要的意义。

第二节 企业社会责任

职业卫生与安全的法律、法规和相关标准、规范是保障劳动者健康与安全权利和义务的法理依据;履行有关保护劳动者职业健康安全法规则是企业的基本社会责任。它体现了 ILO《三方契约》关于"职工、雇主和政府通过三方协作"的原则,实现"体面劳动"的目标。

一、企业社会责任的理念

企业社会责任(corporate social responsibility, CSR)正日益受到国人的关注。无论是政府官员、企业家、媒体、普通百姓在遇到产品造假、食品安全、环境污染、职业危害、工伤事故等问题时,均认为企业应当承担它的那部分社会责任。那么,什么是企业社会责任呢?社会责任国际组织(Social Accountability International, SAI)将企业社会责任表述为"企业除了创造利润、对股东利益负责外,还应对全体社会履行责任"。一般包括:遵守商业道德、保护劳工权益(主要包括,职业安全与卫生及相关合法权益)、保护环境、支持慈善事业、捐助社会公益、保护弱势群体,等等。

企业社会责任思想源于亚当·斯密(Adam Smith)的现代经济学理论,这位学者于 18 世纪就提出"商业可以同时发挥利己的审慎之德以及利他的公正之德"。这说明企业在赚取利益和履行社会责任方面可以两者兼顾,并不具有排他性。亚当·斯密在他的著作《道德情操论》中指出:"如果一个社会的经济发展成果不能真正分流到大众手中,那么它在道义上将是不得人心的,而且是有风险的,因为它注定要危及社会稳定。"所以,我们应该倡导:"企业要承担社会责任,企业家身上要流淌着道德的血液。"

二、企业社会责任的宗旨与社会契约

1990 年,时任联合国秘书长科菲·安南在世界经济论坛上倡议,世界工商领袖在全球化的过程中要全面尊重人权、关爱劳工和保护环境三大问题,为全世界人民谋幸福。1997 年,在纽约召开的一次会议上产生了社会责任国际组织(SAI)及其标准草案《SA8000》。这是世界上企业社会责任所规范的第一个组织道德行为标准。《SA8000》的宗旨是为了保护人类基本权益,其要素来自 ILO 关于禁止强迫劳动、结社自由公约及其相关准则、人类权益全球声明,以及联合国关于儿童权益的公约。《SA8000》的主要内容涉及:①童工(child labor);②强迫性劳工(forced labor);③健康与安全(health & safety);④组织工会自由与集体谈判权利(freedom of association and right to collective bargaining);⑤歧视(discrimination);⑥惩戒性措施(disciplinary practices);⑦工作时间(working hours);⑧工资(compensation);⑨管理体系(management systems)。问世以来,受到公众极大关注。

2002 年,联合国正式推出《联合国全球契约》(UN Global Compact),传递的精神类似中国的"兼相爱、交相利"的传统义利观,主要是要求参加的企业切实承担起社会责任,特别是遵守并支持联合国提倡的人权、劳工、环境、反腐败 4 大领域的 9 项原则,与联合国携手推动全球的可持续发展和社会共同进步:①人权,企业应支持、尊重和保护国际上宣布的各项人权(原则 1);确保不成为侵犯人权的共谋(原则 2)。②劳工标准,企业应支持结社自由并切实承认集体谈判的权利(原则 3);消除一切形式的强迫劳动和强制劳动(原则 4);切实废除童工(原则 5);消除就业和职业歧视(原则 6)。③环境,企业应支持环境保护和预防污染措施,积极推动对环境负起更大的责任(原则 7);鼓励发展和推广无害环境的技术(原则 8)。④反腐败,反对商业贿赂和商业欺诈(原

则9）。

三、企业社会责任的社会性与强制性

《SA8000》道德行为标准和《联合国全球契约》，以及基于以上原则在实践中所形成的许多规则、标准、法规等，都是在社会关系中的相互承诺，具有社会契约性质。它既是体现人类的良知、道德和责任的行为规范，又是具有社会性、法制性和强制性的社会契约，促成企业经营理念的理性回归，是社会诚信和企业可持续发展的必然途径。但是，这一理性回归和持续维持的过程，往往不会是自然和自觉形成的，它需要有外部因素的助推和催化。

首先，企业社会责任的社会性、法制性和强制性，要求政府为企业创造良好的履行企业社会责任的外部环境。在"违法者获利、守法者吃亏"的经营环境中，一些企业的价值追求会迷失方向；在监管不力、处罚不严的情况下，个别企业会铤而走险。

其次，除了政府职能部门的监管，还要有社会制约机制。事实上，西方社会的"企业社会责任"，也不是靠企业家的自身觉醒而形成的；它是靠劳工组织、各种非政府组织（NGOs）、行业协会等社会力量的推动、制约而形成的。

此外，政府还应当建立良性的对话机制和渠道，让人民群众、各利益攸关者的参与权、话语权得到有效表达，媒体的舆论监督权得到充分的法律保护。只有这样，企业社会责任的社会性、法制性和强制性，才能得以体现和有效实施。在这一方面，我国还有较大差距。"政府领导-社会支持-公众参与"的互动机制还不健全，亟待完善、加强。

第三节　企业是贯彻实施职业安全与卫生的责任主体

一、职业卫生呼唤企业社会责任

为应对经济全球化所造成的社会经济和劳工保护问题，国际劳工组织在1999年将"体面劳动"（decent work）作为劳工组织新的战略目标。所谓"体面劳动"，是指"促进男女在自由、公正、安全和具备人格尊严的条件下，获得体面的、生产性工作机会"的权利。体面劳动意味着：工作的权利得到保证；有足够的工作岗位；有足够的收入；享受充分社会保障。为实现体面劳动，国际劳工组织提出4个战略目标：①促进就业（employment）；②促进社会保障（social protection）；③促进职工权利（workers' rights）；④促进社会对话（social dialogue）。与ILO"体面劳动"相呼应，同年联合国提出企业界的《全球契约》（Global Compact），直接鼓励和促进推行"企业生产守则运动"。该契约要求跨国公司重视劳工标准、人权和环境保护，并提出包括尊重人权、支持结社自由和集体谈判权、禁用童工、反对强迫劳动、消除工作场所歧视，以及发展与采用环保科技，和反腐败9项关于社会责任的原则和核心内容。

2006年2月22日，在北京主办首届"中国企业社会责任国际论坛"，主题为"全球责任共创和谐"。这是在经济全球化背景下，立足中国发展现状，推动企业社会责任的研究和行动。我国卫生部领导在论坛上，发表了《保护职工健康与安全是企业重要的社会责任》主旨演讲。这是我国卫生行政最高当局对企业社会责任在职业卫生方面的权威表态。推动了"企业在贯彻实施职业安全与卫生的责任主体"取得广泛共识。

1. **强化了企业是职业安全与卫生责任主体的意识**　企业不仅是社会财富的创造者也是社会责任的承担者，既享受着与其业务有关的民事权利也承担着相应的民事义务。这种义务不仅表现在发展生产、增加财富，表现在遵纪守法、照章纳税，表现在热心公益、回报社会，更应表现在维护职工的合法权益、保护劳动者健康和安全上，因为他们是企业财富的创造者，是企业可持续

发展的资源和动力。

2.《职业病防治法》是企业维护职工健康的法律依据　为了预防、控制和消除职业病危害，防治职业病，保护劳动者健康及其相关权益，促进经济发展，制定了《中华人民共和国职业病防治法》，且于 2011 年 12 月 31 日通过并施行《关于修改〈中华人民共和国职业病防治法〉的决定》。修正版《职业病防治法》分总则、前期预防、劳动过程中的防护与管理、职业病诊断与职业病患者保障、监督检查、法律责任、附则 7 章 90 条。《职业病防治法》的实施是保护劳动者的合法权益和规范企业行为的法律保障，企业应遵循"预防为主、防治结合的方针，建立用人单位负责、行政机关监管、行业自律、职工参与和社会监督机制，实行分类管理、综合治理"的职业病防治工作格局，履行其企业社会责任。为此，①企业要增强法制观念，采取组织和技术措施做好职业病防治工作，构建健康安全的作业环境；②开展健康促进，提高职工自我防护意识，并创造职工参与条件和对话气氛；③承担扶贫济困的责任，落实职工参加不同形式的医疗保险和社会保障。

3. 贯彻《国家职业病防治规划》，促进企业履行对职业病防治投资的社会责任　2009 年，我国颁布了职业卫生具体行动纲领，即《国家职业病防治规划（2009～2015 年）》（简称《规划》），《规划》的出台对全国职业病防治工作起到积极的推动作用。《规划》除提出控制尘肺和主要职业中毒发病的奋斗目标外，还对工伤保险覆盖率、政府对职业病防治工作的投入与当地经济社会发展水平相适应等方面提出要求。

二、强化企业社会责任中职业安全与卫生意识

劳动者的职业安全与卫生权益，是企业社会责任中的最直接相关的内容，应当建立以下共识：①企业的经营活动对其所处的社会将产生很大影响，而社会发展则会激励企业竞争力和增加成功的机会；②作为回应，企业应积极关注其所属经营单位的活动及其在经济、社会、环境和人权方面的影响，塑造企业运营的良好声誉，而且还应造福于企业所在地区的社会团体；③企业应通过与其他群体和组织、地方团体、社会和政府部门进行密切合作，来实现这些利益；④根据企业社会责任，跨国企业位于世界各地的公司，都应遵守这些准则，将人力资源发展、职业安全与卫生、环境保护作为经营管理理念的构成要素。a. 确立企业经营管理职能——人力资源、职业生命质量、工人基本权利、环境保护、公共安全与健康（包括产品安全）、利润与生产力与职业安全卫生（OSH），在 CSR 中的整合关系；b. 保证并提升 CSR 中对 OSH 承诺并建立有效的实施途径与机制保证，防止被架空；c. 确认利润（profit）—劳动者安全与健康（people）—环境保护（planet）三者是 CSR 构架的支点，其他内容均涵盖于"3P 三角"之内（图 5-3-1）。

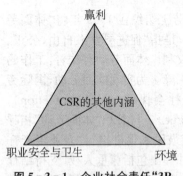

图 5-3-1　企业社会责任"3P三角"框架示意

三、创建企业社会责任文化

企业文化是指企业信奉并付诸实践的价值理念：①建立彰显人文关怀企业文化；②构建有利于人力资源发展的企业文化氛围；③确立职业安全与健康为企业文化的核心价值观；④坚持科学发展观的"绿色"发展模式。积极寻找清洁能源，替代传统的高成本、高能耗、高污染能源，提倡节约资源，保护人类赖以生存的自然环境。

1. 企业社会责任文化应彰显人文关怀　首先，人文关怀应成为管理者必备的理念。人文关怀是对职工深层次的理解与尊重，需要渗透到经营管理的每一个细节。企业在制定制度时，管理层应以人为本，充分考虑到实际情况和制度执行的可行性，充分考虑员工作为劳动者这个首要因

素,制定科学合理、符合人性化的操作流程和规章制度;同时建立科学合理的考评和反馈体系,考虑人的生理和心理负荷,最大限度地保护员工的工作热情。另外,在强调客户至上的同时,也要把员工视为"客户"予以人文关怀和尊重,让劳动者真正感到"更加幸福,更有尊严"。这样员工才会将关爱传递下去,用心服务客户,尽力为企业发展做贡献;反之,如果员工只是感受到压力,心情压抑,不仅难以做到优质服务,且会损害生身心健康,有悖"体面而有尊严的劳动"。

2. 企业社会责任文化应促进人力资源的发展　财富来源于物质资源与人力资源的结合,物质资源是静态的、守恒的,唯有人力资源是动态的、可塑造的。财富的根本来源,不是物质的转移,而是人力资源的价值转化和实现。人不仅高于一切,而且是财富的唯一源泉,企业竞争力的第一要素。因此,无论是构建和谐企业,还是企业社会责任,都应立足于建立"以人为本",赋予人的权利和义务的平衡、和谐为基础的企业社会责任文化。它应体现在对人力资源的尊重和关爱,努力为企业员工的全面发展创造条件,以充分发挥人力资源的作用。

3. 构建促进职业安全与卫生的企业文化　企业安全文化是企业对生命的敬畏与尊重,以及保护生命的道德、法律与社会责任的"社会主义核心价值观"。"以人为本"是构建企业职业安全文化的核心。人是保证生产顺利进行、防止事故发生所采取的一切措施和行动的计划者、执行者和控制者,同时也常是事故的引发者、事故责任的直接承担者和事故后果的受害者。因此,安全文化强调人的因素,强调内因在保证安全中的主导作用。关爱员工就要从敬重生命、关心健康做起,使员工做到"不伤害自己,不伤害他人,不被他人伤害"。从而在理念和实践上,把安全生产和企业经营管理整合起来,构成安全观念、安全技术设施、安全管理体系、安全操作规范、安全物态等。

4. 确立坚持科学发展观的绿色企业文化　跨入21世纪以来,将都面临环境日趋恶化、温室效应、臭氧层破坏、水土流失、土地荒漠化、资源耗竭、生物多样性濒临灭绝,以及气候变化等的严峻挑战。这意味着自然对人类的报复已经开始,人们终于认识到环境问题的严重性、善待环境的重要性和破解环境危机的紧迫性。于是,开始发起绿色行动,追求崇尚自然、有益健康和环保的绿色消费。企业为了自身的利益和长远发展,也青睐绿色企业文化管理策略,以塑造良好的企业形象,并促进与消费者、政府和社会各界的良好的互动关系。

(梁友信)

第四章
职业病危害的信息沟通

第一节 概　述

　　职业病防治是一项多部门密切配合,保障职业人群健康的综合性工作。要将千百万职业人群潜在或已存在的各种职业病危害因素对劳动者健康的损伤状态,能够及时、正确、有效地将信息与有关各方进行交流沟通,可提高对职业病防治工作的迫切性、预见性和政策性的认识,以利采取积极的防治措施。对信息沟通的重视程度和沟通能力的发挥,以及实际应用的效果,是衡量一个部门和个人的业务水平及考察其工作绩效的一项重要内容。尤其在应急事件中,真实的、客观的、科学的信息沟通,对稳定事故涉及人员和社会公众的不安情绪和紧张心理,有着显著的社会功能。只有充分认识信息交流和沟通在我们工作中的实际价值和意义,才能自觉地去学习和掌握应用信息沟通的基本原理和必备的技能。

　　职业病危害信息沟通一般可分为组织沟通和社会沟通两部分。为做好职业病防治工作,就必须加强职业卫生监督管理部门和相关单位对有关职业病防治的法律、法规、制度和各自掌握的工作数据、资料及动态等信息,进行定期和及时的相互交换,做到信息共享,此谓信息组织沟通。充分而确实的信息材料是本地区做好职业病防治工作正确决策的前提和基础,

　　职业病危害信息的社会沟通,可强化和提升全社会对职业人群健康的关注。对用人单位或企业负责人,应重点宣传贯彻我国政府颁布的职业病防治法和相关的法规、标准和管理制度等重要精神和内容,特别强调企业社会责任的基本核心就是要有法制观念和道德良知。通过各种现代媒体,增强劳动者自身的职业健康意识,其意义不仅有益于个人本身和家庭,更关系着企业、社会的经济发展。在面向社会的信息沟通中,要高度重视工会组织所能发挥的重要社会功能。

一、职业病危害信息的主要内容

　　职业病危害信息的社会沟通内容十分广泛。要告知社会各阶层(工人、农民、生产企业、工商管理、新闻媒体、法律、政府行政相关部门以及科学教育等各界),我国的职业病在一定历史条件下有着明确的法律定义,其名称也有法规的专门界定,并有严格的诊断标准,只有通过政府卫生行政部门授予资质认证的医院和经过专门培训并通过资格考核的医生,才能有权诊断职业病。

　　由于职业病是一种病因明确的可控性人为疾病,它完全不同于一般老百姓所患的各种疾病。且由于只有少数职业病有特殊的治疗药物,而多数职业病至今国内外均无专一有效的药物治疗,这就更凸显了职业病预防的重要意义。在面向社会的职业病信息交流沟通的对象中,要重视向社会各界人士和政府管理部门官员们进行职业病这种专一特性的广泛介绍,使大家对预防职业病的意义有一个全面的、科学的认识。动员全社会关注职业病才能做好预防工作。希望各专业科学研究工作者能积极参与研究职业病预防的各种工程、工艺理论和技术措施。政府科研管理和经济财务部门能理解职业病是一种发病原因明确、发病机制复杂、能防难治的疾病,在人力、物

力的规划上重点在预防。通过新闻媒体、大众文化出版单位等相关仁人志士明了职业病的特殊性和社会意义,促进他们的信息传播和沟通功能,推动我国职业病预防工作的进程。

二、沟通的类别

1. **工作沟通** 为着同一工作目标的不同职责或任务,各组织管理机构间进行相关业务信息情况、资料数据的交换和沟通。根据职业病防治法第十二条的精神,卫生行政部门应当组织开展重点职业病监测和专项调查,对职业健康风险进行评估,为制定职业卫生标准和职业病防治政策提供科学依据。为此,必须与中央、地方的安全生产监督管理等部门密切配合,进行与职业卫生有关的信息交流与沟通,做到信息共享、广泛合作和相互支持。

2. **学术沟通** 为促进职业病防治领域的各类研究,积极倡导不同专业方向、不同学术观点间的交流与沟通,营造良好的学术氛围,鼓励开拓创新,勇于探索求实的精神。积极支持和参与学术组织和学术期刊的各项活动。

3. **思想沟通** 为做好职业病防治工作,所在地区的相关部门和系统间,要及时交流相关观念、不同思路,重点在于决策、布置任务和总结工作前后,加强思想沟通。

4. **意见沟通** 在执行某项职业病防治任务中,常会出现看法各异意见不一的状况,或遇到新情况、新问题,应及时交流沟通。完成任务后,在讨论工作成败总结经验和教训的过程中,也要充分进行深入细致的不同意见的沟通。

5. **动态沟通** 对于工作中出现的新情况,尤其是涉及职业性化学危害因素中,对毒性较大、接触面较广、人数较多、发生中毒危险性较高的这类物质,如发生在 20 世纪 60 年代上海的硫酸二甲酯和 90 年代浙江的一甲胺急性中毒事件,要积极主动了解化学物的理化特性、毒理学参数、临床表现、工作现场浓度的动态变化、企业的防护设施效果、工人健康状况及相应的应急救援措施等信息,及时收集整理,及时沟通。

6. **情感沟通** 要充分重视人们的心理和情感因素进行感情交流。在应对职业病突发事件中,首先要求信息发布人员换位思考,以受累者的"身份和情感"发布信息。医务人员要充分体会患者的焦虑和急躁情绪,进行平和友善的交流。有现场调查表明,化学物急性中毒患者的焦虑心情,常可因医务人员热情和蔼的态度、亲切仔细的问诊、轻巧熟练的操作,而有效缓解患者的焦虑情绪。

三、信息沟通的基本原则

信息沟通的基本原则就是要保证信息交流沟通的有效性。

1. **真实性** 信息的真实性、客观性和科学性,是信息沟通的最重要原则,是保障沟通有效性的主要因素。要重视传递过程中有形或无形的干扰而导致信息模糊或失真,谨防以假乱真,影响对信息的正确理解。在信息的传递过程中,反对所谓的"善意谎言",这有损信息发布者的权威和真诚。

2. **政策性** 职业病防治工作是一项政策性很强的工作,一切以国家法律为依据,政策为准绳。沟通中坚持积极的、正面的导向,凡有利于劳动者健康,有利于社会稳定,有利于信息接受者的感受,都要得到积极鼓励和支持。

3. **时效性** 为提高工作效率把握处事时机,应将职业病危害信息迅速及时和有关方面进行交流沟通。失时或拖拉作风容易导致重大事件的失控或产生有关方的隔阂和误解。时效性也体现在建设项目职业病危害预评价时,职业卫生技术服务机构如发现有涉及居民社区、医院、和学校等敏感单位,应在第一时间向当地职业卫生监督机构汇报并及时和环保、公安、消防等机构沟通信息,在管辖地区政府的领导下,企业主管单位应做好相关群众团体、主流媒体等机构的协调工作,共商沟通的关键对象、沟通内容和适宜形式等事宜。对"邻避主义"作出解释,以防近年来我国南方某些地区"PX项目事件"的重演。沟通不畅导致诚信缺失,但沟通并非万能,及早地事先有效沟通,防患于未然,可使很多不该发生的事件消除在"萌芽"之中。

4. **主动性** 主动深入所在地区的工厂、矿山和生产作业场所了解职业病危害的实际状况和工人健康动态,善于听取用人单位和劳动者对职业病危害的态度、看法、意见等,掌握"第一手原始资料"。这样,就有利于发现问题,有利于主动提出解决问题和症结的防控措施,有利于做出工作决策前容纳各方的不同意见。

第二节　职业病危害信息沟通的管理

信息沟通是一个复杂的多环节动态过程,每一环节都存在可能使信息失真或失落的一些不确定性因素,影响信息沟通的质量。影响沟通质量的这些干扰因素称沟通障碍。沟通管理就是为了减少或消除主观和客观的沟通障碍,以保障信息沟通的效果。

一、主观障碍

沟通主体或信息传播人员的思想品德、政治水平、心理素质、职业病防治的理论知识结构和实际工作经历以及沟通能力的训练程度等所存在的不足和缺乏,都属主观障碍。尤其在突发性应急事件中,信息传播人除了发布信息,更重要的是传递情感。在对信息源掌握不够全面时,当沟通面对公众的质疑时,要实话实说,对一时很难做出客观的解释时,应主动地以实事求是的态度说明事件的不确定性。要绝对避免信息传播人说出"信不信由你"等不妥言辞,这是沟通无诚意的典型表现,会使公众失去对你的信任感,从而严重地妨碍沟通持续而有效进行。

二、客观障碍

形式多样,解决方式因人、因地、因时而异。

1. **各组织系统的分工整合** 职业病危害信息沟通工作还必须强调在各组织、各单位、各系统都有各自特点和侧重,既相关又有联系。各组织系统间对于信息沟通任务、内容、方式也各有不同的要求。如果各组织机构对信息沟通缺乏合理的分工整合和协调机制,也可能形成沟通障碍。只有使沟通成为制度化、常态化后,才能增进共同参与、相互理解、相互信任、相互支持信息沟通工作间的合作。在共同分享信息的过程中,能充分显示对促进解决本地区职业病防治工作中的难题及日常任务的重要性。

2. **沟通渠道和方式的选择** 针对不同的信息内容,在不同的地点、场合、时间、环境气氛和不同的对象时,均应选择最佳的沟通渠道和合适的方式。对于不确定的信息、不成熟的意见或对社会影响较大的内容,不应过早地采取公开方式,宜先在相关组织、机构间进行沟通并协商,在时机成熟时采用合适的方式和相关利益方进行沟通,应十分尊重各方的见解和谋合不同的建议。针对这种状况,一般以先采取会前通气、小会协商的方式为妥。对有利于提高公众防治职业病的意识、观念和知识,宜采取社会大众喜闻乐见的、容易接受的媒体传播为主。若为企业内部职工或小范围内的信息沟通,则采用面对面的口头方式效果较好,便于及时听取反馈意见,便于直率解释信息原由。要强调的是,信息传播主体态度要热情,语调要谦和,甚至口头传播者的面部表情、眼神、音调和手足动作等细小环节也都会影响沟通效果。

三、信息沟通的质量保障系统

为保障职业病危害信息的全面、客观,沟通的重要内容应征得生产安全监督、卫生行政和劳动保障部门三方的协商同意和认可。并商议制定计划、步骤和三方职责的质量保障体系。

四、职业病突发事件中信息沟通的策略

短时、集中、大量发生职业病的突发事件中，以化学物急性中毒事故为多见，常可能造成人身伤害和财产损失，并影响社会秩序和稳定。及时有效的信息沟通是病伤人员和家属及社会公众迫切关注事态真相和救治动态的愿望。由于突发事件的社会性，在信息传播方式多、速度快的今天，企图主观掩蔽信息、封锁消息只会使自身处于被动状态，为谎言、谣传、猜测、误判的发生准备了条件，不利于事件的妥善解决。信息越公开、越透明地面对突发事件，公众就会更理性、更清醒的认识事件的本质，认可政府相关部门所采取措施的政策依据，降低突发事件对社会的冲击力度。要明白地告知社会大众突发事件具有高度不确定性的特点，及时通报事态实况和已经采取的应急措施，并要求公众以社会主人翁的态度配合处置事件的要点。

政府部门和管理机构在第一时间掌握舆论的主动权具有十分重要的作用。政府发言人和事件监管部门与当地主流媒体间要始终保持密切联系。职业病防治业务管理机构和相关业务单位或学术团体要高度重视在日常工作交往中，积极主动和当地传播媒体、记者结伙伴、做朋友，使他们预先了解并熟知国家职业病防治的相关法律、政策、方针及当地应对职业病突发事件的预案内容，事前准备措施，以及该地区主要的职业病基础信息。使主流媒体在突发事件中，能从纷繁复杂的信息中突出显示其在社会上发挥"意见领袖"的引领作用，突出正面报道，杜绝小道传播。相关领导应该明智地认识到，在当今信息网络发达时代，重视和尊重媒体的特殊作用，政府和职业病防治管理部门与媒体间的默契互动机制，将在职业病突发事件等的应对中，明显提升政府管理部门的良好形象并产生预期的社会效果。

（金锡鹏）

第五章
职业健康监护

第一节 概　　述

医学监护(medical surveillance)是以健康检查为主要手段,分析、评价致病因素对健康影响及其程度,及早发现损害征象,及时采取相应措施,防止损害的继续发展。针对职业人群的医学监护称为职业健康监护(occupational health surveillance),是职业危害三级预防措施的第二级预防(secondary prevention)。

职业健康监护是以预防为目的,根据劳动者的职业接触史,通过定期或不定期的医学健康检查和健康相关资料的收集,连续性地监测劳动者的健康状况,分析劳动者健康变化与所接触的职业病危害因素的关系,并及时地将健康检查和资料分析结果报告给用人单位和劳动者本人,以便采取干预措施,保护劳动者健康。职业健康监护主要包括职业健康检查和职业健康监护档案管理两大内容。

一、职业健康监护的目的

早期发现职业病、职业健康损害和职业禁忌证;跟踪观察职业病及职业健康损害的发生、发展规律及分布情况;评价职业健康损害与作业环境中职业病危害因素的关系及危害程度;识别新的职业病危害因素和高危人群;进行目标干预,包括改善作业环境条件,改革生产工艺,采用有效的防护设施和个人防护用品,对职业病患者及疑似职业病和有职业禁忌人员的处理与安置等;评价预防和干预措施的效果;为制定或修订卫生政策和职业病防治对策,提供循证医学依据。

二、职业健康监护的目标疾病

职业健康监护目标疾病分为职业病和职业禁忌证。在确定职业禁忌证时,应注意为劳动者提供充分就业机会的原则,强调有职业禁忌的人员在从事接触特定职业病危害因素作业,会更易导致健康损害的必然性。例如,一个既往有中度传导性聋或其纯音听力测试双耳高频平均听阈为 40 dB(HL)的劳动者,如从事职业性噪声接触岗位工作必定会对其听力造成进一步损伤,可能会导致双耳不同程度的噪声聋,应列为职业禁忌证。

确定职业健康监护目标疾病原则:①目标疾病如果是职业禁忌证,应确定监护的职业病危害因素和所规定的职业禁忌证的必然联系及相关程度;②目标疾病如果是职业病,应是国家职业病目录中规定的疾病,与监护的职业病危害因素有明确的因果关系,并有一定的发病率;③有确定的监护手段和医学检查方法,能够做到早期发现目标疾病;④早期发现后采取干预措施能对目标疾病的转归产生有利的影响。对于在职业健康监护过程中发现的疑似职业病患者,应转省级卫生行政部门确认的职业病诊断医疗机构进行诊断和治疗。

三、职业病危害因素的界定原则

职业病危害因素是指在职业活动中产生和(或)存在的、可能对职业人群健康、安全和作业能力造成不良影响的因素或条件,包括化学、物理、生物等因素。职业健康检查分为强制性和推荐性两种。

(1) 国家颁布的职业病危害因素分类目录中的危害因素,符合以下条件者应实行强制性职业健康监护:①该危害因素有确定的慢性毒性作用,并能引起慢性职业病或慢性健康损害;②该危害因素或有确定的致癌性,在暴露人群中所引起的职业性肿瘤有一定的发病率;③该因素对人的慢性毒性作用和健康损害或致癌作用尚不能肯定,但有动物实验或流行病学调查的证据,有可靠的技术方法,通过系统地健康监护可以提供进一步明确的证据;④有一定数量的暴露人群。例如,职业性接触铅、汞、苯、噪声、石棉等。

(2) 国家颁布的职业病危害因素分类目录中的危害因素,只有急性毒性作用和对人体只有急性健康损害,但有确定的职业禁忌证,上岗前执行强制性健康监护,在岗期间执行推荐性健康监护。例如,接触甲醇、氨等。

(3) 有特殊健康要求的特殊作业人群(如从事结核病防治、肝炎病防治工作等)应实行强制性健康监护。

(4) 职业病危害因素分类目录以外的危害因素如需开展健康监护,需通过专家评估后确定。

四、职业健康监护人群的界定

界定原则:①需要开展强制性健康监护的职业病危害因素的人群,都应接受职业健康监护;②在岗期间定期健康检查需要为推荐性的职业病危害因素,原则上可根据用人单位的安排接受健康监护;③虽不是直接从事接触需要开展职业健康监护的职业病危害因素的作业,但在工作环境中受到与直接接触人员同样的或几乎同样的接触,应视同职业性接触,需和直接接触人员一样接受健康监护;④根据不同职业病危害因素暴露和发病的特点及剂量-效应关系,主要根据工作场所有害因素的浓度或强度以及个体累计暴露的时间和工种,确定需要开展健康监护的人群;可参考工作场所职业病危害作业分级(见 GBZ229)等标准;⑤离岗后职业健康检查的时间,主要根据有害因素致病的流行病学及临床特点、劳动者从事该作业的时间长短、工作场所有害因素的浓度等因素综合考虑确定。

目前临床实践中发现的问题:①对于在岗期间定期健康检查为推荐性的职业病危害因素,由于缺乏强制性约束,原则上确定每3年实施职业健康检查1次,常受用人单位意志而决定,缺乏操作性;②对于间接接触职业病危害因素的劳动者,用人单位多不愿承认其接触职业病危害因素,不愿将这些劳动者纳入职业健康监护范围;③劳动者个体累计暴露的时间长短和劳动强度实际已超过工作场所职业病危害作业分级规定,但仍按正常接触时间和劳动强度安排职业健康监护,如职业性噪声接触应按每天 8 h 或每周 40 h 等效 A 声级规定,而劳动者常每日工作 12 h、每周工作 6 天,用人单位仍按每周 40 h 工作制申报职业健康检查,无法达到保护劳动者健康的目的。

第二节　职业健康监护的种类与内容

职业健康检查(occupational medical examination)是指通过医学手段和方法,针对劳动者所接触的职业病危害因素可能产生的健康影响和健康损害进行临床医学检查,了解受检者健康状况,早期发现职业病、职业禁忌证和可能的其他疾病和健康损害的医疗行为。职业健康检查是职业健康监护的重要内容和主要的资料来源。根据《规范》(GBZ188)规定,职业健康检查包括上岗前、在岗期间、离岗(包括离岗时和离岗后)以及应急健康检查五类。职业健康检查机构须由省级卫生行政部门确认并批准,并应在所批准的职业健康检查项目范围内进行。

一、上岗前检查

上岗前健康检查的主要目的是发现有无职业禁忌证,建立接触职业病危害因素人员的基础健康档案。上岗前健康检查均为强制性职业健康检查,应在开始从事有害作业前完成。下列人员应进行上岗前健康检查:①拟从事接触职业病危害因素作业的新录用人员,包括转岗到该种作业岗位的人员;②拟从事有特殊健康要求作业的人员,如高处作业、电工作业、职业机动车驾驶作业等。

上岗前检查非常重要,为强制性。临床实践中经常发现劳动者接触职业病危害因素时间短,比如接触噪声不满 3 年,但其听力损失已达到中度噪声聋,根据 GBZ49 不能诊断职业性噪声聋,因为既往职业史不详,未做上岗前检查不了解既往的听力状况。

二、在岗期间定期检查

在岗期间的定期健康检查的目的主要是早期发现职业病患者或疑似职业病患者或劳动者的其他健康异常改变;及时发现有职业禁忌的劳动者;通过动态观察劳动者健康变化,评价工作场所职业病危害因素的控制效果。定期健康检查的周期应根据不同职业病危害因素的性质、工作场所有害因素的浓度或强度、目标疾病的潜伏期和防护措施等因素决定。

在岗期间的健康检查周期:推荐性职业健康检查周期按《规范》(GBZ188),统一规定为 3 年;强制性职业健康检查周期一般为 1 年,特殊情况可根据所接触的职业病危害因素或健康检查结果确定。如职业性铅接触患者,其血铅水平达 $400\sim600~\mu g/L$,或尿铅 $70\sim120~\mu g/L$,每 3 个月复查血铅或尿铅 1 次;如血铅 $<400~\mu g/L$,或尿铅 $<70~\mu g/L$,则每年体检 1 次。职业性汞接触患者,如作业场所有毒作业分级 Ⅱ 级及以上,1 年 1 次;作业场所有毒作业分级为 Ⅰ 级者:2 年 1 次。然而,在实际工作中作业场所的职业病危害因素监测结果常受各种主客观因素影响,造成监测结果的可靠性受质疑,因而在取得用人单位的同意下,可以适当缩短健康检查周期。例如,目前职业病危害因素的日常监测工作,由企业委托有资质的职业卫生服务机构进行,监测时间和内容多根据企业的意愿进行,如接触甲苯或二甲苯的工作岗位,仅监测空气中甲苯和二甲苯的浓度,不监测苯的浓度,如此监测资料对职业性苯中毒的诊断带来了困难。

三、离岗健康检查

1. 离岗时健康检查　①劳动者在准备调离或脱离所从事的职业病危害作业或岗位前,应进行离岗时健康检查,主要目的是确定其在停止接触职业病危害因素时的健康状况。②如最后一次在岗期间的健康检查是在离岗前的 90 日内,可视为离岗时检查。

2. 离岗后健康检查　如劳动者接触的职业病危害因素具有慢性健康影响,所致职业病或职业肿瘤常有较长的潜伏期,脱离接触后仍有可能发生职业病,需进行离岗后的健康检查;离岗后健康检查时间的长短应根据有害因素致病的流行病学及临床特点、劳动者从事该作业的时间长短、工作场所有害因素的浓度等因素综合考虑确定。《规范》(GBZ188)对接触锰、铍、镉、铬、砷、联苯胺、氯甲醚、焦炉逸散物、游离二氧化硅粉尘、煤尘、石棉及其他致尘肺病的无机粉尘等职业病危害因素,规定离岗后应开展职业健康检查,另外,由于减压性骨坏死可以在停止潜水作业 2 ~3 年后发生,故增加了对高气压作业人员离岗后 3 年需检查的规定。不同职业病危害因素离岗后健康检查的要求不同。如接触锰及其无机化合物工龄在 10 年(含 10 年)以下者,随访 6 年;

接触工龄超过 10 年者,随访 12 年,检查周期均为每 3 年 1 次;若接触锰工龄不到 5 年,且劳动者工作场所空气中锰浓度符合国家卫生标准,可以不随访。与在岗时健康检查类似,可能存在作业场所的职业病危害因素低估的可能。部分离岗后健康检查是否需要,需根据离岗时职业健康检查结果决定,如职业性镉接触离岗后健康检查限定为离岗时健康检查尿镉>5 μmol/mol 肌酐的镉作业者,健康监护周期为尿镉>5 μmol/mol 肌酐者,随访 3 年;尿镉>10 μmol/mol 肌酐者,随访 6 年;检查周期均为每年 1 次,随访中尿镉≤5 μmol/mol 肌酐,可终止随访。其他职业病危害因素的离岗后健康检查要求,详见《规范》(GBZ188)。即使按照《规范》要求进行离岗后职业健康检查,仍然不能完全避免职业病的发生。例如,《规范》对接触石棉粉尘的离岗后职业健康检查作出如下规定:接触石棉粉尘工龄在 10 年(含 10 年)以下者,随访 10 年,接触石棉粉尘工龄超过 10 年者,随访 21 年,随访周期原则为每 3 年 1 次;若接尘工龄在 5 年(含 5 年)以下者,且接尘浓度达到国家卫生标准可以不随访。然而,曾有一例患者接触石棉粉尘 20 年,在脱离石棉粉尘接触后 28 年发生胸膜恶性间皮瘤。

四、应急健康检查

(1) 当发生急性职业病危害事故时,根据事故处理的要求,对遭受或者可能遭受急性职业病危害的劳动者,应及时组织健康检查。依据检查结果和现场劳动卫生学调查,确定危害因素,为急救和治疗提供依据。应急健康检查应在事故发生后立即开始。检查内容依据职业病危害因素,按《规范》(GBZ188)相应的职业危害因素所规定的项目进行。例如,上海金山区某企业在一起接触二甲基甲酰胺的工作后,在两周内有 4 名患者发生轻重不等的腹痛,诊断为急性二甲基甲酰胺中毒,相关医院立刻对该企业所有接触二甲基甲酰胺的工人进行应急健康检查,又检查出 12 例表现为肝功能损害的急性中毒患者。

(2) 从事可能产生职业性传染病作业的劳动者,在疫情流行期或近期密切接触传染源者,应及时开展应急健康检查,随时监测疫情动态。根据《职业病目录》,类似 2003 年发生的 SARS,接触 SARS 患者的医务人员及出租车司机等应做应急性职业健康检查;医务人员等因职业暴露接触艾滋病患者的体液(尤其血液)应做应急职业健康检查。

职业健康检查包括常规医学检查项目和特殊医学检查项目。常规医学检查项目是指作为一般健康检查和大多数职业病危害因素的健康检查都需要进行的检查项目,特定的职业病危害因素需要进行常规医学检查项目之外的其他医学检查,须给予具体的规定,如接触甲醇的劳动者必须进行眼底检查,确定是否有视神经损伤。

第三节　职业健康监护方法和检查指标

职业健康监护应根据不同的职业病危害因素及其目标疾病,确定具体的医学检查方法和检查指标,《规范》(GBZ188)对各种职业病危害因素规定了最低检查标准,职业卫生专业服务人员可以根据不同情况提出建议增加检查指标,但应有充分的理由。鼓励用人单位将职业健康检查与单位福利性医学健康检查结合,以期最大限度地保护劳动者的健康和节约经费。但是,福利性医学健康检查,不能代替职业健康检查。目前在职业健康检查中存在的问题主要是:用人单位为减少成本,不愿意增加合理的检查项目,甚至对法定的最低检查项目也想尽可能地减少,许多企业尤其是私营小作坊逃避职业健康检查,更有甚者根本不知道有"职业健康监护"规定。确定职业健康监护方法和检查指标的基本原则:①检查方法应是成熟并可靠的技术,不能在法定职业健康监护中掺杂科学实验或研究;②检查方法和指标易为劳动者接受;③检查指标应有明确的职业医学临床意义,并与监护目标密切相关;④应考虑检查指标的特异性和敏感性,避免使用不能满足要求的检查；⑤考虑检查方法和检查指标的费用；⑥考虑文化、宗教等因素，符合医学伦理道德规范；⑦定期对整个健康监护项目进行审查，并根据工作条件的改善及时进行修改。考虑到检查方法的技术性，卫生行政部门宜对所采取的技术方法和检查指标做出统一规定。

用于职业健康监护的生物标志物分为生物接触标志物和生物效应标志物。作为筛检职业健康监护目标疾病的生物标志物应满足以下条件：①有灵敏可靠的生物检测方法，易为劳动者所接受；②生物接触标志物能够反映劳动者的暴露水平所致体内负荷或"内剂量"；③生物效应标志物能反映所暴露职业病危害因素的健康效应。

第四节 职业健康检查结果的报告与评价

职业健康检查机构应根据相关规定和与用人单位签订的职业健康检查委托协议书，按时向用人单位提交职业健康检查报告。职业健康检查结果报告分为总结报告、个体结论报告和职业健康监护评价报告 3 种。职业健康检查报告和评价应遵循法律严肃性、科学严谨性和客观公正性。

一、职业健康检查总结报告

体检总结报告是健康体检机构给委托单位（用人单位）的书面报告，是对本次体检的全面总结和一般分析，内容应包括：受检单位、职业健康检查种类、应检人数、受检人数、检查时间和地点，体检工作的实施情况，发现的疑似职业病、职业禁忌证和其他疾病的人数和汇总名单、处理建议等。个体体检结果可以一览表的形式列出。

二、职业健康检查个体结论报告

对每个受检对象的体检表，应由主检医师审阅后填写体检结论并签名。体检发现有疑似职业病、职业禁忌证、需要复查者和有其他疾病的劳动者要出具体检结论报告，包括受检者姓名、性别、接触有害因素名称、检查异常所见、本次体检结论和建议等。个体体检结论报告应一式两份，一份给劳动者或受检者指定的人员，一份给用人单位。

根据职业健康检查结果，对劳动者个体的体检结论可分为以下 5 种：①目前未见异常——本次职业健康检查各项检查指标均在正常范围内；②复查——检查时发现与目标疾病相关的单项或多项异常，需要复查确定者，应明确复查的内容和时间，如职业性苯接触劳动者初次职业健康检查发现外周血白细胞 $< 4 \times 10^9 / L$；③疑似职业病——检查发现疑似职业病或可能患有职业病，需要提交职业病诊断机构进一步明确诊断者，如职业性苯接触劳动者职业健康检查发现外周血白细胞小于 $4 \times 10^9 / L$，经复查后仍然小于 $4 \times 10^9 / L$；④职业禁忌证——检查发现有职业禁忌的患者，写明具体疾病名称；⑤其他疾病或异常——除目标疾病之外的其他疾病或某些检查指标的异常。

目前在职业健康检查中，职业健康检查机构或用人单位存在的最大问题是不愿进行复查，担忧查出"疑似职业病"须填写"疑似职业病"的职业病报告卡，引起麻烦和矛盾，常以院外复查简单地转至"职业病诊断机构"了事，不敢承担相应的责任。

三、职业健康监护评价报告

评价报告是根据职业健康检查结果和工作场所监测资料及职业健康监护过程中收集到的相关资料，对用人单位劳动者的职业健康状况做出整体评价，分析劳动者健康损害和职业病危害因素的关系和导致发生职业危害的原因，预测健康损害的发展趋势，提出综合改进建议。职业健康检查机构可根据受检单位职业健康监护资料的实际情况及用人单位的委托要求,共同协商决定是否出具职业健康监护评价报告。

职业健康检查机构应按统计年度汇总职业健康检查结果,并应向卫生行政部门和作业场所职业健康监督管理部门报告。

第五节　职业健康监护档案

健康监护档案是健康监护全过程的客观记录资料,是系统地观察劳动者健康状况的变化,评价个体和群体健康损害的依据。职业健康监护档案必须保障资料的完整性、连续性。

一、健康监护档案类型

1. 劳动者职业健康监护档案　①劳动者职业史、既往史和职业病危害接触史;②职业健康检查结果及处理情况;③职业病诊疗等健康资料。

2. 用人单位职业健康监护档案　①用人单位职业卫生管理组织组成、职责;②职业健康监护制度和年度职业健康监护计划;③历次职业健康检查的文书,包括委托协议书、职业健康检查机构的健康检查总结报告和评价报告;④工作场所职业病危害因素监测结果;⑤职业病诊断证明书和职业病报告卡;⑥用人单位对职业病患者、患有职业禁忌证者和已出现职业相关健康损害劳动者的处理和安置记录;⑦用人单位在职业健康监护中提供的其他资料和职业健康检查机构记录整理的相关资料;⑧卫生行政部门要求的其他资料。

二、档案管理

用人单位应当依法建立职业健康监护档案,并按规定妥善保存。劳动者或劳动者委托代理人有权查阅劳动者个人的职业健康监护档案,用人单位不得拒绝或者提供虚假材料。劳动者离开用人单位时,有权索取本人职业健康监护档案复印件,用人单位应当如实、无偿提供,并在所提供的复印件上签章。在实际工作中,用人单位常常以各种理由拒绝提供相应档案,职业病诊断机构也常因无相关档案而难以作出诊断。由用人单位所在地安全生产监督部门责令其提供相应档案,并作出处罚;如档案丢失安全生产监督部门应明确劳动者是否存在相应的职业危害。

职业健康监护档案应有专人管理,管理人员应保证档案只能用于保护劳动者健康的目的,并保证档案的保密性。

三、档案资料应用

应用原则:①职业健康监护工作中收集的劳动者健康资料只能用于以保护劳动者个体和群体的职业健康为目的的相关活动,应防止资料的滥用和扩散;②职业健康监护资料应遵循医学资料的保密性和安全性的原则,维护资料的完整和准确并及时更新;③职业健康检查机构应以适当的方式向用人单位、劳动者提供和解释个体和群体的健康信息,以促进他们能从保护劳动者健康和维护就业方面考虑提出切实可行的改进措施。

在应用健康监护资料评价劳动者对某一特定作业或某类型工作是否适合时,应首先考虑作业环境条件和个体防护,在此前提下才能评价劳动者是否适合该工作。同时,劳动者健康状况和工作环境都在随时发生变化,判定是否适合应是连续的、动态的、累积资料才有参考意义。

(万伟国,李思惠)

第六章
职业卫生安全管理体系

职业卫生与安全工作越来越成为与企业整体化、企业管理、企业利益和企业文化相关的广阔领域，必须从战略高度加以处理。20 世纪 80 年代后期在国际上兴起了现代职业卫生安全管理模式，逐步建立起系统化、程序化和具有自我约束与自我完善机制特征的职业卫生安全管理体系。我国政府在 1996 年 3 月 8 日成立了由有关部门组成的"职业卫生安全管理体系标准化协调小组"。同时，我国政府还专门立项，对职业卫生安全管理体系标准化的国际发展趋势、基本原理及内容进行研究。1999 年 10 月国家经贸委颁布了《职业安全卫生管理体系试行标准》。

2001 年 6 月，国际劳工组织理事会正式批准发布《职业卫生安全管理体系导则》。同年 12 月，我国国家安全生产监督管理局参照该组织所制定的《职业卫生安全管理体系细则》，并结合我国实际情况，制定、发布了《职业健康安全管理体系指导意见》和《职业健康安全管理体系审核规范》，并于 2007 年进行了修订。

第一节 概 述

一、目的与意义

1. 提高经济效益 从眼前来讲，加强职业安全健康方面的经济技术投入可能会增加一些生产成本，但从长远和全局的观点，它可以对企业生产发展具有非常重要的促进作用，一方面通过实施职业卫生安全管理体系可以明显提高企业的管理水平和管理效益，另一方面由于改善作业条件，提高劳动者身心健康，能够明显提高职工的劳动效率。对企业的经济效益和生产发展具有长周期性的积极效应，对全社会也会产生激励与发展机制。

2. 提倡以人为本 通过实施职业卫生安全管理体系可以改善劳动者的工作环境，达到保护劳动者的生命安全与健康之目的。建立"以人为本"的企业文化，体现管理者对劳动者的关心。劳动者的身心状态、纪律、教育和技能，在很大程度上影响生产率水平。劳动条件的改善解除了劳动者的后顾之忧，让他们更专注于工作。作为生产力的人力资源质量的提高，可以提升生产率水平和促进经济增长。

3. 提升企业形象 一个现代化的企业除了它的经济实力和技术能力外，最重要的还应具有：保持强烈的社会关注力和责任感，优秀的环境保护业绩和保证劳动者安全与健康的良好记录。这 3 个方面的品质正是优秀的现代化企业与普通企业的主要差距。现代企业在市场中的竞争已不再仅仅是资本和技术的竞争，也是品质的竞争。建立职业卫生安全管理体系的企业可以树立良好的形象，从而扩大企业的社会影响力，增强企业的凝聚力，达到提升企业竞争力的目的。

4. 促进企业管理现代化 建立职业卫生安全管理体系是企业实现现代科学管理的需要。知识经济和全球经济一体化时代的到来对企业的现代化管理提出了更高的要求，一个现代企业必须建立系统、开放、高效的管理体系，企业的每一部分工作都要纳入大的体系之中，这是现代生产集约化的需要,也是企业运行规范化、标准化的需要,职业卫生安全管理体系是企业的重要工作,必须纳入企业管理的大系统中,这也是职业卫生安全管理体系应运而生的环境条件之一,建立职业卫生安全管理体系不仅可以提高安全生产工作的管理质量,也有助于促进企业大系统的完善和整体管理水平的提高。

二、国内外法律法规和标准

　　1996 年英国颁布了 BS8800《职业卫生安全管理指南》国家标准;1996 年美国工业卫生协议制定了《职业卫生安全管理体系》的指导性文件;1997 年澳大利亚/新西兰提出了《职业卫生安全管理原则、体系和支持技术通用指南》草案;日本工业安全卫生协议(JISHA)提出了《职业卫生安全管理体系导则》;挪威船级社(DNV)制订了《职业卫生安全管理体系认证标准》;1998 年国际化的职业安全健康管理体系文件开始制定,并形成了国际劳工组织的《职业卫生安全管理指南》;1999 年英国标准协会(BSI)、挪威船级社(DNV)等 13 个组织提出了职业安全卫生评价(OHSAS)标准,即 OHSAS18001《职业安全卫生管理体系——规范》、OHSAS18002《职业安全卫生管理体系——OHSAS18001 实施指南》;1999 年 10 月中国国家经贸委颁布了 GB/T28000《职业安全健康管理体系试行标准》;2001 年 6 月颁布国际劳工组织的《职业卫生安全管理规范和指南》。

三、术语和定义

　　1. **事故**　造成死亡、职业病、伤害,以及财产损失或其他损失的意外事件。

　　2. **审核**　制定活动和有关结果是否符合计划的安排,以及这些安排是否得到有效实施并适用于实现组织的方针和目标的一个系统化的验证过程。

　　3. **持续改进**　强化职业安全卫生管理体系的过程,目的是根据组织的职业安全卫生方针,从总体上改善职业安全卫生绩效。持续改进必须贯彻于活动的所有方面。

　　4. **危害**　可能造成人员伤害、职业病、财产损失、作业环境破坏的根源或状态,可理解为危险源或事故隐患。从本质上讲就是有害物质和潜在能量、有害物质失去控制而导致的意外释放或有害物质的泄露这两方面因素。按导致事故、危害直接原因进行分类有物理性、化学性、生物性、心理与主观性、生理性、行为性和其他。

　　5. **危险**　特定危险事件发生的可能性与后果的结合。①可能性:导致事故发生的难易程度;②严重性:事故发生后可能带来多大的人员伤亡或财产损失。其中任何一个不存在,则认为这种危险不存在。

　　6. **危害辨识**　识别危害的存在并确定其性质的过程,即识别危险源。辨识范围主要是厂址、厂区平面布局、建筑物、生产工艺过程、生产设备、有害作业和管理设施,事故应急抢救设施及辅助生产生活卫生设施等。

　　7. **事件**　造成或可能造成事故的事件。事件的发生可能造成事故,也可能并未造成任何损失,所以说事件包括事故。对于没有造成职业病、死亡、伤害、财产损失或其他损失的事件可称之为"未遂过失"。

　　8. **不符合**　任何能够直接或间接造成死亡、职业病、财产损失或作业环境破坏的违背作业标准、规程、规章或管理体系要求的行为或偏差;分为严重和一般不符合。严重不符合的情况包括体系系统性失效、体系区域性失效、有严重后果。

　　9. **危险评估(风险评价)**　评估危险程度并确定其是否存在可承受范围的全过程。这是针对存在的危险源的发生危害的可能性和严重性进行分析,以确定这种危害是否可接受。①可能性:通过数理方法,最后得出一个综合指标来实现;②严重性:通过工程学的方法分析,是否可接受的判断需根据相关的知识,如法律、法规及组织具体情况加以确定,一般说来,这个标准或界限值不是一成不变的。

第二节　职业卫生安全管理体系的建立与运行

一、建立步骤

企业要建立职业卫生安全管理体系一般要经过标准培训、制定计划、现状评估、体系设计、文件编写、体系运行、内部审核、管理评审、不符合项的纠正、外部审核等基本步骤。

在建立职业卫生安全管理体系过程中,要特别注意以下4点:①体系建立不能脱离企业现有的管理基础;②体系建立是一个持续改进、不断完善的动态过程;③体系建立应充分反映企业管理的特点;④注意与其他管理体系的结合,避免相互矛盾。

二、内容和运行模式

体系的核心内容是方针、计划、实施、评价和改进措施5个要素和持续改进的循环。

1. 方针　企业在制定职业卫生安全方针时,要以现行的法律法规及其他要求为依据,并结合企业自身规模和职业卫生安全的特点,作出持续改进、事故预防和保护员工的安全健康的承诺,明确职业卫生安全管理的重点。

2. 计划与实施　企业主管领导和主管部门应定期组织危害辨识、风险评价工作,识别与生产经营活动有关的职业卫生安全危害,对危害进行分析,确定其危害程度和影响范围。企业应当建立和保持实施危害辨识、风险评估与控制策划的管理程序。程序中还应考虑企业在主客观条件发生变化时的危害辨识和风险评估。

3. 评价

(1) 绩效监测与测量:企业以及各相关职能和层次应定期对职业安全健康管理体系的运行情况进行监测和测量,建立绩效监测与测量管理程序,确定检查的内容、方法、频次和标准。

(2) 事故、事件和不符合的调查处理:企业应建立事故、事件和不符合调查处理的管理程序,以确保企业能及时准确地调查、处理事故、事件和不符合,分析发生的原因,并制定出相应的纠正和预防措施。调查的结果应与职业卫生安全管理委员会交流。调查的结果及管理委员会的建议应与负责纠正措施的人员交流,纠正措施作为管理评审的一项内容应在持续改进活动中予以考虑。

(3) 审核:企业应根据自身情况定期(一般情况下每年至少一次)制定一个内部的职业卫生安全管理体系审核方案,评价是否能有效实现其职业卫生安全目标。审核的重点放在职业卫生安全管理体系绩效方面,应秉持公正和客观的工作态度。

(4) 管理评审:这是为了评价职业卫生安全管理体系是否充分实施,并适用于实现企业所确定的职业卫生安全方针和目标。管理评审中不仅应考虑企业的职业卫生安全方针是否仍然适用,还应考虑为达到持续改进和满足未来需要的目的,更新现有职业卫生安全目标,以及管理体系要素是否需要调整等问题。

(5) 改进措施:①纠正与预防措施:企业应针对职业卫生安全管理体系绩效监测与测量、审核和管理评审活动中所提出的预防与纠正措施,制定实施方案并予以保持。②持续改进:企业应制定实施方案并予以保持,以持续改进职业卫生安全管理体系各有关要素及整个体系。

三、危害辨识

1. 危害辨识的意义　建立职业安全健康管理体系的基础是开展用人单位的初始职业卫生

安全状态评审工作,开展用人单位的危害辨识、风险评估及风险控制策划的工作是初始职业安全健康状态评审工作的核心内容,而开展用人单位的危害辨识又是整个危害辨识、风险评价及风险控制策划工作的核心基础,对建立职业卫生安全管理体系具有重要意义。

2. 开展危害辨识前准备工作

(1) 培训危害辨识人员:为了对企业危害做好辨识工作,应对相关人员进行如何进行危害辨识的培训,培训内容至少包括以下5个方面:①对职业卫生安全事故进行正确、有效的统计和分析;②对企业现有职业卫生安全体系的充分性、有效性进行评价;③企业主要作业活动单元危害提示表的作用及编制原则;④结合企业特点,掌握危害因素的分类及内容;⑤现场开展危害辨识的能力。

通过培训,使危害辨识工作人员熟悉危害辨识的基本知识,并具备实际开展危害辨识的工作能力。

(2) 编制危害提示表:危害辨识、风险评估工作组的成员一般来自用人单位的各管理岗位和生产岗位,他们对本部门及有关其他部门中存在危害的作业单元比较熟悉,但对更多的部门中存在危害的作业单元不甚熟悉。为提高各个危害辨识工作组的工作效率,有必要列出一些作业活动单元的危害提示表,帮助有关工作人员开展危害辨识工作。

在编制危害提示表时要注意如下4项原则:①危害提示表仅仅起提示作用,不必包括用人单位所有的作业活动单元,也不必包括某作业活动单元内所有存在的危害。②危害提示表中的内容详略与用人单位的风险性质、规模及大小和危害辨识工作人员的素质高低有关。③需要建立危害提示表的单元一般是用人单位的主要作业活动单元,该单元是用人单位职业卫生安全风险最集中的地方。因此,主要作业活动单元的危害是否得到控制会直接影响到整个用人单位的职业卫生安全绩效。④危害提示表中所列的危害一般应满足如下要求之一:a. 对用人单位的职业安全健康绩效具有重大或关键影响;b. 本单位未发生,但行业中其他单位发生过某种重大危害事件;c. 本单位历史上曾经发生过,距现在有很长一段时间未再发生的重大危害事件(工艺、重要设备、设施及组织机构等未发生重大变化);d. 新工艺、新材料、新设施中存在辨识、评价人员容易疏忽的比较重要的危害;e. 有关职业安全健康法律、法规禁止存在的危害;f. 相关方强烈关注的行为或危害。

3. 危害辨识的程序　用人单位应建立和保持危害辨识、风险评价和实施必要控制措施的程序:①常规和非常规的活动;②所有进入作业场所人员的活动;③所有作业场所内的设施。

常规活动一般是指计划中将会产生的行为或动作,如炼铁厂高炉正常的冶炼、每月一次的检修炉子和每年一次大修炉子等都属于常规活动;非常规活动一般是指在计划之外的行为/活动,如炼铁厂高炉因结渣导致的非正常停炉、高炉因冷却水系统故障导致停炉等都属于非正常活动。

所有进入作业场所人员的活动,指危害辨识的范围不仅包括本企业职工的作业活动中存在的危害,而且也包括其他人员,如参观、访问、视察等人员的活动。

危害辨识从原则上讲,所有作业场所内的设施都在辨识范围之内。为便于开展工作,作业场所内的设施一般是指:①高温高压成低温低压容器、管道等;②具有一定压力的各器械或管道等;③易燃、易爆物品的容器或管道等;④有毒、有害物质的容器或管道等;⑤易导致火灾的设施;⑥其他危险物品的设施等。

危害辨识的对象一般针对班组人员和管理人员。因此,实际开展这项工作时通常将危害辨识的内容分为两部分:在班组开展危害辨识时应考虑的内容;在管理层开展危害辨识时应考虑的内容。

4. 危害辨识的内容

(1) 班组开展危害辨识时应考虑的7个方面内容:①本班组有哪些风险点;②这些风险点

可能发生事故的类别;③本班组过去发生过的事故、违章事件;④本岗位有哪些不安全条件;⑤本班组人员存在哪些不安全行为;⑥现行操作规程是否存在不合理之处;⑦针对已知的风险点,有哪些控制措施及其充分性、有效性。

(2) 在管理层开展危害辨识、风险评价活动时应考虑的 16 个内容:①设备名称、容积、温度、压力及设备性能;②岗位日常维护范围;③事故类别、风险等级、对相邻岗位的危害及措施;④正常操作过程中的风险,操作失误存在风险的生产工具、附件存在的缺陷;⑤人的不安全行为;⑥工艺设备的主要缺陷;⑦工艺布局是否合理;⑧工人接触风险的频度;⑨使用易燃、易爆、有毒品有无安全措施;⑩有无安全防护措施,符合有关规范否;⑪安全通道是否符合有关规范;⑫安全操作规程有何缺陷;⑬风险场所有无安全标识;⑭故障处理措施如何;⑮有无重大事故应急处理方法;⑯过去事故状况等。

四、风险控制

风险是人们从事生产活动或社会活动时可能发生有害后果的定量描述,即风险是在一定时期产生有害事件的概率与有害事件后果的乘积。常用以下公式来表示其量化指标:

$$R = P \times S$$

式中:R 是风险表征;P 是出现风险的概率,即单位时段内发生有害事件的次数;S 是风险事件的后果。

风险的大小既要看风险的发生概率,更要看风险的后果影响及造成损失的大小。风险是描述未来的随机事件,意味着不希望事件状态的存在,更表明不希望有转化为事故预防的机制和可能性。人类社会要生产、技术要进步、经济要发展,不可避免地要遇到各种事故的风险。风险是一种客观存在,是不以人的意志为转移的可能发生的潜在危险。

任何生产活动都面临着风险,有风险就可能造成损失,处理好安全、风险、利益之间的关系,应把生命安全与健康放在首位。

风险的内容和大小,随时代发展、社会文明、经济基础、科技进步、安全文化素质、人民生活水平、生存的需求而发生变化,人类不得不面临新风险的挑战,进而开发新的风险控制技术,以保护人类以最小损失而获得最大的回报。

风险控制方法的确定须通过风险评估来完成。通过对风险进行分级,以区别风险,进而采取不同控制手段。如经评估分级后,有些风险只须制定目标、指标来消除或降低风险,有些必须有严格的制度来进行管理。

对风险的控制要实施策划,且所采取的控制措施要可行,要根据风险的性质具体策划控制方案。如通过制定目标使不容许风险及作业环境得到改善,还可通过制定应急程序来控制风险。在制定应急程序时,可根据事故的性质确定,如火灾、爆炸、有毒气体泄漏、烧伤、烫伤、化学灼伤、化学中毒、食物中毒、触电、窒息等均可制定应急程序。此外,还可通过根据风险的性质制定运行控制的方式(程序或作业指导书)对风险进行控制,如化学品、油品管理程序、设备与设施管理程序、员工健康管理程序、电气安全管理程序、劳动防护用品管理程序等等。

企业必须通过制定目标方案,以降低重要危险源的危险程度,并对在制定控制方案过程中发现的新危险源,及时进行评估,以降低其风险。还要对购置的新设备、设施存在的风险进行评估,以保证整个体系的正常运行。

在策划实施风险控制时,要体现 PDCA 循环思想,使体系具有自我调节、自我完善、自我提高的功能。同时注意以下几个特点:任何风险都有与其他风险不同之处,没有两个风险是完全相同的;风险识别都是由人来完成的,由于个人的专业知识水平(包括风险管理方面的知识)、实践经验等方面的差异,同一风险由不同的人识别的结果就会有较大的差异;存在多个风险因素时可能产生相互影响;风险识别本身也存在风险,因而避免和减少风险识别的不确定性也是风险管理的内容。

风险控制的策划一般应考虑 3 个方面的问题。

(1)风险控制措施选择的优先原则:用人单位针对风险评估的结果采取风险控制措施,尤其对不可接受的风险的控制,风险控制措施的选择一般包括技术措施和管理措施。其优先顺序可参照以下 6 项原则:①如果可能,完全消除危害,如用安全无害物质替代危险或有害物质。②如果不可能消除,应努力降低风险,如使用低压电器,低毒阻燃性物料等替代高毒易燃物料。③将危害进行隔离,如通过局部排风系统把工人呼吸区的有毒蒸汽抽走。④采取工程技术措施,如远距离操作、紧急切断装置、防爆墙等。⑤管理措施,包括制定和完善管理措施。坚持管理措施,制定落实应急系统,加强员工教育,使员工熟知岗位上存在的职业安全健康维护及预防措施,遇到紧急情况应采取的对策。⑥在无其他措施时,可采用准备个体防护用品作为暂时性控制措施,但应注意个体防护用品不能消除和降低风险。

(2)风险的分级控制原则:根据风险评估的结果,实施分级管理,所采取的措施紧迫性取决于风险的大小。

(3)风险控制的协调性原则:采取风险控制措施的目的是将各类风险降低或控制在可接受的水平,在职业安全健康管理体系中通过多种管理要素的协调配合来实现。一般情况下,风险的控制通常通过两条主要途径:①工程技术措施,在管理体系中需要通过建立目标和实现目标的管理方案来实现;②管理措施,在管理体系中主要是通过制订运行控制程序和应急方案与响应等管理措施来实现。

不可接受风险的控制措施至少要采取其中一条主要途径进行管理,有时为满足风险控制充分有效性的要求,在风险控制过程策划时要同时采取上述两条途径,并通过体系中各种实施及监控要素进行协调管理。

职业卫生安全管理体系的绩效测量和监视、审核和管理评审 3 个条款要素均具有独立发现问题、解决问题的功能。

绩效测量和监视与事故、事件、不符合、纠正和预防措施结合在一起构成了体系的第一级监控机制。它包括对生产操作和基层管理的监督检查和监视,也包括对职业健康安全目标、绩效的例行测量。例如,对生产操作中的安全及工作环境、锅炉运行、施工管理、化学品库管理等的检查或测量。解决问题的方法是按程序要求及时处理,并对其运行情况做出实施有效性和法规符合性的判断。

第二级监控机制由审核和事故、事件、不符合规范因素、纠正和预防措施组成,它是由领导授权的内审人员独立进行的监督检查,是按审核准则要求进行的文件化、系统化、规范化的正规审核,是集中发现问题、并集中解决问题的一种有效手段,它可有效弥补日常监督检查中存在的不足,是保证职业健康安全管理体系正常运行的重要措施之一。

第三级监控机制由管理评审和事故、事件、不符合规范因素、纠正和预防措施组成。管理评审由最高管理者主持,主要解决目标的实现程度、方针修改和持续改进的要求等,一般不涉及具体的问题。但必须对体系的持续适用性、有效性和充分性进行评审,提出改进的方向并保障体系运行所需的资源。

(梅灿华)

第七章
用人单位职业卫生档案的建立

第一节 概　述

职业卫生档案,是指职业病防治、职业卫生监督执法、职业卫生技术服务、管理以及职业卫生科学研究活动中形成的,具有保存价值的文字、材料、图纸、照片、报表、录音带、录像、影片、计算机数据等文件材料。职业卫生档案是职业病防治工作过程的真实记录和反映,也是职业卫生监督管理的重要参考依据。

用人单位应当建立职业卫生(健康)管理档案,指定专(兼)职人员负责此项工作,定期对档案内容进行更新、完善。用人单位建立和完善职业卫生档案的意义:①职业卫生档案和劳动者职业健康监护档案是职业病危害预防、评价、控制、治理、研究和开发职业病防治技术,以及职业病诊断与鉴定的重要依据;②有利于用人单位系统记录所开展的职业卫生工作,积累相应资料,为提高自身职业卫生管理水平提供基础数据;③有利于区分健康损害责任,解决用人单位和劳动者可能发生的纠纷(劳资关系、职业病诊断与保障等方面);④有利于用人单位加强自身职业卫生管理,提高用人单位职业病防治水平。

第二节 职业卫生档案的基本内容

一、用人单位职业卫生基本情况

概括反映用人单位生产的基本情况和职业卫生(健康)的现状,并对既往职业病发病资料和危害事故发生情况进行记录。

1. 用人单位基本信息　主要描述单位名称、地址、法人、登记注册类型、行业分类、企业规模、生产状态、主要产品、用工情况等基本信息,以及相关人员和联系方式等资料。

2. 职业卫生(健康)管理方针　具有经最高管理者批准的职业卫生管理方针,以阐明本单位职业卫生目标和改进职业卫生状况的承诺。职业卫生方针的制定必须遵守国家有关职业病防治法律、法规、标准和规范,以预防和控制职业病及工作相关疾病、保护劳动者健康为核心目的。职业卫生方针的制定应符合用人单位实际,适合本单位的规模和生产性质,并能保证全员参与。职业卫生方针应内容明确,注明指定日期,并经法定代表人签字生效,或签发实施。职业卫生方针应及时公布,保证全体劳动者及所有相关方及时获悉。用人单位应对职业卫生方针定期评估,以确保职业卫生方针的持续适用性。

3. 工艺流程　用人单位通过生产线,从原材料投入到成品产出,按照工艺加工顺序连续进行加工的过程。可绘制成流程图进行表述,并辅以简要文字说明。通过工艺流程的表述,可以明确用人单位在生产过程中存在或产生的主要职业病危害因素来源及种类。

4. **主要原辅料**　用人单位在生产过程中使用的主要原辅材料,原辅材料为中文通用名,并注明是原料、辅料、中间品或是最终产品,还应注明年用量及理化状态。若主要原辅料中存在危险化学品应根据危险化学品安全管理办法的要求,同时建立危险化学品管理档案。

5. **职业病危害因素分布及接触情况**　依照《职业病危害因素名单目录》和《工作场所有害因素职业接触限值》中的职业病危害因素进行填写,如该职业病危害因素不在上述范围内,则填写"其他",但应注明该危害因素的具体名称。每一职业病危害因素均应注明接触人数,并对职业接触人员的工种、作业方式、接触机会及采取的危害防护措施进行说明。同时接触2种及以上职业病危害因素的劳动者,按照每种危害因素分别计算人数。

6. **职业病发病情况**　单位内部职业病历年发病情况,包括职业病具体名称、诊断日期、患者基本信息和诊断的医疗机构名称等资料。职业病名称应按照职业病目录规范填写。

二、职业卫生管理组织架构

用人单位是职业病防治的责任主体,并对本单位产生的职业病危害承担责任。用人单位的主要负责人对本单位的职业病防治工作全面负责。职业病防治责任制文件应进行归档管理。职业病危害严重的用人单位或劳动者超过100人的,应当设置或者指定职业卫生管理机构或者组织,配备专职职业卫生管理人员;其他情况的用人单位,应当配备专/兼职的职业卫生管理人员,负责本单位的职业病防治工作。

1. **职业卫生管理组织架构**　应包括设立职业病防治领导机构和职业卫生管理机构,所配备的专(兼)职的职业卫生专业人员及其职责,明确相关组织的职能,职业病防治工作纳入目标管理责任制等内容。

2. **职业病防治领导机构**　由法定代表人、管理者代表、相关职能部门以及工会代表组成,其主要职责是审议职业卫生工作计划和方案,布置、督查和推动职业病防治工作。法定代表人是用人单位职业卫生管理体系的最高责任人,全面负责用人单位的职业病防治工作。用人单位法定代表人可在最高决策层任命一名或几名人员作为分管职业卫生工作的负责人。用人单位的主要负责人和职业卫生管理人员应当具备与本单位所从事的生产经营活动相适应的职业卫生知识和管理能力,并接受职业卫生培训。

3. **职业卫生管理机构**　用人单位应设置或者指定职业卫生管理机构及其相关组织,负责本单位职业卫生管理体系的建立和运行,并明确其职能。应提供办公场所及专/兼职人员等开展职业卫生管理工作的必备保障。

三、职业病防治工作计划和实施方案

遵照职业病防治相关法律法规的要求,用人单位应结合实际情况,制定适宜的职业病防治计划和实施方案,以保障职业病防治工作的落实和实施。

1. **职业病防治计划及实施方案**　用人单位制定的职业病防治年度计划和实施方案,工作计划内容应包括目的、目标、措施、考核指标、保障条件等内容;实施方案应包括时间、进度、实施步骤、技术要求,考核内容、验收方法等内容。

2. **职业病防治工作评估**　用人单位每年应对职业病防治计划和实施方案的落实情况进行必要的评估,并撰写年度评估报告。评估报告应包括存在的问题和下一步的工作重点。书面评估报告应送达决策层阅知,并作为下一年度制定计划和实施方案的参考。

四、职业卫生管理制度和操作规程

用人单位应根据职业病防治工作相关法律、法规的要求,结合本单位实际制定相应的职业卫生(健康)管理制度。职业卫生管理制度应涵盖职业病危害项目申报、建设项目职业病危害评价、作业场所管理、作业场所职业病有害因素监测、职业病防护设施管理、个人职业病防护用品管理、职业健康监护管理、职业卫生培训、职业危害告知等内容。

1. 职业卫生管理制度　用人单位应建立、健全下列 13 种职业卫生管理制度和操作规程：①职业病危害防治责任制度；②职业病危害警示与告知制度；③职业病危害项目申报制度；④职业病防治宣传教育培训制度；⑤职业病防护设施维护检修制度；⑥职业病防护用品管理制度；⑦职业病危害监测及评价管理制度；⑧建设项目职业卫生"三同时"管理制度；⑨劳动者职业健康监护及其档案管理制度；⑩职业病危害事故处置与报告制度；⑪职业病危害应急救援与管理制度；⑫岗位职业卫生操作规程；⑬法律、法规、规章规定的其他职业病防治制度。上述管理制度应注明管理部门、职责、目标、具体内容、保障措施和评估方法等要素。

2. 岗位操作规程　用人单位应分岗位制定岗位操作规程，其内容必须包括职业卫生防护的内容，还应在工作场所的醒目位置公告，方便劳动者了解、提示劳动者遵守。操作规程应简明易懂、条款清晰、用词规范，并应保证劳动者能够全面理解与掌握，以确保劳动者的职业安全与健康。

五、工作场所职业病危害因素监测评价资料

用人单位工作场所的职业病危害因素强度或者浓度应符合国家职业卫生标准，用人单位应定期对工作场所进行职业病危害因素检测、评价。检测、评价结果存入用人单位职业卫生档案，定期向所在地安全生产监督管理部门报告并向劳动者公布。

1. 职业病危害因素监测制度　用人单位应建立、健全工作场所职业病危害因素监测及评价制度，制度中应明确开展检测的车间(分厂)、岗位、职业病危害因素名称、经职业卫生现场调查确定的检测岗位点分布图及应测点应测样品数、检测周期、委托的检测机构(具职业卫生技术服务资质)、职业病危害因素检测与评价委托书、经费保障，以及检测结果的公布、告知等内容。职业卫生管理机构负责对职业病危害因素识别和检测情况的内部审核，发现问题，提出整改意见并及时整改。

2. 职业病危害因素监测数据　用人单位应对作业场所职业危害因素历年检测数据进行归档保存，这是评价作业场所职业危害的重要依据，职业病危害因素检测记录与评价报告，均应按年度存档，妥善保存。特别是对职业病危害因素超标检测点的超标原因分析，后续整改措施及效果评价，均应详细记录。

六、用人单位职业健康监护评价资料

用人单位应根据《职业健康监护管理办法》和《职业健康监护技术规范》的要求，制定本单位职业病危害因素接触人群的职业健康检查年度计划，职业健康检查各岗位人数、体检内容、体检周期、体检资质单位、体检结果书面告知等具体内容均应在职业健康检查年度计划中予以明确。此外，还应制作年度职业健康检查结果汇总表、年度职业健康检查复查人员跟踪汇总表和年度职业健康检查职业禁忌证人员汇总等统计表，以及对存在职业禁忌证、职业健康损害或者职业病的劳动者处理和安置情况记录，便于对本单位职业健康监护覆盖率及相关制度执行情况进行综合评价。对职业健康监护档案借阅登记和复印、投诉也应予以记录。

七、劳动者个人职业健康监护档案

用人单位应为存在劳动关系的劳动者(含临时工)建立一人一档的职业健康监护档案。个人职业健康监护档案类型有上岗前、在岗期间、离岗时和应急职业健康监护档案。职业健康检查结

果应书面告知劳动者。劳动者职业健康监护档案应包括以下 5 个方面内容：①劳动者姓名、性别、年龄、籍贯、婚姻、文化程度、嗜好等一般概况；②劳动者职业史、既往史和职业病危害接触史；③相应工作场所职业病危害因素监测结果；④职业健康检查结果及处理情况；⑤职业病诊疗等劳动者健康资料。

八、职业卫生教育与培训

　　用人单位应制定针对本单位主要负责人和职业卫生管理人员，以及劳动者等不同培训对象的职业卫生培训计划，这是用人单位遵守职业病防治法律、法规，依法组织本单位的职业病防治工作的重要保障。职业卫生管理机构负责职业卫生知识培训、组织和实施，建立职业卫生培训档案。

　　1. 培训对象及要求　用人单位主要负责人和职业卫生主管应参加职业卫生培训，重点是职业病防治法律、法规。新入职、转岗及临聘人员，其工作岗位存在职业病危害时，须参加针对其岗位作业内容的职业卫生知识培训，经考核合格后方可上岗。从事接触职业病危害作业的在岗劳动者，须参加定期的职业卫生知识培训，培训周期根据需要确定，至少一年一次。

　　2. 教育与培训内容　①《职业病防治法》及配套法规；②工作场所存在的职业病危害因素及其预防知识；③职业卫生管理制度和所在岗位的操作规程；④正确使用、维护职业病防护设备和个人防护用品方面的知识；⑤发生职业病危害事故时的应急救援措施；⑥基本职业卫生服务知识。

　　3. 职业卫生培训档案　含职业卫生培训计划、上岗前职业卫生培训档案（通知、教材、试卷、考核成绩等）、在岗期间职业卫生培训档案（通知、教材、试卷、考核成绩等）、上级单位培训通知、培训合格证等内容。

九、职业病防护设施及维护档案

　　依据职业病防治法的要求，产生职业危害的用人单位，其工作场所还应当设置有与职业病危害防护相适应的设施。职业病防护设施及维护档案的内容：①防护设备的合格证书、操作规程；②安装、调试验收记录；③运行使用记录；④维修记录，包括维修责任人、维修原因、维修日期、维修人等。

十、个体防护用品管理

　　个体职业病防护用品应保证安全有效，符合职业病危害个人职业病防护用品的标准，并应建立相应的制度，责任到位，有人负责，定期检查、维修及时更换超过有效期的用品，确保劳动者持有并正确使用和维护。

　　1. 个体职业病防护用品管理制度　用人单位应建立个人职业病防护用品管理制度，并制定个人职业病防护用品配备计划，明确经费来源、防护用品的技术指标、更换周期等；根据工种台账、按工种存在的职业病危害因素及水平配备相应的个人职业病防护用品。

　　2. 个体职业病防护用品使用档案　档案中应有工种清单、个体防护用品应配置清单、实际配置清单、发放记录、领用记录及现场佩戴检查记录等资料。

十一、职业病危害事故应急救援措施

　　对可能发生急性职业损伤的有毒、有害工作场所，用人单位应当设置报警装置，配置现场急救用品、冲洗设备、应急撤离通道和必要的泄险区。对放射工作场所和放射性同位素的运输、贮存，用人单位必须配置防护设备和报警装置，保证接触放射线的工作人员佩戴个人剂量计。对应急救援设施,用人单位应当进行经常性的维护、检修,定期检测其性能和效果,确保其处于正常状态,不得擅自拆除或者停止使用。

1. 应急救援设施　存在可能发生急性职业损伤的有毒、有害工作场所或岗位应设置相应的应急救援设施,保证配置有效齐全。采购应急救援设施时,应结合本单位工作场所职业病危害状况,并充分考虑其防护效果,由职业卫生管理机构审查。现场急救用品管理档案包括:现场急救用品配备档案、定期检查记录、维护或更新记录、适用性评价报告;冲洗设备管理档案包括冲洗设备定期检查记录、维修记录及适用性评价报告;泄险区管理文件等;辅助设施档案包括淋浴间、更衣室配备档案及物品存放专用间管理档案。

2. 应急救援措施　用人单位应建立、健全岗位职业病危害事故应急救援措施,并在工作场所/岗位的醒目位置公告。应急救援措施公告应简明易懂,条款清楚,用词规范,还应保证劳动者理解掌握。应急救援措施应针对作业岗位的特点,包括事故发生后的报告程序和时限,自救、他救方法和临时应急处理原则等。建立、健全职业危害事故应急预案、演练记录及评估报告。

3. 应急救援预案档案　含职业病危害事故应急救援预案、演练计划、演练记录、演练评估报告或总结,以及依据评估报告,对应急预案进行的修订与完善。

4. 职业病危害事故报告与应急处置记录　用人单位发生职业病危害事故,应当及时向所在地安全生产监督管理部门和有关部门报告,并采取有效措施,减少或者消除职业病危害因素,防止事故扩大。对遭受或者可能遭受急性职业病危害的劳动者,用人单位应当及时组织救治、进行健康检查和医学观察。对事故报告时间、内容、进程、控制措施、控制效果、原因分析、处罚、今后预防措施及建议等均应归档保存。

十二、职业病发病与患者安置情况

用人单位应当及时安置疑似职业病患者的适宜工作;在疑似职业病患者诊断或者医学观察期间,不得解除或者终止与其订立的劳动合同。用人单位应当保障职业病患者依法享受国家规定的职业病待遇,并按照国家有关规定,安排职业病患者进行治疗、康复和定期检查。用人单位对不适宜继续从事原工作的职业病患者,应当调离原岗位,并妥善安置。

1. 职业病及疑似职业病管理　含年度职业病及疑似职业病人员汇总表、职业病诊断证明书/职业病鉴定书、职业病报告记录、工伤/伤残鉴定、职业病患者处置记录等资料。

2. 职业病诊断管理档案　含职业病患者诊断病例档案、职业病患者治疗-复查-康复疗养记录、职业病诊断和诊断鉴定证明书、职业病患者调离通知书、职业病患者调离记录、职业病患者劳动能力鉴定结果、职业病患者安置记录等内容。

十三、其他有关职业卫生管理的资料或者文件

这些资料或文件主要有:①职业病防治法律法规、规范、标准等文件,如《中华人民共和国职业病防治法(2011 年 12 月 31 日修订)》、《中华人民共和国安全生产法》、《中华人民共和国劳动法》、《中华人民共和国工会法》等;②建设项目职业卫生"三同时"有关技术资料,以及其备案、审核、审查或者验收等有关回执或者批复文件,具体内容包括:建设项目计划任务书及批准文件等;建设项目初步设计书;工程改建、扩建及维修、使用中变更的图纸及有关材料;全套竣工图纸、验收报告、竣工总结;职业病危害预评价委托书与预评价报告;职业病危害控制效果评价委托书与效果评价报告;职业健康监督管理部门审查意见书;职业健康监督管理部门验收意见书。③《职业病危害项目申报表》和《职业病危害项目申报回执》;④职业卫生安全许可证申领、职业病危害项目申报等有关回执或者批复文件;⑤用人单位工作场所使用有毒物品的职业卫生安全许可证等文件。

十四、职业卫生档案管理的质量保证体系

用人单位的职业卫生档案自身也应有一套完整的管理制度和质量保证体系，以确保档案真实、完整和延续。

（1）职业卫生档案案卷归档前要做好的事项：①简明扼要的拟写案卷标题，包括文件制发机关、内容、文种 3 个部分，标题要反映案卷的内容；②根据档案保管期限的规定，注明每一案卷的保管期限，职业卫生档案一般为永久保存；③填写卷内目录、备考表及案卷皮、编号、年月，装订成卷；④归档的案卷要填写移交目录，双方签字。

（2）档案管理人员对各部门移交来的职业卫生档案，要认真进行质量检查，及时编号登记，入库保管。

（3）档案工作人员要对档案的收进、移出、销毁、管理、借阅利用等情况进行登记，入库保管。

（4）职业卫生档案库房要坚固、安全，做好防盗、防火、防虫、防鼠、防高温、防潮、通风等项工作，并有应急措施。职业卫生档案库要设专人管理，定期检查清点，如发现档案破损、变质时要及时修补复制。

（5）利用职业卫生档案的人员应当爱护档案，职业卫生档案室严禁吸烟、严禁对职业卫生档案拆卷、涂改、污损、转借和擅自翻印。

（6）对保管的职业卫生档案要积极提供利用，严格执行借阅制度。对于涉及劳动者个人健康资料的，用人单位应当履行保密义务。

（贾晓东）

第八章
工作场所健康促进

职业人群除了接触常见的职业性有害因素外,还是许多不良生活习惯与行为方式的养成和高流行率的人群。调查结果显示:我国男性吸烟率最高的年龄组是 35～60 岁的青壮年,达 60% 以上;18～45 岁的人群不参加体育锻炼最高,占 82.8%;18 岁以上人群的高血压患病率为 18.8%,高血脂患病率为 18.6%,超重率为 22.8%,肥胖率为 7.1%,成为了将来心脑血管疾病和糖尿病以及肿瘤高发的后备军。性接触传播的 HIV 感染率和艾滋病发病主要是职业人群;结核病的高危人群多为农民工;医务人员为乙肝的高危人群;许多公共卫生的突发事件往往就发生在职业场所。而且,我国职工的工作压力普通较大,有 60%～70% 的员工呈现职业紧张,远高于欧美平均 40%～50% 的水平;而职业紧张又是心血管疾病和心理健康问题的重要危险因素。虽然现在规章中还没有涉及,而国外从 20 世纪 70 年代始各国即逐步将缓解工作压力、控制职业紧张写进劳工保护法中。我国职业人群中二代农民工中所出现的心理健康问题也受到广泛关注,典型的是系列自杀案的发生,这说明该人群中抑郁的高流行率。为提升员工健康水平,这里介绍以工作场所为载体,来对整个职业人群开展健康促进工作。

第一节　工作场所健康促进的基本概念

一、工作场所健康促进

工作场所健康促进(workplace health promotion,WHP)是通过用人单位、员工和社会共同努力,来增进工作人员的健康和幸福感;通过工作组织、工作环境的改善,促进员工参与健康促进的全过程,促使其有健康的选择,并鼓励个体发展的综合体,以达到促进健康的目标。

根据概念可知,工作场所健康促进必须包括 3 个核心要素:①改进工作的组织和工作环境;②促进员工的主动参与;③鼓励员工的个人发展。

工作场所健康促进不只是仅满足相关法规所规定的职业安全与健康的基本要求,而是要用人单位能主动采取措施来提升员工的健康和幸福感。在此过程中,员工的参与和关注员工的需求,及员工对工作组织和工作场所安排的想法也必须考虑。通过创建使得员工感觉更好更健康,工作场所健康促进可带来许多正面的结果,如主动离职率降低、减少缺勤,提升员工的主动性和改进劳动生产效率,以及提升用人单位的正面形象和保健安排。

在我国工作场所健康促进工作始于 1993 年,最初得到 WHO 西太区办事处的支持,在上海的四家大中型企业开展的"工厂健康促进示范项目"。在数年探索与实践后,取得了一系列的成功经验,项目得到了 WHO 西太区办事处的肯定。接着在 1996 年成立了中国健康教育协会工矿企业健康教育分会,分会挂靠在国家疾病预防控制中心职业卫生所。工矿企业健康教育分会,作为工作场所健康促进专业人员工作交流与学习的平台,并指导全国的工作场所健康促进。从 1996 年以后持续开展的一系列的活动来推进工作场所的健康促进工作。总体而言,我国的工作场所健康促进开展比较好的还主要是大中型企业,而在中小型企业中推进还有待提高。

二、健康工作场所

健康工作场所是比工作场所健康促进更高的目标,这可能通过健康促进及其他措施共同实施来达到,所以是工作场所健康促进所应该达到的目标之一。WHO 于 2010 年提出了健康工作场所的理念,并要求各国积极参与到健康工作场所创建活动中来。

1. **健康工作场所的概念** WHO 将健康的工作场所定义为:健康工作场所是指劳动者和管理层采取共同合作及持续改善流程,保护与促进全体劳动者的健康、安全与幸福,以及工作场所持久经营的环境。工作场所健康促进是实现健康工作场所的重要手段。在实施工作场所健康促进时应该考虑以下 4 个要素:①传统的职业健康和安全范畴的物质环境;②包含健康、安全和幸福范畴在内的社会心理环境,包括工作组织、工作压力与职场文化;③职场中的个人健康资源(来自雇主的有关健康生活方式的支持和鼓励);④企业参与到社区活动中,以改善劳动者及其家人与社区其他成员健康。

2. **实施健康工作场所创建的要点** 为实现健康工作场所,在实施工作场所健康促进时,应考虑以下 5 个要点。

(1) 管理层承诺和参与:①动员和获得主要利益相关者(如决策层领导、工会领导)的承诺,将健康工作场所纳入企业的经营目标和价值观中;②获得必要的承诺、资源和支持;③通过制定和采取一套完整的政策为这些承诺提供重要的证据,这些政策必须由企业最高权力层签署,并且明确地表明倡导健康工作场所是本组织经营战略的一部分。

(2) 劳动者及其代表参与:①劳动者及其代表不应该仅仅是简单地"被咨询"或"被通知",而应该主动地让他们参与到计划-评估这一过程中的每一环节,并认真地考虑他们的意见和想法;②鉴于劳动者和管理者两者的内在动态关系,至关重要的一点是劳动者必须有一些集体表达意见的途径,因为集体表达要比个人意见的表达更为有力,参与工会或通过地方性劳动者代表代理可以帮助这种声音的建立。

(3) 商业伦理与合法性:①一条被广泛接受的伦理原则之一是对他人"无害",并确保员工的健康和安全;②坚持把劳动者的社会和伦理规范作为他们在更广泛社区角色中的一部分;③强化职业卫生法律法规的执行;④对劳动者及其家庭和大众负责,避免不当的风险和人类的灾难。

(4) 使用系统综合的流程以确保有效和持续的改进:①对健康工作场所要有战略性的承诺;②整合所需的资源;③评估现状和预期目标;④确定优先项目;⑤通过向他人学习,制定一项全面的总体计划和具体项目行动计划,例如,咨询当地大学的专家,或询问有经验的工会领导人、参观其他企业,或通过网络向世界各地征询意见;⑥执行计划;⑦验收和评估计划的有效性;⑧及时地对计划流程进行改进。

(5) 可持续发展和整合一体化:①获得高层的承诺,在做任何决定时要将健康、安全和福祉作为"过滤器";②将倡导健康工作场所这一目标整合到企业的总体战略经营计划中;③使用跨职能团队或交叉沟通的形式来减少工作团队的隔阂,建立健康和安全委员会和工作场所健康委员会;④评估和不断地改进;⑤不仅评估财务业绩,还评估客户知识、内部经营流程、员工学习和成长情况,使企业获得长远的成功;⑥对工作场所健康和安全保持一种全面综合的看法,审查所有方面以找出更多有效的解决办法;⑦考虑外部影响,如社区中缺乏基层医疗保健资源;⑧通过设定行为准则和产出目标的绩效管理系统,强化所需要的行动。

第二节　工作场所健康促进的实施

　　系统的健康促进项目规划是健康促进项目成功的关键,在项目实施前需要为项目设定其长期目标与短期指标,同时需要系统全面地开展相关数据资料的收集与管理。为保证项目的可持续发展,项目实施框架归纳如下:①单位内健康促进领导小组的建立与政策调整。②识别——员工的健康问题:主要健康问题的确定。③评估——资料收集与调查。④计划——确定优先解决的问题,确定行动计划。⑤执行——优先解决问题行动计划的实施。⑥评定——方案实施效果评定,确定需要进一步解决问题。

　　项目选定是根据各单位特定的职业人群特点与存在的健康危险因素而定。由于单位规模和工作特点差异较大,在条件许可的情况下,首要进行相关的员工健康状况及健康风险评估。下面就从需求评估开始来简要介绍工作场所健康促进的具体内容。

一、需求评估

　　通过定量问卷调查与定性访谈,对员工评估是项目开展的良好开端。评估不仅可以弄清员工的真实需求,还可以了解员工的理念、文化、管理制度、内部政策、社会和机构等特征。这种评估活动给员工在项目开展之初提供发言的机会,这可以增强员工的兴趣与参与度。定性研究的焦点组讨论可以帮助区分不同项目的优势与不足,帮助突显出项目可能遇到障碍和便利。在焦点组讨论中,涌现出来的非官方领袖在动员员工参与方面是无比宝贵的,他可以作为员工委员会委员。管理层访谈是收集意见的另一个视角。弄清企业本身的需求和管理者考虑的主题是至关重要的。对"我在此项目中是什么"的关注也是不容忽视。任何不能达到员工与管理者双赢的项目肯定是失败的。

　　单位内医疗花费的数据(包括住院、门诊、药物)、因病因伤假缺勤的数据(短期失能和员工补偿),以及人口特征的数据,将用于确定引发医疗支出的主要疾病分类、员工类别。例如,一家企业发现其最主要的花费是肌肉骨骼疼痛,那么对肌肉骨骼疼痛的干预就是其未来开展的目标项目。对药物花费信息的归纳,处方药中突出的花费是抗抑郁和抗过敏药,那么开展健康促进的项目就应该关注抑郁与过敏的干预。

　　评估中不仅要关注疾病患病情况,更要关注员工中存在的健康危险因素,这不仅包括传统的职业性有害因素,如生产性毒物、粉尘等;而且要包括慢性病及其危险因素,如不良的生活方式,吸烟、饮酒、体力活动不足、超重与肥胖、高血压、颈椎病、脂肪肝等;同时还要关心对员工劳动生产力造成影响的工作压力、职业倦怠、抑郁与焦虑等心理健康问题。

二、健康促进项目的范围

　　项目范围包括健康相关知识的知晓率推进、教育专题研讨、生物指标的检测、多系列的行为转变课程。无论感兴趣的主题或目标是什么,目的都是为了促进支持员工健康行为的形成和维持这种积极的健康行为。这些项目的目标都是为员工及其家庭在适宜的自我保健利用、做明智的医疗保健消费者、为避免疾病加重和出现并发症,开展更有效的慢性病管理方面提供支持。

　　项目在一级预防方面,无论是关注单一健康主题,还是针对多种健康危险因素或行为,以及对生命全程的实施第一、第二和第三级预防项目,选择特定干预的最佳原则是以数据为基础的决策。对特定病种与伤害类别在医疗花费与缺勤的分类、主要存在的健康危险因素、员工的兴趣及人口学特征是需要考虑的因素。

　　工作场所健康促进常规开展项目有预防性体检、控烟、合理营养、体重控制、血压控制、工作压力、要求管理、疾病管理、环境与组织干预等。

鉴于环境与组织干预的重要性,倡导健康的企业文化,营造健康的环境,是健康工作场所一项重要的任务。其中管理层的支持是关键,这是工作场所健康文化的基础。强有力、持久的管理层支持有利于提高员工参与率。这对影响员工健康行为的社会心理工作环境有积极的帮助。在这种工作环境中,员工感受到自身的价值,有着工作掌控感,对自身工作过程满意,对管理的预期及健康有积极的意义。

三、健康促进项目的实施

健康促进的实施中必须明确什么是需要做的,什么是不需要做的。考虑好项目流程和实施框架后,就要确定项目实施的选择。目标人群是计划讨论的中心,项目的实施需要保证目标人群;必须检查可利用的资源,并有效地运用于目标人群;必须细化实施程序与流程。

1. 目标人群 多年来,公司董事、管理者、白领与蓝领工人是健康促进的主要目标人群。如今有大量文献报道了以特定人群为研究对象的项目。有关北部保健的健康促进项目就是以离岸石油工作和市政工人为目标人群的。有的项目以警察和学校职工为目标人群。高血压控制项目以少数民族与低技能的工人为对象,特定的项目提供给石油提炼的工人。没有两个完全一致项目在设计阶段是针对完全相同的对象的。

实施团队应该保证特定的需求和目标人群的兴趣相一致。现有文献分析发现仅有 25% 的项目是符合员工的兴趣与特定需求的。我们应调查与评估员工的真实需要,这对于促进员工参与和利用是有益的。

员工参与项目所花费的时间和付出要有补偿。这需要有培训和一个系统来监测活动及其影响。

根据行业与产业特点,计划制定者要弄清不同的工人需求,包括在边远地点的工人、轮班作业的工人和远程通信者。另外,员工的家庭和退休的员工需求也应该考虑,因为他们对医疗费用有着重要贡献。家庭可以为员工的行为转变提供支持,而退休人员关注的焦点是能影响他们的生活方式和健康风险,与之相对应的是他们对卫生保健系统提出高的要求。

选定的目标人群主体,并满足其需求,还需要关注其动机准备即变化的阶段。根据行为转变的阶段变化理论,将行为转变分为 5 个不同阶段,即无打算-打算-准备-行动-维持;在不同阶段中其动机、自觉效能、认知过程与行为是不相同的,在设计干预方案时需要加以关注。

2. 项目的资源 项目的人员配置、经费提供如何?用不用激励措施? 在与公司的健康保健规划一起实施中有什么受益? 这些都是以项目可利用的资源为基础的。

3. 人员配置 选择适宜的人员要以其真实拥有的技能为依据,不要仅依据证书和推荐信来假定其能力。要依据特定的标准来筛选,保证其经验和知识是足够的,能够具备有效的人际交流、写作、汇报和管理技能。依据详细说明的要求和方案来选定候选人,选定后要通过合同(文本)来仔细描述,并有可测量的工作职责。

4. 经费 要使得项目成功,足够的资源是必需的。一个无法很好实施的小额项目是完全不同于一个成本-效果好的项目的。如果预算的分配包括干预的质量,应仔细考虑项目支持与反对开展的各相关方的权重。坚实的成功案例在当今商业环境中是有一普遍要求的,即要增加合理预算分配。参与项目的各利益相关方,在项目开始计划并确定开展活动时要提供经费预算。

(1)单位支持所有的花费:此做法的本质是基于用人单位支持员工健康这一事实,从卫生保健费用节省和人力资源方面用人单位获得收益。

(2)员工支付所有花费:员工可从提升的健康水平和满意度方面获得收益。

(3)单位与员工共担费用:在这种安排下,所有各方提供财政支持,共享收益,做到员工与单位的双赢。

5. **激励**　动员参与和健康行为转变是激励提供的目标。确定的干预对象和主动行为转变的付出,将导致最终采用健康的生活方式。任何物件从小的钥扣、水杯等,到休假或现金的奖励都可以作为项目激励措施。虽然这种激励从短期指标看是有效的,但其长期有效程度存在争议。有研究指出,外部刺激是无效的,可能存在潜在的负面效果,并认为外部支持削弱了内在动机,而内在动机是最终支撑行为转变的基础。鉴于此争论,在这方面需要更多研究。同时,需要小心保证"没有伤害",在提供激励物品时尤其需要警示。重要的是:所有不同水平的参与者能够在项目中获益;沟通与交流是公开与直接的;有一个简便而有效的追溯流程。最要当心的是避免任何激励物可能被员工视为负面的、贿赂性的激励。如果被视为贿赂性的激励,将破坏项目的可信度。虽然激励可提高项目的参与程度,达到短期的目标,但其代价是巨大的。

6. **管理式保健的作用**　以拥有健康为基本宗旨的管理式保健计划,最近出现在美国工作场所的健康促进中。首先是基于管理式保健的事实,管理式保健覆盖了 3/4 的美国人,它平均用于预防的支出占总支出的 4%～5%,而且在有些情况下可以低到 1%。管理式保健用在健康促进上的花费是平均每人每年 2～6 美元,而且其中 3/4 的方案做的是最小化的健康促进。然而,越来越多的企业得出这样的结论:健康促进是管理式医疗保健计划的一项服务,并且内部资源的奉献是一项重复的付出。针对这一情况,职业卫生的专业人员需要理解现在计划服务的范围和效力。

7. **项目流程**

(1) 日程安排:要根据行业的需要和性质来选择时间,进行讲座、上课、筛选、特定活动及咨询会议的安排。寻找行业的需要与员工的便利及方便之间的平衡点,这是指导决定达成的办法。系列讲座和指定的时间应依据参与对象的特点设定,如从早上 8 点钟夜班工人下班离厂时,到晚上 10 点半晚班的工人到达工厂。在休息时间、午饭时间、工作之前、工作之后这些时间中,安排时间表必须确保参与对象最方便出席。然而,最佳的时间可能是在工作时间里,首要原因是因为组织的支持和承诺在这时可以发出强有力的信号。最后,非传统的时间框架也应该被考虑,如周六早上在运动场或者周日下午的公司野餐会。

(2) 地点:一直被公认为是房地产业的首要指标,在项目实施情况下也是同等重要的。如果项目针对远程办公或者在办公室里的员工,可以通过印刷品、网站、视听材料等送达他们家中,这样可能效果更好。这些方法对于退休人员也同样有效,如可以采取一个老年人俱乐部的干预计划。地点的选择不再只局限于工作场所的教室和诊所。工作场所、职工餐厅的入口以及员工休息室、工会活动室或职工之家是加强健康相关学习、讨论以及检测的好位置。当考虑地点时首要的原则是:"他们在哪里,就在哪里为他们提供。"

四、项目评价

项目评价的广度和分析的层次,因环境和可利用的资源而异,在兼顾所有的利益相关者权益的前提下,评价内容与指标应该在项目一开始即确定。这需要仔细权衡相关问题,包括数据收集和存储、时间间隔、评估的合作伙伴,如某学术协会、供应商或者某管理保健计划。没有评估方案,健康促进项目的效果就无法系统评定,也难以判断项目是否要继续下去。另外,评价的数据可作为质量改进工作的持续反馈。

评价的设计应该仔细考虑,其范围可以从设计前后到随机对照研究。现今学术界盛行的要求是评估需要更严格,研究至少需要应用一个准试验的设计和尽量多采用随机对照试验的研究设计。越大规模的研究,越需要提供反映健康促进价值的有说服力的证据。

项目和评价两者的目标与目的都必须清晰阐述。管理层可能感兴趣的是如何降低成本和减少旷工率与缺勤率;而职业卫生专业人员相对更关心的是怎样减少危险因素,其对发病率和死亡率的影响。因此,评价方案应该反映这种共识,那就是要明确采用使利益相关的团体都能满意的指标。评价可以聚焦于过程、影响因素和结果的度量。

1. 过程评价 测量的是项目参与者的感觉,一个项目成功的常用指标是参与者的数量和百分比。除了这些数据,过程评价提供信息中还有:什么是有帮助的而什么不是,什么是需要改变的又该怎么改变,还有什么是可以被改善的。但是很重要的一点我们要承认,积极的观察和健康风险的改变之间可能关联很小。例如,尽管参与高血压项目的人可能发现这些信息是有价值的,也会经常参与其中,并且高度评价这些指导人员,但是很可能直到项目结束,他们的血压值也没有降低。然而,这些估量还是很有用,它们可能是项目反馈最易得到的来源,可以轻松地为管理建立一个框架。

2. 影响评价 它是测量干预的程度,对生物学指标和危险因素有着调节(中间)效应。这些测量比起过程评估的指标更加客观,因为它们能真实地观察和检测。影响评价采用一系列的测量指标,如血压、胆固醇、体重、体内脂肪和健康风险评估的危险因素等,这让影响评估实施起来更加困难和昂贵。影响风险分析的自我报告某种行为也可以作为影响的测量,采用时需要特别谨慎。所以,尽管行为是影响的测定指标,但是更可信的评估影响的方式是直接观察,然而这需要大量的人力和资源。

3. 结果评价 决定施加干预的公司和员工群体作为一个整体的所能达到的效果。它要依据由生理和心理方面变化所带来的生命质量和经济收益的改变来测量后续后果。用发病率和死亡率变化来衡量健康状况的改善,并用生命质量的提高来衡量社会效益,这都是结果评价。降低医疗保健的花费,减少缺勤,减少工作事故,提高员工士气都是必不可少的指标。结果评价设计要谨慎的是其有益影响,它可能需要用好多年时间才出现。

另外,要关注项目实施中存在的混杂因素,它可能影响到效果的测量。例如,医疗保险政策的修改、劳动力人群的转变、产业订单的波动,这些都可能作为混杂因素影响效果。当地社区的变化和国家事件也可影响员工的健康,而员工的健康可影响实施效果评估。媒体与国家教育运动的影响需要去识别,特别是有可测量的影响,而这种影响是在用人单位干预的范围无法解释的。

(戴俊明)

第九章
慢性病控制与管理

慢性非传染性疾病(non-communicable diseases，NCDs)简称"慢性病"或"慢病"，不是特指某种疾病，而是对一组起病时间长、缺乏明确的病因证据、一旦发病即病情迁延不愈的非传染性疾病的概括性总称。据 WHO 估计，2008 年全死因死亡数为 5 700 万，其中死于慢性病的约 3 600 万，占63%，这几乎是死于传染性疾病(包括 HIV/AIDS、结核及疟疾)、孕产期及围产期疾病以及营养不良的人数总和的两倍。到 2030 年，每年死于慢性病的人数将达 5 500 万。慢性病已成为全世界几乎所有国家成人的最主要死因，且 1/4 的死亡在 60 岁之前。与高收入国家相比，低、中等收入国家因慢性病导致早死(70 岁以下)的比例更高，前者为 26%，后者为 48%。在非洲的撒哈拉地区、东欧以及亚洲的部分地区，30~70 岁年龄段死于慢性病的比例是最高的。由此可见，慢性病对职业人群的健康，以及对一个国家生产力和经济的影响重大。职业人群的慢性病防治应成为职业卫生以及劳动者健康的优先干预领域之一。本章将针对职业人群的慢性病的防治展开讨论。

第一节　职业人群生活方式干预与主要慢性病预防

在我国，随着人口的老龄化以及社会经济发展所引起的人们生活方式和职场社会心理因素的变化，慢性病已成为影响公众健康的首要原因。在每年约 1 030 万各种因素导致的死亡中，慢性病所占比例超过 80%。此外，慢性病在疾病负担中所占比重为 68.6%。从广义上讲，慢性病是在多个遗传基因轻度异常的基础上，加上职场社会心理因素、不健康的生活方式和饮食习惯、环境污染物的暴露、忽视自我保健和心理应变失衡逐渐积累而发生的疾病，除了职场社会心理因素外，生活方式是主要原因。即便已经有慢性病的遗传因素(如高血压家族史)，其发病与否很大程度上仍然取决于生活方式。表 5-9-1 列出了主要慢性病与相关的生活方式。因此，慢性病防治应以明确疾病发生、发展规律，疾病危险因素及其之间内在关系为基础，选择有科学证据证实有效的策略及方法。慢性病各种危险因素之间及与慢性病之间的内在关系已基本明确，往往是"一因多果、一果多因、多因多果、互为因果"。慢性病的发生、发展一般依从正常人→高危人群(亚临床状态)→疾病→并发症的过程，从任何一个阶段实施干预，都将产生明显的效果，干预越早，效果越好。在中国，有效应对慢性病可以从 4 种主要慢性病做起，即心血管疾病(心脏病和中风)、糖尿病、慢性阻塞性肺病(慢阻肺)以及肺癌。

表 5-9-1　慢性病和主要的行为危险因素

危险因素	心脑血管疾病	糖尿病	肿瘤	呼吸道疾病
吸烟	√	√	√	√
饮酒	√		√	
营养	√	√	√	√
身体活动不足	√	√		√

生活方式是人们在日常生活中长期形成的行为方式,一些和健康相关的行为方式,如是否吸烟、酗酒、饮食、睡眠情况等,会对健康产生长期、累积的影响,应尽可能避免或延缓它们的发生。2006年中国慢性病报告指出,不合理膳食、身体活动不足、吸烟及酗酒是造成多种慢性病的四大行为危险因素。减少上述4种疾病需要坚持不懈地实施降低吸烟、不健康饮食、缺乏体育运动和酗酒等生活方式和行为危险因素的干预措施。这些不良生活方式和危险行为的减少会降低人群中4种主要相关生物学危险因素:高血压、高血糖、高血脂以及超重/肥胖,见图5-9-1。值得注意的是,对于职业人群,一些不良的生活方式不仅能够直接危害健康,还可能与职业有害因素产生交互作用,导致对健康的更大危害。以下分别对每一相关行为进行介绍。

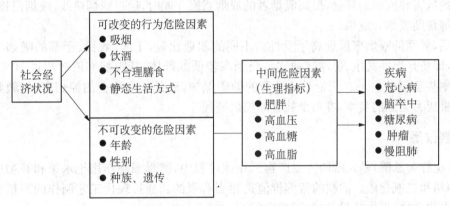

图5-9-1　常见慢性病及其共同危险因素之间的内在关系

一、远离烟草

全世界大约有11亿人吸烟,到2025年这一数字将超过16亿。烟草的使用是全球最大的、也是可预防的死因。全球每年因为吸烟导致死亡的人数高达600万。在全球导致死亡的8大疾病中,吸烟与其中的6种有关。在我国,吸烟者超过3亿,每年因为吸烟死亡约120万人。

对于职业性接触有害物质的工人,吸烟可能增加职业性危害。如接触石棉、铬酸盐、镍、砷、放射性物质、铍、芥子气以及炼焦和煤气工业中煤分馏工段的工人,如果吸烟,由于协同作用,癌症的发病率会显著增加。吸烟也可改变一些物质的毒性,如可使聚四氟乙烯裂解的毒性增加。烟雾中氢氰酸能伤害支气管上皮及纤毛,导致其清除粉尘机能下降,吸烟者粉尘在呼吸道的残留量比非吸烟者大5倍。

值得一提的是,无论减少吸烟量还是吸低焦油卷烟,对于减少吸烟危害都没有实质性的意义。对于吸烟者而言,唯一的方法是戒烟。研究表明,吸烟者戒烟后可以获得巨大的健康益处,包括延长寿命、降低吸烟相关疾病的发病与死亡风险、改善多种吸烟相关疾病的预后等。任何时候戒烟都可以获益,早戒比晚戒好,戒比不戒好。与持续吸烟者相比,戒烟者的生存时间更长。且吸烟者的戒烟时间越长,死亡风险越低。戒烟可以降低肺癌、冠心病、慢阻肺等多种疾病的发病和死亡风险,并且改善这些疾病的预后。吸烟的女性在妊娠前或者妊娠早期戒烟,可以降低早产、胎儿生长受限、新生儿低出生体重等多种妊娠问题的发生风险。戒烟可以获得明显的社会和经济效益。

吸烟不仅危害吸烟者自身的健康,也危害周围不吸烟者的健康。吸烟时卷烟经燃烧散发的烟雾可分为主流烟雾和侧流烟雾两种。这包括吸烟者吸入又呼出体外的,也包括烟草燃烧直接散发到空气中的,两者统称为环境烟草烟雾。环境烟草烟雾已被美国环保署和国际癌症研究署确定为人类A类致癌物质。美国国立职业安全和卫生研究院已做出结论:环境烟草烟雾是职业致癌物。已经证实,被动吸烟可以导致肺癌、呼吸道症状和心血管疾病并加重哮喘,还可能降低肺功能。对于儿童而言,则可能导致儿童急性猝死综合征(SIDS)、急性呼吸道疾病、慢性呼吸病症状,诱发中耳疾病等。WHO提出,被动吸烟没有安全水平。分区通风都无法彻底消除环境烟草烟雾。完全的无烟环境是唯一保护非吸烟者的重要措施。

WHO已经敦促各国采取和实行有效的立法、实施、行政和其他措施,以防止在室内工作场所、公共交通工具、室内公共场所,适当时包括其他室外公共场所接触烟草烟雾。事实上,工作场所的无烟措施不仅可以保护非吸烟者的健康,对于吸烟者而言,也是减少烟草消费,提高戒烟意愿和行动的有效措施。在职业场所应该通过立法保护非吸烟者的健康,同时,通过健康教育大力宣传吸烟的危害和戒烟的好处,提高吸烟者的戒烟意愿。同时,通过戒烟热线、戒烟门诊、医生的戒烟劝导等帮助吸烟者戒烟。

在我国,男性的吸烟率远远高于女性。不同的职业比较,工人、农民、干部的吸烟率都比较高。但是,即便是男性医生、男性教师这些吸烟率较低的群体,其吸烟率依然超过30%,男性医生的吸烟率甚至超过40%。无论是从自身的健康保护,还是从全社会的控烟意义,教师和医生都应该积极成为无烟的表率,推动全社会的控烟进程。

二、限制饮酒

酒精(也称为乙醇)是发酵的主要产物。在此过程中,酵母细胞作用于水果和谷物中所含的糖,产生酒精和二氧化碳。酒精的营养价值是相当有限的。通过现代工艺制作的酒精性饮料中主要是碳水化合物,提供热量,导致脂肪堆积。

酒精对于大脑的亲和力最大,因此对于中枢神经系统的影响最为突出。长期重度饮酒可以加速脑细胞的减少,导致大脑和神经损伤。大脑的形态甚至可以改变,形成又宽又深的回路。少量的酒精也可以改变人们的情绪和行为。酒精进入人体后对中枢神经系统的影响与血液中酒精浓度密切相关。表5-9-2列出了饮酒量对于神经系统的效应。

表5-9-2 饮酒数量对神经系统的效应

两小时饮酒单位数	血液中的酒精量(%)	典型作用
2	0.05	判断力、思维能力、抑制力减弱,压力释放,心情愉悦
3	0.08	压力减弱,愉快
4	0.10	自主运动功能受损,手、脚动作迟缓笨拙
7	0.20	损害严重,走路蹒跚、大声说话,不协调、情绪不稳定、发生车祸的危险性是平时的100倍、激动好斗
9	0.30	大脑深区域受损、刺激反应和理解力下降,身体僵直、视物模糊
12	0.40	不能自主行动、深睡,难以唤醒,类似于手术麻醉
15	0.50	昏迷不醒、呼吸心跳中枢麻醉,死亡可能性增加

胃可以吸收酒精量的1/4,且吸收迅速。长期大量饮酒,促进胃酸分泌,对胃黏膜产生刺激损害,使胃酸分泌增加。高度酒还可使胃酶及胃黏膜变性,延缓胃排空,使胃黏膜长时间接触高浓度胃酸和酒精,产生炎症、溃疡,并且增加了罹患胃癌的风险。高浓度酒精导致胃黏膜充血,幽门痉挛,导致恶心呕吐。

大量酒精可使食管的运动功能降低,使食管括约肌松弛,引发反流性食道炎,甚至贲门破裂。烟酒协同作用,可以大大增加患食管癌的风险。

过量酒精会使十二指肠乳头水肿,同时导致胰液大量分泌,十二指肠乳头水肿和肝胰壶腹括约肌痉挛,胰液排出受阻,使胰管内压增加,胰腺充血、水肿,形成胰腺炎。

肝脏是人体的重要解毒器官,因此容易受到酒精危害。酒精在人体内代谢时能产生乙醛,长期大量饮酒可造成乙醛在肝脏大量蓄积,对肝细胞造成直接损害。酒精对于肝脏的危害包括脂肪肝、酒精性肝炎和酒精性肝硬化。

据文献报道,酗酒者约半数有心脏损害症状。长期饮酒者血压升高、血中胆固醇含量增加,从而诱发冠心病。大量饮酒可使心肌细胞受损、心肌细胞及间质水肿和纤维化,患者可出现各种心律失常,如室性早搏、房颤等。另外,长期大量饮酒可使高血压发病率升高,而且发病率与饮酒量正相关。

大量饮酒会影响生育功能。女性还会引起不孕、月经不调等。越来越多的科学证据显示,孕妇饮酒可能导致胎儿的出生缺陷。酒精通过胎盘进入胎儿的血液系统,其浓度与母亲血中酒精浓度相当。由于胎儿肝功能未发育完全,其氧化代谢能力比母亲低得多。在这缓慢的氧化期间,发育中的胎儿就过度暴露于酒精的毒副作用,往往造成精神发育迟缓。胎儿暴露于酒精的另一破坏性作用是低出生体重、面部特征不正常(如小头、宽眼间距)和心脏疾病。这些症状总称为胎儿酒精综合征。

最新研究发现,长期饮酒可能破坏免疫和神经系统,因此长期饮酒者很可能发生感染或其他神经系统疾病。另外,由于没有摄入足够的食物,且由于长期酗酒者肝、胃和胰的受损,难以吸收和消化多种营养物质,从而导致许多饮酒者营养不良。

虽然一些研究发现饮少量的酒可能对心理和心血管有些许益处,但是不饮酒的人最好不要开始饮酒。如果饮酒,则必须有一定限制,尽可能饮用低度酒,并控制在适当的限量以下,建议成年男性一天饮用酒的酒精量不超过 25 g,成年女性一天饮用酒的酒精量不超过 15 g。孕妇和儿童青少年应忌酒。孕妇、刚从酒精成瘾中康复的人、未成年人、正在服药的人不要饮酒。

对于职业人群而言,在工作期间不要饮酒。从事驾驶、高空作业者饮酒后可能会诱发安全事故。从事精密作业者饮酒后会使工作能力明显下降。

同时,饮酒可以改变职业有害物质在体内的吸收。以苯为例,酒精和苯的分解代谢都在微粒体氧化酶系统内进行,酒精对苯在体内的代谢有双重作用,当酒精在体内和苯同时存在时,两者显示竞争抑制作用,因而抑制苯的分解代谢。若长期饮酒则能诱导肝微粒体氧化酶的活性,使苯向酚类代谢物的转化增强,从而增加了饮酒者对苯毒性的敏感性。

很多交通事故、跌倒、溺水和失火等和饮酒有关。同时,饮酒和犯罪、暴力以及自杀事件等有关。对于职业人群而言,不仅应该遵守工作期间不能饮酒的规定,也应该在日常生活中控制饮酒。

无论吸烟还是饮酒,除了做好个人的健康教育,必须考虑环境对于行为的影响。在工作场所建立和实施严格的措施,禁止室内吸烟和工作期间饮酒,杜绝烟草广告,限制酒类广告。提高人群对于烟酒危害的认识,把无烟酒文化作为企业文化的一个重要组成。

三、身体活动促进

身体活动(physical activity)是指"由骨骼肌活动所引起的、能消耗能量的任何身体运动"。该定义提示,身体活动(或缺乏身体活动)可发生在 4 个方面(图 5 - 9 - 2)。与过去强调锻炼(exercise)不同,现在更强调散步、骑自行车、慢跑等中等强度活动对健康的保护作用。与身体活动相对应的是静态行为。静态行为(sedentary behavior)是指人一天坐着较长时间的行为,包括工作、学习和休闲所坐的时间。静态行为的时间越长,对健康影响越大。由于静态行为与身体活动对健康的影响是独立存在的,并非此消彼长的关系。因此,即使身体活动达到活跃水平,也应

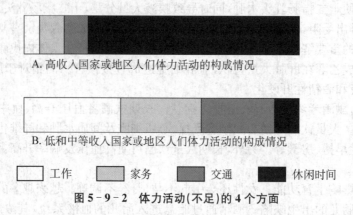

A. 高收入国家或地区人们体力活动的构成情况

B. 低和中等收入国家或地区人们体力活动的构成情况

☐ 工作　　▨ 家务　　▨ 交通　　■ 休闲时间

图 5-9-2　体力活动(不足)的 4 个方面

该尽量减少静态行为,以产生更多的健康效益。

WHO 指出,身体活动不足(physical inactivity)是导致全球死亡的第 8 位主要危险因素。因身体活动不足导致的疾病负担占全球疾病总负担的 3%～4%。由于全球工业化和城市化的进展,职业人群的劳动强度逐渐降低,以车代步、电视和计算机的普及等因素也降低了人们日常生活的身体活动水平,因此世界各地身体活动不足的人群还在不断增加。2012 年 7 月发表在《柳叶刀》杂志有关全球身体活动水平的研究表明,1/3 成年人(15 岁以上)和 4/5 青少年(13～15岁)未能达到公共卫生指南上推荐的身体活动量。

身体活动不足者如果同时又进食高脂肪膳食,最直接的后果就是引起体重增加及代谢紊乱,进而导致肥胖、血胆固醇及血糖水平升高。肥胖、高血胆固醇及血糖升高作为主要危险因素导致心脑血管疾病、糖尿病、乳腺癌、结肠癌等慢性病的大量发生。有数据显示,22% 冠心病、11% 缺血性卒中、14% 糖尿病、10% 乳腺癌、16% 大肠癌都是由缺乏身体活动所致。除此之外,缺乏身体活动还会导致骨质疏松、情绪低落、关节炎等疾病,也会引起生活质量下降、缩短寿命等后果。研究表明,中等强度的身体活动可以延长期望寿命,即便在其他危险因素存在的情况下,仍能减少冠心病的发病风险。举例来说,身体活动是冠心病预防的独立保护因素。即使有高胆固醇、超重等危险因素,身体活动活跃仍然是一个独立的保护因素。大量前瞻性研究已经观察到足够的证据证实规律性身体活动对多种成年人慢性疾病具有保护作用,包括心脏病、2 型糖尿病、脑卒中、高血压、骨质疏松、肥胖、直肠癌、乳腺癌、焦虑和抑郁等。

2002 年,全国有近 3 亿人超重和肥胖,其中 18 岁以上成年人超重率为 22.8%、肥胖率为7.1%。1992～2002 年 10 年间,我国居民超重和肥胖患病人数增加了 1 亿,其中 18 岁以上成年人超重和肥胖率分别上升 40.7% 和 97.2%。虽然静态生活方式不是肥胖的唯一原因,但也能说明改变和预防静态生活方式对于我国职业人群,特别是轻身体活动职业人群健康的重要性和必要性。

值得注意的是,不同国家、同一国家的不同地区之间人们因为社会经济、文化、宗教、地理位置等原因,其身体活动的类型及上述身体活动 4 个方面的相对重要性都可能完全不同。因此,不同地区人们身体活动不足的干预应首先对其在工作、家务、交通行程、休闲时间各个方面的身体活动作出评价,找到促进身体活动的主要方面及场所。如图 5-9-2 中"A"表示发达国家或一个国家的发达地区身体活动的构成情况,主要以休闲时间为主;"B"表示的是发展中国家人们身体活动的情况,主要来自工作、交通行程及家务,休闲时间的身体活动非常少。这种身体活动构成的不同决定了身体活动不足干预的不同策略。

另外,决定身体活动量有 4 个要素,包括频率、时间、强度和种类,在确定其与健康结果的关系中非常必要。根据锻炼的类型、时间与健康、强身的线性关系,在一定范围内活动强度越大、持续时间越长则健康效益越高。因此,建议人们在坚持中等强度身体活动的基础上,以及注意安全的前提下,尽量进行一些强度较大的剧烈运动。可选择的常见身体活动形式为跳舞、快速走、篮球、骑自行车、足球、散步、跳绳、慢跑、快速跑、游泳、划船等。

尽管不同国家或地区人们身体活动的构成不同,但能保护健康的身体活动标准却是一致的。根据 WHO2010 年制定的《关于身体活动有益健康的全球建议》,18~64 岁成年人的身体活动包括在日常生活、家庭和社区中的休闲时间活动、交通往来(如步行或骑自行车)、职业活动(如工作)、家务劳动、玩耍、游戏、体育运动或有计划的锻炼等。为了增进心肺、肌肉和骨骼健康以及减少非传染性疾病和抑郁症风险,推荐:①18~64 岁成年人每周至少 150 min 中等强度有氧身体活动,或每周至少 75 min 高强度有氧身体活动,或中等和高强度两种活动相当量的组合;②有氧活动应该每次至少持续 10 min;③为获得更多的健康效益,成人应增加有氧身体活动,达到每周 300 min 中等强度或每周 150 min 高强度有氧身体活动,或中等和高强度两种活动相当量的组合;④每周至少应有 2 天进行大肌群参与的强壮肌肉活动。以上建议也适用于该年龄组人群中患高血压、糖尿病等不影响活动的慢性非传染性疾病患者。孕妇、产后妇女和曾发生心血管事件者,在计划达到该年龄组的建议身体活动量之前,需要采取特别的预防措施并寻求医学咨询。

三、合理膳食

饮食行为(dietary behavior),指的是人们的饮食习惯以及与食物消费相关的行为,后者如购物、外出就餐等。饮食行为区别于其他健康行为的地方在于:它是维持生命的基本形式(但喝含酒精的饮料是一个例外,它不是维持生命所必需的)。众所周知,饮食行为影响许多慢性病的发生、发展,如冠心病、某些肿瘤(乳腺癌、大肠癌、前列腺癌、胃癌等)、2 型糖尿病和骨质疏松症等。

在过去 30 年里,收入增加、充足的食品供应和食物种类多样化显著降低了营养不良的发生,促进人们健康水平的提高。同时,饮食习惯的改变也带来了慢性病的风险。1982~2002 年间,中国城市地区饮食中人均脂肪消耗比重已从 25% 提高到了 35%,而农村地区则是由 14.3% 上升至 27.7%。与之相对应的是,1992~2002 年间,中国人超重和肥胖率分别增长了 38% 和 81%,达到了 22.8% 和 7.1% 的水平。2010 年的中国慢病行为危险因素监测的数据显示,80.9% 的家庭人均每日食盐摄入量超过 5 g;83.4% 的家庭人均每日食用油摄入量超过 25 g;我国人群的超重率约 30%,肥胖率约 10%,糖尿病的患病率达到 9.7%。

饮食行为在预防和管理慢性病的过程中起着关键的作用。有关饮食行为的几个核心问题是:绝大多数膳食相关危险因素是无症状的,也不会显现出即时的或明显的症状;促进健康的饮食改变不仅是食物数量的改变,还要求食物质量的改变;饮食行为改变的行动和自我监测过程中都要求掌握有关食物的知识。

有关合理膳食的建议,请参见《中国居民膳食指南》。

(郑频频)

第二节　职业人群的慢性病管理

与急性病不同,慢性非传染性疾病往往起病慢、进展也慢。绝大多数慢性病可以治疗但不可能治愈,更不可能像急性病那样恢复到未患病时的状态。慢性病防治的目的是:在生命的全程预防和控制慢性病的发生;降低慢性病的早亡及失能;提高患者及伤残者的生活质量。与急性病相比,慢性病往往缺乏规律,而且具有不可预测性。急性病能如人所愿完全康复,而多数慢性病却无法治愈。这就意味着这些疾病将与患者长期共存,并需要漫长的治疗过程。如本章前言所述,多数的慢性病发病是在工作年龄期间发生的。如果管理不好,不仅病情加重,还会严重影响患者的正常工作、生活功能和生活质量。本节旨在从劳动者的整体健康出发,在慢性病的防治中,除了重视慢性病相关的行为危险因素外,早期识别和诊断慢性病,进行有效的管理,也是慢性病防治的重要环节。

一、疾病管理的概念

疾病管理(disease management)是指针对疾病发生发展的各个阶段采取不同的措施,提供不同的服务,也就是对疾病采取"全程的管理",从根本上控制医疗保健的成本,节约有限的卫生资源。美国疾病管理协会(DMAA)认为,疾病管理是一种通过整合性医疗资源的介入以及加强相互间的沟通来提高患者自我管理效果的管理系统。

疾病管理是以疾病发展的自然过程为基础的、综合的、一体化的保健和费用支付管理体系。其特点是以人群为基础,重视疾病发生发展的全过程(高危管理,患病后的临床诊治、保健康复,并发症的预防与治疗等),强调预防、保健、医疗等多学科的合作,提倡资源的早利用,减少非必需的发病之后的医疗花费,提高卫生资源和资金的使用效率。国内外的许多经验都已证实,加强包括疾病预防在内的医疗保健可以起到事半功倍的功效。

二、慢性病管理的内容

慢性病管理是以疾病管理的理念为基础,根据慢性病的特点,设计其管理的内容。

1. 慢性病管理的方案　整个慢性病管理的方案包括设计、实施、评价和推荐 4 个阶段。

(1) 在设计阶段应该掌握疾病的基本知识,明确疾病的病因、发生、发展和转归以及在各个过程中采取最适宜的干预措施(最好的成本-效果)。同时,应明确病人的划分和评价危险因素,并确定临床指南、实施路径和决策原则,做出病人保健、自我管理和健康教育的计划。

(2) 在实施阶段应该具备适宜的技术和管理制度,以保证能够顺利开展疾病管理工作,主要包括患者的持续服务计划、信息技术和信息传播的基础结构、医院内部和外部的管理等内容。

(3) 评价阶段则应有相应的技术和指标体系完成慢性病管理的效果、效益的评价和报告,慢性病管理实施的跟踪和资源的管理,并将结果反馈给实施过程,达到持续提高质量的目的。

(4) 市场推荐阶段是在前 3 个阶段的基础上评估该项慢性病管理计划在市场上推荐的前景,以确定该项计划的投资风险。

2. 慢性病管理的支持体系　开展慢性病管理,必须具备完善的慢性病管理支持体系。

(1) 卫生行政部门对社区卫生服务机构的公共投入和规模:各级地方政府要加大对社区卫生服务机构的资金投入和监督管理,发挥社区卫生服务在医疗保障中的作用。

(2) 建立社区卫生服务机构和医院之间的双向转诊制度:根据国外疾病管理的经验,要达到在保障医疗质量的同时能够充分利用医疗资源、降低医疗费用的目的,社区卫生服务机构与医院之间的分级诊疗和转诊制度发挥了重要的作用。

(3) 建立资源整合的完善卫生信息系统平台:慢性病管理最重要的就是根据患者的特点在复杂的医疗卫生服务体系中,提供最适合当前患者需要的治疗方案和医疗卫生服务。通过整合和完整的信息系统可以让医疗提供者通过既定的流程来追踪患者的发展,且治疗方案可以根据患者的状况得到不断的修正与改善。因此,通过建立社区内居民的档案,对居民的健康状态进行监控,提高整个医疗卫生领域的使用程度,特别是在对信息系统进行整合以后,使得原先相对独立的病历资料和医疗信息可以相互利用,提高了整体运行效率。

3. 慢性病管理的要素　慢性病管理不仅仅是执行和发展具体的项目,也是卫生保健体制改革的一个重要部分。以系统为基础的慢性病管理要素包括建立各部门的协作、建立信息系统平台、初级保健团队建设、医生培训、患者健康教育和患者的自我管理。

（1）建立有效的团队协作：慢性病管理在社区实施时，根据社区服务机构的特点及辖区管理人群的特点，可构建不同模式的管理团队。目前社区管理团队的构建一般有以下3种模式：①以患者为中心的管理团队：由三级医院专家、社区责任医生、社区公卫联络员（可以没有医学背景，但要熟悉本社区居民情况）、疾病管理责任师（有医学背景的医护人员，但没有处方权）、患者（包括患者家属）共同组成疾病管理团队。这种团队模式强调疾病管理责任师的特殊作用、患者自我管理及家庭社会支持的作用，强调个体化的综合干预。这种团队模式较多用于城市、企业、学校等管理人群比较集中、具有一定文化氛围的社区。在这种团队管理模式下，社区医生常得到专家的指导，也有很明确的疾病治疗目标，患者有较强的自我管理能力，能及时得到医疗帮助和救助，疾病管理效果好，效益-成本比相对较高；②以流程管理为中心的管理团队：由社区责任医生、社区公卫联络员、信息员、质控员共同组成管理团队。这种模式强调流程管理，管理规范，每个团队成员负责管理流程中的一部分，始终履行流程职责。信息员、质控员是流程管理的重要职位，流程管理重点体现在规模化、规范化管理，数量和质量控制可保证流程实施通畅有效。这种模式可用于社区卫生服务机构健全，人群居住分散的农村社区。由于该模式每个管理环节目标明确，方便大规模人群管理，疾病管理效果尚好，效益/成本比也较高，但较第一种模式略低。对流程管理人群沟通及教育难以达到个体化，患者自我管理的能力不够强；③小团队管理模式：每个卫生站点管理团队仅有2~3人，管理几百名患者。这种管理模式的综合管理能力较弱，效益/成本比低，适合患病人群较少的偏远山区。无论哪种疾病管理模式，管理团队的每一个成员都应了解自己的角色、职责和任务，都应努力与上下环节或前后环节的成员进行沟通，争取团队成员的协作和支持，提高团队的综合管理能力，使社区疾病管理更为通畅有效。

（2）完善初级卫生保健团队：疾病管理是通过卫生保健团队完成的。疾病初级卫生保健团队除了医生、护士以外，应包括药剂师、营养师、健康教育者、健康管理师、疾病管理责任师等，在为患者提供医疗服务过程中，同时为居民提供预防、保健、康复、健康教育融为一体的人性化、综合性、持续性、可及性、协调性的综合医疗卫生服务。

（3）建立各部门的协作：疾病管理是以系统为基础的，决不仅仅是社区卫生服务机构的责任，也不是社区卫生服务机构单独所能完成的。卫生保健服务是由社区卫生服务站、社区卫生服务中心、三级医院、疾病预防控制中心等相互协作共同完成的。社区卫生服务机构和三级医院之间建立双向转诊通道是保证高质量卫生保健服务的重要环节，也是协调保健服务的重要内容。一般的常见病和慢性病应在社区卫生服务机构解决，较复杂的或需要特殊检查和治疗的疾病应及时转诊到三级医院，实现"小病在社区，大病到医院"，全科医生也可主动与专科医生建立联系和转诊关系。

（4）建立社区临床信息系统：社区医疗系统引进电子病历（CPR）是社区医疗信息发展的重要标志。没有社区临床信息系统，就很难获得连续的患者信息，实现连续性卫生保健服务；很难实施综合的一体化的卫生保健服务；很难及时评价真实的管理效果，造成卫生资源浪费；医保部门由于不能及时得到费用信息也难以做到监督和管理。

信息系统包括数据库的建立、资料信息收集、整合与管理。资料信息收集的内容包括：患者的一般情况（性别、年龄、个人史、家族史、有关健康的行为等）；临床结果包括诊断（ICD-10编码）、各项临床检查指标、并发症、存活与否、生活质量、转诊情况；经费及卫生资源利用情况，包括基线经费资料、随访费用、药费、治疗费、检查费等，以及住院、急诊、专科、专家门诊就诊情况、误工日等；行为指标包括患者治疗的依从性，患者的自我管理，患者行为的改变情况；健康教育如健康教育指导等。

资料收集来源有疾病管理执行报告、计算机资料收集系统、调查结果等。所有患者资料应输入计算机，资料应能跨越不同的医疗机构而共享，以利于持续的保健，并可应用专家系统提高诊断和治疗水平。信息系统应以患者为中心,积累患者各方面的资料并进行分析,而且也应能进行人群水平的分析,以评价疾病管理的效果,并不断提高保健的质量。

(5) 医生培训:疾病管理战略应当以循证医学为基础,指南是所有疾病管理项目的基础,因为临床指南具有以下特点:信息具有权威性;专家的集体论证达成一致的建议;共识的患者管理的建议;澄清临床上有意义的争论问题。疾病管理重要的一点是鼓励保健人员遵循指南,患者和保健人员应获得信息以能更好地遵循治疗、生活方式和自我管理的建议,使患者提高健康水平。

为了提高卫生保健人员对指南的依从性,可以发展一些临床工具,如技术操作规范、临床指南简读本等。建立临床路径也是贯彻和实施指南,保障医疗质量、减低费用的重要措施。临床路径是由医疗小组(医生、护士、边缘医学等多种职业人员)共同完成,要制定规范化的程序图,执行过程中需要患者、家属和医务人员共同参与。

(6) 患者教育与自我管理:传统的疾病管理主要内容是教育患者,后发展为教授患者自我管理的技能为主,提高患者的自我管理能力。

(彭伟霞)

第十章
女工卫生与保健

　　根据国际劳工组织(ILO)的估计:女性就业率占世界就业率的 40%,是国民经济不可或缺的部分。到 2000 年在世界范围内就业妇女达 9 亿人,占劳动力总数的 34.5%。在我国,女职工人数每年增加 100 余万人,目前已占职工总数的 52%。职业妇女保健是当今国际社会普遍关注的热点,随着我国现代化进程的推进,妇女既获得了前所未有的发展机会,也面临着许多新问题和新挑战。把女工健康问题单独成章来论述,是因为职业妇女因为其女性的生理和社会特征,在参加社会生产劳动的过程中,她们所接触职业性有害因素对健康的影响可能更为敏感,从而对她们的身心健康及其生殖机能均可产生更大的影响。因此,保护职业妇女在职业活动中的安全与健康已成为维护妇女合法权益,衡量社会文明进步的重要标志。本章将就如何结合女职工的职业特点开展妇女劳动保健展开论述。

第一节　女性生理特点与社会角色

一、女性地位与社会角色

　　有关女性的社会学特点,主要与女性的社会角色有关。女性是一个分属各个阶段、各个阶层、由于性别的同一性有着某些共同境遇与利益的特殊社会群体。女性社会地位的构成包括经济地位、政治地位、法律地位、教育地位、婚姻家庭地位和健康地位等 6 个方面,女性社会地位与角色是一个多元的、集合的概念,需要从不同的角度和侧面进行综合衡量。

　　妇女与男子的关系是社会性别关系,其差异反映了社会关系和社会结构方面的差异。我们的社会自从母系社会发展到父系社会后,女性往往扮演着生育、理家、从属的社会角色,导致性别间的社会不平等现象普遍存在,如女性在权利、资源、禀赋、规范和价值以及组织中都处于一个不公平的地位。女性在拥有的社会财富和权利少于男性的同时,还要承担比男性更多的"照顾性工作"——保证生存、繁衍和家人的安全。由于这样的角色,使女性在进入劳动力市场时有很多的障碍。女性的生殖健康状况往往也影响她们的就业状况,表现出女工有着自己特殊的"健康工人效应"(工人比一般人更健康的一种趋势)。到参加工作后,女性还要承担与男性不成比例的照料小孩和家务工作。据报道,每周做 5 小时以上家务的女性是男性的 2 倍,并且超过 55% 的女性需要照顾老人和小孩的生活起居。这种双重负担使女性的休息和休闲时间严重不足,且职业外的任务还会增加职业接触的危害性,造成疲劳蓄积、中毒和肌肉骨骼疾病等一系列的健康问题。很多研究还显示,越来越多的女工的工作不稳定。在待遇方面,女性一般都是工资较低、保障较少,根据 UNICEF 的报告,即便是同等的工作,妇女所获得的报酬要比男性少 20%~30%,且往往在一些非正式的环境中工作。此外,已经发现女性比男性更容易因健康问题而离开工作。

二、女性生理特点与社会角色

当今社会,女性社会角色的价值和多元性预示着各行各业如果没有女性的参与,经济和社会将遭受重大损失;而从另一个角度讲,女性与生俱来的生理特点与社会性别角色又使其面临着与男性不同的压力和健康问题。女性具有何种生理特点呢? 女性生理特点除生殖系统在解剖和生理上与男性不同之外,在身体结构、体质和心理方面也有差别。女性的性激素和生理差异是两性对疾病(包括职业疾病)易感性不同的原因之一,如一般的女性对铅接触比男性更为敏感。在一些特殊的生理时期如月经期、孕期、哺乳期,女性如果接触有毒有害物质更容易引起中毒。但是,往往被人们忽视的还有一些与工效学有关的因素。例如,一般情况下女性和男性几乎所有的人体尺寸都不同,如身高、体重、体段长度和坐高等,两者的体力也不同。女子的肌肉不如男子发达,占体重的 32%～39%,而男子的肌肉则占体重的 40%～50%;女子的皮下脂肪较厚,占体重的 20%～25%,男子仅占 10%～15%;女子的肺活量、握力都较男子小。在站立位时女性可以推拉的重量是男性的 56%,可以搬运的重量仅仅是男性的一半。这些差异不仅构成了女子在劳动能力上受到限制,且对职业劳动环境中的有害因素更加敏感。

三、女性的从业特点与健康

在从事行业方面,女工主要从事第三(服务)产业,且更倾向于在小公司工作。秘书、服务员、护士、小学和幼儿园职员、收银员和出纳等,是女性的优势职业。

在相同的行业中,女性在工作和任务的分布上往往表现为横向隔离(horizontal segregation)和纵向隔离(vertical segregation)的不对等分布。所谓的横向隔离,是指在同一行业中男女的工作和任务分布不对等的现象,如在零售业,女工更多的是选择卖化妆品和鞋子,而男工常选择卖汽车和电子设备。所谓的纵向隔离,是指在同一企业中男女人群的职位高低分布不对等的现象,女工多集中在低端层次级别工作,而在高级管理层男性的比例则更高。

女工所处的特定工作状况导致她们的职业接触模式的独特性。即使在相同的工作中,两性之间的生理和心理暴露也存在着差异,而且这种差异与症状的差异相关联。比如,女性在装配流水线和电脑键盘上的高强度反复作业,更容易患腕管综合征。女工在工作领域中的低端位置也使其更多的受不良姿势的损害。女工是室内空气问题损害的主要群体,在工作中更易接触导致气喘的物质。

此外,工作空间和设备往往都是以男工的尺寸为标准设计的。一般情况下女工平均身高要比男工矮,并且身体各部分的比例也不一致。如果没有考虑到这种情况,未将设备设计为可调整的话,女工们可能会发现个体防护设备的尺寸太大、工具手柄太粗或柜台太高等状况。已经发现,在办公室里女性和男性会使用不同的方法来完成相同的任务,并且这种差异在某种程度上可能是由于工作空间设计引起的。实际上,很多工种的工效学设计并没有考虑到女性乳房的特点,所以很多起重和运载设备并不适合女工。当女工被迫在一些按男工体格设计的工作空间内,与男工做相同的工作时,她们更容易出现肌肉骨骼症状,且女工会比男工出现更多的工作事故。

性别偏见(sexual stereotyping)和性别歧视(sexual discrimination)也会影响男女工的暴露情况不同。工作场所的性别歧视会极大地增加女性产生不良心理问题。前面提及的性别纵向和横向隔离本身也会对健康产生不良影响。

第二节　女工特殊时期的职业接触与健康问题

女性职业接触与健康对提高出生人口素质、增进家庭和社会的和谐、劳动力资源的可持续发展至关重要。近十余年来,女性生殖系统恶性肿瘤、不孕不育发病率以及出生缺陷发生率均有所上升,这些疾病除少数是由于遗传因素引起的,绝大多数是由于环境、职业危害以及一些不确定的因素引起的。

女性和男性一样,一生要经历婴幼儿期、儿童期、青少年期、成人期、更年期、老年期,但成年女性与男性不同的是女性有孕产期。当精卵交合为受精卵附着在子宫后,仅有 0.15 mm 的受精卵会经历 280 天逐渐长成一个约 3 000 g 的胎儿。在这个过程中,胚胎及胎儿对有害因素较成人敏感,当有害因素的浓度或强度对母体尚未引起明显的毒害作用时,已有可能对胚胎及胎儿产生不良影响,故孕期接触职业有害因素,对出生人口素质有一定影响。

一、职业有害因素与先天缺陷

孕期接触电离辐射、甲基汞、含二噁英类的物质可影响胎儿发育并导致先天缺陷发生,已为人们所公认。近年来国内外的研究表明,孕期接触有机溶剂与子代先天缺陷的发生有关联,可导致小儿中枢神经系统缺陷、唇腭裂以及心血管系统缺陷的发病率增高。

二、职业有害因素与低出生体重

孕期接触铅、苯系混合物、抗癌药、氯丁二烯、丙烯腈以及强烈噪声,可致胎儿生长发育迟缓,使低出生体重的发生率增高。出生体重低于 2 500 g 的低出生体重儿中,智力发育不良者可达30%。

三、职业有害因素与子代智力发育

近年来的研究证实,胚胎时子宫内铅暴露的水平与婴儿或儿童期的智力发育有关。婴儿的精神发育指数得分与婴儿脐带血中的铅含量呈负相关;母亲从事铅作业的蓄电池厂托儿所内的儿童智商,显著低于对照组儿童。母亲孕期接触强烈噪声的纺织厂织布车间女工的 3～7 岁和 7～15 岁的子女,智商低于对照组儿童,并有统计学意义。

四、职业有害因素与子代儿童期恶性肿瘤

母亲孕期接触致癌物质,与子代儿童期恶性肿瘤的发生有一定关联。例如,己烯雌酚是人类经胎盘的致癌物。母亲孕期接触己烯雌酚,所育女性后代于儿童期可发生阴道透明细胞腺癌。研究发现,母亲孕期接触苯,其子代白血病的发病率有所增高。

五、职业有害因素与妊娠母体健康

妊娠母体的健康状况对胎儿的正常发育关系极大。职业环境中的有害因素,既可以通过胎盘屏障直接作用于胚胎或胎儿,也可以通过对母体的毒性作用,影响胎儿的正常发育。我国的研究资料表明,孕期接触氯乙烯、铅、苯系混合物以及强烈噪声的女工,妊娠高血压综合征的发病率增高。孕期接触苯系混合物、抗癌药,孕期贫血的发病率显著增高。抗癌药、丙烯腈、强烈噪声尚可使妊娠恶阻的发病率增高。

六、职业接触化学物质与哺乳

许多化学物质可自乳汁排出。乳汁排毒成为乳儿暴露于毒物的重要来源。含毒的母乳可引起乳儿中毒,同时尚可使乳儿抵抗力下降,易于感染疾病。化学物质尚可影响乳汁质量。例如,苯可影响乳汁中维生素 C 的含量;苯、氟可致乳汁分泌减少。

第三节　女职工健康促进

在职业性有害因素作用下,女性与男性同样可以罹患职业病。但是,由于女性有月经、妊娠、分娩、哺乳等生理功能,某些职业性有害因素对女性生殖功能有特殊不良影响。因此,预防职业性有害因素对女性机体的不良影响是女性职业保健与健康促进的根本任务。

一、保障女职工健康的一般性措施

1. 改善女职工劳动条件加强预防措施　比较重要的措施有监测生产环境、改造产生毒物的生产设备、改革生产工艺、调整劳动工时和制度、定期体检与早诊早治、提供个人防护用品、按照法规和女职工职业接触限值监督管理。

2. 合理安排女职工劳动工种和强度　女职工不适合从事矿山井下作业、森林伐木作业及第Ⅲ、Ⅳ级体力劳动强度的作业等。已婚待孕者和乳母不适合从事有铅、苯、汞、镉、有机氯农药、抗癌药、放射性物质、强烈振动及其他超过标准限值的场所的作业。

3. 加强女职工体检及健康教育　在电视台、广播电台播放公益宣传广告,向女职工发放宣传册进行教育,提升公众对职业有害因素的认知,加强女职工定期体检,发现妇科疾病及时进行诊治。

新近修订颁布的《女职工特殊劳动保护条例》,较详细地阐述了根据女职工特点制定的保护规定,为促进女职工及子代的健康、提高出生人口素质将起到巨大的推动作用。

二、妇女五期劳动保护

职业妇女在参加社会生产劳动的过程中,有害职业因素对妇女的健康,以及由于职业活动,对妇女的身心健康及其生殖功能均可产生一定的影响。应对女职工给予特殊的劳动保护:一是保护妇女的劳动权利;二是保护劳动妇女在生产中的安全和健康,特别是月经期、孕期、产期、哺乳期、更年期的劳动保护。在一般妇女保健工作的基础上,结合女职工的职业特点开展妇女劳动保健。

(一) 月经期的劳动保健

(1) 宣传普及月经卫生知识,经期禁止盆浴和性生活。

(2) 月经是生理现象,一般不需要休假。但对患有重度痛经及月经过多的女职工,经医疗保健机构确诊后,月经期间可给予1~2天的休假。

(3) 对患有痛经、非经期出血、月经过多或过少、闭经、月经周期紊乱等月经异常的妇女应进行系统的观察,明确病因,采取相应的防治措施。

(4) 月经期禁忌从事:①食品冷冻库内的作业及其他冷水低温作业(工作地点平均温度小于等于5℃);②《体力劳动强度分级》标准中规定的第Ⅲ级体力劳动强度的作业(净劳动时间为350 min,为重强度劳动);③《高处作业分级》标准中规定的第Ⅱ级以上的高处作业(作业高度在5米以上);④野外流动作业。

(二) 孕前劳动保健

为获得高质量的新生儿,配子必须健全,工作中接触具有性腺毒性作用物质的女工,生殖细胞有可能受到损伤,一旦妊娠,胎儿发育可能受到影响。因此,应注意受孕前的劳动保健。对已婚待孕的女职工,应积极开展妊娠知识、优生知识的宣传教育和咨询,使其能选择适宜的受孕时机,以及在月经超期时主动接受检查。

(1) 已婚待孕女职工,禁忌从事铅、汞、苯、镉等作业场所属于《有毒作业分级》标准中第Ⅲ、

Ⅳ级的作业。

（2）患有射线病、慢性职业中毒，或近期内曾有过急性中毒史及其他有碍母体和胎儿健康疾病者的女工，暂时不宜受孕。

（3）从事铅作业的女工，由于铅被吸收入血后，可蓄积在骨骼中，当食物内缺钙或体液酸碱度改变时，骨内的铅又可随骨钙转移入血，使血铅浓度增高，故接触高浓度铅的女工，或以往曾从事过铅作业目前已经脱离者，即使没有铅中毒的表现，最好也要经驱铅试验后，再决定可否受孕，即应进行有计划的妊娠。

（4）对在参加接触某些可能具有性腺毒性作用物质后有过两次流产史的女工，当获得生育指标后，应暂时脱离有毒有害作业。

（三）孕期劳动保健

孕期劳动保健是职业妇女劳动保健中最重要的一个方面，对保护母婴健康，保证胎儿质量，降低围产死亡具有重要意义。孕期劳动保健的孕早期、孕中期、孕晚期各有不同的重点。

1. **孕早期的劳动保健**　孕早期即指妊娠后 12 周以前这一段时期，孕早期的劳动保健不如孕晚期受重视，但实际对预防先天缺陷，防止流产说来更具有重要意义。

（1）早期发现妊娠，以便及早进行劳动保健。做好宣传教育，使女职工于月经超期时能及时去医院检查，以便及早确定妊娠。妊娠 3～8 周时为胎体主要器官的形成期，是致畸的敏感期，此时接触有致畸作用的职业有害因素，易导致胎儿发生先天缺陷。早期发现妊娠，可及早采取劳动与生殖保健对策加以预防。

（2）职业妇女一旦确定妊娠，根据《女职工禁忌劳动范围的规定》，应禁忌从事以下工作：①作业场所空气中铅及其化合物、汞及其化合物、苯、镉、铍、砷、氰化物、氮氧化物、一氧化碳、二硫化碳、氯、己内酰胺、氯丁二烯、氯乙烯、环氧乙烷、苯胺、甲醛等有毒物质浓度超过国家规定的最高容许浓度的作业；②制药行业中从事抗癌药物及己烯雌酚生产的作业；③作业场所放射性物质超过《放射防护规定》中规定剂量的作业；④人力进行的土方和石方作业；⑤《体力劳动强度分级》标准中第Ⅲ级体力劳动强度的作业；⑥伴有全身强烈振动的作业，如风钻、捣固机、锻造等作业，以及拖拉机驾驶等；⑦工作中需要频繁弯腰、攀高、下蹲的作业，如焊接作业；⑧《高处作业分级》标准所规定的高处作业（作业高度在 2 m 以上）；⑨孕期应禁忌接触 90 dB 以上，特别是 100 dB 以上的强烈噪声；⑩孕期应禁忌参加间断负重每次负重量超过 10 kg；连续负重每次负重量超过 5 kg 的负重作业；⑪孕期应禁忌参加高温作业（有发生中暑而导致体温升高的危险）；⑫孕期应禁忌参加接触时间每周超过 20 h 的视屏作业（VDT 作业）。

2. **孕中期的劳动保健**　孕中期即指妊娠 12～28 周末这一段时期。此期，胎儿生长发育旺盛，要求母体供给充足的营养。母体为适应妊娠需要，新陈代谢加快，心、肺、肝、肾等主要脏器的负担都加大。

（1）坚持定期进行产前检查：除常规的产前检查外还应进行系统的内科检查，包括心肺及肝肾功能的检查。由于妇女妊娠时，对职业有害因素的敏感性增高，故对参加有毒有害作业的女工，必要时还应去职业病科进行保健性体检。例如：对接触铅、汞的女工，应进行尿中或血中铅、汞含量的测定；对苯作业女工及氯乙烯作业女工应检查血小板数目；针对怀孕女工接触职业性有害因素的种类不同，进行必要的血液及生化以及其他职业病学的检查。对在孕早期曾接触可疑致畸物的妊娠女工，应进行超声波检查及母血胎甲球蛋白（AFP）的测定及其他相关检测。

（2）进行孕期保健的指导：将孕期保健的有关知识，向妊娠女工及其家属进行宣传普及。除须保证蛋白质和热量的供给外，还必须保证钙、铁、锌及多种维生素的供给。国外经验，对从事接触有毒化学物质的女工，于整个妊娠期中进行 3 次，每次 10 天的多种维生素及矿物质的预防性投药，认为有一定的保健效果。对接触有毒化学物质的孕妇应提倡每日饮用牛奶。对铅作业的妊娠女工补充钙,对接触镉的妊娠女工补充锌都有较好的保健效果。合理营养,均衡膳食,防止营养摄入过量,以免胎儿过大,造成难产。

(3) 孕期生活要规律:业余生活中家务劳动和休息的安排要适宜,要有充足的睡眠和休息。营养状况和休息都会影响到妊娠结局。孕期禁忌吸烟。不仅本人不吸,也应尽力避免被动吸烟,并禁止酗酒。性生活要适当节制。

3. 孕后期的劳动保健 孕后期指妊娠满 28 周后直至分娩的这一阶段。孕后期的劳动保健对预防妊娠高血压综合征,预防早产及低体重儿的出生,降低围产死亡都有重要意义。

(1) 从事重体力劳动的工种、立位作业、工作中需频繁弯腰、攀高的工种,孕后期都不适宜,应调换工作或减轻工作量。一般工种的女职工,妊娠满 7 个月后也应适当减轻劳动,或在劳动时间内安排一定的工间休息。有条件的单位应设孕妇休息室。对从事立位作业的女职工,如售货员、车工等,可设休息座位供孕妇休息。

(2) 对生产中接触可疑有发育毒性作用物质的妊娠女工,应按高危妊娠进行管理。

(3) 加强妊娠高血压综合征的预防,在定期产前检查中,对妊娠满 20 周以上的孕妇,除须注意水肿、血压、蛋白质尿的检查外,要重视体重的检查,注意有否隐性水肿。已知孕期接触氯乙烯、己内酰胺、强烈噪声、铅、苯系混合物等可使妊高征的发病率增高,为安全起见,对接触职业性有害因素的妊娠女工应开展妊高征的预测,以达到预防的目的。尤其对初产妇,年龄超过 30 岁,工作中接触某种职业性有害因素者,应列为重点观察对象。

(4) 预防早产:妊娠 28 周以后,避免从事有强烈全身振动;重体力尤其是负重劳动。同时,应适当减轻工作量及增加工休时间。

(5) 对胎儿宫内慢性缺氧进行监测,应教会妊娠女工自己进行胎动计数。

(6) 注意纠正贫血,使孕妇的血红蛋白含量维持在 110 g/L 以上。

(7) 孕期劳动制度的合理安排 女职工在怀孕期间,不得在正常劳动日以外延长劳动时间;怀孕 7 个月以上(含 7 个月)的女职工,一般不得安排其从事夜班劳动,在劳动时间内应当安排一定的休息时间。

4. 产前、产后的劳动保健

(1) 孕末期是分娩的准备阶段,此期胎儿发育迅速,孕妇机体负担很大,故产前休息很重要。妊娠末期休息是否得当,对胎儿发育及母亲产后的乳汁分泌都有一定影响。女职工产假为 90 天,其中产前休假 15 天。多胞胎生育的,每多生育一个婴儿,增加产假 15 天。女职工怀孕流产的,其所在单位应当根据医务部门的证明,给予一定时间的产假。

(2) 分娩后,生殖器官及盆底组织的恢复需 6~8 周,关于产假日期的规定,早年时多根据此。近年来则较多考虑到哺育婴儿的需要而加以延长了。产后休息不足,对母体健康及乳汁分泌均有明显影响,并可因此而影响乳儿的发育和健康。研究表明,产后半年内患病及慢性病复发的比例较平时为高,故须注意哺乳母亲的健康保护。产假期满恢复工作时,应采取逐渐增加工作量的做法,使哺乳母亲能有一个适应工作及育儿的双重负担的过程,以不致影响女职工本身的健康和乳汁的分泌。

(四) 哺乳期的劳动保健

哺乳期劳动保护的目的,主要是为了保证母乳喂养,保护母婴健康。母乳中含有新生儿所需的全部营养物质,是其他食品不能代替的最佳的乳儿食品,因此必须设法保证哺乳期女职工的乳汁质量,使其不受污染,并能按时哺乳。

(1) 应注意不得因母亲参加有毒作业而影响乳汁质量。乳母禁忌参加以下作业:①作业场所空气中铅及化合物、汞及化合物、锰、镉、铍、砷、氰化物、氮氧化物、一氧化碳、氯、苯、二硫化碳、己内酰胺、氯丁二烯、氯乙烯、环氧乙烷、苯胺、甲醛、氟、溴、甲醇、有机磷化合物、有机氯化合物等有毒物质浓度超过国家卫生标准的作业；②《体力劳动强度分级》标准中第Ⅲ级体力劳动强度的作业。

(2) 有不满一周岁婴儿的女职工，其所在单位应当在每班劳动时间内给予其两次哺乳时间，每次 30 min(不包含在本单位内哺乳往返途中的时间)。多胞胎生育的，每多哺乳一个婴儿，每次哺乳时间增加 30 min。女职工每班劳动时间内的两次哺乳时间，可以合并使用。不得延长乳母的劳动时间，即不得令乳母加班加点，及不得令乳母从事夜班劳动。

(3) 女职工比较多的单位，应考虑建立哺乳室(或孕妇休息室)，以方便女工挤奶。

(4) 为了保证充足的母乳，乳母还必须注意自身的营养，禁忌吸烟和饮酒，同时应避免高度紧张，不宜过度劳累。

(五) 更年期的劳动保健

妇女于更年期，卵巢功能衰退，下丘脑-垂体-卵巢轴的相互关系变化，有 10%～15% 的人可出现或轻或重的自主神经功能紊乱为主的症状，如潮热(或称潮红)、出汗、血压增高、心悸等心血管系统症状，以及易疲倦、头痛、头晕、易激动、忧虑、抑郁、失眠等精神神经症状等，即更年期综合征，严重时可影响工作能力。对更年期妇女应注意保健，她们在工作中多已积累了丰富的经验，应更好发挥她们的作用。

(1) 应向更年期妇女进行健康教育，使她们了解更年期的生理卫生，消除她们不必要的忧虑和担心，使她们能以乐观的态度对待这一生理过程，树立起对自己健康状况的信心。对她们提出的问题给以耐心的指导，同时也应使更年期妇女工作岗位及周围的人们能对更年期妇女给予理解、关怀和照顾。

(2) 注意劳逸结合，症状较重者应适当减轻工作，对被诊断为更年期综合征者，如经治疗，效果不明显，已不适应所从事的工作时，应暂时安排其他适宜的工作。

(3) 接触某些职业有害因素，有可能使女工出现早发绝经，即在 40 岁以前绝经。这种情况下，更年期症状出现的也早。更年期妇女对某些职业有害因素的敏感可增高，或使更年期综合征症状加重，即两者可相互影响。故接触工业毒物或噪声的女工，如更年期综合征症状明显而治疗无效时，应考虑暂时调离有毒、有害作业。

(丁　辉，韩历丽)

主要参考书籍

1. 金泰廙. 职业卫生与职业医学. 第 6 版. 北京:人民卫生出版社,2007
2. 金泰廙,王生,邬堂春,等. 现代职业卫生与职业医学. 北京:人民卫生出版社,2011
3. 周志俊. 化学毒物危害与控制. 北京:化学工业出版社,2007
4. 傅华. 临床预防医学(第二版). 上海:复旦大学出版社,2014
5. Benach J, Muntaner C, Santana V. Employment Conditions and Health Inequalities. Geneva:WHO, 2007
6. Luttrell WE, Jederberg WW, Still KR (eds). Toxicology Principles for the Industrial Hygienist. Fairfax, VA:American Industrial Hygiene Association, 2008
7. Bernard JH, Kenneth TW. Introduction to Occupational Health in Public Health Practice. Wiley, 2009
8. Levy BS, Wegman DH, Baron SL, et al (eds). Occupational and Environmental Health: Recognizing and Preventing Disease and Injury. 6th Ed. Oxford:Oxford University Press, 2011
9. Tee L. Guiditti, Global Occupational Health. Oxford:Oxford University Press, 2011
10. ILO:The Prevention of Occupational Diseases. Geneva:ILO, 2013

图书在版编目(CIP)数据

职业卫生与职业医学/金泰廙等主编. —上海:复旦大学出版社,2015.1 (2020.9 重印)
(预防医学国家级教学团队系列教材)
ISBN 978-7-309-11091-3

Ⅰ.职…　Ⅱ.金…　Ⅲ.①劳动卫生-医学院校-教材②职业病-医学院校-教材　Ⅳ.R13

中国版本图书馆 CIP 数据核字(2014)第 265284 号

职业卫生与职业医学

金泰廙　傅　华　周志俊　夏昭林
梁友信　金锡鹏　吴　庆　　主编
责任编辑/傅淑娟

复旦大学出版社有限公司出版发行
上海市国权路 579 号　邮编:200433
网址:fupnet@fudanpress.com　http://www.fudanpress.com
门市零售:86-21-65102580　团体订购:86-21-65104505
外埠邮购:86-21-65642846　出版部电话:86-21-65642845
上海春秋印刷厂

开本 787×1092　1/16　印张 19.25　字数 504 千
2020 年 9 月第 1 版第 2 次印刷

ISBN 978-7-309-11091-3/R·1418
定价:49.00 元